药用资源 拾遗

主 编　苗明三　王慧森　周文婷

《中药大辞典》增补内容

规范严谨、专家审订
临床实用、方便查阅
中药来源、古籍记载
功能主治、性味归经
化学成分、药理研究

山西出版传媒集团　山西科学技术出版社

编委会名单

主　　编：苗明三　　王慧森　　周文婷

副主编：闫志慧　　宋亚刚　　赵　彪　　田　硕

　　　　乔靖怡　　王晓田　　郝鸿宙　　武香香

编　　委：张媛鑫　　张锦瑞　　张正贤　　王清华

　　　　王雅琴　　薛忠慧　　李烁华　　陈金香

　　　　安一珂　　岳　璐　　王　嘉　　杨晶莹

　　　　东红阳　　梁紫薇　　张佳雯　　黄浩飞

　　　　付琼怡　　贺　嘉　　王连睿　　齐玉濮

　　　　周天豹　　喻帅克　　杨蒙恩　　胡毅龙

　　　　郜怡雪　　郇　宇　　赵静涵　　王琳琳

　　　　袁　鑫

- 中医药应用
- 中医药视频课
- 中医药数据库
- 中医药精选书

微信扫码

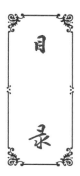

目

录

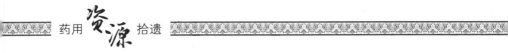

第一章　根及根茎类药用资源

荆芥根

【来源】本品为唇形科植物裂叶荆芥和多裂叶荆芥的根。夏、秋季挖取根部，洗净，晒干，或鲜用。

【性味归经】味苦，性凉。归胃、肝经。

【功能主治】止血，止痛。主治吐血、崩漏、牙痛、瘰疬。

【用法用量】内服：研末，3~5g，或鲜品捣汁。外用：适量，水煎洗或漱口。

【化学成分】荆芥根中主要为黄酮类成分，荆芥根中总黄酮成分含量为0.75%。

【古籍记载】

①明代《本草纲目》记载荆芥根治疗瘰疬溃烂："荆芥根下一段，剪碎，煎沸汤，温洗良久，看烂破处紫黑，以针一刺，去血，再洗三四次愈；用樟脑、雄黄等分，为末，麻油调扫上，出水，次日再洗再扫，以愈为度。"

②明代《本草纲目》记载荆芥根治疗风热牙痛："荆芥根、乌桕根、葱根等分，煎汤频含漱之。"

③明代《本草纲目》引《经验方》中记载荆芥根治疗吐血不止："荆芥连根，洗，捣汁半盏服；干穗为末亦可。"

【贮藏】置阴凉通风干燥处。

郁李根

【来源】本品为蔷薇科植物欧李、郁李、长柄扁桃的根。秋、冬季采挖，洗净，切段，晒干。

【性味归经】味苦、酸，性凉。归脾、胃经。

【功能主治】清热，杀虫，行气破积。主治龋齿疼痛、小儿发热、气滞积聚。

【用法用量】内服：煎汤，3~10g。外用：适量，煎水含漱，或洗浴。

【古籍记载】

①五代《日华子本草》中记载："凉，无毒。""治小儿热发作汤浴。风肿牙，浓煎含之。"

②明代《本草纲目》中记载："酸，凉。"

③西汉《名医别录》中记载："去白虫。"

【贮藏】置阴凉通风干燥处。

大麻根

【来源】本品为桑科植物大麻的根。全年均可采挖，去净泥土，晒干。

【性味归经】味苦，性平。

【功能主治】祛瘀，止血，利尿。主治跌仆损伤、难产、胞衣不下、血崩、淋证、带下。

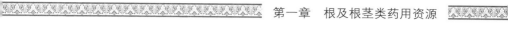

【用法用量】内服：煎汤或捣汁，9~15g。

【化学成分】大麻根中主要含有大麻碱、脱水大麻碱、胆碱、神经碱、无羁萜等。

【药理研究】①抗氧化。②抑菌。

【古籍记载】

①唐代《新修本草》中记载大麻根："治产难，胞衣不出，破血瘀肿，带下，崩中不止。"

②明代《本草汇言》中记载大麻根："活瘀血，通小便。"

【贮藏】置阴凉通风干燥处。

芦荟根

【来源】本品为百合科植物斑纹芦荟等的根。全年均可采，切段晒干。

【性味归经】味甘、淡，性凉。归脾、胃、膀胱经。

【功能主治】清热利湿，化瘀。主治小儿疳积、尿路感染。

【用法用量】内服：煎汤，15~30g。

【化学成分】芦荟根中主要含有芦荟大黄素苷等有机酸以及钠、钾、钙、镁、氯等无机元素。

【药理研究】抗氧化。芦荟根具有抗氧化活性，其有效成分主要是芦荟根中的蒽醌类化合物。

【毒理研究】芦荟根具有较强的毒性，在入药时需要格外注意芦荟根的用量。

【注意事项】孕妇忌服。

【贮藏】置阴凉通风干燥处。

鱼腥草根

【来源】本品为三白草科植物蕺菜的干燥根茎。全年均可采挖，除去杂质，洗净，干燥。

【性味归经】味辛，性微寒。归肺、膀胱经。

【功能主治】清热解毒，消痈排脓，利尿通淋。主治肺痈吐脓、痰热咳喘、热痢、热淋、痈肿疮毒。

【用法用量】内服：煎汤，15~25g，不宜久煎。外用：适量，捣敷或煎汤熏洗患处。

【化学成分】鱼腥草根主要含有鱼腥草素、月桂醛、黄酮类化合物等。

【药理研究】①抑菌。②抗氧化。

【注意事项】鱼腥草根性微寒，不宜久服，气虚者不宜过度使用。

【贮藏】置阴凉通风干燥处。

青蒿根

【来源】本品为菊科植物黄花蒿的根。秋、冬季采挖，洗净，切段，晒干。

【性味归经】味辛、苦，性凉。归肾、肝经。

【功能主治】清热除蒸，燥湿除痹，凉血止血。主治劳热骨蒸、关节酸疼、大便下血。

【用法用量】内服：煎汤，3~15g。

【化学成分】研究表明青蒿根中主要成分为挥发油、总黄酮、总香豆素、东莨菪内酯和山奈素。

【药理研究】抗肿瘤。青蒿根醇提取物能明显延长荷瘤小鼠的生存时间。

【古籍记载】

①明代《滇南本草》中记载青蒿根治虚劳发热："青蒿一钱（用根），地骨皮一钱，柴胡根一钱，鳖甲一钱，石斛一钱。引用清明柳一钱，煨，点童便服。"

②明代《本草纲目》中记载青蒿的叶、茎、根、子皆可作药用。

③清代《临证指南医案》卷八中提到，选用青蒿根、归须、泽兰、丹皮、红花、郁金组方治疗胆络血滞。

【贮藏】置阴凉通风干燥处。

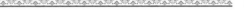 栀子根

【来源】本品为茜草科植物山栀的根。全年均可采，洗净鲜用或切片晒干。

【性味归经】味甘、苦，性寒。归肝、胆、胃经。

【功能主治】清热利湿，凉血止血。主治黄疸型肝炎、痢疾、胆囊炎、感冒高热、吐血、衄血、尿路感染、肾炎水肿、乳腺炎、风火牙痛、疮痛肿毒、跌仆扭伤。

【用法用量】内服：煎汤，15~30g。外用：适量，捣敷。

【化学成分】栀子根含有环烯醚萜苷类、有机酸类、三萜类、挥发油、多糖等成分。

【药理研究】保肝。栀子根具有保护肝脏的作用。研究结果表明栀子根提取物对四氯化碳诱导的肝纤维化大鼠具有保护作用。

【注意事项】胃虚寒者禁用。

【现代应用】

药用。

临床上栀子叶可与其他中药配伍用以治疗各种类型肝炎，如黄疸型肝炎：山栀根一至二两，煮瘦肉食；慢性肝炎：栀子根汤（栀子根、白英、三叶鬼针草、积雪草、柴胡、甘草等）；肝纤维化：茵栀颗粒（栀子根、茵陈、丹参、郁金、三七、黄芪、太子参、鳖甲、柴胡等）。

治疗出血证：治鼻流血，山栀根一两、白茅根三钱、柏子叶五钱、茅利红五钱，水煎服。

【贮藏】置阴凉通风干燥处。

决明根

【来源】本品为豆科植物决明的干燥根。秋、冬季采挖，洗净，切段，干燥。

【性味归经】味淡，性凉。归肝、胆、胃、膀胱经。

【功能主治】清火解毒，镇静安神，除风止痛，利胆退黄。主治风火气血不调所致的头昏头痛、失眠多梦、夜卧惊惕、脘腹胀痛、淋证、胆汁病、疟疾、癫痫、痤疮。

【用法用量】内服：煎汤，10~30g。

【化学成分】决明根主要含有黄酮类、蒽醌类、酚类化合物。

【药理研究】①降糖。②抗菌。

【贮藏】置通风干燥处。

芫花根

【来源】本品为瑞香科植物芫花的根或根皮。全年均可采，挖根或剥取根皮，洗净，鲜用或切片晒干。

【性味归经】味辛、苦，性温。有毒。归肺、脾、肝、肾经。

【功能主治】逐水，解毒，散结。主治水肿、瘰疬、乳痈、痔瘘、疔疮、风湿痹痛。

【用法用量】内服：煎汤，1.5~4.5g，捣汁或入丸、散。外用：捣敷，或研末调敷，或熬膏涂。

【化学成分】芫花根中主要含有黄酮类、萜类、香豆素类化合物。

【药理研究】①促进创面愈合。②抗肿瘤。

【注意事项】反甘草。孕妇及体虚者禁服。

【古籍记载】

①西汉《名医别录》记载："疗疥疮，可用毒鱼。"

②魏代《吴普本草》记载："神农、黄帝、雷公,苦,有毒。""多服令人泄。"

③梁代《本草经集注》记载："反甘草。"

④明代《本草纲目》记载："辛，温，有小毒。"

【贮藏】置阴凉通风干燥处。

木瓜根

【来源】本品为蔷薇科植物皱皮木瓜的根。全年均可采，将根挖出，洗净，切片晒干。

【性味归经】味酸、涩，性温。无毒。归肝、脾经。

【功能主治】祛湿舒筋。主治霍乱、脚气、风湿痹痛、肢体麻木。

【用法用量】内服：煎汤，10~15g，或浸酒。外用：适量，煎水洗。

【古籍记载】

①五代《日华子本草》中记载："治脚气。"

②宋代《本草图经》中记载："根、叶煮汤淋足胫。"

③明代《本草纲目》中引用《名医别录》的记载："治霍乱吐下转筋，疗脚气。"

【贮藏】置阴凉通风干燥处。

车前子根（车前根）

【来源】本品为车前科植物车前或平车前的根。全年均可采，洗净，切片晒干。

【性味归经】味甘，性寒。归肝、肾、膀胱经。

【功能主治】清热，利尿，祛痰，凉血，解毒。主治水肿尿少、热淋涩痛、暑湿泻痢、痰热咳嗽、吐血、衄血、痈肿疮毒。

【药理研究】①抗炎。②抗肿瘤。

【贮藏】置阴凉通风干燥处。

茵陈根

【来源】本品为菊科植物茵陈蒿的根。全年均可采，洗净晒干。

【性味归经】味苦、辛，性微寒。归脾、胃、肝、胆经。

【功能主治】清热利湿，利胆退黄。主治黄疸尿少、湿温、暑湿、湿疮瘙痒。

【贮藏】置阴凉通风干燥处。

丁香根

【来源】本品为桃金娘科植物丁香的树根。秋季挖根，洗净，切片，晒干。

【性味归经】味辛，性平。有小毒。归肺经。

【功能主治】散热解毒。主治风热肿毒。

【用法用量】内服：煎汤，3~6g，或入丸、散。外用：适量，研末敷脐。

【古籍记载】

①宋代《开宝本草》中记载："疗风热毒肿。"

②明代《本草纲目》中记载："辛、热，有毒。"

【贮藏】置阴凉通风干燥处。

使君子根

【来源】本品为使君子科植物使君子的根。秋后采挖，洗净切片晒干。

【性味归经】味甘、苦，性寒。归肝、胆、胃经。

【功能主治】杀虫健脾，降逆止咳。主治虫积、痢疾、呃逆、咳嗽。

【用法用量】内服：煎汤，6~10g。

【古籍记载】

清代《分类草药性》中记载："杀虫，开胃健脾。水煎服立止咳嗽、呃逆。"

【贮藏】置阴凉通风干燥处。

仙鹤草根

【来源】本品为蔷薇科植物龙牙草的根。秋末茎叶枯萎时挖取根部晒干。

【性味归经】味辛、涩，性温。

【功能主治】解毒，通经，驱虫。主治赤白痢疾、妇女经闭、肿毒、绦虫病。

【用法用量】内服：煎汤，9~15g。外用：适量，捣敷。

【化学成分】仙鹤草根主要含有鞣质。

【药理研究】①抗氧化。②抗肿瘤。

【贮藏】置阴凉通风干燥处。

南瓜根

【来源】本品为葫芦科植物南瓜的根。夏、秋季采挖，洗净，晒干或鲜用。

【性味归经】味甘、淡，性平。归肝、膀胱经。

【功能主治】利湿热，通乳汁。主治湿热淋证、黄疸、痢疾、乳汁不通。

【用法用量】内服：煎汤，15~30g，鲜品加倍。外用：适量，磨汁涂或研末调敷。

【化学成分】南瓜根中含有单糖、低聚糖、氨基酸及多糖类等成分。

【药理研究】①降压。②镇咳。

【古籍记载】

清代《分类草药性》中记载："治一切火淋，火证，行大肠

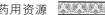

气胀。"

【贮藏】置阴凉通风干燥处。

小蓟根

【来源】本品为菊科植物刺儿菜的根。

【性味归经】味甘，性温。归心经。

【功能主治】养精保血，破宿血，生新血。主治暴下血、血崩、金疮出血、呕血等。

【古籍记载】

汉代《神农本草经》记载："不着所出州土，今处处有之。俗名青刺蓟，苗高尺余，叶多刺，心中出花，头如红蓝花而青紫色，北人呼为千针草。当二月苗初生二三寸时，并根作茹，食之甚美。四月采苗，九月采根，并阴干入药，亦生捣根绞汁饮，以止吐血、衄血、下血皆验。"

【现代应用】

①药用。

小蓟根一般具有活血解毒、利尿通淋、利水消肿等作用，对于疔疮肿毒以及恶疮初起等症状有一定的治疗效果。小蓟根味甘性凉能入心经，是一种性质寒凉的中药材，能止血凉血，也能缓解血热，对于因血热出现的尿血及吐血等有很好的治疗效果。

②兽药。

鲜小蓟根汤能够治疗血淋证。张锡纯《医学衷中参西录》中记载："鲜小蓟根，味微辛，气微腥，性凉而濡润，善入血分，能清血分之热，以止血热妄行，凡血热妄行之证，二便下血者，服之效捷。"

【贮藏】置阴凉通风干燥处。

大蓟根

【来源】本品为菊科植物大蓟的根。

【性味归经】味甘，性温。归心、肝经。

【功能主治】清热凉血。主治吐血、尿血、便血、外伤出血、崩漏下血等。

【用法用量】煎水服用。

【化学成分】大蓟根中主要含乙酸蒲公英甾醇、豆甾醇等。

【注意事项】脾胃虚寒、无瘀滞、血虚极者不宜使用。

【古籍记载】

清代《本经逢原》："大蓟、小蓟皆能破血，大蓟根主女子赤白带下，止吐血鼻衄，凉而能行，行而带补，兼疗痈肿。小蓟根专于破血，不能消肿，有破宿生新之功，吐血血崩之用，但其力微，只可退热，不似大蓟能破瘀散毒也。"

【不良反应】本品可引起少数人胃内不适或恶心等胃肠道反应。

【贮藏】置阴凉通风干燥处。

苦楝根皮

【来源】本品为楝科植物楝和川楝的树皮及根皮。

【性味归经】性寒，味苦。有毒。归脾、胃、肝经。

【功能主治】杀虫，疗癣。主治蛔虫病、钩虫病、蛲虫病、阴道滴虫病、疥疮、头癣。

【用法用量】内服：煎汤，4.5～9g。外用适量，研末，用猪脂调敷患处。

【化学成分】苦楝根皮中含川楝素、异川楝素、四川楝素、棕榈酸、α-可巴烯。

【药理研究】驱虫。

【注意事项】①体弱及肝肾功能障碍者、孕妇及脾胃虚寒者均慎服。②不宜持续和过量服用。

【古籍记载】

①唐代《千金要方》记载治小儿蛔虫："樟木，削上苍皮，以水煎取汁饮之，量大小多少。此为有小毒。"

②明代《简便单方》："樟根白皮，去粗，二斤，切。水一斗，煮取三升，砂锅（熬）成膏，五更初温酒服一匙，以虫下为度。"

【不良反应】苦楝根皮有一定的毒副反应，服药中毒后可有头痛、头晕、恶心、吐吐、腹痛等症状。严重中毒时可出现内脏出血、中毒性肝炎、精神失常、呼吸中枢麻痹，甚至休克、昏迷死亡。

【贮藏】置阴凉通风干燥处。

莱菔根

【来源】本品为十字花科植物萝卜的干燥老根。种子成熟后连根挖出，除去地上部分，洗净，晒干。

【性味归经】味甘，性平。归肺经。

【功能主治】宣肺化痰，消食，利水。主治咳嗽痰多、食积气滞、脘腹痞闷胀痛，水肿喘满。

【用法用量】内服：捣汁饮，1~3两；煎汤或煮食。外用：捣敷或捣汁滴鼻。

【化学成分】莱菔根所含糖分主要是葡萄糖、蔗糖和果糖。

【药理研究】抗菌。莱菔的醇提取物有抗菌作用，特别是对革兰氏阳性菌较敏感。莱菔子中分离出的一种芥子油，对链球菌、化脓球菌、葡萄球菌、肺炎球菌、大肠杆菌均有抑制作用，其水浸剂对常见致病性皮肤真菌有抑制作用。

【注意事项】发黑、霉变不可药用。

【古籍记载】

宋代《本草图经》："莱菔，功用亦同（芜菁），然力猛，更出其右，断下方亦用其根，烧熟入药。"

【现代应用】

①药用。

治食物作酸：萝卜生嚼数片，或生菜嚼之亦佳。干者、熟者、盐腌者，及人胃冷者，皆不效。

治反胃吐食：萝卜捶碎，蜜煎，细细嚼咽。

治结核性、粘连性肠梗阻、机械性肠梗阻：白萝卜一斤，切片，加水 1000mL，煎至 500mL。每日一剂，一次服完。

治失音不语：萝卜生捣汁，入姜汁同服。

治痰热喉闭：萝卜汁和皂角浆，吐之。

②食用。

我国是莱菔的故乡，栽培食用历史悠久，早在《诗经》中就有关于莱菔的记载。它既可用于制作菜肴，炒、煮、凉拌俱佳，又可当作水果生吃，味道鲜美，还可用泡菜、酱菜腌制。莱菔营养丰富，有很好的食用价值，素有"冬吃莱菔夏吃姜，一年四季保安康"的说法。

【贮藏】置阴凉通风干燥处。

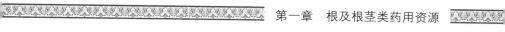

芡实根

【来源】本品为睡莲科植物芡的根。9~10月采收，洗净，晒干。

【性味归经】味甘、咸，性平。归肝、肾、脾经。

【功能主治】行气止痛，止带。主治疝气疼痛、白带、无名肿毒。

【用法用量】内服：煎汤，30~60g；或煮食。外用：适量，捣敷。

【化学成分】芡实根茎含甾醇类：24-甲基-5-胆甾烯-3β-O-葡萄糖苷、胡萝卜苷及豆甾醇-3β-O-葡萄糖苷等。

【注意事项】产妇及婴幼儿不宜食用，上火的人不宜食用，消化不良者不宜食用。大小便不利者禁服，对芡实根过敏者禁服。

【古籍记载】

①明代《滇南本草》记载芡实根："气味咸、甘，无毒。"

②明代《本草纲目》记载芡实根："咸、甘，平。"

【现代应用】

①药用。

芡实根可用于改善经血排出不畅、经血量减少、月经量增多以及月经周期紊乱，也可用于改善白带量增多和白带异常。同时，服用本品还可以达到补气血的效果，可用于改善气血亏虚和气血不足所引起的面色发黄和身体虚弱。

②食用。

种子含淀粉，供食用、酿酒及制副食品用。

【不良反应】本品过量服用会加重机体肠胃负担，容易出现消化不良。

【贮藏】置阴凉通风干燥处。

覆盆子根

【来源】本品为蔷薇科悬钩子属植物掌叶覆盆子的根。根蘖繁殖或在栽后 4~5 年，轮流采挖部分根，切成 6~10cm 长，晒干或烘干。

【性味归经】味苦，性平。归胃、肝经。

【功能主治】祛风止痛，明目退翳，和胃止呕。主治牙痛、风湿痹痛、目翳、呕逆。

【用法用量】内服：煎汤，15~30g。外用；澄粉，点眼。

【化学成分】覆盆子根中主要含 β-谷甾醇、胡萝卜苷、蔷薇酸、11α-羟基蔷薇酸、委陵菜酸、鞣花酸、没食子酸、熊果酸、齐墩果酸等。

【药理研究】①抗炎。覆盆子根在治疗急性肾炎方面效果较好，可取覆盆子与瘦肉同煎服。②抑菌。③壮阳。

【注意事项】本品服用不宜过量。小便短涩、肾热阴虚、肾虚火旺者忌服。

【古籍记载】

清代《药性考》记载："治目翳。"

【现代应用】

食用。

泡酒：覆盆子根泡酒具有安神的作用，可将覆盆子清洗净后放入盛酒的罐子里密封保存，饭后饮用。

九稞根茶：覆盆子根配以萱草、九稞根等中药炒制而成，能够清除胸中郁结之气。

【不良反应】本品服用后可能会对胃肠道造成刺激，引起胃痛、胃胀等不适症状。

【贮藏】置阴凉通风干燥处。

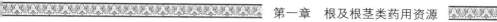 **蒺藜根**

【来源】本品为蒺藜科植物蒺藜的根。秋季挖根，洗净泥土，晒干。

【性味归经】味苦，性平。归肝经。

【功能主治】行气破血。主治牙齿外伤动摇。

【用法用量】外用：适量，研末搽。

【化学成分】蒺藜根中含皂苷，还含有多种氨基酸，如谷氨酸、谷氨酰胺、天冬氨酸、天冬酰胺等。

【古籍记载】

元代《瑞竹堂经验方》记载："治打动牙疼，蒺藜根为末，日日揩之。"

【现代应用】

①药用。

入药柴胡膏，主治：五劳七伤，肢体烦倦，日渐消瘦，行步稍难，饮食不进。

②食用。

泡酒：蒺藜根同青稞泡酒，可祛风除湿、通经活络，治疗风湿性关节炎、肾病、月经不调、白带异常等病证。

【贮藏】置阴凉通风干燥处。

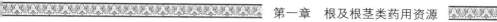 **钩藤根**

【来源】本品为茜草科植物钩藤的干燥根。夏、秋季采收，洗净，

切片晒干。

【性味归经】味苦、涩，性寒。归肝经。

【功能主治】舒筋活络，清热消肿。主治关节痛风、半身不遂、癫痫、水肿、跌仆损伤。

【用法用量】内服：煎汤，15～24g，大剂量30～90g。

【化学成分】钩藤根含吲哚生物碱类：钩藤碱、异钩藤碱、去氢钩藤碱、异去氢钩藤碱、硬毛钩藤碱、去气硬毛钩藤碱、柯楠因碱、二氢柯楠因碱、缝杆萘甲醚和阿枯米京碱、β－育亨宾。

【药理研究】①预防谷氨酸诱导神经细胞死亡。②镇痛。

【注意事项】脾胃虚寒者不宜服用。钩藤根性寒，脾胃虚寒者服用钩藤根可能会刺激胃肠道，出现腹痛、腹泻等症状。用药期间要注意饮食，忌烟酒，避免食用辛辣、油腻的食物，以免影响药效。

【古籍记载】

①明代《证治准绳》记载："手足拘挛，加钓钩藤根，婆娑子根。"

②清代《跌仆损伤回生集》记载："生姜引，水煎，酒后服，身上加枳壳、桔梗；手加桂枝、细辛，腰加钩藤根。"

【现代应用】

①药用。

治风湿性关节炎、坐骨神经痛：钩藤根五至八钱。水煎服。

治关节痛风：钩藤根半斤，加烧酒适量，浸一天后，分三天服。

治半身不遂：钩藤根四两，五加皮根、枫荷梨根各二两。水煎去渣，同老鸭一只炖服。

治精神分裂症（癫痫）：钩藤根一两，石菖蒲根三钱。水煎服，

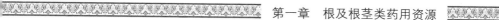

每日一剂。

　　治小儿高热：钩藤根三至五钱。水煎服。

　　治妊娠水肿：钩藤根一两五钱。水煎去渣，同鸡一只炖服。

　　治跌仆损伤：钩藤根三两，水煎服，白酒为引，药渣捣烂外敷。

　　②食用。

　　泡酒：钩藤根泡白酒的功效包括促进血液循环、增强身体的免疫力、清热消肿、舒筋通络、治疗缺铁性贫血，外敷还可治疗关节疼痛和跌仆损伤。

　　【不良反应】服用本品可能会刺激胃肠道，出现腹痛、腹泻等症状。

　　【贮藏】置阴凉通风干燥处。

酸枣根

　　【来源】本品为鼠李科植物酸枣的根。全年均可采挖，洗净，鲜用或切片晒干。

　　【性味归经】味涩，性温。

　　【功能主治】安神。主治失眠，神经衰弱。

　　【用法用量】内服：煎汤，15～30g。

　　【化学成分】酸枣根中主要含羽扇豆醇、白桦酯酸、美洲茶酸、异美洲茶酸、豆甾醇、豆甾醇-3-O-葡萄糖苷、蛇婆子碱等成分。

　　【药理研究】①治疗心脏神经官能症。②中枢抑制。酸枣根的镇静催眠作用强于生酸枣仁和炒酸枣仁。③降血脂。④强心。

　　【注意事项】不宜大量长期食用。

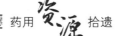

【古籍记载】

明代《农政全书》记载:"煮酸枣根取汁,净洗讫。水和酒糟,毛袋盛,渍蹄,没疮处。数度,即瘥也。"

【现代应用】

①药用。

酸枣根可以增强神经系统功能,有效地预防头痛、头晕;对于心脑血管疾病具有治疗作用,预防高血压;具有养血安神的功效,可以提高睡眠质量,对于顽固性失眠有很好的治疗效果;可以增强人体的免疫力,有效地预防慢性疾病;具有解毒敛疮的功效,可以清除人体内的有害物质。

②食用。

拳参酸枣根保健酒:拳参酸枣根保健酒,采用药用价值高的拳参、酸枣根为原料,经酒浸渍、破壁粉碎、蒸熟糊化、加料、前发酵、后发酵、混合、澄清、包装等加工工序,能够有效保存原料的活性物质,提高了原料的利用率,保留原料的原始风味,使加工出来的保健酒醇香柔和、纯正保健,还具有清热镇惊、利湿消肿、养心安神等保健作用。

③制作工艺品。

酸枣根工艺品:酸枣根干燥后表皮脱落呈枣红色,具有较强的观赏性,有许多厂家会拿酸枣根制作精美的根雕。酸枣根木质紧实,能有效防虫蛀,适合用来制作厨具。

【不良反应】本品过量服用可影响人体的肝肾功能,容易损伤脾胃。

【贮藏】置阴凉通风干燥处。

白果根

【来源】本品为银杏科植物银杏的根或根皮。全年均可采挖，洗净，切段，晒干。

【性味归经】味甘，性温。

【功能主治】益气补虚。主治遗精、遗尿、夜尿频多、白带异常、石淋。

【用法用量】内服：煎汤，15～60g。

【化学成分】白果根中主要含有槲皮素、（＋）－芝麻素、棕榈酸硬脂酸、山嵛酸、木蜡酸、二十七烷醇、甾体类、β－谷甾醇、胡萝卜苷、芫花素、芹菜素、金松双黄酮、银杏素、异银杏素等成分。

【注意事项】有实邪者，寒甚未解者禁服。

【现代应用】

①药用。

白果根可补虚益气，对女性身体虚弱引起的白带增多和男性遗精都有很好的治疗效果。白果根是一种味甘性平药物，不含任何毒素，可以直接用来泡水喝或者是煎成汤剂服用，能有效补充身体所需和增强体质，还可以用来治疗尿石症。

②食用。

白果根益气补虚黑年糕：中药药粉（白果根、蜀葵子、水韩信草、水蕨、水芹、大蓟、鼠曲草、零余子、芭蕉叶、龙船乌泡、绿兰花、芭蕉油）同黑糯米、黏米、黄米、澄粉、椰粉、香料粉、五花酱按照一定比例制成黑年糕。此年糕不仅美味，而且药食物搭配合理，长期食用，具有益气补虚、利水通淋、滑肠的功效。

【不良反应】本品过量服用可引起发热、呕吐、腹痛及腹泻。

【贮藏】置阴凉通风干燥处。

紫苏根

【来源】本品为唇形科植物紫苏的干燥根。秋季采收，将紫苏或白苏全株拔起，切取根头，抖净泥沙，晒干。

【性味归经】味辛，性温。

【功能主治】宽胸利膈，安胎。主治头晕、身痛、鼻塞流涕、咳逆上气、胸膈饮、胸闷胁痛、腹痛泄泻、妊娠呕吐、胎动不安。

【用法用量】内服：煎汤，6～12g。外用：适量，煎汤洗。

【化学成分】紫苏根含挥发油，油中主要含紫苏醛、1-柠檬烯、α-蒎烯及β-蒎烯、β-丁香烯、α-香柑油烯及芳樟醇等。还含紫苏酮、异白苏烯酮、白苏烯酮、紫苏烯、精氨酸、枯酸、紫苏苷及亚麻酸等。

【注意事项】体虚无外感者忌用。

【古籍记载】

明代《本草汇言》记载："紫苏，散寒气，清肺气，宽中气，安胎气，下结气，化痰气，乃治气之神药也。一物有三用焉，如伤风伤寒，头疼骨痛，恶寒发热，肢节不利，或脚气、疝气，邪郁在表者，苏叶可以散邪而解表。"

【现代应用】

①药用。

紫苏根有散寒、缓解感冒症状的功效。受寒感冒的时候，用紫苏根泡水或与生姜煮水热饮，可以驱寒、止呕；直接将紫苏根浸入热水用来泡脚，也是一种驱寒的好方法。用紫苏根泡水喝，可以加快人体肠道的蠕动，促进排便。另外，紫苏根泡水喝还能清热去火，经常饮用对痔疮和便秘有很好的治疗作用。

②食用。

苏梗豆豉饮：紫苏梗 10g(新鲜 20g)，淡豆豉 10g，生姜 3 片。上 3 味一同放入砂锅中，加适量清水，大火煮沸，中火煎煮 10 分钟即可饮用。功效：此方具有行气消胀、和胃止呕的功效。适用于胃脘胀闷、胸腹满闷伴恶心欲呕的人群。

紫苏砂仁粥：紫苏叶 5g，紫苏梗 5g，砂仁 3g，小米 50g。上 3 味放入砂锅中，加适量清水，大火煮沸，中火煮 5 分钟，去渣留汁。药汁放入砂锅中，再加适量清水，大火煮沸，加入洗净的小米，煮沸后小火熬煮成粥即成。此方具有行气和胃、安胎的功效。适用于妊娠呕吐、胃脘胀闷、不思饮食的人群。

【不良反应】长时间服用或者是过量服用，可能会使患者的神经系统和消化系统受到伤害。

【贮藏】置阴凉通风干燥处。

旋覆花根

【来源】本品菊科植物旋覆花、欧亚旋覆花的根。秋季采挖，洗净，晒干。

【性味归经】味咸，性温。

【功能主治】祛风湿，平喘咳，解毒生肌。主治风湿痹痛、喘咳、疔疮。

【用法用量】内服：煎汤，9～15g。外用：适量，捣敷。

【化学成分】旋覆花根中含有麝香草酚、异丁酸百里香酯。

【药理研究】抗炎。旋覆花根具有抗炎作用，用鲜旋覆花根加适量的红糖，捣烂成泥状外敷，可治疗腮腺红肿。

【注意事项】阴虚咳嗽、风热咳嗽以及身体虚弱的人群禁止服用。

【古籍记载】

唐代《新修本草》记载："旋覆根在中品。陶云苗似姜，根似高良姜而细，此是山姜，不是旋覆根。今复道从北国来，似芎䓖，芎䓖与高良姜全无仿佛尔。"

【现代应用】

食用。

显脉旋覆花浸膏粉：可利用喷雾干燥成粉技术将旋覆花根制成浸膏粉，作为补品食用。

【不良反应】部分人群服用后会出现发热、恶心、全身出皮疹，或见有呕吐、胃中不适、腹泻。

【贮藏】置阴凉通风干燥处。

棕榈根

【来源】本品为棕榈科植物棕榈的根。全年均可采挖，洗净，切段晒干或鲜用。

【性味归经】味苦、涩，性凉。

【功能主治】收敛止血，涩肠止痢，除湿，消肿，解毒。主治吐血、便血、崩漏、带下、痢疾、淋浊、水肿、关节疼痛、瘰疬、流注、跌仆肿痛。

【用法用量】内服：煎汤，15～30g。外用：适量，煎水洗；或捣敷。

【化学成分】棕榈根地下部分含薯蓣皂苷和甲基原棕榈皂苷。

【药理研究】①抑制生育。②抗炎。

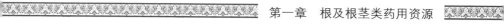

【毒理研究】未见毒性反应。

【注意事项】不宜长久服用。

【古籍记载】

①明代《滇南本草》记载："治妇人血崩不止，男子五淋便浊，又治大肠下血。"

②清代《天宝本草》记载："疗肿胀而消积聚。"

【现代应用】

①药用。

治吐血：棕树根烧灰，兑童便、白糖，空心服。

治血淋：棕榈根一两。炖猪精肉食。

治遗精：棕榈根五钱。水煎，白糖冲服。

②绿化。

棕榈树具有浅根性，宜石灰土等特性，对治理石漠化非常有帮助，广泛种植可保护生态环境。

③护发。

在淘米水中加入首乌、橘皮、棕树根、茶枯进行发酵，此物发酵后含有丰富的微量元素、蛋白质以及 B 族维生素，可用于头发的日常护理。

【不良反应】本品过量服用会产生恶心、腹痛、呕吐、腹泻、便秘或食欲不振等症状。

【贮藏】置阴凉通风干燥处。

仙鹤草根

【来源】本品为蔷薇科植物仙鹤草的干燥块根。均为野生，产于河北各地，秋末茎叶枯萎时挖取根部晒干。

【性味归经】味苦、涩，性平。

【功能主治】杀虫，收敛止血，补虚，消积，止痢。主治蛔虫病、绦虫病、泄泻、痢疾、疮疖痈肿。

【用法用量】30～60g。

【化学成分】本品中主要含鞣质、二氢槲皮素、仙鹤草素、仙鹤草内酯等成分。

【药理研究】①抗肿瘤。②抗炎。

【注意事项】易过敏的人群慎用。

【现代应用】

药用。

仙鹤草根广泛用于治疗滴虫性阴道炎、全血细胞减少、心律不齐、糖尿病、癌肿等病证。本品止血作用突出，无论何部位出血，无论病性是寒是热，是虚是实，均可应用。可内服，可外用；可单味，可配方。

【不良反应】本品口服后可能会出现头晕眼花、心悸气短、胸闷烦躁等不良反应。

【贮藏】装袋或箱内，置阴凉干燥处。

茴香根

【来源】伞形科植物茴香的根。7月采挖，去除茎叶，留根洗净，鲜用，或晒干。

【性味归经】味辛、甘，性温。

【功能主治】温肾和中，行气止痛，杀虫。主治寒疝、耳鸣、胃寒呕逆、腹痛、风寒湿痹、鼻疳、蛔虫病。

【用法用量】内服：煎汤，9～15g，鲜品加倍；或鲜品捣汁；

或泡酒。外用：捣敷；或煎汤洗。

【化学成分】茴香根含挥发油。油含莳萝油脑 α 和 γ－松油烯、异松油烯、α 和 β－蒎烯、β－月桂烯、α－水芹烯、对聚伞花素，柠檬烯等；又含甾醇类：棕榈酸豆甾醇酯、豆甾醇；也含香豆素类：5－甲氧基呋喃香豆素、伞形花内酯。

【注意事项】阴虚火旺者禁服。

【古籍记载】

①唐代《备急千金要方》："疗恶毒肿，或著阴卵，或偏于一边疼急挛痛，牵少腹不可忍。"

②清代《草木便方》："暖丹田，通肾经，纳气归肾。（治）肾气冲心卒恶痛。"

③清代《分类草药性》："治一切气痛，膀胱疝气。"

④清代《天宝本草》："治胃气胀满。"

【现代应用】

①药用。

治丹停、肿胀：茴香根、筋骨草同猪蹄炖服。

治风湿关节痛：茴香根、白土茯苓，煨水服。

治疝气痛：茴香根、茴香子、吴萸子、臭牡丹花和根、通花根，煨水服。

②食用。

茴香根用于食疗时常见爆炒、凉拌、煲汤。取适量茴香根与筋骨草、猪蹄、白土茯苓等食材共煮，食肉、喝汤即可，有很好的滋补作用。取鲜品捣汁，泡酒饮用也可以。

【不良反应】过量食用易导致上火。

【贮藏】晒干后置于干燥处。

龙葵根

【来源】本品为茄科植物龙葵的根。夏、秋季采挖,鲜用或晒干。

【性味归经】味苦,性寒。

【功能主治】清热利湿,活血解毒。主治痢疾、淋浊、尿路结石、白带过多、风火牙痛、跌仆损伤,痈疽肿毒。

【用法用量】内服:煎汤,9~15g,鲜品加倍。外用:捣敷或研末调敷。

【化学成分】本品含少量澳洲茄边碱。

【药理研究】拒食作用。龙葵根具有明显的拒食作用,给龙葵根的开发利用提供了依据。

【注意事项】凡虚寒而无实热者禁服。

【古籍记载】

①宋代《本草图经》:"龙葵根与木通、胡荽煎汤服,通利小便。""治发背痈疽成疮者,龙葵根一两,麝香一分(研)。先捣龙葵根,罗为末,入麝香研令匀,涂于疮上。"

②明代《本草纲目》:"疗痈疽肿毒,跌仆伤损,消肿散血。"

【现代应用】

①药用。

龙葵根可以用来治疗呼吸系统的疾病,当肺部、支气管等部位出现炎症时,可服用龙葵根平喘、祛痰。活血消肿:龙葵根可用于治疗因跌仆损伤所致的瘀血、水肿等,还可用于治疗癌症腹水、肝硬化所致腹水、肾病腹水等症状。解热镇痛:龙葵根中含有生物碱成分,可刺激体温调节中枢,有降低体温的作用,还可抑制神经活性,降低痛觉神经的敏感性,达到镇痛作用。

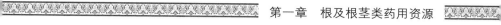

②食用。

龙葵根浸膏粉：以龙葵根为原料，采用喷雾干燥技术加工而成。保存了龙葵根中的多种维生素和酸类物质。呈粉状，流动性好，口感好，易溶解，易保存。

③防治虫害。

龙葵根对于昆虫具有拒食作用。可以制作成杀虫水剂对害虫进行防治，以增加农作物的产量。

【不良反应】本品过量服用导致中毒可引起头痛、腹痛、呕吐、腹泻、瞳孔散大、心率先快后慢、精神错乱，甚至昏迷。

【贮藏】晒干后置于干燥处。

灯心草根

【来源】本品为灯心草科植物灯心草的根及根茎。夏、秋采挖，除去茎部，洗净，晒干。

【性状】根茎横走，密生须根。茎簇生，直立，细柱形，直径1.5~4mm，内充满乳白色髓，占茎的大部分。

【性味归经】味甘，性寒。归心、膀胱经。

【功能主治】利水通淋，清心安神。主治淋病、小便不利、湿热黄疸、心悸不安。

【用法用量】内服：煎汤，15～30g。

【化学成分】本品含阿拉伯聚糖、木聚糖、甲基戊聚糖，茎含鞣酐、木犀草苷。

【注意事项】体寒者慎用。

【古籍记载】

①宋代《开宝本草》："主五淋，生煮服之。"

②明代《医学入门·本草》："生煮清心退热。"

③清代《本草汇言》："治湿热黄疸。"

【不良反应】本品易导致儿童出现厌食的症状。

【贮藏】置阴凉通风干燥处。

苍耳根

【来源】本品为菊科植物苍耳或蒙古苍耳的根。秋后采挖，鲜用或切片晒干。

【性味归经】味微苦，性平。有小毒。

【功能主治】消热解毒，利湿。主治疔疮、痈疽、丹毒、缠喉风、阑尾炎、宫颈炎、痢疾、肾炎水肿、乳糜尿、风湿痹痛。

【用法用量】内服：煎汤，15~30g；或捣汁；或熬膏。外用：适量，煎水熏洗；或熬膏涂。

【化学成分】苍耳根含有多种化学成分，包括东莨菪内酯、N-反式-阿魏酰基酪胺、臭矢菜素 A、臭矢菜素 C、十九酸、β-谷甾醇、β-胡萝卜苷等。

【药理研究】①抗菌。②抗癌。③改善冠脉循环。

【注意事项】①《医林纂要·药性》："忌猪肉、糯米。"②《得配本草》："忌马肉、米泔。"

【古籍记载】

①唐代《千金要方》记载："苍耳根、茎、苗、子，但取一色，烧为灰。醋、泔淀和如泥涂上，干即易之。"

②唐代《食疗本草》记载："生捣苍耳根叶,和小儿尿绞取汁。"

③清代《医林纂要·药性》记载："治同苍耳子，作浴汤祛风润燥。"

【现代应用】

药用。

苍耳根具有清热解毒的功效，可用于治疗喉痹肿痛、痈肿疔毒、腮腺炎、中耳炎等疾病，且其具有利湿作用，可以促进体内水湿外泄，从而治疗肾炎水肿、风湿骨痛等疾病。现代临床治疗阑尾炎时，常用鲜苍耳根 60g，水煎服用。

【贮藏】置阴凉通风干燥处。

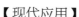 **香橼根**

【来源】本品为芸香科柑橘属植物枸橼的根。夏、秋季采挖，切片晒干。

【性味归经】味辛，性温。归肺、胃经。

【功能主治】理气，消胀。主治胃腹胀痛、风痰咳嗽、小儿疝气。

【用法用量】内服：煎汤，3～9g；或泡酒。

【化学成分】本品含柠檬酸、苹果酸、琥珀酸和多种黄酮类成分化合物。

【药理研究】抗氧化。

【注意事项】阴虚血燥及孕妇气虚者慎服。

【贮藏】置阴凉干燥处，防霉，防蛀。

瓜蒌根

【来源】本品为葫芦科植物瓜蒌或双边瓜蒌的根。春、秋季均可挖，以秋季采者为佳。挖出后，洗净泥土，刮去粗皮，切成 10～20cm 长，粗大者可再切对开，晒干。

【性味归经】味甘、微苦，性微寒。归肺、胃经。

【功能主治】清热生津，润肺化痰，消肿排脓。主治口渴、消渴多饮、肺热燥咳、疮疡肿毒。

【用法用量】内服：煎汤，9~15g；或入丸、散。外用：适量，研末撒布或调敷。

【化学成分】瓜蒌根含有多种化学成分，包括天花粉凝集素、天花粉多糖、瓜氨酸、皂苷类、黄酮类成分等。

【药理研究】①增强免疫。②抗肿瘤。③降血糖。④抗氧化。⑤保护心脑血管。

【注意事项】脾胃虚寒、大便溏泄者慎服。反乌头。少数人群服用本品后可出现过敏反应。

【古籍记载】

①明代《本草纲目》记载："瓜蒌根，味甘、微苦、酸，酸能生津，故能止渴润枯，微苦降火，甘不伤胃，昔人只言其苦寒，似未深察。"

②清代《本经逢原》记载："瓜蒌根性寒，降膈上热痰，润心中烦渴，除时疾狂热，祛酒瘅湿黄，治痈疡解毒排脓。"

【现代应用】

①药用。

随着人们对瓜蒌根研究的深入，瓜蒌根除了发挥传统的药用价值之外，还可应用于各种肿瘤的治疗。瓜蒌根即天花粉，天花粉蛋白可抑制艾滋病病毒（HIV）在感染的免疫细胞内复制繁衍，减少免疫细胞中受病毒感染的活细胞数，能抑制 HIV 的 DNA 复制和蛋白质合成。

②食用。

瓜蒌根萝卜汤：将瓜蒌根和萝卜用清水煎成汤，加入适量蜂蜜调味，不仅能滋阴润肺，还能祛痰止咳。

【不良反应】本品内服可出现过敏反应、肺部或脑部积液、癫痫发作、发热、激素变化、脑出血、心肌损伤等副作用。怀孕或哺乳期妇女慎用。

【贮藏】置阴凉通风干燥处。

莨菪根

【来源】本品为茄科植物莨菪的根。秋季拔取全株，切下根部，洗净晒干或鲜用。

【性状】根较粗壮，肉质而后变纤维质，直径约 2~3 厘米。

【性味归经】味苦、辛，性寒。有毒。归肝经。

【功能主治】截疟，疗癣，杀虫。主治疟疾、疥癣。

【用法用量】内服：烧存性研末，0.3~0.6g。外用：适量，捣敷。

【化学成分】本品化学成分主要是生物碱，如天仙子胺、四甲基二氨基丁烷、山莨菪碱、莨菪碱、樟柳碱、东莨菪碱、红古豆碱、托品碱、阿托品、去水阿托品等。

【药理研究】①阻断 M 胆碱受体。②钙拮抗作用。

【注意事项】其外形颇似胡萝卜，须防误食中毒。中毒表现以精神症状为主，如颜面潮红，瞳孔散大，腺体分泌减少；步伐不稳，平衡失调；意识不清，出现丰富、生动的视幻觉。

【古籍记载】

清代《本经逢原》记载："多食令人狂走。""虚者误服，为害不测。""今人用（莨菪）根治噎膈反胃，取其性走，以祛胃中留滞之邪，噎膈得以暂开。"

【现代应用】本品具有镇静镇惊、止痛解痉、止咳平喘等功效。

【不良反应】莨菪根误食后出现中毒症状的时间为 0.5 ~ 3h，表现为颜面及全身皮肤潮红、干燥无汗、口干渴、惊恐、烦躁、谵妄、幻视、幻听、手足舞动、步态不稳、心率增快，双侧瞳孔散大 (0.3 ~ 0.8cm)，部分人群可出现发热 (38℃ ~ 39.5℃)、惊厥、嗜睡、尿潴留。中毒救治的一般疗法为催吐、洗胃、肌注胆碱酯酶抑制剂新斯的明，并静滴葡萄糖液，辅以维生素 C、维生素 B。

【贮藏】置阴凉通风干燥处。

曼陀罗根

【来源】本品为茄科植物白曼陀罗或毛曼陀罗的根。夏、秋季挖取，洗净，鲜用或晒干。

【性味归经】味辛、苦，性温。有毒。归心、肝经。

【功能主治】镇咳、止痛、拔脓。主治喘咳、风湿痹痛、疖癣、恶疮、狂犬咬伤。

【用法用量】内服：煎汤，0.9~1.5g。外用：适量，煎水熏洗；或研末调涂。

【化学成分】白曼陀罗根含总生物碱 0.35%，其含天仙子碱、天仙子胺、托品碱、假托品碱等；毛曼陀罗根含总生物碱 0.15%~0.48%。

【药理研究】①抗真菌。②致痉。

【注意事项】本品为毒性中药，宜归入毒性药品管理品种。

【古籍记载】

清代《陆川本草》记载："治恶疮。"

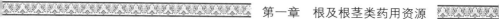

【现代应用】

①药用。

治筋骨疼痛：曼陀罗干根 30g，浸酒 250mL。10 日后饮酒，每日 1～2 次，每次不超过 3g。

治牛皮癣：剥取曼陀罗根皮，晒干，研末，加醋及枯矾擦患处。

②除草。

其根浸提液对农作物种子萌发，幼苗根、茎生长有较明显化感效应，且随浓度的提高而增强，其浸提液具有较好的除草作用。

【不良反应】本品含有东莨菪碱、莨菪碱及阿托品等具有麻醉作用的生物碱，误食，或者药物服用的剂量过大可引起中毒，其症状为皮肤发热发红、口干舌燥、头晕耳鸣、结膜充血、意识模糊等，如未及时治疗，还会出现心跳过速、抽搐、呼吸加深，严重时会出现呼吸衰竭。

【贮藏】置阴凉通风干燥处。

苏头（紫苏根）

【来源】本品为唇形科植物紫苏、野紫苏和白苏的根及近根的老茎。秋季采收，将紫苏或白苏拔起，切取根头，抖净泥沙，晒干。

【性味归经】味辛，性温。归肺、脾经。

【功能主治】疏风散寒，降气祛痰，和中安胎。主治头晕、身痛、鼻塞流涕、咳逆上气、胸闷胁痛、腹痛泄泻、妊娠呕吐、胎动不安。

【用法用量】内服：煎汤，6～12g。外用：煎水洗。

【化学成分】采用生物活性跟踪法从东紫苏根中分离出的主要成分为卢氏冬凌草素 5、槲皮素和木犀草素。

【药理研究】抗菌。对枯草芽孢杆菌、金黄色葡萄球菌和大肠杆菌等有不同程度的抑菌作用。

【注意事项】体虚无外感者忌用。

【古籍记载】

明代《滇南本草》记载："洗疮，祛风。"

【不良反应】泡水喝可能会出现腹部疼痛以及腹泻的现象。通常不推荐脾胃虚弱的患者服用，可能会出现上述副作用，如果长时间服用或者是过量服用，可能会使神经系统和消化系统受到伤害。

【贮藏】置阴凉通风干燥处。

薏苡根

【来源】本品为禾本科植物薏苡的干燥根。秋季收取米仁后，斩取根部，晒干。

【性味归经】味苦、甘，性微寒。归肺经。

【功能主治】清热通淋，利湿杀虫。主治热淋、血淋、石淋、黄疸、水肿、白带过多、脚气、风湿痹痛、蛔虫病。

【用法用量】内服：煎汤，15~30g。外用：适量，煎水洗。

【化学成分】薏苡根中含薏苡素、硬脂酸、软脂酸和多种多糖成分。

【药理研究】①抗氧化。②抗炎。

【注意事项】孕妇禁服。

【古籍记载】

①汉代《神农本草经》记载："下三虫。"

②梁代《本草经集注》记载："治小儿病蛔虫。"

③唐代《本草纲目拾遗》记载："堕胎。"

④东晋《肘后备急方》记载："治卒心腹烦满，胸胁痛。"

【现代应用】

药用。

用于驱蛔：将薏苡仁根切片晒干，取 500g 加水 1000mL，煮沸半小时取汁，药渣加水再煎，如此共煎 3 次；药液混合浓缩成 2500mL（5mL 含生药 1g）。成人每日服用 50mL，分 3 次于饭前服，或 1 次顿服。观察 17 人，1 周后 6 人复查大便，4 人虫卵转阴。服药后未见不良反应。

治疗肺脓疡：用鲜薏苡仁根 2~3 两煎服，或结合辨证施治配合其他中药，治疗胆道蛔虫病 4 例，均获效果。服药后便出蛔虫，腹痛缓解。

终止妊娠。

【不良反应】孕妇忌服。

【贮藏】置阴凉通风干燥处，防蛀。

九里香根

【来源】本品为芸香科植物九里香的根。秋季挖根，洗净，鲜用或切片晒干备用。

【性味归经】味辛、苦，性温。归心、肝、肺经。

【功能主治】祛风除湿，行气止痛，散瘀通络。主治风湿痹痛、腰膝冷痛、痛风、跌仆损伤、睾丸肿痛、湿疹、疥癣。

【用法用量】内服：煎汤，15~30g，鲜品 30~60g；或干品研末，每次 3~6g，酒送服。外用：适量，捣敷或煎水洗。

【化学成分】九里香根主要含有生物碱类物质，如九里香碱、月橘碱、去甲降真香碱、去 –N– 甲基降真香碱等。

【药理研究】抗生育。

【注意事项】阴虚火旺者慎服。

【现代应用】

药用。

用于引产：取九里香干根茎 500g，制成浓缩煎液 120~250mL。每次用消毒纱布条蘸药液 5~10mL 塞入宫颈内。操作及消毒按常规进行。副作用主要有畏寒、发热、头痛、腰酸、下腹不适等。

【贮藏】置阴凉通风干燥处。

桑根

【来源】本品为桑科植物桑树的根。全年均可挖取，除去泥土和须根，鲜用或晒干。

【性味归经】味微苦，性寒。归肝经。

【功能主治】清热定惊、祛风通络。主治惊痫、目赤、牙痛、筋骨疼痛。

【用法用量】内服：煎汤，15~30g。外用：煎水洗。

【化学成分】桑根含桑根酮 D、桑根酮 C、干扰素诱导剂 – 桑多糖、桑皮苷 A、绿原酸、二氢桑色素、氧化白藜芦醇、桑辛素 C、桑辛素 M、桑辛素、伞形花内酯、胡萝卜苷等成分。

【药理研究】①抗肿瘤。②抑制真菌。

【注意事项】脾胃虚寒者慎服。

【古籍记载】

①五代《日华子本草》记载："研汁，治小儿天吊、惊痫客忤；敷鹅口疮。"

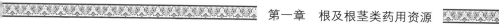

②东晋《肘后备急方》记载："治血露不绝，锯截桑根取屑五指撮，取醇酒服之，日三。"

【不良反应】部分人群服用本品后可出现过敏反应，具体临床表现和个人体质有关，轻者表现为皮疹、胃肠道不适等，严重者可出现心慌、气短、血压降低甚至发生过敏性休克，危及生命。

【贮藏】置阴凉通风干燥处。

木通根

【来源】本品为木通科木通属植物木通、三叶木通及白木通的根。秋、冬季采挖，晒干或烘干。

【性味归经】味苦，性平。归膀胱、肝经。

【功能主治】祛风除湿，活血行气，利尿解毒。主治风湿痹痛、跌仆损伤、经闭、疝气、睾丸肿痛、脘腹胀闷、小便不利、带下、虫蛇咬伤。

【用法用量】内服：煎汤，9~15g；磨汁或浸酒。外用：鲜品适量，捣烂敷患处。

【化学成分】木通根含有甾醇类：豆甾醇、β－谷甾醇、胡萝卜苷等。

【药理研究】①抗炎。②抗氧化。

【注意事项】苦寒能利，凡病人脾虚作泻者勿服。

【古籍记载】

①唐代《药性论》记载："治项下瘿瘤。"

②清代《草木便方》记载："补肾益精，强阴。"

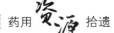

【现代应用】

药用。

治疗虫子咬伤：木通根洗干净捣碎进行外敷，可起镇痛作用。

【贮藏】置阴凉通风干燥处。

凌霄根

【来源】本品为紫葳科植物凌霄或美洲凌霄的根。全年均可采，洗净，切片，晒干。

【性味归经】味甘、辛，性寒。归肝、脾、肾经。

【功能主治】凉血祛风，活血通络。主治血热生风、身痒、风疹、腰脚不遂、痛风、风湿痹痛、跌仆损伤。

【用法用量】内服：煎汤，6~9g；或入丸、散；或浸酒。外用：鲜品适量，捣敷。

【化学成分】凌霄根的乙醇提取物中可分离得到肉苁蓉碱，对凌霄的根乙醚提取物挥发油中可分离得到脂肪族化合物和蒽类化合物。

【注意事项】孕妇禁服。

【古籍记载】

五代《日华子本草》记载："治热风身痒，游风，风疹，瘀血，带下。"

【现代应用】

药用。

治疗急性胃肠炎、风湿病腰痛、半身不遂、跌仆损伤和风疹等。

【贮藏】置阴凉通风干燥处。

松根

【来源】本品为松科植物马尾松或其同属植物的幼根或根皮。

【性味归经】味苦，性温。归肺、胃经。

【功能主治】祛风除湿，活血止血。主治风湿痹痛、风疹瘙痒、白带异常、咳嗽、跌仆、吐血、风虫牙痛。

【用法用量】内服：煎汤，30~60g。外用：适量，鲜品捣敷；或煎水洗。

【化学成分】本品中含茯苓酸、萜类等。

【药理研究】①抗肿瘤。②抗炎和抗氧化。

【注意事项】体质虚弱者慎用。孕妇、儿童忌用。

【古籍记载】

①西汉《名医别录》记载："主辟谷不饥。"

②五代《日华子本草》记载："松根白皮，补五劳，益气。"

【现代应用】

药用。

治疗多种真菌感染引起的瘙痒、炎症、水泡、糜烂、鳞屑等。

【不良反应】部分人群用药后会出现头晕。

【贮藏】置阴凉通风干燥处。

柏树根

【来源】本品为柏科植物柏木的根。全年均可采，挖取根部，洗去泥土，切片，晒干用。

【性味归经】味苦、辛，性凉。

【功能主治】清热解毒。主治麻疹身热不退。

【用法用量】内服：煎汤，6~15g。

【现代应用】

药用。

治麻疹透出后，疹点经久不消，身热持续不退：柏树根、金银花藤各 12~15g，野刚子（马钱科醉鱼草）、夏枯草各 9~12g。水煎，早晚饭前各服 1 次。

【贮藏】置阴凉通风干燥处。

竹柏根

【来源】本品为罗汉松科植物竹柏的根或树皮。全年或秋季采挖根部或剥取树皮，除净泥土、杂质，切段晒干。

【性味归经】味淡、涩，性平。

【功能主治】祛风除湿。主治风湿痹痛。

【用法用量】外用：适量，捣敷。

【化学成分】竹柏根皮含 16- 羟基罗汉松内酯，2，3- 二氢 -16- 羟基罗汉松内酯，柳杉酚，β - 谷甾醇及蔗糖等。

【药理研究】抑菌：抑制啤酒酵母菌的生长。

【现代应用】

①药用。

治疗腰肌劳损，止血，治疗外伤性骨折、刀伤、枪伤，治疗精神病、狐臭、眼疾，抵御感冒等，治疗风湿性关节炎：新鲜树皮或根适量，煎水熏洗。

②净化空气。

驱蚊虫、抗污染。

【贮藏】置阴凉通风干燥处。

栗树根

【来源】本品为壳斗科植物板栗的树根或根皮。全年可采挖，鲜用或晒干。

【性味归经】味微苦，性平。归肝、胃经。

【功能主治】行气止痛，活血调经。主治疝气偏坠、牙痛、风湿关节痛、月经不调。

【用法用量】内服：煎汤，15~30g；或浸酒。

【化学成分】本品含天冬氨酸、丙氨酸、γ-氨基丁酸、天冬酰胺、精氨酸等多种游离氨基酸。

【药理研究】①改善心脏功能，改善心肌收缩功能。②保护心肌（冠状动脉循环障碍缺氧时）。

【古籍记载】

明代《食物本草》记载："治偏肾（疝）气，酒煎服之。"

【现代应用】

药用。

治牙痛：栗树根15~30g。煮猪精肉食。

治风湿关节痛：板栗根30~60g。水煎服，或加猪脚同炖服。

【贮藏】置阴凉通风干燥处。

麻根

【来源】本品为桑科植物大麻的根。全年均可采挖，去净泥土，晒干。

【性味归经】味苦，性平。

【功能主治】散瘀，止血，通淋。主治跌仆损伤、难产、胞衣不下、血崩、淋证、带下。

【用法用量】内服：煎汤或捣汁，9~15g。

【化学成分】麻根中含大麻碱、脱水大麻碱、胆碱、神经碱、无羁萜、表无羁萜醇等。

【注意事项】湿热病毒患者、体寒或肠胃不适者慎用麻根，非血热患者勿用麻根。

【古籍记载】

①梁代《本草经集注》记载："主瘀血，石淋。"

②唐代《新修本草》记载："主产难，胞衣不出，破血癃胀，带下，崩中不止。"

【不良反应】部分人群服用本品后可能会出现精神不振，乏力、易疲劳，不思饮食等，主要原因是血液流速减缓，携氧、供氧跟不上身体所需。

【贮藏】置阴凉通风干燥处。

无花果根

【来源】本品为桑科榕属植物无花果的根。全年均可采收，鲜用或晒干。

【性味归经】味甘，性平。

【功能主治】清热解毒，散瘀消肿。主治肺热咳嗽、咽喉肿痛、痔疮、痈疽、瘰疬、筋骨疼痛。

【用法用量】内服：煎汤，9~15g。外用：适量，煎水洗。

【化学成分】无花果根中含 β－谷甾醇、羽扇豆醇，从乙酸乙酯萃取部分中可分离得到补骨脂素、香柠檬内酯及胡萝卜苷。

【药理研究】降血糖。

【注意事项】脑颅损伤者、腹泻者不适宜食用。

【古籍记载】

清代《生草药性备要》记载："治火病。"

【现代应用】

①药用。

治咳嗽、咽干喉痛：用（无花果）根皮。每日 12~15g，水煎，口服。

治颈淋巴结结核：鲜无花果根 30g，青壳鸭蛋 1 个（将蛋壳轻打裂痕）。酒水各半煎服。

治小儿蛔虫、钩虫：无花果根 60g。煎浓汤，早晨空腹 1 次服下。

②食用。

无花果根泡水喝可以起到清热解毒、散瘀消肿的作用。

【贮藏】置阴凉通风干燥处。

乌骨藤

【来源】本品为番荔枝科植物白叶瓜木的根。

【性味归经】味微辛、涩，性温。

【功能主治】祛风湿，通经活血，止血。主治风湿痹痛、月经不调、跌仆损伤、骨折、外伤出血。

【用法用量】内服：煎汤，10 ~ 20g；或泡酒。外用：适量，研末调敷。

【化学成分】乌骨藤中含有多种化学成分，包括白桦脂酸、乌骨藤苷 H、乌骨藤苷 G、乌骨藤苷 I、绿原酸、野黄芩素四甲醚等。

【药理研究】①抗癌。②平喘。③降压。

【毒理研究】毒理研究发现乌骨藤无明显毒性和致突变作用。

【注意事项】孕妇禁用。

【书籍记载】

①《贵州民间药物》中记载："治痨伤，除风湿。"

②《全国中草药汇编》中也对乌骨藤有记载："通经活血，止血。主治风湿骨痛，跌仆损伤，月经不调；外用治骨折、外伤出血。"

【现代应用】

①药用。

《中华本草》中记载的乌骨藤可治疗跌仆损伤，防止伤口感染。当治疗创伤性出血时，可以将其碾成细粉，直接涂抹在受伤部位。可以快速止血，加速伤口愈合。还可用来治疗骨折，可将其磨成粉状，与黄酒混合制成软膏，直接涂抹在骨折处。

当前，临床上还有人将乌骨藤用作中医治疗肿瘤的常用药。

②食用。

泡水喝可帮助调理风湿问题，活血通络。

【贮藏】置阴凉通风干燥处。

第二章　果实种子类药用资源

苦参实

【来源】本品为豆科植物苦参的种子。7~8月果实成熟时采收，晒干，去净果壳、杂质，再晒干。

【性味归经】味苦，性寒。

【功能主治】清热解毒，通便，杀虫。主治急性菌痢、大便秘结、蛔虫病。

【用法用量】内服：研末，0.6~1.5g。

【化学成分】苦参实中含金雀花碱、氧化苦参碱、氧化槐果碱、槐定碱、槐胺碱、苦参碱和槐果碱等。

【药理研究】抗菌。

【毒理研究】毒性试验研究表明苦参实具有肝毒性。

【古籍记载】

①明代《本草纲目》："苦，寒。"

②唐代《新修本草》："久服轻身不老，明目。"

【贮藏】置阴凉通风干燥处。

荆芥子

【来源】本品为唇形科植物荆芥的干燥成熟种子。椭圆状三棱形，长约 2mm，宽约 1mm。表面黄棕至棕黑色，略光滑，一端有细小的黄白色果柄痕。质极脆，嚼之有薄荷香气，味淡。

【书籍记载】

近代《增订伪药条辨》："小车前，即荆芥子也，不入药用，宜注意之。"

【现代应用】

药用。

治疗黄牛云雾状角膜翳。

【不良反应】尚不明确。

【贮藏】置阴凉通风干燥处。

金银花子

【来源】本品为忍冬科植物忍冬及同属植物的果实。秋末冬初采收，晒干。

【性味归经】味苦、涩、微甘，性凉。

【功能主治】清肠化湿。主治肠风泄泻、赤痢。

【用法用量】内服：煎汤，3~9g。

【化学成分】金银花种子中含油脂 25%，具有应用开发价值。金银花种子中含有 21 种化合物，主要成分为棕榈酸 32.12%、油酸 24.69%、亚油酸 42.37% 等。

【药理研究】①抑菌。②抗氧化。

【注意事项】形寒下利腹痛者忌用。

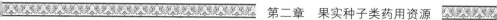

【书籍记载】

①近代《饮片新参》："清血，化湿热。治肠风，赤痢。"

②《苏州本产药材》："清凉解毒。"

【不良反应】尚不明确。

【贮藏】置阴凉通风干燥处。

泽泻实

【来源】本品为泽泻科植物泽泻的果实。夏、秋季果实成熟后分批采收。用刀割下果序，扎成小束，挂于空气流通处，脱粒，晒干。

【性味归经】味甘，性平。归脾、肝、肾经。

【功能主治】祛风湿，益肾气。主治风痹、肾亏体虚、消渴。

【用法用量】内服：煎汤，6~9g。

【化学成分】泽泻实中含淀粉。

【古籍记载】

西汉《名医别录》："主风痹，消渴，益肾气，引阴，补不足，除邪湿。久服面生光，令人无子。""味甘，无毒。"

【贮藏】置阴凉通风干燥处。

棕榈子

【来源】本品为棕榈科植物棕榈的成熟果实。霜降前后，待果皮变淡蓝色时采收，晒干。

【性味归经】味苦、甘、涩，性平。

【功能主治】止血，涩肠，固精。主治肠风、崩漏、带下、泻痢、遗精。

【用法用量】内服：煎汤，10~15g；或研末，6~9g。

【化学成分】种子壳含花甙、右施儿茶粗、没食子酸等成分。

【药理研究】①抗肿瘤。②抗氧化。

【古籍记载】

唐代《本草纲目拾遗》："涩肠，止泻痢，肠风、崩中、带下及养血。"

【现代应用】

药用。

治疗子宫出血。

【贮藏】贮干燥容器内，置通风干燥处，防蛀。

🔲 使君子仁

【来源】本品为使君子科植物使君子的干燥成熟果实。秋季果皮变紫黑色时采收，除去杂质，干燥。

【性味归经】味甘，性温。归脾、胃经。

【功能主治】杀虫消积。主治蛔虫病、蛲虫病、虫积腹痛、小儿疳积。

【用法用量】内服：煎汤，6~15g，捣碎入煎，或入丸、散；去壳炒香嚼服，小儿每岁每日1粒，总量不超过12粒。

【化学成分】使君子仁含使君子氨酸、使君子氨酸钾、甘露醇，还含有脂肪油23.9%，油中含肉豆蔻酸4.5%，棕榈酸29.2%，硬脂酸9.1%，油酸48.2%，亚油酸9.0%等脂肪酸，并含甾醇，以植物甾醇为主。

【药理研究】①驱虫。②抗皮肤真菌。③治疗痛风和白癜风。

【毒理研究】使君子提取物有低毒但无副作用，可以安全使用。

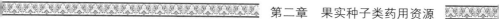

【注意事项】服药时忌饮浓茶。

【古籍记载】

明代《本草纲目》："凡杀虫药多是苦辛，唯使君子、榧子，甘而杀虫，亦一异也。凡大人小儿有虫病，侵晨空腹食使君子仁数枚，或以壳煎汤咽下，次日虫皆死而出也。或云七生七煨食亦良。此物味甘气温，既能杀虫，又益脾胃，所以能敛虚热而止泻痢，为小儿诸病要药。"

【现代应用】

①药用。

驱虫作用：使君子和榧子驱蛔虫效果虽然不及甲苯咪唑，但是其价格低廉，服用次数少，且为常见中草药，较易获取，应该提倡使用。

②兽医临床应用。

治疗鸡球虫病：近现代有相关学者用使君子仁组方（黄连、大黄、使君子仁、地龙）治疗鸡球虫病，临床治愈率高。

【不良反应】未熟果实过量服用会引起呃逆。

【贮藏】置通风干燥处，防霉，防蛀。

枇杷仁

【来源】本品为蔷薇科植物枇杷的种子。

【性味归经】味苦，性平。归肾经。

【功能主治】化痰止咳，疏肝行气，利水消肿。主治咳嗽痰多、疝气、水肿、瘰疬。

【用法用量】内服：煎汤，6~15g。外用：适量，研末调敷。

【化学成分】枇杷仁中90%的碳水化合物为淀粉，并且含有

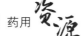

相对含量高的人体必需氨基酸和人体必需脂肪酸。

【药理研究】①增强免疫力。②抗氧化。③抗炎。

【注意事项】内服不宜过量。过量内服易中毒，甚则死亡。

【古籍记载】

①清代《本经逢原》记载："大寒。"

②清代《本草纲目拾遗》记载："治肝有余诸症，气实者可用。"

【现代应用】

作日用品原料。

制枇杷仁酒：枇杷仁中含有丰富的碳水化合物，可用于酿酒。以枇杷仁粉末为原料，经过发酵、萃取、保质联合可制成枇杷酒。

色素提取：利用乙醇提取棕色素的工艺条件在枇杷仁中得到天然的棕色素。

【贮藏】置阴凉通风干燥处。

天麻子

【来源】本品为兰科天麻属植物天麻的果实。多而细小，呈粉尘状。

【性味归经】味甘，性平。归肝、肾经。

【功能主治】息风，补虚，黑发。主治头目眩晕、须发早白。

【古籍记载】唐代《本草纲目拾遗》记载："取子，作饮，去热气。"

【不良反应】尚不明确。

【贮藏】置阴凉通风干燥处。

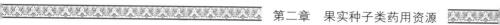

人参子

【来源】本品为五加科人参属植物人参的果实。

【性味归经】味甘、微苦，性平。归脾、肺、心经。

【功能主治】补气强身，延缓衰老。主治体虚乏力、头昏目眩、胸闷气短。

【用法用量】内服：煎汤，3~10g；或提取其中皂苷制成片剂。

【化学成分】本品含人参皂苷，在水参或生晒参中共分离鉴定了53个人参皂苷，其中，人参皂苷Rb1、Rb2、Rc、Rd、Re、Rg1的含量占人参总皂苷的90%以上，为主要成分。

【药理研究】①对心血管系统的保护作用。②保护肾上腺皮质功能。③抗肿瘤。④降血糖。⑤协助抗癫痫。⑥利尿。

【毒理研究】无明显毒性作用。

【古籍记载】

清代《本草纲目拾遗》："人参子，如腰子式，生青熟红，如小黄豆大。凡痘不能起发分标行浆者，药内加参子，后日无痒塌之患。"

【现代应用】

①药用。

治疗白癜风：新鲜人参子榨汁，涂于患处且适当日晒患处，每日涂3~10次。

②食用。

目前市面上人参子的加工食品和保健产品种类有果脯、果粉、果茶、保健酒、果冻、口服液、发酵果汁、复方人参果颗粒等。

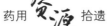

③日用。

人参本身就具有得天独厚的滋补美颜效果，其抗皱、延缓衰老的功效从古至今都受到人们的认可。

【贮藏】置阴凉通风干燥处。

零余子

【来源】本品为薯蓣科植物薯蓣叶腋间的珠芽。

【性味归经】味甘，性平。归肾经。

【功能主治】补虚益肾强腰。主治虚劳羸瘦、腰膝酸软。

【用法用量】内服：煎汤，15~30g。

【化学成分】零余子中含有多酚、皂苷、山药素、黄酮、氨基酸、多糖、尿囊素、淀粉等多种成分。

【药理研究】①抗氧化。②抗疲劳。③降血糖。

【古籍记载】

①唐代《本草纲目拾遗》："此薯蓣子，在叶上生，大看如卵。薯蓣子有数（种），此（零余子）则是其一也。一本云：大如鸡子、小者如弹丸，在叶下生。"

②明代《本草纲目》："零余子，即山药藤上所结子也。长圆不一，皮黄肉白，煮熟去皮，食之胜于山药，美于芋子，霜后收之。坠落在地看，易于生根。"

【现代应用】

①药用。

治疗病后耳聋、小儿厌食、驻颜缓老。

②食用。

蒸煮即食或制成山药糖葫芦、山药豆菠菜粥、零余子饮料。

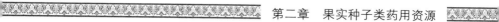

【贮藏】适合贮藏温度为 3℃~5℃，湿度 80%~85%。可用冷库存放、窖藏、室内存放等方式贮藏。

厚朴果

【来源】本品为木兰科植物厚朴的果实。

【性味归经】味甘，性温。

【功能主治】消食，理气，散结。主治消化不良、胸脘胀闷、鼠瘘。

【用法用量】内服：煎汤，2~5g。

【化学成分】厚朴果中含酚类化合物：从凹叶厚朴果实氯仿萃取部位纯化鉴定出的酚类化合物，分别为厚朴酚、和厚朴酚、和厚朴新酚、反式对羟基桂皮醛、木兰醛 E 和台湾檫木酚。

【药理研究】①抗氧化。②抗辐射。③抑菌。

【古籍记载】

西汉《名医别录》："疗鼠瘘，明目益气。"

【现代应用】

【贮藏】置阴凉通风干燥处。

肉桂子

【来源】本品为樟科植物肉桂的幼嫩果实。

【性味归经】味辛、甘，性温。归脾、胃、肺经。

【功能主治】温中散寒，止痛，止呃。主治心胸疼痛、胃腹冷痛、恶心、嗳气、呃逆、呕吐、肺寒咳喘。

【用法用量】内服：1~3g。外用：适量。

【化学成分】本品主要含挥发油2%~3%，油中有桂皮醛，乙酸桂皮酯，微量丁香酸；其他尚含香豆精，β-谷甾醇、胆碱、原儿茶酸、D-葡萄糖等。

【药理研究】①抗肿瘤。②防治糖尿病。

【注意事项】阴虚火旺者忌服。

【古籍记载】

《药物之秘》："二级干热。"

【贮藏】置于阴凉干燥处。

杜仲子

【来源】本品为杜仲科植物杜仲的干燥成熟果实。秋季果实成熟时采收，除去杂质，干燥。

【性味归经】归肝、肾经。

【功能主治】补肝肾，强筋骨，降血压，安胎。主治习惯性流产、小儿麻痹后遗症。

【化学成分】杜仲子中含油脂、蛋白质以及环烯醚萜苷等多种天然活性成分。

【药理研究】①降血压。②抗氧化。③抗衰老。④护肝。⑤抗骨质疏松。

【毒理研究】杜仲子油无毒。

食用。

制保健产品：现代有使用杜仲籽油作为原料，制成杜仲籽油软胶囊，其每100g含有α-亚麻酸48.7g，具有辅助降血脂的功效。

【贮藏】置阴凉干燥处，防蛀。

百合子

【来源】本品为百合科植物百合等的种子。夏、秋季采收，晒干备用。

【性味归经】味甘、微苦，性凉。归大肠经。

【功能主治】清热止血。主治肠风下血。

【用法用量】内服，研末，3~9g。

【古籍记载】

清朝《本草正义》记载："孙思邈以百合子酒炒，研末，治肠风下血，亦取其甘苦下降，能息风阳而清血热；且子尤重坠，固能直达大肠者也。"

【贮藏】置阴凉通风干燥处。

芭蕉子

【来源】本品为芭蕉科植物芭蕉的果实。夏、秋季果实熟时采收，鲜用。

【性味归经】性寒。归肺、心、肾经。

【功能主治】止咳润肺，通血脉，填骨髓。

【用法用量】内服，生食或蒸熟取仁，适量。

【注意事项】《食疗本草》："子生食发冷病。"

【古籍记载】唐代《食疗本草》记载："子生食大寒；蒸熟暴之令口开，春取仁性寒。""（生食）止咳润肺，（蒸熟取仁）通血脉，填骨髓。"

【现代应用】

药用。

临床上使用芭蕉子炖猪心治疗频发室性早搏，获得了较好疗效。用芭蕉子与猪心相配，以心入心，"同气相求"，以治疗惊悸、怔忡之心脏病。

【贮藏】置阴凉通风干燥处。

瓜蒌子

【来源】本品为葫芦科植物瓜蒌及中华瓜蒌的种子。秋季分批采摘成熟果实，将果实纵剖，瓜瓤和种子放入盆内，加木灰反复搓洗，取种子冲洗干净后晒干。

【性味归经】味甘、微苦，性寒。归肺、胃、大肠经。

【功能主治】清肺化痰，滑肠通便。主治痰热咳嗽、肺虚燥咳、肠燥便秘、痈疮肿毒。

【用法用量】内服：煎汤，9～15g；或入丸、散。外用：适量，研末调敷。胃弱者宜去油取霜用。

【化学成分】瓜蒌子中含有多种化学成分，包括萜类、甾醇类、脂肪酸、蛋白类等。

【药理研究】①润燥滑肠。②降血糖。③改善心血管疾病，防治心脑血栓性疾病。④抑菌。⑤抗氧化。

【注意事项】脾胃虚冷作泻者禁服。反乌头，不宜与川乌、制川乌、草乌、制草乌、附子同用。

【古籍记载】

①明代《本草汇言》记载："瓜蒌仁，润肺消痰，清火止渴之药也。其体油润多脂。专主心肺胸胃，一切燥热郁热逆于气分，

食痰积垢滞于中脘。凡属有形无形，在上者可降，在下者可行。其甘寒而润，寒可以下气降痰，润可以通便利结。"

②清代《本草正义》记载："瓜蒌仁，性降而润，能降实热痰涎，开郁结气闭，解消渴，定胀喘，润肺止嗽。但其气味悍劣，善动恶心呕吐，中气虚者不宜用，《本草》言其补虚劳，殊为大谬。"

【现代应用】

药用。

治痰热咳嗽：瓜蒌子甘寒清润，化痰泄热，为治热痰燥痰之要药。用于热痰内结，咳嗽喘急，痰黄稠粘，每与其他清热化痰之品如黄芩、杏仁、半夏配伍，如《医方考》清气化痰丸；或与黄连、杏仁、竹沥等配用；若肺痈咳吐脓血，常与桔梗、薏苡仁等配伍，如《济生方》桔梗汤。

治肠燥便秘：瓜蒌子质润多脂，有滑肠通便之功，单用或与火麻仁、郁李仁等同用于燥热便秘。

治痈疽恶疮：瓜蒌子能化痰散结消肿，可配伍乳香、没药等活血祛瘀药，如《百一选方》中的神仙灵宝膏。

【不良反应】本品内服过量可引起胃部不适、恶心呕吐和腹痛泄泻。

【贮藏】置阴凉干燥处，防霉，防蛀。

橄榄核

【来源】本品为橄榄科植物橄榄的果核。秋季采收成熟果实，除去果肉，鲜用或晒干。

【性味归经】味甘、涩，性温。归肝、胃、大肠经。

【功能主治】解毒，敛疮，止血，利气。主治咽喉肿痛，口舌生疮、冻疮、疳疮、天疱疮、肠风下血、睾丸肿痛等。

【用法用量】内服：烧存性研末，3～6g；或磨汁。外用：适量，烧存性，研末撒或调敷；或磨汁涂。

【化学成分】橄榄核内核仁含有丰富的油脂，其亚油酸含量高于橄榄油（亚油酸含量21.0％）和茶籽油（亚油酸含量20.6％），有极高的营养价值。

【注意事项】《本经逢原》："过服令人呕泻。"

【古籍记载】

①明代《本草纲目》记载："磨汁服，治诸鱼骨鲠及食鲙成积，又治小儿痘疮倒黡。烧研服之，治下血。"

②清代《本草备要》记载："烧灰，敷疰疳。"

③清代《本经逢原》记载："灰末，敷金疮无瘢。生核磨水，搽瘢渐灭。"

④清代《本草再新》中记载："治肝胃气，疝气，消疽瘤。"

【现代应用】

药用。

临床上橄榄核常可配合其他药物使用，治疗阴肾颓肿、肠风下血久不瘥者、耳足冻疮、打仆青肿疼痛和解河豚毒。

【不良反应】本品不可过量服用，可能会导致呕吐、腹泻等不良反应。患者应考虑自身情况，酌情使用。

【贮藏】置阴凉干燥处，防霉。

🔲 海杧果

【来源】本品为夹竹桃科海杧果，以树液入药。

【功能主治】催吐，泻下。

【化学成分】海杧果中含有多种化合物，包括 20 种强心苷及其苷元，30 种环烯醚萜及其他萜类，22 种木脂素类化合物，8 种黄酮类化合物，4 种孕甾烷类化合物，3 种甾醇类化合物，以及其他化合物 9 种。

【药理研究】①强心。②抗肿瘤。③抗真菌。④抗惊厥。⑤镇痛。⑥增强戊巴比妥的催眠作用。

【注意事项】核、叶、果有毒，核仁最毒，茎显生物碱及酚性物质反应，种子可毒鱼，误食果实中毒时，可用对症疗法；民间用鲜羊血或饮椰子水解毒。

【不良反应】海杧果全株所含酸性乳汁具有刺激性，有毒，能引起皮肤发红，不慎滴入眼内可致盲，内服能引起吐、泻，甚至虚脱。

【贮藏】置阴凉通风干燥处。

西瓜子

【来源】本品为葫芦科植物西瓜的种仁。夏季食用西瓜时，收集瓜子，洗净晒干，去壳取仁用。

【性味归经】味甘，性平。归肺、大肠经。

【功能主治】清肺化痰，和中润肠。主治久咳、咯血、便秘。

【用法用量】内服：煎汤，9 ~ 15g；生食或炒熟。

【化学成分】西瓜子中含有丰富的蛋白质、脂肪酸、B 族维生素、钙、镁、钾、铁和硒等营养元素。生西瓜子中挥发性成分有亚油酸、软脂酸、油酸、硬脂酸等；熟西瓜子中挥发性成分主要有诱烯醇、2，4- 癸二烯醛、软脂酸、油酸、硬脂酸等。

【药理研究】降压。西瓜子仁含有一种皂苷样成分，有降压作用，并能缓解急性膀胱炎之症状。

【注意事项】《医林纂要·药性》："多食惹咳生痰。"

【古籍记载】

①清代《本经逢原》记载："西瓜，甘寒降泄，子仁甘温性升，开豁痰涎，是其本性。世人咸谓瓜子生痰，安有甫入口而使变痰涎之理。按《相感志》云，食西瓜后食其子，即不噫瓜气，其温散之力可知。《本草纲目》言其主治与甜瓜仁同，岂甜瓜仁亦为生痰之物耶。"

②清代《得配本草》记载："炒食补中。"

【不良反应】对寒性体质者和脾脏有害。

【贮藏】置阴凉干燥处，防蛀。

大麦

【来源】本品为禾本科植物大麦的颖果。4～5月果实成熟时采收，晒干。

【性味归经】味甘，性凉。归脾、肾经。

【功能主治】健脾和胃，宽肠，利水。主治腹胀、食滞泄泻、小便不利。

【用法用量】内服：煎汤，30～60g；或研末。外用：炒研调敷；或煎水洗。

【化学成分】大麦的主要营养成分包括糖类、蛋白质、脂肪等。大麦中还含有钙、磷、钾、镁、钠、维生素、酶等微量元素。大麦颖果的外层中多包含有原花色素、花青素、黄酮醇、酚酸和酚基葡糖苷色等色素。

【药理研究】①促进伤口愈合。②抗肿瘤。③抗氧化。

【注意事项】朱丹溪："大麦初熟，人多炒食，此物有火，能生热病。"

【古籍记载】

①西汉《名医别录》记载："主消渴，除热，益气，调中。"

②北魏《崔禹锡食经》记载："主水胀。"

③唐代《唐本草》记载："大麦面平胃，止渴，消食，疗胀。"

④唐代《本草纲目拾遗》记载："调中止泄。"

⑤宋代《本草衍义》记载："有人患缠喉风，食不能下，将此大麦面作稀糊，令咽之，既滑腻，容易下咽，以助胃气。"

⑥明代《本草纲目》记载："宽胸下气，凉血，消积，进食。"

【现代应用】

①药用。

大麦可配合其他药物，治疗食饱烦胀但欲卧者，治疗小便淋涩痛，治疗蠼螋尿疮，治疗汤火灼伤等。

②食用。

制大麦粉：大麦粉是将大麦仁经蒸气处理后再磨成的粉。大麦粉可作为焙烤食品的原料。如英国、韩国，在小麦粉中掺入 15%～30% 的大麦粉做面包，有特殊风味。在瑞典，将丁香粉、燕麦粉搭配掺和在大麦粉中，用来焙烤制成薄烤饼。在中东，大麦粗粉被广泛地单独使用，或同蔬菜、肉配合使用。大麦粉经挤压、膨化、粉碎后可以加工成即食膨化粉，可作为老年人的保健食品。大麦粉可以制作高纤维面条,可改善面条煮后易断、易糊、口感粗糙等缺点。大麦粉与薏米粉等配合可制成仿咖啡风味的产品。

制大麦片：大麦片是大麦仁经蒸烘、再用大直径的滚筒轧片而成。大麦片可以作为一种即食早餐食品，用来煮麦片粥，风味独特。在麦片中添加各种蔬菜汁、叶片、水果碎粒，可制成营养均衡的即食方便食品。在麦片中添加钙、锌等成分，可制成营养强化食品。美国用珠形大麦仁加工成麦片，作为风味添加剂，制成特种面包。

制大麦茶：大麦焙烤后制成大麦茶或咖啡的替代品，这种产品冲泡后呈褐色，有浓郁的香味。这种大麦茶含淀粉酶、转化酶等成分，可增进食欲、消除疲劳，特别适合炎夏饮用。

【贮藏】置阴凉干燥处，防蛀。

皂荚子

【来源】本品为豆科植物皂荚的种子。秋季果实成熟时采收，剥取种子，晒干。

【性味归经】味辛，性温。归肺、大肠经。

【功能主治】润肠通便，祛风散热，化痰散结。主治大便燥结、肠风下血、痢疾里急后重、痰喘肿满、疝气疼痛、瘰疬、肿毒、疮癣。

【用法用量】内服：煎汤，5～9g；或入丸、散。外用：适量，研末调敷。

【化学成分】皂荚子含树胶。种子内胚乳含半乳糖与甘露糖。

【注意事项】孕妇及体虚者禁服。

【古籍记载】

①清代《本经逢原》记载："皂荚子烧灰存性，能治大肠风秘燥结，祛风逐秽之性可知。"

②清代《本草崇原》记载："治疝气并睾丸肿痛。"

【现代应用】

药用。

临床上可用皂荚子配合其他药物，治疗大肠风秘，肠风下血，痢疾里急后重，下痢不止；治腰脚风痛，不能履地；治瘰疬满项不破，红肿疼痛；治气毒结成瘰疬，肿硬如石，疼痛；一切疔肿，一切恶疮等。临床试验发现皂荚子熏蒸治疗气滞型功能性便秘有较好疗效。

【贮藏】置干燥容器内，防虫蛀。

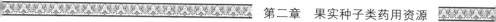 **鸡冠子**

【来源】本品为苋科植物鸡冠花的种子。夏、秋季种子成熟时割取果序，日晒，取净种子，晒干。

【性味归经】味甘，性凉。归肝、大肠经。

【功能主治】凉血止血，清肝明目。主治便血、崩漏、赤白痢、目赤肿痛。

【用法用量】内服：煎汤，4.5～9g；或入丸、散。

【化学成分】鸡冠子中含对羟基苯乙醇、β－谷甾醇、2－羟基十八烷酸、豆甾醇等。

【药理研究】杀灭阴道毛滴虫。

【毒理研究】无明显毒性。

【古籍记载】

①唐代《本草纲目拾遗》记载："止肠风泻血，赤白痢。"

②清代《玉楸药解》记载："清风退热，止衄敛营。治吐血，血崩，血淋，诸失血证。"

③明代《滇南本草》记载："止肠风下血，妇人崩中带下，赤痢。"

④明代《本草纲目》记载："止肠风泻血，赤白痢，崩中，带下，入药炒用。"

【贮藏】可将种子置于干燥避光、通风良好、温度在15℃～20℃之处进行贮藏。

冬青子

【来源】本品为冬青科植物冬青的果实。冬季果实成熟时采摘，晒干。

【性味归经】味甘、苦，性凉。归肝、肾经。

【功能主治】补肝肾，祛风湿，止血敛疮。主治须发早白、风湿痹痛、消化性溃疡出血、痔疮、溃疡不敛。

【用法用量】内服，煎汤，4.5～9g；或浸酒。

【药理研究】①恢复造血功能。②对白细胞减少症、低蛋白血症具有治疗作用。

【注意事项】脾胃虚寒泄泻者不可使用，阳虚者慎用，否则可能会导致病情加重。冬青子不可与复方利血平片、氨茶碱片、螺内酯片等药物同时使用。

【古籍记载】

①宋代《本草图经》记载："浸酒，祛风补血。"

②清代《本草求真》记载："补肝强筋，补肾健骨。"

③清代《药性考》记载："祛风，补虚悦色。"

【现代应用】

药用。

临床上常用冬青子配合其他药物治疗痔疮、消化性溃疡、胃出血等病症，且冬青子酒有清心明目，乌须黑发，延年益寿，祛百病，消痰火的功效。

【不良反应】部分人服用本品之后可能会出现口干、头晕、轻微腹痛、腹泻等不良反应，这些不良反应一般在停药之后可自行消失。

【贮藏】装箱或置其他容器内，置通风干燥处。

龙眼核

【来源】本品为无患子科植物龙眼的种子。果实成熟后，剥除果皮、假种皮，留取种仁，鲜用或晒干备用。

【性味归经】味苦、涩，性平。归肝、脾、膀胱经。

【功能主治】行气散结，止血，燥湿。主治疝气、瘰疬、创伤出血、腋臭、疥癣、湿疮。

【用法用量】内服：煎汤，3～9g；或研末。外用：适量，煅存性研末撒；或调敷。

【药理研究】①抑菌、抗菌。②清除自由基。③降血糖。

【古籍记载】

①明代《滇南本草图说》记载："治瘿疾。"

②明代《医学入门》记载："烧烟熏鼻，治流涕不止。"

③明代《本草纲目》记载："治狐臭，龙眼核六枚同胡椒二七枚研，遇汗出即擦之。"

④清代《本草再新》记载："治瘰疬，消肿排脓拔毒。并治

顽痰。"

【现代应用】

药用。

临床上常用龙眼核配合其他药物，治疗刀刃跌打诸伤、疝气偏坠、小肠气痛、疥疮、癣、脑漏、臁疮、足趾痒烂、心气怔忡、谵语神昏、小便不通等。

【贮藏】置阴凉通风干燥处。

松球

【来源】本品为松科植物马尾松、油松、云南松的球果。春末夏初采集，鲜用或干燥备用。

【性味归经】味甘、苦，性温。归肺、大肠经。

【功能主治】祛风除痹，化痰止咳平喘，利尿，通便。主治风寒湿痹、白癜风、慢性支气管炎、淋浊、便秘、痔疮。

【用法用量】内服：煎汤，9~15g；或入丸、散。外用：适量，鲜果捣汁搽或水煎洗。

【化学成分】松球的化学成分主要包括挥发油、多糖、黄酮类、多酚类、木质素类等。

【药理研究】①抗肿瘤。②抗病毒。③增强免疫力。

【古籍记载】

①汉代《名医别录》记载："主风痹寒气，虚羸少气，补不足。"

②清代《本草求原》："补气，散风寒。"

③清代《本草纲目拾遗》中记载："松球，此即山松所结卵球，初青，久则裂作鳞甲形，片片四开而坠。儿童拾之盈筐，携入市，货与茶炉代炭，能益茶味。入药取青嫩者，《本草纲目》松下列

松实，云见果部，不知果部乃海松子，出关东，与山松异。山松球内，老亦有子，细如粟米，不中食品。""治白癜风。"

【贮藏】贮干燥容器内，置通风干燥处。

柏树果

【来源】本品为柏科植物柏木的果实。8～10月，果实长大而未裂开时采收。

【性味归经】味苦、甘，性平。归心、肺经。

【功能主治】祛风，和中，安神，止血。主治感冒发热、胃痛、呕吐、烦躁、失眠、劳伤吐血。

【用法用量】内服：煎汤，10～15g；或研末服。

【化学成分】本品种子油含亚油酸、油酸。

【古籍记载】

①清代《分类草药性》记载："安神除烦。"

②清代《草木便方》记载："散表寒，通关利窍，祛风痰，行气散郁，止呕哕，定魄安魂。"

【贮藏】晒干备用，置阴凉通风干燥处。

山核桃仁

【来源】本品为胡桃科植物山核桃的种仁。秋季果实成熟时采收，干燥。用前敲击果皮，剥取种仁。

【性味归经】味甘，性平。归肺、肾经。

【功能主治】补益肝肾，纳气平喘。主治腰膝酸软、隐痛、虚喘久咳。

【用法用量】内服：煎汤，9～15g；或研末，3～5g。

【化学成分】山核桃仁中含有丰富油脂，山核桃仁油中亚油酸含量 63.48%、油酸 19.90%、亚麻酸 11.96%、棕榈酸 3.31%、硬脂酸 1.35%，其中不饱和脂肪酸含量为 95.38%。

【药理研究】①抗氧化。②抗菌。通过脾淋巴细胞增殖实验研究，发现山核桃多肽具有促进脾淋巴细胞增殖的作用。

【注意事项】火旺者与腹泻者不宜多食用。

【现代应用】

食用。

蜂蜜泡核桃仁：蜂蜜几乎完全由葡萄糖和果糖等单糖组成，易被人体吸收，还含有大量碳水化合物、各种维生素和人体必需的微量元素，服用后能被机体吸收并利用，促进机体受伤组织的复原，使服用者身体强壮，是完美的保健滋补品，对老年人、儿童、产妇以及病后体弱者尤为合适。核桃仁含有大量维生素 E 和亚麻油酸，是人体理想的肌肤美容剂，经常吃核桃仁能滋养血脉、增进食欲、乌须黑发，补肾固精、润肠通便、壮实身体，还能医治性功能减退、神经衰弱、记忆衰退等疾患。蜂蜜和核桃仁都具有滋养血脉和补肾固精的功效，混合使用可取长补短。

【贮藏】置 24℃以下低温储存。

胡桃仁

【来源】本品为胡桃科植物胡桃的种仁。9 月中旬，待外果皮变黄、大部分果实顶部已开裂或少数已脱落时，打落果实。

【性味归经】味甘、涩，性温。归肾、肝、肺经。

【功能主治】补肾益精，温肺定喘，润肠通便。主治腰痛脚弱、尿频、遗尿、阳痿、遗精、久咳喘促、肠燥便秘、石淋及疮疡瘰疬。

【用法用量】内服：煎汤，9～15g；单味嚼服，10~30g；或入丸散。外用：适量，研末调敷。

【化学成分】有研究发现胡桃仁中含有小木麻黄素、榛子素 A、没食子酰基木麻黄素、1，2，3，4- 四 -O- 没食子酰基 - β -D- 葡萄糖、1，2，6- 三 -O- 没食子酰基 - α -D- 葡萄糖、榛子素 F 六种鞣质类成分。

【药理研究】降血糖。

【注意事项】痰火积热、阴虚火旺以及大便溏泄者禁服。不可与浓茶同服。

【古籍记载】

清代《医学衷中参西录》记载："胡桃，为滋补肝肾、强健筋骨之要药，故善治腰疼腿疼，一切筋骨疼痛。为其能补肾，故能固齿牙，乌须发，治虚劳喘嗽，气不归元，下焦虚寒，小便频数，女子崩带诸证。其性又能消坚开瘀，治心腹疼痛，砂淋、石淋堵塞作疼，肾败不能漉水，小便不利。"

【现代应用】

药用。

治肺肾两虚之喘嗽：胡桃仁敛肺益肾，摄纳元气。肺虚久咳不已，可配伍款冬花、紫菀，敛肺止咳；或与人参、杏仁共用，补肺敛肺并举，如人参胡桃汤。若肺肾俱虚，气失摄纳，症见气息喘促，呼多吸少，不得平卧，乏力自汗，腰膝酸软，本品每与人参、熟地黄、蛤蚧共用，以温补肺肾，纳气定喘。

治肠燥便秘：胡桃仁质润多油，有濡润肠道作用，适用于老年人气虚便秘及产后、病后津血亏耗之肠燥便秘，单味嚼服即有效，亦可配火麻仁、肉苁蓉，以增强润燥通便作用。

治淋证、乳汁不通：胡桃仁有通润三焦血脉之功，治肾虚膀胱湿热下结之石淋尿短，淋沥涩痛，常单味使用，或配清热利水之瞿麦、灯心草等用；女子产后乳汁流出不畅，甚或乳房胀痛，本品能散瘀通乳，配穿山甲研末，黄酒调服。

治跌仆损伤、疮疡瘰疬、湿疹：胡桃仁内服外用均有活血消痛，解毒敛疮的作用。治跌仆损伤，可单用本品捣和酒温炖服；治痈肿、背疽、附骨疽尚未成脓，可以本品配槐花共研，热酒调服；治瘰疬疮疡，整果烧炭存性，松脂研和外敷。

【不良反应】本品过量服用可能会出现恶心呕吐等不良反应。患者应考虑自身情况，酌情使用。

【贮藏】置阴凉干燥处，防蛀。

栗子

【来源】本品为壳斗科植物板栗的种仁。总苞由青色转黄色，微裂时采收，放冷凉处散热，搭棚遮阴，棚四周夹墙，地面铺河砂，堆栗高 30cm，覆盖湿砂，经常洒水保湿。10 月下旬至 11 月入窖贮藏；或剥出种子，晒干。

【性味归经】味甘、微咸，性平。归脾、肾经。

【功能主治】益气健脾，补肾强筋，活血消肿，止血。主治脾虚泄泻、反胃呕吐、脚膝酸软、筋骨折伤肿痛、瘰疬、吐血、衄血、便血。

【用法用量】内服：适量，生食或煮食；或炒存性研末服，30～60g。外用：适量，捣敷。

【化学成分】栗子主要含淀粉，还含有脂肪、可溶性糖、维生素 C、丰富的蛋白质以及铁、镁、磷、铜等微量元素。

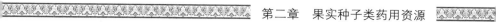

【药理研究】①抗肿瘤。②抗氧化。③抗凝血。④营养保健。

【注意事项】食积停滞、脘腹胀满痞闷者禁服。

【古籍记载】

①明代《本草纲目》记载："风干之栗,胜于日曝,而火煨油炒,胜于煮蒸,仍须细嚼,连液吞咽则有益,若顿食至饱,反致伤脾矣。"

②清代《玉楸药解》记载："栗子,补中助气,充虚益馁,培土实脾,诸物莫逮。但多食则气滞难消,少啖则气达易克耳。"

③宋代《本草图经》记载："栗房当心一子谓之栗楔,活血尤效,今衡山合活血丹用之。果中栗最有益。治腰脚宜生食之,仍略曝干,去其水气,惟患风水气不宜食,以其味咸故也。"

【现代应用】

①药用。

临床上单用栗子,可治脾肾虚寒暴注、肾虚腰脚无力、老年肾亏、小便频数、腰脚无力、小儿疳疮、小儿口中生疮、金刃斧伤。用栗子配合其他药物,可治幼儿腹泻、小儿脚弱无力、老人肾虚腰痛、发背及一切毒肿、牙床红肿、鼻衄不止等。

生鲜栗子切碎,捣烂研如泥,敷于患处,有止痛、止血、吸出脓毒的作用,可治跌打伤,筋骨肿痛,弹片、铁钉、竹木刺入肉等。

②食用。

制作板栗饮料:板栗的果仁具有健脾养胃、补肾强筋的功效。板栗营养丰富,富含人体必需的多种营养物质和微量元素。板栗中氨基酸种类丰富,能有效改善机体的免疫力;板栗中丰富的不饱和脂肪酸能调节血脂,对预防血栓的形成、降低心血管病的患病风险都有积极作用；新鲜板栗仁中含有大量的维生素 C，对清除自由基、促进胶原蛋白的合成效果明显。板栗饮料是以板栗为主要原料的饮品，目前市面上常见的有纯板栗汁、板栗复合饮料和板栗发酵饮料等。板栗饮料不仅保留了板栗的独特口感、利用了板栗的药用保健功能，且方便携带，易于长期贮藏。

【不良反应】本品过量服用易导致腹部胀满不适、消化不良。患者应考虑自身的身体情况，酌情使用。

【贮藏】多入窖贮存，或晒干放置于阴凉通风干燥处。

微信扫码

- 中医药应用
- 中医药视频课
- 中医药数据库
- 中医药精选书

第三章 全草类药用资源

⿴ 苍耳草

【来源】本品为菊科植物苍耳的地上部分。夏、秋两季未开花时采割，除去杂质，鲜用或晒干。

【性味归经】味苦、甘、辛，性温。有小毒。归肺、肝经。

【功能主治】发汗，祛风湿，止痛。主治风湿痛、头痛、肌肉麻痹、疥癣、虫伤、麻风病及痢疾。

【用法用量】内服：煎汤，6~12g。外用：适量，煎水洗。

【药理研究】①抗炎。②抗菌、抗病毒。③抗癌。④增强免疫。⑤抑制癌细胞。⑥治疗关节炎与止痛。⑦降血糖。⑧利尿。

【毒理研究】《名医别录》记载苍耳草有小毒。现代研究表明苍耳有毒，其果最毒，茎叶稍轻。

【注意事项】血虚之头痛、痹痛忌服。

【古籍记载】

①唐代《唐本草》记载："忌猪肉、马肉、米泔。"

②清代《晶珠本草》记载："苍耳解瘟疫毒，退肾病高热。"

③清代《本草从新》记载："散气耗血，虚人勿服。"

④清代《本草图鉴》记载："苍耳生于干旱的沙地,叶小黑色,肥厚,果穗能黏附衣裤,刺齿状,竖生,根长状如甘草。"

【现代应用】

药用。

苍耳草油膏外治皮肤病:苍耳草油膏具有散风解毒、凉血活血、化瘀通络的功效,主治疗疮疖毒、湿疮顽腐、外伤肿痛、疱疹瘙痒等。

治疗过敏性鼻炎:治鼻炎经验方,生黄芪30g,炒白术10g,防风10g,升麻5g,杏仁10g,白芷12g,辛夷12g,蝉衣6g,制僵蚕15g,乌梅15g,葛根15g,法半夏10g,炙款冬花10g,石菖蒲10g,白蒺藜15g,苍耳草15g。

治疗哮喘:炙麻黄4g,炙射干10g,杏仁10g,炒黄芩10g,知母10g,僵蚕10g,法半夏10g,太子参12g,南沙参10g,北沙参10g,十大功劳叶10g,生甘草3g,苍耳草12g。

治疗类风湿关节炎:治类风湿关节炎经验方,秦艽、防己、鬼箭羽、白薇各12g,防风、黄柏、苍术、炙僵蚕、广地龙各10g,炮穿山甲6g,苍耳草20g。

治疗溃疡性结肠炎:治溃疡性结肠炎经验方,煨葛根20g,黄连5g,炒黄芩10g,生甘草3g,赤芍10g,白芍10g,苦参10g,木香10g,桔梗5g,椿根白皮15g,共14剂。

治疗紫癜性肾炎:治紫癜性肾炎经验方,水牛角片(先煎)、生地黄、茜草根、墨旱莲、石韦各15g,制龟甲(先煎)、赤芍、女贞子各12g,牡丹皮、紫草、黄柏、知母、苦参各10g,土茯苓20g,大黄炭5g,连服40剂。

治疗皮肤癌:近代研究认为苍耳草含毒成分为苍耳苷及其生

物碱，全株有毒，嫩枝毒于老枝。用苍耳制剂以毒攻毒，可治疗皮肤癌。

【不良反应】《本草纲目》记载："苍耳叶久服祛风热有效。最忌猪肉及风邪，犯之则遍身发出赤丹。"这说明李时珍已经观察到苍耳草会导致皮肤过敏。近代报道中也有接触苍耳草引起过敏性皮炎的案例。因此，处于高敏状态的病人，苍耳草宜谨慎使用。

【贮藏】置通风干燥处。

蒺藜草

【来源】本品为蒺藜科植物蒺藜的干燥地上部分。秋季果实成熟时采割植株，晒干，除去沙土杂质。

【性味归经】味苦、辛，性微温。归肝、肺经。

【功能主治】平肝解郁，活血祛风，明目止痒。主治头痛眩晕、胸胁胀痛、乳癖乳痈、目赤翳障、风疹瘙痒。

【用法用量】内服：煎汤，5～10g。

【药理研究】①抗抑郁。②活血化瘀、通利血脉。

【注意事项】血虚气弱者及孕妇慎用。

【古籍记载】

①唐代《千金翼方》记载："蒺藜蔓净洗三寸截之，取得一斗，以水三升，煮取二升，去滓纳铜器中，煮取一升，纳小器中，煎如稠糖，下取涂疮肿上，大良。"《千金要方》记载："蠷螋尿疮，熟捣蒺藜叶，以水和涂，燥复易之。"

②宋代《圣济总录》记载："蛲虫，蒺藜子并苗叶，阴干烧存性细研，每服二钱匕，食后煎芜荑酒调下，日三。"

③明代《普济方》记载："小儿中暑吐利，白蒺藜苗，研汁服。"

④明代《本草纲目》记载："煮汤，洗疥癣风疮作痒。"

⑤汉代《名医别录》记载："蒺藜叶主风痒，可煮以浴。"

【现代应用】

药用。

治疗牛皮癣（白疕）、鱼鳞癣（蛇皮癣）：用侧柏叶 4 两、苏叶 4 两、蒺藜秧 8 两装纱布袋内煮沸，用软毛巾蘸汤液擦洗或擦洗后加热水浸浴。

治疗儿童痒疹：用苦参、苍术、生地黄、白蒺藜苗等 9 味中药煮沸后熏洗。

【贮藏】置干燥处，防霉。

菟丝

【来源】本品为旋花科植物菟丝子或大菟丝子的全草。秋季采收全草，晒干或鲜用。

【性味归经】味甘、苦，性平。归肝、肾、膀胱经。

【功能主治】清热，凉血，利水，解毒。主治吐血、衄血、便血、血崩、淋浊、带下、痢疾、黄疸、痈疽、疔疮、热毒痱疹。

【用法用量】内服：煎汤，9～15g。外用：煎水洗、捣敷或捣汁涂。

【药理研究】①抗衰老与抗氧化。②降血糖。③降血脂。④保肝。

【注意事项】正常菟丝子无含毒成分，但因其寄生的宿主的原因，可成为有毒中药。最常见的是寄生于马桑（一种有毒植物）上的菟丝子。因马桑含有马桑毒素和羟基马桑毒素，毒性较强，其毒效类似于印防己毒素。寄生在马桑上的菟丝子也含有这两种毒素，误食以后，可发生中毒反应，若不及时处理，可导致生命危险。

【古籍记载】

①五代《日华子本草》记载："菟丝苗茎似黄麻线，无根株，多附田中，草被缠死，或生一丛如席阔。开花结子不分明，如碎黍米粒。八月、九月以前采。"

②明代《本草纲目》记载："《毛诗》注女萝即菟丝。"

③魏代《吴普本草》记载："菟丝一名松萝，陆佃言在木为女萝，在草为菟丝，二物殊。"

④晋代《抱朴子内篇·金丹》记载："又可以和菟丝，菟丝是初生之根，其形似菟，掘取其血，以和此丹，服之立变化，任意所作也。"

【现代应用】

药用。

治疗白癜风：取菟丝子全草制成25％菟丝子酊，以棉签蘸药液涂擦患处，每日两三次。

【不良反应】菟丝子过量使用可能会出现大便干燥、口渴咽干等一系列上火反应。

【贮藏】置阴凉通风干燥处。

黑种草

【来源】本品为毛茛科植物腺毛黑种草的全草。夏季采收，阴干，用时切段。

【性味归经】味甘、辛，性温。归心、肺经。

【功能主治】益气养心，祛风止咳。主治心悸、失眠、体虚、风寒感冒、咳嗽。

【用法用量】内服：煎汤，9~15g。

【药理研究】①抗炎。②抗菌。③降血压、血糖。④降血脂和改善非酒精性脂肪肝。⑤抗肿瘤。⑥抗药物毒素。⑦神经退行性疾病、阿尔茨海默症、帕金森病等神经性疾病。

【注意事项】热证及孕妇忌服。

【现代应用】

①药用。

黑种草籽具有很高的药用价值，止疼、消炎杀菌、降压、抗氧化、抗痉挛、保护肝脏都是其功效的一部分。此外，黑种草可用来杀虫及催乳。

②食用。

印度、埃及、希腊和土耳其人常用黑种草调料，多用于调制蔬菜、豆类和咖喱食品。

【贮藏】置阴凉通风干燥处。

荠菜

【来源】本品为十字花科植物荠菜的带根全草。春季采收，除去杂质，洗净，干燥。

【性味归经】味甘、淡，性微寒。归肝、脾、膀胱经。

【功能主治】清热利湿，平肝明目，凉血止血，和胃消滞。主治肾炎水肿、尿痛、尿血、便血、月经过多、目赤肿痛、小儿乳滞、腹泻、痢疾、乳糜尿、高血压。

【用法用量】内服：煎汤，15～30g；鲜品60～120g。

【药理研究】①抗炎。②促凝。③降压。④兴奋子宫。⑤抗肿瘤。⑥抗氧化。⑦抑菌。

【毒理研究】荠菜的毒性较低。

【古籍记载】

①唐代《药性论》记载："烧灰，能治赤白痢。"

②明代《本草纲目》记载："明目，益胃。"

③清代《本草从新》记载："利脏和中甘温,利五脏,益肝和中,根，益胃明目，治目痛，同叶烧灰，治赤白痢极效。"

【现代应用】

①药用。

荠菜具有明目、降脂、降压、止血、消炎、预防荨麻疹等作用。

②食用。

荠菜营养全面，口感丰富，常作为食品食用。

【不良反应】孕妇及哺乳期妇女忌食，患心肺疾病者慎服。

【贮藏】置通风干燥处。

透明草

【来源】本品为荨麻科小叶冷水花的全草,夏、秋季采收,洗净,鲜用或晒干。

【性味归经】味淡，性凉。

【功能主治】清热解毒。主治痈疮肿痛、丹毒、无名肿毒、烧伤烫伤、毒蛇咬伤。

【用法用量】内服:煎汤,5~15g。外用:适量鲜全草,捣敷;或绞汁涂。

【现代应用】

①食用。

小叶冷水麻的茎绿白色，透明状，因而有透明草的称号，全草可供食用。

②观赏。

生长容易，常被用来作绿化盆栽的表土。

【贮藏】置阴凉通风干燥处。

眼睛草

【来源】本品为荨麻科植物藤麻的茎叶。全年均可采收，洗净，鲜用。

【性味归经】味苦、酸，性凉。

【功能主治】退翳明目，清热解毒，散瘀消肿。主治角膜云翳、风火赤眼、烧烫伤、跌仆损伤、骨折、无名肿毒、皮肤溃疡。

【用法用量】外用：适量，捣敷或煎水，冷却过滤作滴液用。

【贮藏】置阴凉通风干燥处。

鹿心草

【来源】本品为蛇菰科植物粗穗蛇菰的全草。夏、秋季采挖，除去泥土，洗净，阴干或鲜用。

【性味归经】味苦、涩，性温。

【功能主治】补肾壮阳，健脾理气，止血。主治阳痿、痢疾、胃痛吐血、月经过多、外伤出血。

【用法用量】内服：煎汤，9~15g。外用：适量，研末，猪油调敷。

【化学成分】从鹿心草全株中分离得到咖啡酸甲酯，落叶松脂醇。

【不良反应】尚不明确。

【贮藏】置阴凉通风干燥处。

鹿仙草

【来源】本品为蛇菰科植物蛇菰或简鞘蛇菰的干燥寄生全草。秋季采收，洗净晒干。

【性味归经】味苦、甘，性平。归心、脾、胃、肾经。

【功能主治】壮阳补肾，理气健胃，清热解毒，止血生肌。主治阳痿、遗精、水肿、月经过多、带下、神经官能症、慢性肝炎、胃痛、消化道出血、风热斑疹、肺热咳嗽、外伤出血。

【用法用量】内服：煎汤，9~15g。外用：适量，捣敷；或研末敷。

【化学成分】鹿仙草含蛇菰素 B、没食子酸和硬脂酸，还含有反式咖啡酸，反式香豆酸和氢醌。

【药理研究】①抗非酒精性脂肪肝。②抗肝癌。

【注意事项】服用复方鹿仙草颗粒期间，忌食鹅蛋和豆腐。

【贮藏】置于干燥处。

酸浆菜

【来源】本品为蓼科植物山蓼的全草。夏、秋间采收，洗净，晒干。

【主要产地】分布于吉林、陕西、青海、新疆、四川、云南、西藏等地。

【性味归经】味酸，性凉。归肝经。

【功能主治】清热利湿，舒肝。主治肝气不舒、肝炎。

【用法用量】内服：煎汤，10~15g。

【化学成分】酸浆菜地上部分含大量咖啡酸、少量绿原酸、丰富的维生素 C 及胡萝卜素，根茎含大量鞣质。

草血竭

【来源】本品为蓼科植物草血竭的干燥根茎，秋、冬二季采挖，除去细根，洗净，晒干。

【性味归经】味苦、辛，性微寒。有小毒。归肺、肝、大肠经。

【功能主治】清热解毒，消肿止血。主治赤痢、热泻、肺热咳嗽、痈肿、瘰疬、口舌生疮、吐血、衄血、痔疮出血、毒蛇咬伤。

【用法用量】内服：煎汤，3~9g。外用：适量，研末撒敷。

【化学成分】草血竭根茎含绿原酸乙酯、绿原酸甲酯、山奈酚 -3-O-α-L- 吡喃鼠李糖苷、原儿茶酸、山奈酚、没食子酸、绿原酸、异槲皮苷。

【药理研究】①镇痛抗炎。②治疗胃肠疾病。③抗肿瘤。④抗流感病毒。

【注意事项】脾胃虚弱者及孕妇慎用。

【古籍记载】

明代《滇南本草》记载："宽中下气，消宿食，消痞块年久坚积板硬，胃气疼，面寒疼，妇人癥瘕。消浮肿，破瘀血，止咳嗽。"

【现代应用】

①药用。

治疗功能性子宫出血：草血竭治疗青春期功能性子宫出血。

治疗痛经：草血竭治疗痛经。

治疗痢疾：草血竭与翻白草、马鞭草和仙鹤草合用，可治疗细菌性痢疾。草血竭与拳参、槟榔合用，可治疗湿热痢疾。

治疗肠胃炎：草血竭的植株根茎可治疗慢性胃炎和十二指肠

溃疡。

②作兽药。

治疗仔猪白痢：草血竭含混合鞣质、多糖类、黄酮和酚类等物质，在实验室条件下，对大肠杆菌中血清型菌株具有一定的抑制作用。在临床上对仔猪白痢有较好的治疗效果，尤其对早期黄痢的治疗效果良好。

【贮藏】置干燥处。

粟米草

【来源】本品为粟米草科植物粟米草或簇花粟米草的全草。秋季采收，晒干或鲜用。

【性味归经】味淡、涩，性凉。

【功能主治】清热化湿，解毒消肿。主治腹痛泄泻、痢疾、感冒咳嗽、中暑、皮肤热疹、目赤肿痛、疮疖肿毒、毒蛇咬伤、烧烫伤。

【用法用量】内服：煎汤，10~30g。外用：适量，鲜品捣敷或塞鼻。

【化学成分】粟米草含谷甾醇，齐墩果酸，粟米草精醇 A、B、D，L- 鼠李糖基 -D- 葡萄糖基粟米草精醇 A，牡荆素等。

【药理研究】①抗氧化。②抗菌。③抗癌。④抗心律失常。⑤扩张冠状动脉。⑥降压。

【注意事项】《贵州民间药物》："忌辣椒、烧酒及姜、葱。"

【书籍记载】

①《植物名实图考》记载："粟米草，江西田野中有之。铺地细茎似萹蓄而瘦，有节；三四叶攒生一处；梢端时间开小黄花

如粟，近根色淡红；根亦细韧。"以上记载与今粟米草相符。

②《全国中草药汇编》记载："清热解毒，利湿。主治腹痛泄泻，感冒咳嗽，皮肤风疹，外用治眼结膜炎，疮肿毒。"

③《台湾药用植物志》记载："叶治毒蛇咬伤。全草治热带唉性腹泻。为缓和清泻剂。"

④《浙江药用植物志》记载："清暑热，收敛，解毒。主治中暑。"

【贮藏】置阴凉通风干燥处。

🔲 声色草

【来源】本品为石竹科植物白鼓钉的全草。春、秋采集，洗净扎把，晒干或鲜用。

【性味归经】味淡，性凉。归膀胱、胃经。

【功能主治】清热解毒，利湿，化积。主治暑湿泄泻、痢疾、小便淋痛、腹水、小儿疳积、痈疽肿毒。

【用法用量】内服：煎汤，15～30g；或捣汁。外用：适量，捣敷。

【化学成分】声色草全草含山茶皂苷元 A，玉蕊醇 A_1 和豆甾醇。此外，还含槲皮素、山奈酚。

【现代应用】

药用。

治热淋小便短涩疼痛：声色草一两，煎汤服。

治痈疽肿毒：声色草捣烂敷患处。

治虫蛇咬伤：声色草二两，捣绞汁内服，渣敷患处。

【贮藏】置通风干燥处。

珍珠草

【来源】本品为大戟科植物叶下珠的全草或带根全草。夏、秋间采收，晒干。

【性味归经】味甘、苦，性凉。入肝、肺经。

【功能主治】平肝清热，利水解毒。主治肠炎、痢疾、传染性肝炎、肾炎水肿、尿路感染、小儿疳积、火眼目翳、口疮、头疮、无名肿毒。

【用法用量】内服：煎汤，10～15g；或捣汁。外用：鲜品适量，捣敷。

【化学成分】珍珠草含并没食子酸、琥珀酸等。

【药理研究】①保肝。②抗菌。③抑制金黄色葡萄球菌、大肠杆菌。

【书籍记载】

①清代《生草药性备要》记载："治小儿疳眼，疳积，煲肉食或煎水洗。""治头上生疮仔成堆，痛痒难抵，煎水洗，研末开油搽亦可。"

②清代《临证指南》记载："治小儿诸疳瘦弱，眼欲盲。为末白汤下，或蒸煮鱼肉食。"

③清代《植物名实图考》记载："治瘴气。"

④《福建民间草药》记载："平肝，退火，明目，治蛇咬伤。"

【现代应用】

药用。

治疗痢疾、腹泻：取新鲜全草2～3两，或干品1～2两，洗净加水500mL，煎至200mL，每天1剂，早晚分服。小儿酌减。

治疗狂犬咬伤：取全草4～6株（小儿酌减）煎服。另用全草同冷饭粒捣敷受伤之处。

【贮藏】置阴凉通风干燥处。

九头草

【来源】本品为石竹科植物细蝇子草、红细蝇子草的根或地上部分。秋季采挖根部，洗净，晒干或切片晒干。

【性味归经】味苦，性平。归肝、膀胱经。

【功能主治】清热利湿，活血调经，止血。主治热淋、血淋、小便不利、痢疾、月经不调、经闭、崩漏、外伤出血。

【用法用量】内服：煎汤，5～10g。外用：适量，捣敷；或研末撒。

【贮藏】置阴凉通风干燥处。

白花草

【来源】本品为兰科植物鹅毛玉凤花的茎叶。夏季采收，洗净，晒干。

【性味归经】味甘、微苦，性平。

【功能主治】清热利湿。主治热淋。

【用法用量】内服：煎汤，9～15g。

【化学成分】白花草含有酚性成分、有机酸、生物碱、糖类、鞣质、黄酮及其苷类、植物甾醇、三萜类、皂苷和挥发油等化学成分。

【药理研究】①抗菌。②止血。

【现代应用】

药用。

治疗尿路感染。

【贮藏】置阴凉通风干燥处。

竹兰草

【来源】本品为兰科植物竹叶角盘兰的全草。夏季采收，洗净，晒干。

【性味归经】味甘，性温。归肾经。

【功能主治】温补肾阳。主治腰膝酸软、阳痿、遗精。

【用法用量】内服：煎汤，9~15g，大剂量 15~30g。

【贮藏】置阴凉通风干燥处。

莎草

【来源】本品为莎草科植物莎草的茎叶。春、夏季采收，洗净，鲜用或晒干。

【性味归经】味苦、辛，性凉。归肝、肺经。

【功能主治】行气开郁，祛风止痒，宽胸化痰。主治胸闷不舒、风疹瘙痒、疮痈肿毒。

【用法用量】内服：煎汤，10~30g。外用：适量，鲜品捣敷；或煎汤洗浴。

【化学成分】莎草含挥发性成分：反式松香芹烯、蒎莰酮、4-松油烯、L-桃金娘烯醛、香附子烯。

【药理研究】促凝。

【古籍记载】

①宋代《履巉岩本草》记载："治皮肤瘙痒，遍体生风。"

②明代《本草纲目》记载："煎饮散气郁，利胸膈，降痰热。"

【现代应用】

药用。

治疗痈肿疼痛：新鲜莎草捣碎成泥状外敷。

治疗身体水肿：将新鲜的莎草捣碎制成泥状后外敷在涌泉穴和关元穴上。

【贮藏】置阴凉通风干燥处。

翻天红

【来源】本品为莎草科植物花葶苔草的草。夏、秋季采收，洗净，鲜用或切段晒干。

【性味归经】味苦，性寒。归心经。

【功能主治】清热解毒，活血散瘀。主治急性胃肠炎、跌仆损伤、瘀血作痛、腰肌劳损。

【用法用量】内服：煎汤，3~10g。外用：适量，鲜品捣敷。

【贮藏】置阴凉通风干燥处。

稻草

【来源】本品为禾本科植物稻及糯稻的茎叶。收获稻谷时，收集脱粒的稻秆，晒干。

【性味归经】味辛，性温。归脾、肺经。

【功能主治】宽中下气，消食，解毒。主治噎膈、反胃、食滞、腹痛、泄泻、消渴、黄疸、喉痹、痔疮、汤火伤。

【用法用量】内服：煎汤，50~150g。外用：适量，煎水浸洗。

【化学成分】本品含类似花药黄质和蒲公英黄质的色素；另含新黄质、似花药黄质、蝴蝶梅黄素、叶黄素等类胡萝卜素。茎、叶含少量还原糖和蔗糖。

【药理研究】稻草含有抗癌作用的多糖。

【古籍记载】

①唐代《本草纲目拾遗》记载："主黄病身作金色,煮汁浸之。"

②宋代《本草图经》记载："治马坠补损。"

③明代《滇南本草》记载："宽中，宽肠胃，下气，温中，止泻，消牛、马肉积，宿食，消小儿乳食结滞，肚腹疼痛。稻草节，走周身经络，治痰火疼痛。"

④明代《本草纲目》记载："烧灰浸水饮，止消渴。淋汁，浸肠痔。按穰藉靴鞋，暖足，去寒湿气。"

⑤清代《药性考》记载："治喉痹。"

⑥清代《本草再新》记载："走经络，利肠分，宽中益气。"

【现代应用】

药用。

治疗急性传染性肝炎：每日用稻草 3 两，加水 1000mL，煎得 200mL，两次分服。

【贮藏】置阴凉通风干燥处。

马耳草

【来源】本品为鸭跖草科植物饭包草的全草。夏、秋季采收，洗净，鲜用或晒干。

【性味归经】味苦，性寒。

【功能主治】清热解毒，利水消肿。主治热病发热，烦渴，咽喉肿痛，热痢，热淋，痔疮，疔疮痈肿，蛇虫咬伤。

【用法用量】内服：煎汤，15~30g，鲜品 30~60g。外用：适量，鲜品捣敷；或煎水洗。

【化学成分】马耳草全草含正二十八醇、正三十醇、正三十一醇等。

【贮藏】置阴凉通风干燥处。

酢浆草

【来源】本品为酢浆草科植物酢浆草的新鲜或干燥全草。夏、秋季有花果时采收，除去泥沙，洗净，鲜用或晒干。

【性味归经】味酸，性寒。归肝、肺、膀胱经。

【功能主治】清热利湿，凉血散瘀，消肿解毒。主治淋证、泄泻、黄疸、麻疹、衄血、咽喉肿痛、疔疮、痈肿、疥癣、跌仆损伤，汤火伤等。

【用法用量】内服：煎汤，9~15g，鲜品 30~60g；捣汁或研末。外用：适量，煎水洗；捣敷、捣汁涂；调敷或煎水漱口。

【化学成分】酢浆草中含有黄酮、酚酸、生物碱、挥发油、萜类、皂苷等多种化学成分。

【药理研究】①降血压。②降血脂。③保护心肌。④抗焦虑。⑤保护胃肠道。⑥保肝。⑦护肾。

【注意事项】脾虚泄泻者慎用，此外，对酢浆草过敏者禁用。

【古籍记载】

①唐代《新修本草》记载："酢浆草，叶如细萍，丛生，茎头有三叶。一名醋母草，一名鸠酸草。"

②宋代《幼幼新书》记载："煎三叶酸浆草汤调下，甚者再三服，瘥。忌生冷油腻。"

③元代《世医得效方》记载："老鸦酸草一握……并收入而安。"

④清代《急救广生集》记载："酸梅草不拘多少，阴干为末，临用醋调和，蘸笔涂舌根，痰涎流出，又涂又流，三四次愈。"

【现代应用】

①药用。

利尿、退黄疸、平咳喘、治疗咽喉炎：煎汤内服。

清热消暑：作茶饮。

治疗跌仆损伤、蛇虫咬伤、烧烫伤：捣碎外敷痛处。

解生草乌、马钱子中毒：鲜酢浆草加水浓煎灌服。

②食用。

可采摘其嫩叶作零食吃，也可将其煮水当茶饮。

③其他。

作盆栽观赏，或栽植于花坛、花境等处。

【不良反应】过量使用易导致腹部发冷、疼痛、呕吐等不良反应。患者使用时应该考虑自身的身体情况，酌情使用。

【贮藏】置阴凉通风干燥处。

• 中医药应用
• 中医药视频课
• 中医药数据库
• 中医药精选书

微信扫码

第四章　茎叶类药用资源

🔲 防风叶

【来源】本品为伞形科防风属植物防风的叶。5～7月采收，晒干。

【性味归经】味辛，性微温。归膀胱经。

【功能主治】解表祛风，胜湿，止痉。

【用法用量】内服：煎汤，6~9g。

【注意事项】血虚筋急或头痛不因风邪者忌服。恶干姜、藜芦、白蔹、芫花。畏萆薢。

【古籍记载】

①汉代《名医别录》记载："主中风热汗出。"

②宋代《图经衍义本草》记载："防风叶似牡蒿，白花。"

【现代应用】

药用。

防风叶：煎服治风热汗出。

【不良反应】用量过大时可引起出汗过多、口渴等伤津耗气的症状。

【贮藏】置阴凉通风干燥处。

白芷叶

【来源】本品为伞形科植物祁白芷或杭白芷的叶。春、夏季采收，晒干。

【性味归经】味辛，性平。

【功能主治】祛风解毒。主治瘾疹、丹毒。

【用法用量】外用：适量，煎汤洗；或研粉扑。

【化学成分】白芷叶中含欧前胡素、异欧前胡素、水合氧化前胡素、挥发油类。

【药理研究】清除羟自由基活性。

【注意事项】阴虚血热者忌服。

【古籍记载】

①梁代《本草经集注》记载："白芷，……叶名蒚麻，可作浴汤，道家以此香浴去尸虫，又用合香也。"

②唐代《千金要方》记载治风瘙瘾疹方："以白芷根叶煮汁洗之。"

③唐代《外台秘要》记载："治丹瘾疹，白芷根叶煮汁洗之效。"

④明代《本草纲目》记载："叶作浴汤，去尸虫，治丹毒瘾疹，风瘙。"

【现代应用】

药用。

治疗蜂蜇后局部疼痛难忍伴麻木发胀：取鲜白芷叶用蒜臼等器具捣烂后直接涂抹或外敷患处。

【不良反应】部分人服用本品后会出现恶心、呕吐、头晕、气短、心慌、大汗淋沥、血压升高、烦躁不安、惊厥，强直性、间歇性痉挛，呼吸困难、心前区疼痛。甚者会出现呼吸中枢麻痹。

【贮藏】置阴凉通风干燥处。

牛蒡茎叶

【来源】本品为菊科植物牛蒡的茎叶。6~9月采收，晒干或鲜用。

【性味归经】味苦、微甘，性凉。

【功能主治】清热除烦，消肿止痛。主治风热头痛、心烦口干、咽喉肿痛、小便涩少、痈肿疮疖、皮肤瘙痒、白屑风。

【用法用量】内服：煎汤，10~15g，鲜品加倍；或捣汁。外用：适量，鲜品捣敷；或绞汁，或熬膏涂。

【化学成分】牛蒡茎叶中含咖啡酸、芦丁、山奈酚 -3-O- 芸香糖苷、槲皮素 -3-O-β-D- 吡喃葡萄糖苷、山奈酚 -3-O-β-D- 吡喃葡萄糖苷、绿原酸、异绿原酸 A、胡萝卜苷、熊果酸、开环异落叶松脂醇、秦皮乙素。

【药理研究】①增强免疫力，促进生长。②抑菌。

【毒理研究】无毒。

【注意事项】脾虚腹泻者忌用。

【古籍记载】

①唐代《药性论》记载："牛蒡单用，主面目烦闷，四肢不健，通十二经脉，治五脏恶气，可常作菜食之，令人身轻。又：茎叶取汁，夏月多浴，去皮间习习如虫行风。洗了，慎风少时。"

②唐代《食疗本草》记载："金疮，取叶贴之。"

【现代应用】

药用。

用牛蒡茎叶可制出预防代谢紊乱的药物。牛蒡茎叶中含有的多糖菊粉，可降低血糖和胆固醇水平，还有助于肠道菌群的生长。

【不良反应】无。

【贮藏】置阴凉通风干燥处。

栀子叶

【来源】本品为茜草科植物山栀的叶。春、夏季采收，晒干。

【性味归经】味苦，性寒，归肺、肝、肾经。

【功能主治】活血消肿，清热解毒。主治跌仆损伤、疔毒、痔疮、硬下疳。

【用法用量】内服：煎汤，3~9g。外用：捣敷，或煎水洗。

【化学成分】栀子叶含环烯醚萜类，如栀子苷，都桷子苷等，还含有萜类，如栀子醛、二氢茉莉酮酸甲酯、桂皮酸－α－香树脂醇酯、柠檬烯、芳樟醇等。

【药理研究】①抑制 B_{16} 黑色素瘤细胞黑色素生成。②抑菌。

【注意事项】脾胃虚弱者慎用。

【古籍记载】

①清代《生草药性备要》记载："消肿，理跌打伤。"

②清代《本草求原》记载："洗疳痔疔，散毒疮；同鸡煮，则祛风。"

【现代应用】

①药用。

治跌仆损伤：栀子9g，鸡血藤（鲜）9g，桑叶6g，茜草6g。

捣碎外敷。

治虫蛇咬伤：栀子 9g，白花蛇舌草 6g，大青叶 6g。捣碎外敷。

治痔疮、硬下疳：栀子 9g，败酱草 9g，鱼腥草 9g，牛膝 9g。煎水清洗后，用鲜品捣碎外敷。

②其他。

栀子叶片中含有橙花叔醇化合物。橙花叔醇主要用于配制香精油，性能良好，在香精油中可起到定香与调和的作用。栀子叶（乙醚萃取）气味芳香挥发油液存在着一定的抑菌作用。

【不良反应】部分人服用本品之后可能会出现过敏反应。

【贮藏】置阴凉通风干燥处。

决明叶

【来源】本品为豆科植物决明的全草或叶。

【性味归经】味苦，性微寒。

【功能主治】清肝明目，通便。主治头痛眩晕、大便秘结等。

【用法用量】内服：煎汤，9~15g。

【化学成分】决明叶中含邻羟基苯甲酸、大黄酚、16- 碳酸 -1- 甘油酯、豆甾醇、β - 谷甾醇。

【药理研究】①抗炎。②抗菌。

【毒理研究】无毒。

【注意事项】孕妇忌服，脾胃虚寒、气血不足者不宜服用。

【古籍记载】

①汉代《神农本草经》记载："治青盲，目淫肤赤白膜，眼赤痛，泪出，久服益精光。"

②汉代《名医别录》记载："疗唇口青。"

③唐代《药性论》记载："利五脏，除肝家热。"

④五代《日华子本草》记载："助肝气，益精水；调末涂，消肿毒，熔太阳穴治头痛，又贴脑心止鼻衄；作枕胜黑豆，治头风，明目。"

【现代应用】

①药用。

治感冒：以决明叶配甘草煎服治疗感冒。

毒蛇咬伤：毒蛇咬伤内宜服雄黄酒，外敷乌桕叶、草决明叶，共捣烂敷之。

②食用。

常作菜食用以明目。

【不良反应】无。

【贮藏】置阴凉通风干燥处。

金银花叶

【来源】本品为忍冬科植物忍冬的干燥叶。夏、秋二季采摘花蕾后采收，晒干。

【性味归经】味甘，性寒。归心、肺经。

【功能主治】清热解毒，活血化瘀。主治温病发热、热毒血痢、疮疡肿毒。

【用法用量】内服：煎汤，10～30g。外用：适量，煎水熏洗、熬膏贴或研末调敷。

【化学成分】现代研究发现金银花叶中含有黄酮类化合物（槲皮素、芦丁、木犀草苷、忍冬苷等）、有机酸类化合物（绿原酸、异绿原酸等）、挥发油类化合物（烷烃、烯烃、炔烃、醚、酯、脂肪酸等）、环烯醚萜类化合物（马钱苷、裂马钱素等物）等。

【药理研究】①增强免疫力。②抗氧化。③抗炎。④抑菌。⑤保肝、护肾。⑥抗病毒。

【注意事项】脾虚泄泻者慎用，此外，对金银花叶过敏者禁用。

【古籍记载】

①汉代《名医别录》记载："今处处皆有，似藤生，凌冬不凋，故名忍冬。""十二月采，阴干。"

②唐代《新修本草》记载："此草藤生，绕覆草木上，苗茎赤紫色，宿者有薄白皮膜之，其嫩茎有毛。叶似胡豆，亦上下有毛。花白蕊紫。"

③宋代《洪氏集验方》记载："金银花（一名忍寒草）上采叶，研为滓，敷疮口。治乳痈发背，诸般疮毒。"

④宋代《集验背疽方》记载："忍冬草（左缠藤是也。不拘多少，根、茎、花、叶皆可用）疗病既愈，须预防发痈疽宜。"

⑤元代《外科精义》记载："治发背恶疮，托里止痛排脓。金银花（四两，无花用苗叶嫩茎代之），甘草（一两）上为粗末，分为三服，酒、水各一盏，同煎至一盏，去渣，温服，无时。"

⑥明代《奇效良方》记载："治疮疡痛甚，色变紫黑者。金银花（连枝叶俱用，锉研，二两），黄芪（四两），甘草（一两）上咀，用酒一升，同入壶瓶内，闭口重汤煮三两时辰，取出去滓，顿服之。"

⑦明代《本草纲目》记载："败毒托里，散气和血，其功独胜。鬼击身青作痛，水煎服。用金银花（俗名甜藤，采花连茎叶）自然汁半碗。煎八分，服之，以滓敷上。"

【贮藏】置阴凉通风干燥处。

黄芩茎叶

【来源】本品为唇形科植物黄芩的干燥茎叶。夏、秋二季茎叶茂盛时采割，除去杂质，晒干。

【性味归经】味苦，性寒。归肺经。

【功能主治】清热解毒，利咽。主治咽喉肿痛、乳蛾。

【用法用量】内服：煎汤，5～15g。

【化学成分】黄芩茎叶中含芫花素、7-甲氧基白杨素、白杨素、红花素 -7-O- β -D- 葡萄糖醛酸苷等。

【药理研究】①降血脂。②抗癌。③抗菌。④保肝。⑤解热。⑥对缺血再灌注损伤的保护。

【毒理研究】黄芩茎叶无明显毒副作用。

【注意事项】①孕妇、哺乳期妇女慎用。②严重肝肾功能损害疾病的患者慎用。

【古籍记载】

①唐代《新修本草》记载："叶细长，两叶相对，作丛生，亦有独茎者。今出宜州（今湖北宜昌）、鄜州（今陕西富县）、泾州（今甘肃泾川县）者佳，兖州（今山东西南及河南东部）者大实亦好，名豚尾芩也。"

②宋代《本草图经》记载："黄芩生秭归山谷及冤句，今川蜀（今四川）、河东（今山西）、陕西近郡皆有之。苗长尺余，茎干粗如箸，叶从地四面作丛生，类紫草，高一尺许，亦有独茎者，叶细长青色，两两相对，六月开紫花，根黄，如知母粗细，长四五寸。"

【现代应用】

①药用。

黄芩茎叶总黄酮胶囊：黄芩茎叶中提取的黄芩茎叶总黄酮，可治疗急性咽炎、急性扁桃体炎等上呼吸道感染疾病。药理研究证实了黄芩茎叶总黄酮胶囊具有抗炎、抗病毒、解热镇痛等作用。

②食用。

黄金茶：黄芩茎叶制成的黄金茶具有清热燥湿、泻火解毒之功。

【不良反应】部分人群服用本品会出现胃部不适。

【贮藏】置阴凉通风干燥处。

连翘茎叶

【来源】本品为木犀科植物连翘的嫩茎叶或干燥茎叶。夏、秋季采集，除去杂质，洗净，鲜用或晒干。

【性味归经】味苦，性寒。归心、肺经。

【功能主治】清热解毒。主治心肺积热、心烦尿赤、咽喉肿痛、口舌生疮。

【用法用量】内服：煎汤，6～15g。

【化学成分】连翘茎叶含有多种化学成分，包括连翘脂苷类、木脂素类、多酚类、有机酸类等。

【药理研究】①抗病毒。②抗菌。③抗氧化。④保肝。⑤降血脂。⑥降血糖。

【毒理研究】毒理研究发现连翘叶无明显毒性和致突变作用。

【注意事项】脾虚泄泻者慎用。此外，对连翘茎叶过敏者需禁用。

【古籍记载】

①汉代《汉书·淮南枕中记》记载："打老儿茶。"

②北宋《圣济总录》记载："饵乳石发，心肺中热，鼻中衄血。""连翘茎叶（新者）1两，生地黄2两，苍耳茎叶（新者）1两，陈橘皮（汤浸去白）1两，鸡苏茎叶（新者）1两。上锉碎，以水少许，都捣令烂，生绢绞取汁。因饵乳石发，心肺中热，鼻中衄血。每服3合，不拘时候。未止再服。"

③明代《救荒本草》记载："救饥采嫩叶,炸熟换水浸去苦味,淘洗净，油盐调食。"

④明代《本草纲目》记载："气味（茎叶）苦、平、无毒；痈疮肿毒，用连翘草及根各一升，加水一斗六升，煮成三升服，出汗为见效。"

⑤清代《清圣祖实录》卷二有"延年翘"的记载。

【现代应用】

①药用。

连翘叶配合其他药物可治疗上焦心肺实热类病证，如外感风热；肝经火盛及肝经湿热下注病证，如目赤、小便不利；关节热毒及疮疡肿毒，如痈疽、痘疮等。

②食用。

连翘叶茶：《汉书·淮南枕中记》《地产扼要》《清圣祖实录》《玉樵医令》中均有连翘叶茶记载。我国河北、河南、陕西、山东、山西等地,民间均有将连翘叶作为保健茶饮用的习惯。2017年《食品安全地方标准》将连翘叶列入食品范畴。现代研究表明连翘叶茶中富含多种有益于人体健康的活性物质，长期饮连翘叶茶具有排毒养颜、生津止渴及清心明目等功效。

连翘叶固体饮料：连翘叶固体饮料是一种具有抗氧化生理活性的保健食品，生产工艺简单，方便快捷，保留了连翘叶清爽的口感和特有的香味的同时降低了苦涩味。

减肥保健产品：连翘叶具有降血脂的功能。研究表明，连翘叶可使肥胖小鼠体重增长率降低，脂肪比重减轻，脂肪系数变小，全视野内脂肪细胞数目增加，脂肪细胞直径变小。

【不良反应】本品过量服用易导致腹部发冷、疼痛、呕吐。患者使用时应该考虑自身的身体情况，酌情使用。

【贮藏】置阴凉通风干燥处。

穿心莲叶

【来源】本品为爵床科植物穿心莲的干燥叶。秋初叶茂盛时采收，晒干。

【性味归经】味苦，性寒。归心、肺、大肠、膀胱经。

【功能主治】清热解毒，凉血消肿。主治感冒发热、咽喉肿痛、口舌生疮、顿咳劳嗽、泄泻痢疾、热淋涩痛、痈肿疮疡、蛇虫咬伤。

【用法用量】内服：煎汤，6~9g。外用：适量。

【化学成分】本品含二萜内酯化合物、穿心莲甲素、穿心莲丙素、高穿心莲内酯、潘尼内酯。还含穿心莲烷、穿心莲酮、穿心莲甾醇、β-谷甾醇-D-葡萄糖苷等。

【药理研究】①抗炎。②抗肿瘤。③抑菌、抗病毒。④保护神经系统。⑤调节糖代谢。⑥保肝、护肺。⑦治疗心血管疾病。

【毒理研究】毒性极低，属低毒范围，但对眼睛有一定刺激，对胃有一定影响。

【注意事项】寒性体质及脾胃弱者慎服。过敏体质人群一般不宜服用，容易引起过敏反应。

【书籍记载】

①《岭南采药录》记载："能解蛇毒，又能理内伤咳嗽。"

②《泉州本草》记载："清热解毒，消炎退肿。治咽喉炎症，痢疾，高热。"

【现代应用】

①药用。

穿心莲具有解毒抗菌作用，以不同制剂形式应用于临床，可治疗感冒、扁桃体炎、支气管炎、急性菌痢、胃肠炎等多种感染性疾病。穿心莲内酯是穿心莲的主要成分之一，具有清热解毒、凉血消肿等功能。现代药理学研究表明，穿心莲内酯及其衍生物（如脱水穿心莲内酯琥珀酸半酯单钾盐、穿琥宁注射液、莲必治注射液、病毒净滴眼液、复方穿琥宁涂膜剂等）具有消炎抗菌、抗病毒感染、抗肿瘤、抗心血管疾病、保肝利胆及抗生育等作用。

②食用。

凉拌穿心莲：将穿心莲洗净，放入锅内焯熟捞出，挤干水分；姜洗净去皮，切成细丝泡入凉白开水中；控干的穿心莲切成小段捏成球；姜丝捞出放入香油、花椒油碗中浸泡，加入盐、鸡精、醋调味，也可以加一点蒜茸提味；将姜丝放在穿心莲上，泡的姜汁和调好的汁淋在穿心莲上，撒上白芝麻即可。

【不良反应】①对神经系统的影响：使用过量时，会出现头晕眼花、视物不清、昏昏欲睡、手足麻木等不良反应。②对泌尿系统的影响：临床中使用穿心莲叶不当时，会出现尿血、腰部疼痛等不适。③对循环系统的影响：过量使用穿心莲叶时，会出现心率加快、心悸，还会出现心律失常。

【贮藏】置阴凉通风干燥处。

射干叶

【来源】本品为鸢尾科植物射干的干燥叶。8~9月采收，切丝，干燥。

【性味归经】味微苦、涩，性凉。归肾、膀胱、肝、胆、肺经。

【功能主治】清热解毒，凉血止血，利胆退黄，利尿化石，收敛止汗。主治尿频、尿急、尿痛、尿血、月经不调、崩漏、黄疸、消渴病、肺痨咳血。

【用法用量】内服：煎汤，15~30g。

【化学成分】射干叶中含 7- 二甲氧基异黄酮、射干苷、射干苷元、野鸢尾苷、二甲基射干苷元、染料木素、原儿茶酸、胡萝卜苷。

【药理研究】①治疗糖尿病。②治疗脱发。③镇痛。④抗病毒。⑤抗炎。⑥抗氧化。⑦抗癌。⑧保护肝脏。

【毒理研究】射干叶含杠果苷，具有一定毒性。

【注意事项】脾虚便溏者、孕妇及先兆流产者忌用或慎用。

【古籍记载】

①汉代《神农本草经》记载："味苦，平。主治咳逆上气，喉痹咽痛，不得消息，散结气，腹中邪逆，食饮大热。"

②汉代《名医别录》记载："微温，有毒。主治老血在心肝脾间，咳唾，言语气臭，散胸中气，久服令人虚。"

③五代《日华子本草》："消痰，破癥结，胸膈满，腹胀，气喘，疟癖，开胃，下食，消肿毒，镇肝明目。"

④宋元时期《土宿真君本草》记载："射干即扁竹，叶扁生如侧手掌形，茎亦如之，青绿色。一种紫花，一种黄花，一种碧花，多生江南、湖广、川、浙平陆间。八月取汁，煮雄黄，伏雌黄，制丹砂，能拒火。据此，则鸢尾、射干，本是一类，但花色不同。正如牡丹、芍药、菊花之类，其色各异，皆是同属也。大抵入药，功不相远。""其叶丛生，横铺一面如乌翅及扇之状，故有乌扇、乌翣、凤翼、鬼扇、仙人掌诸名。俗呼扁竹，谓其叶扁生，而根如竹也。根叶又如蛮姜，故曰草姜。"

【现代应用】

药用。

用于感受风热或痰热壅盛所致的咽喉肿痛。用于痰涎壅盛，咳嗽气喘。

【不良反应】少数人服用本品后可见食欲不振、恶心、腹泻、水样便等不良反应。

【贮藏】置干燥处。

🔲 白头翁茎叶

【来源】本品为毛茛科白头翁属植物白头翁的地上部分。

【性味归经】味苦，性寒。归肝、胃经。

【功能主治】泻火解毒，止痛，利尿消肿。主治风火牙痛、四肢关节疼痛、黄癣、浮肿。

【用法用量】内服：煎汤，9~15g。外用：熬膏涂。

【化学成分】本品中含 L- 菊苣酸、银椴苷、4，6，7- 三甲氧基 -5- 甲基香豆素等。

【药理研究】白头翁茎叶有抑菌作用。

【注意事项】虚寒泻痢者忌服。

【古籍记载】

五代《日华子本草》记载："（白头翁）茎叶功同（根）用。治一切风气及暖腰膝，明目，消赘。"

【现代应用】

药用。

治疗风火牙痛：取白头翁全草2000g，用煎煮法得稠膏后制成颗粒，温开水冲服。

治疗神经性皮炎：取适量白头翁鲜叶捣敷患处。苔藓化明显者，用热水湿敷患处后进行治疗。

【不良反应】无不良反应。

【贮藏】置阴凉通风干燥处。

地黄叶

【来源】本品为玄参科地黄属植物地黄的叶。初秋采摘，除去杂质。

【性味归经】味甘、淡，性寒。归心、肝、肾经。

【功能主治】益气养阴，补肾，活血。主治恶疮，手、足癣。

【用法用量】内服：煎汤，10~20g。外用：适量，捣汁涂或揉搓。

【化学成分】地黄叶中含对羟基苯甲酸、龙胆酸、6，7- 二羟基香豆素、对羟基苯乙醇、3，4- 二羟基苯乙醇、原儿茶酸、1，2，4- 苯三酚、香叶木素、木犀草素 -7-O- β -D- 葡萄糖醛酸苷、芹菜素等。

【药理研究】①降血糖。②改善肾功能。③抗菌。④解毒。

【毒理研究】地黄叶无毒。

【注意事项】脾胃虚寒者慎服。

【古籍记载】

唐代《千金要方》记载："治恶疮似癞者，地黄叶捣烂日涂，盐汤洗。"

【现代应用】

①药用。

治疗伤口化脓：将新鲜地黄叶片揭去表层薄膜后敷于患处。

②食用。

将地黄叶油炸后食用，也可凉拌食用。

【不良反应】部分人服用本品后会出现轻度腹胀。

【贮藏】置通风干燥处。

牡丹叶

【来源】本品为毛茛科植物牡丹的干燥叶。秋季采收，主产于陕西、山东、安徽（铜陵、南陵）、河南、河北、四川等地。

【性味归经】味酸、涩，性寒。

【功能主治】解毒，止痢。主治细菌性痢疾。

【用法用量】内服：煎汤，10～30g。

【化学成分】牡丹叶化学成分复杂，主要含有总苷类、黄酮类、多酚类、多糖类等多种活性成分。

【药理研究】①抗病毒。②抗菌。③抗氧化。④抑制酪氨酸酶活性。⑤抗肿瘤和促进细胞免疫。⑥增强血液红细胞的变形能力。⑦抗炎。

【毒理研究】本品无明显毒性。

【注意事项】脾虚泄泻者需慎用。此外，对牡丹叶过敏者需禁用。

【古籍记载】

宋代《圣济总录》记载："治小儿癖瘕病。"

【现代应用】

①药用。

研究证明牡丹叶可有效缓解局部疼痛、抑制病菌再生、控制炎症刺激。

②作植物调节剂。

牡丹叶粉末对植物胚根和胚轴生长均具有抑制作用，可用于制备调节植物生长的抑制剂。

③作护肤品。

牡丹叶具有抗氧化的功能，牡丹叶中的多糖，能够清除羟基自由基，可用于制作抗衰老的化妆品。牡丹叶提取物能够抑制酪氨酸酶活性，其抑制效果优于牡丹花提取物，可用于制作美白祛斑类化妆品。

④作动物饲料添加剂。

牡丹叶能促进细胞免疫。将其制成饲料添加剂供动物食用，不仅能够增强饲养动物的免疫力，提高存活率，还能够提升饲料的品质和饲养动物的生长率。

【不良反应】本品不可过量服用，患者使用时应该考虑自身的身体情况，酌情使用。

【贮藏】置阴凉通风干燥处。

枸杞叶

【来源】本品为茄科枸杞属植物枸杞及宁夏枸杞的嫩茎叶。

3~6月采摘，多鲜用。

【性味归经】味苦、甘，性凉。归肝、脾、肾经。

【功能主治】补虚益精，清热明目。主治虚劳发热、烦渴、目赤昏痛、障翳夜盲、崩漏带下、热毒疮肿。

【用法用量】内服：煎汤，30~60g；外用：煎水洗。

【化学成分】枸杞叶中含对甲氧基苯甲酸、对甲氧基肉桂酸、东莨菪素、对羟基苯甲醛、对羟基苯乙酮、槲皮素、腺苷、东莨菪苷、芦丁。

【药理研究】①抗氧化。②降血糖。③保护神经系统。④抗肿瘤。

【毒理研究】枸杞叶无毒。

【注意事项】与乳酪相恶。

【古籍记载】

①汉代《名医别录》记载："冬采根，春夏采叶，秋采茎实。阴干。"

②梁代《本草经集注》记载："其叶可作羹，味小苦。世谚云：去家千里勿食萝蘑、枸杞，此言补益精气强盛阴道也。"

③唐代《药性论》记载："叶和羊肉作羹，益人，甚除风，明目。若渴，可煮汁饮，代茶饮之；发热诸毒烦闷，可单煮汁解之，能消热面毒。"

④北宋《太平圣惠方》记载："治五劳七伤，房事衰弱，枸杞粥方。枸杞叶，半斤切，粳米，二合，上件以豉汁相和，煮作粥，以五味末葱白等，调和食之。"

⑤北宋《圣济总录》记载治阳气衰，腰脚疼痛，五劳七伤："枸杞叶一斤，羊肾一对，细切，米三合葱白十四段。上四味细切，加五味煮粥如常法，空腹食。"

⑥明代《救荒本草》记载："救饥采叶炸熟，水淘净，油盐调食，作羹食皆可。"

⑦明代《本草蒙筌》记载："春生嫩苗，作茹爽口。"

【现代应用】

①药用。

枸杞叶中含多糖类、芦丁等黄酮类、绿原酸等酚酸类及甜菜碱等成分，可调节氧化应激及具有 α - 糖苷酶抑制活性和胰岛素增敏作用，在开发具有特色优势的针对高糖引起的内分泌代谢紊乱性疾病药物或功能产品具有良好的前景。

②食用。

把枸杞鲜嫩的叶、芽作为蔬菜食用，可热炒、凉拌、煲汤等。研究表明，枸杞鲜嫩的叶、芽含有丰富的蛋白质、维生素 C、对人体有益的微量元素、矿物质及多种氨基酸。

③制作枸杞叶茶。

枸杞叶茶就是将枸杞鲜嫩叶、嫩芽按茶叶制作工艺制作而成，不添加任何添加剂，安全，绿色，开水泡饮，简单方便。长期饮用可以降低血糖、血脂，助眠，对预防高血糖、高血脂意义重大。还可以把枸杞叶深加工，做成即冲即饮的速溶枸杞叶茶，方便饮用。

④制作护肤产品。

枸杞叶在《药性论》中就有"易颜色，变白"之功效的记载。现代研究也发现，外用枸杞叶总黄酮能清除皮肤组织的自由基，增强皮肤抗紫外线能力，防止中波长紫外线对皮肤的损伤。因此，以枸杞叶黄酮、多酚、多糖等多类型活性成分研制开发的具有防紫外线、抗氧化、酪氨酸酶抑制等作用的护肤乳、护肤水，可以对皮肤起到保护和美白等作用。

【不良反应】本品性凉，脾胃虚寒者慎用。

【贮藏】置通风干燥处。

荆芥叶

【来源】本品为唇形科植物荆芥的叶。

【性味归经】味辛，性微温。归肺、肝经。

【功能主治】解表散风，透疹，消疮。主治感冒、头痛、麻疹、风疹、疮疡初起。

【用法用量】内服：煎汤，5～10g。

【化学成分】荆芥叶中含熊果酸、2，6- 二甲氧基苯醌、反式桂皮酸、β - 谷甾醇、橙皮苷、2α - 羟基齐墩果酸、胡萝卜苷。

【药理研究】①抗炎镇痛。②抗肿瘤。③抗菌。④免疫调节。⑤止血。

【毒理研究】无毒。

【注意事项】忌驴肉。反河豚及一切无鳞鱼、蟹。

【古籍记载】

①明代《本草纲目》记载："散风热，清头目。作枕，祛头项风；同石膏末服，除风热头痛。"

②清代《本经逢原》记载："产后止血，童便制黑用。凡食河豚及一切无鳞鱼与驴肉俱忌之；食黄鱼后服之，令人吐血，唯地浆可解。与蟹同食动风。"

③清代《本草从新》记载："能发汗。散风湿。利咽喉。清头目。治伤寒头痛。中风口噤。身强项直。"

【现代应用】

药用。

祛风解表：荆芥为解表、散风主药，常用于解热镇痛，能祛风、凉血等。

清头目、利咽喉：荆芥具有清头目、利咽喉的功效，可改善过敏性鼻炎人群头晕目眩、鼻塞咽痛、耳聋耳鸣的症状。

消疮：由荆芥、防风、透骨草、生川乌、荔枝草、生草乌、苦参等组成的复方荆芥熏洗剂可用于痔疮术后护理。

透疹止痒：荆芥具有抗菌及消炎的药理作用，常用于治疗各类炎症如神经性皮炎、鼻炎、面部糖皮质激素依赖性皮炎等。

【不良反应】本品超量内服中毒后，可刺激消化道黏膜，对呼吸系统先兴奋后麻痹，严重时对肾脏有损害，并毒害视神经和听神经。

【贮藏】置阴凉通风干燥处。

大麻叶

【来源】本品为大麻科植物大麻的叶。夏季割大麻叶，鲜用或阴干备用。

【性味归经】味苦，性寒。

【功能主治】镇静安神，清热燥湿，止痛。主治湿性疮疡、心烦不眠。

【用法用量】内服：煎汤，3g。外用：适量。本品可制成鼻吸剂、耳滴剂、油剂、汁液、洗剂、敷剂、蜜膏、汤剂等制剂。

【化学成分】大麻叶中含正二十四烷、十四烷酸、β－谷甾醇、豆甾醇、齐墩果烯、齐墩果酸。

【药理研究】①排除肠梗阻。②抑菌。

【毒理研究】细胞实验结果表明，高浓度的大麻提取液对正常的 MDCK 细胞（犬肾细胞）呈现毒性作用，而低浓度的大麻提取液可通过抑制白细胞介素 -6 的释放对 MDCK 细胞呈现差异性保护。

【注意事项】部分人群服用本品可引起幻想症、抑郁症、视力减退等，矫正药为酥油。

【古籍记载】

①《注医典》记载："疗耳痛、头部疾病等。"

②清代《药物之园》记载："燥胃中余湿，止泻固精，敛疮生肌，清热退肿等；治胃湿过多、腹泻、早泄、遗精、滑精、湿性疮疡、热性炎肿、痈疮，睾丸肿痛等。"

【现代应用】

药用。

治耳痛：取适量大麻叶，浸泡适量植物油中制成油剂，滴于耳道。

治头部疾病：取适量大麻叶，挤出药液，与适量溶剂调配制成洗剂，外洗头部。

治胃湿过多、腹泻、早泄、遗精、滑精：取适量大麻叶，煎汤内服。

治湿性疮疡：取适量大麻叶（干品），研成细粉，撒于患处。

治热性炎肿、痈疮：取适量大麻叶，用水煎成糊状制成敷剂，敷于患处。

治睾丸肿痛：取适量大麻叶，捣研成糊状，加热后趁热敷于睾丸。

【不良反应】本品服用过量可引起中毒，甚至导致死亡。

【贮藏】置阴凉通风干燥处。

藿香叶

【来源】本品为唇形科植物广藿香的干燥叶或带少量枝的叶。枝叶茂盛时采收，日晒夜闷，反复至干。

【性味归经】味辛，性微温。归脾、胃、肺经。

【功能主治】芳香化浊，开胃止呕，发表解暑。主治湿浊中阻、脘痞呕吐、暑湿表证、湿温初起、发热倦怠、胸闷不舒、寒湿闭暑、腹痛吐泻、鼻渊头痛。

【用法用量】内服：煎汤，3~10g。

【化学成分】藿香叶中含百秋李醇、广藿香酮、木栓酮、表木栓醇、齐墩果酸、齐墩果酸甲酯等。

【药理研究】①护肤。②抗氧化。③抗炎。

【注意事项】暑热及阴虚火旺者不宜使用。

【古籍记载】

①清代《本草正义》记载："清芬微温，善理中州湿浊痰涎，为醒脾快胃，振动清阳妙品……霍乱心腹痛者，湿浊阻滞，伤及脾土清阳之气则猝然撩乱，而吐泻绞痛，芳香能助中州清气，胜湿辟秽，故为暑湿时令要药。"

②明代《药品化义》记载："其气芳香，善行胃气，以此调中，治呕吐霍乱，以此快气，除秽恶痞闷。且香能和合五脏，若脾胃不和，用之助胃而进饮食，有醒脾开胃之功。"

③明代《本草纲目》记载："升降诸气，脾胃吐逆为要药。"

④西汉《名医别录》记载："风水毒肿，去恶气，止霍乱心

腹痛。"

【现代应用】

①药用。

化湿脾、理气和胃：用于湿阻脾胃、脘腹胀满、湿温初起。湿阻中焦、脘闷纳呆者，可与佩兰等同用；湿温初起，可与薄荷、茵陈、黄芩等同用。

止呕止泻：用于呕吐、泄泻等。感受秽浊、呕吐泄泻者，可与苏叶、半夏、厚朴、陈皮等同用；胃寒呕吐者，可与半夏同用；湿热者，可配黄连、竹茹；脾胃虚弱者，可配党参、甘草；妊娠呕吐者，可配砂仁同用。

祛暑：用于暑湿证。其治暑湿，不论偏寒、偏热，都可应用，常与佩兰同用。

发汗解表：与紫苏、陈皮同用，可治疗发热恶寒、胸脘满闷。

②食用。

制作芙蓉藿香饼：藿香叶洗净晾干水分后内包豆沙，外裹蛋液，下油锅浸炸 8～10 分钟后捞出，撒上白糖即成。

凉拌藿香叶：藿香叶切丝后与木耳丝、红椒丝、蒜泥、食盐一起拌匀食用。

【不良反应】本品久服或大量服用易伐胃、伤阴、耗气。

【贮藏】置阴凉干燥处，防潮。

常山叶

【来源】本品为虎耳草科植物常山的嫩枝叶，又称蜀漆。夏季采收，晒干。

【性味归经】味苦、辛，性温。有毒。归肺、肝、心经。

【功能主治】除痰，截疟。主治癥瘕积聚、疟疾。

【用法用量】内服：煎汤，3~6g；或研磨。

【化学成分】常山叶含生物碱约 0.5%~0.7%，其中常山碱乙 0.15~0.19、常山碱甲 0.1%。另含少量的三甲胺、八仙药精。

【药理研究】①抗疟。②抗阿米巴原虫。③解热。④降压。⑤催吐。⑥抗肿瘤。

【注意事项】正气虚弱，久病体弱者慎服。

【古籍记载】

①汉代《神农本草经》记载："主疟及咳逆寒热，腹中癥坚痞结，积聚邪气。"

②汉代《名医别录》记载："疗胸中邪结气，吐出之。"

③唐代《药性论》记载："主治瘴疟多时不瘥，去寒热疟。治温疟寒热。"

④《本经疏证》记载："凡药非鳞介飞走，未有云气腥者，唯仲景用蜀漆，必注曰'洗去腥'，则可见其气之恶劣异于他草木矣。"

【现代应用】

①药用。

常山叶性寒，有清热祛痰、截疟作用，常用于治疗胸水、精神紊乱、急性肾盂肾炎，常与草果、厚朴、槟榔同用，也可以配伍青蒿、冬青。

②食用。

常山叶泡茶可降血压。

【不良反应】部分人服用本品可出现恶心、呕吐等消化道反应。本品不可超量、久服。

【贮藏】置通风干燥处。

芡实叶

【来源】本品为睡莲科植物芡的叶。6月采集，晒干。

【性味归经】味苦、辛，性平。归肝、肾经。

【功能主治】行气活血，祛瘀止血。主治吐血、便血、妇女产后胞衣不下。

【用法用量】内服：煎汤，9~15g；或烧存性研末，冲服。

【化学成分】芡实叶中含有多酚、黄酮、木脂素、脑苷脂、生育酚、环肽、甾醇、脂类和烷烃等挥发性成分。

【注意事项】腹胀、便秘或者脾胃虚弱的人群忌食。

【书籍记载】

①清代《随息居饮食谱》记载："治胞衣不下。"

②《重庆草药》记载："行气，和血，止血。治吐血。"

【现代应用】

药用。

治疗妇女产后，催衣，止血，亦治吐血：芡实叶一张，烧灰和开水服或兑酒吞下。

【不良反应】过量服用易导致上火。

【贮藏】置阴凉通风干燥处。

诃子叶

【来源】本品为使君子科植物诃子的叶。春、夏季采叶，晒干。

【性味归经】味苦、微涩，性平。归肺、胃、大肠经。

【功能主治】降气化痰，止泻痢。主治痰咳不止、泻痢。

【用法用量】内服：煎汤，3～10g。

【化学成分】诃子叶中含莽草酸、去氢莽草酸、奎宁酸、阿拉伯糖、果糖、葡萄糖、蔗糖等，还含鞣质约 10%。

【药理研究】①降糖。②抑制癌细胞转移。

【注意事项】外感热邪、内蕴湿热者忌服。气虚者忌多服。

【古籍记载】

明代《本草纲目》记载："下气消痰，止渴及泻痢，煎饮服。功同诃黎。"

【现代应用】

食用。

诃子叶泡水长期服用，具有涌吐劫痰、解热、催吐、降压等功效。

【不良反应】本品长期服用易引起胃肠道不适及肝肾功能损害。

【贮藏】置阴凉通风干燥处。

覆盆子叶

【来源】本品为蔷薇科植物掌叶覆盆子的茎叶。8 月，果实采收后剪下叶子，洗净，晒干或烘干。

【性味归经】味酸、咸，性平。无毒。归胃、肝经。

【功能主治】清热解毒，明目，敛疮。主治眼睑赤烂、目赤肿痛、青盲、牙痛、臁疮、疖肿。

【用法用量】外用：适量，捣汁点眼，或研磨撒。

【化学成分】覆盆子干叶含二萜类化合物：覆盆子苷 F1、F2、F3、F4、F5、F6、F7。

【药理研究】①降血糖、血脂。②抗血栓。

【毒理研究】毒理研究发现覆盆子叶无明显毒性和致突变作用。

【注意事项】肾虚火旺者、小便短赤者不宜使用。

【古籍记载】

①唐代《本草纲目拾遗》记载："按绞取汁滴入目中,去肤赤,有虫出如丝线。"

②明代《本草纲目》记载："明目止泪,收湿气。"

③清代《药性切用》记载："能收湿,为末,掺赚疮湿烂。"

【现代应用】

食用。

作覆盆子叶茶：其主要原材料是覆盆子的叶子和果实,覆盆子叶中含有丰富的矿物质和维生素,可以缓解孕妇的妊娠期反应和呕吐,在例假前饮用,也可治疗痛经;由于覆盆子具有收敛作用,所以对痢疾、咽喉疼痛、牙周炎也有一定疗效。

【不良反应】不可过量使用,膀胱蕴热、小便短涩的人群忌用,否则可能导致症状加重,用时应该考虑自身的身体情况,酌情使用。

【贮藏】置阴凉通风干燥处。

何首乌叶

【来源】本品为蓼科蓼属植物何首乌的叶。夏、秋季采收,鲜用。

【性味归经】味微苦,性平。入肝经、肾经。

【功能主治】解毒散结,杀虫止痒。主治疮疡、瘰疬、疥癣。

【用法用量】外用：生贴、煎水洗或捣涂。

【化学成分】何首乌叶中含大黄素、蒽醌和黄酮类物质。其中，蒽醌类成分在何首乌叶中含量极微，仅0.01％。黄酮含量约为1％，含量比较高。

【注意事项】新鲜何首乌叶部分人直接食用可能会引起腹泻、恶心等不良反应，建议加工炮制后使用。

【现代应用】

食用。

何首乌叶泡茶长期服用具有补气养血、强筋健体、醒脑安神、滋阴补肾、杀虫止痒等功效。

【不良反应】本品直接食用可能会引起腹泻、恶心等不良反应。患者使用时应该考虑自身的身体情况，酌情使用。

【贮藏】置干燥阴凉处。

西洋参叶

【来源】本品为五加科植物西洋参的干燥叶。秋季采收，晾干或晒干。

【性味归经】味微苦、甘，性凉。归心、肺、肾经。

【功能主治】益肺降火，生津止渴。主治肺虚久嗽、咽干口渴、虚热烦倦、高血压、高血脂、冠心病。

【用法用量】内服：煎汤，5~10g。

【化学成分】洋参叶主要含三萜皂苷类，包括人参皂苷Rb2、-Rb3、-Rg1、-Re、-Rh1、-Rh2、-F2。

【药理研究】①降血压。②抗氧化。③抗癌。④增加心肌血流量，降低冠状动脉阻力。

【注意事项】本品不宜与藜芦同用；中阳衰微、胃有寒湿者忌服。

【现代应用】

食用。

西洋参叶泡茶：西洋参叶袋泡茶有抗疲劳、抗缺氧、抗应激作用，可增强机体免疫功能，提高巨噬细胞的吞噬功能和吞噬指数，有抗心律失常作用，对心肌细胞有保护作用，可对抗由垂体后叶制剂所致的心肌缺血，显著降低室性早搏的发生率，还有镇静安神和降低血压作用。

炒食或煲粥：西洋参叶具有润肠、排便和减肥的作用，尤其有助于消除胃肠道中的滞留毒素和代谢废物。

【不良反应】本品服用后可能会出现畏寒、体温下降、心跳变慢、食欲不振、腹痛、腹泻等症状。

【贮藏】置干燥阴凉处。

菖蒲叶

【来源】本品为天南星科植物石菖蒲的叶。5~7月采收,晒干。

【性味归经】味辛，性温。入心、肺二经。

【功能主治】解毒疗疮，杀虫。主治疥疮、麻风、黄水疮。

【用法用量】内服：煎汤,6~9g。外用：捣烂敷患处或煎水洗。

【化学成分】菖蒲叶中挥发油含量为 0.25%。台湾产的本品鲜叶的含油量为 0.5%，其主要成分为甲基胡椒酚和 α-芹子烯。

【药理研究】①镇静。②抗惊厥。③抗抑郁。④抗衰老。⑤降血脂。⑥平喘。⑦促进肠蠕动及利胆。

【注意事项】部分人群服用本品可能会出现腹泻、腹痛等相关不适症状。

【古籍记载】

明代《本草纲目》："真菖蒲叶有脊，一如剑刃，四月、五月亦作小厘花也。东间溪侧又有名溪荪者，根形气色极似石上菖蒲，而叶正如蒲，无脊。俗人多呼此为石上菖蒲者，谬矣。此只主咳逆，断蚤虱，不入服食用。《诗》咏：'多云兰荪'，正谓此也。"今阳羡山中水石间者，其叶逆水而生，根须络石，略无少泥土，根叶极紧细，一寸不啻九节，入药极佳。

【现代应用】

食用。

菖蒲叶常用于泡茶，长期服用具有化湿开胃、开窍豁痰、醒神益智等功效。

【不良反应】部分人服用本品可能会引起惊厥、抽搐，患者使用时应该考虑自身的身体情况，酌情使用。

【贮藏】置干燥阴凉处。

人参叶

【来源】本品为五加科植物人参的带茎的叶。秋季采收，晾干或烘干。

【性味归经】味苦、甘，性寒。归肺、胃经。

【功能主治】补气，益肺，祛暑，生津。主治气虚咳嗽、暑热烦躁、津伤口渴、头目不清、四肢倦乏。

【用法用量】内服：煎汤，3~10g。

【化学成分】人参茎叶含三萜类及其皂苷成分、黄酮类成分和脂肪酸及其酯类成分。挥发油中含倍半萜烯类和氨基酸、天冬氨酸、苏氨酸等 16 种多糖，叶还含硫代巴比士酸。

【药理研究】①调节免疫系统。②保护心血管。③降压。④抗肿瘤。⑤延缓衰老。

【毒理研究】本品无毒。

【注意事项】脾胃虚寒者慎服。

【古籍记载】

清代《本草纲目拾遗》记载："辽参之叶也，其气味清香而微甘，善于生津，又不耗气，代茶叶入汤用，不计入药用也。近因辽参日贵，医辄以之代参，凡症需参而无力用者，辄市叶以代。然百草本性，大率补者多在根，叶则枝节之余气，不可以言补也。参叶虽禀参之余气，究其力只能行皮毛四肢，性带表散，与参力远甚。唯可施于生津润燥、益肺和肝之用。今一概用作培补元气，起废救危，何不察之甚耶！"

【现代应用】

①药用。

治暑热口渴：与麦冬、滑石、西瓜青衣同用。

治肺燥咳嗽：与知母、贝母、桑叶同用。

治虚火牙痛：与生地黄、麦冬、牛膝同用。

②食用。

人参叶常用于泡茶，长期食用具有清热泻火、缓解热病、益气生津、养心补元的功效，适用于冠心病等心脏病所致的心悸气短、乏力口渴等症。人参叶炒食，可安神补气、增强机体免疫力，常在夏天食用。

【不良反应】本品过量服用会导致心肌麻痹和人参叶滥用综合征，主要表现为情绪兴奋、烦躁忧虑、失眠。儿童服用本品可能会导致性早熟。

【贮藏】置干燥阴凉处。

白果叶

【来源】本品为银杏科植物银杏的叶。秋季采,除去杂质,洗净,晒干或鲜用。

【性味归经】味甘、苦、涩,性平。归心、肺经。

【功能主治】活血养心,敛肺涩肠。主治胸痹心痛、喘咳痰嗽、泄泻、痢疾、白带。

【用法用量】内服:煎汤,3~9g;或用提取物作片剂;或入丸、散。外用:捣敷或搽;或煎水洗。

【化学成分】白果叶含黄酮类化合物,属于黄酮类及其苷的成分有山奈酚、木犀草素、杨梅树皮素、槲皮素等。

【药理研究】①清除自由基、抗氧化。②抑制血小板活化因子。③扩血管、降血脂。④保护神经细胞。⑤降血糖。⑥抗菌、抗病毒。⑦抗炎、抗癌。

【毒理研究】白果叶提取物无明显毒性。

【注意事项】《中药志》:有实邪者忌用。

【古籍记载】

唐代《上林赋》记载:"上千韧,大连抱,夸条直畅,实叶峻茂。"

【现代应用】

①药用。

治疗冠心病心绞痛:银杏叶水煎浓缩,制成浸膏片(每片含黄酮量约2mg,相当于生药0.5g),每次舌下含服1~2片,每日3次。

治疗高胆固醇血症:银杏叶提取主要成分黄酮,制成糖衣片,每片含黄酮 1.14mg。每次 4 片，每日 3 次。

治疗泻痢：（银杏）叶为末，和面作饼，煨熟食之。

治疗小儿肠炎：银杏叶 3~9g，煎水擦洗患儿脚心、手心、心口（巨阙穴周围），严重者擦洗头顶，每日 2 次。

治雀斑：采白果叶，捣烂，搽，甚妙。

治疗灰指甲：（银杏）叶煎水洗。

治疗鸡眼：鲜（银杏）叶 10 片，捣烂，包贴患处，待患处呈白腐状，用小刀将硬丁剔出。

治漆疮肿痒：银杏叶、忍冬藤煎水洗，或单用银杏叶煎洗。

②食用。

泡茶：加工后的白果叶泡水喝可保护心脏、扩张血管，降低血液黏稠度。

【不良反应】白果叶有毒性，偶致头晕目眩、头昏、乏力、口干、舌燥、胸闷、胃痛、食欲不振等。长期饮用可导致阵发性抽搐、神经衰弱、瞳孔扩大、过敏等副作用。

【贮藏】置阴凉干燥处。

牛膝茎叶

【来源】本品为苋科植物牛膝的茎叶。春、夏、秋季均可采收，洗净，鲜用。

【性味归经】味苦、酸，性平。归肝、膀胱经。

【功能主治】祛寒湿，强筋骨，活血利尿。主治寒湿痿痹、腰膝疼痛、癃闭、久疟。

【用法用量】内服：煎汤，3~9g；或浸酒。外用：捣敷或捣汁点眼。

【化学成分】牛膝茎叶含蜕皮甾酮、牛膝甾酮、多糖等物质，枝条含生物碱。

【药理研究】①降血糖。②提高免疫力。③抗肿瘤。④抗骨质疏松。

【毒理研究】毒理研究发现牛膝叶无明显毒性和致突变作用。

【注意事项】月经量过多的女性、孕妇、低血糖人群以及对牛膝过敏的人群慎服。

【古籍记载】

明代《本草纲目》记载："治寒湿痿痹，老疟，淋秘，诸疮。功同根，春夏宜用之。"

【现代应用】

①药用。

治风寒湿痹、腰膝疼痛：牛膝叶（切）一斤，以米三合。上于豉汁中相和，煮作粥，调和盐、酱，空腹食之。

治小便不利、茎中痛欲死，兼治妇人血结、腹坚痛：牛膝一大把并叶，不以多少，酒煮饮之，立愈。

治老疟久不断：牛膝茎叶一把，切，以酒三升渍服，令微有酒气，不即断，更作，不过三剂止。

治眼猝生珠管：牛膝茎叶不拘多少，上捣绞取汁，日三五度点之。

治竹木针在肉中不出：取生牛膝茎捣末，涂之即出。

治毒蛇咬伤：牛膝叶（鲜）、乌桕叶（鲜）各等分。酌加红糖、白酒少许，捣烂外敷，每日换药2次。另用牛膝叶、乌桕叶（均鲜）各30g，捣汁，加甜酒少许服。

②食用。

牛膝叶常用于炒食或泡水喝，牛膝叶茶中富含多种有益于身体健康的活性物质，长期饮牛膝叶茶可强筋骨、活血利尿。

【不良反应】本品不可过量使用，长期盲目服用，可能会引起女性经量增多、头晕、反胃、皮疹。

【贮藏】置干燥阴凉处。

棕榈叶

【来源】本品为棕榈科植物棕榈的叶。全年均可采，晒干或鲜用。

【性味归经】味苦、涩，性平。归脾、胃经。

【功能主治】收敛止血，降血压。主治吐血、劳伤、高血压病。

【用法用量】内服：煎汤，6~12g；或泡茶。

【化学成分】棕榈叶含有有机酸、黄酮类、甾体皂苷、脂肪油、挥发油等化学成分。

【药理研究】①止血。②抗癌。

【注意事项】孕妇及血虚患者忌用，女性经期忌用。

【书籍记载】

《民间常用草药汇编》记载："治吐血，劳伤，虚弱。"

【现代应用】

食用。

泡茶：鲜棕榈叶30g，槐花10g。泡汤代茶，可治高血压病，预防中风。

煲汤：本品与猪心、肺同炖服，可治肺痨病。

调味：棕榈叶常用于火锅调味。

【不良反应】用药后部分人会出现恶心、呕吐、头痛、肠胃不适的症状。

【贮藏】置干燥阴凉处。

地榆叶

【来源】为蔷薇科地榆属植物地榆或长叶地榆的叶。

【性味归经】味苦，性微寒，归胃经。

【功能主治】清热解毒。主治热病发热、疮疡肿痛。

【用法用量】内服：煎汤或泡茶，3~9g。外用：鲜品捣敷。

【注意事项】脾胃虚寒和寒性体质的人群忌服；过敏患者慎服。

【古籍记载】

五代《本草经集注》记载："叶似榆而长，初生布地。"

【现代应用】

食用。

地榆叶泡水：清凉解热，适合夏季饮用。也可用于炒食、煲汤或腌菜，味道爽口，营养价值高，长期食用有清热解毒的功效。

【不良反应】脾胃虚寒患者服用本品后常会出现肠胃不适等不良反应。

【贮藏】置干燥阴凉处。

南瓜叶

【来源】本品为葫芦科植物南瓜的叶。夏、秋采收,晒干或鲜用。

【性味归经】味甘、微苦，性凉。

【功能主治】清热，解暑，止血。主治暑热口渴、热痢、外伤出血。

【用法用量】内服：煎汤，10～15g，鲜品加倍；或入散剂。外用：适量，研末撒。

【化学成分】南瓜叶具有很高的营养价值，富含蛋白质、膳食纤维和矿物质。

【药理研究】①降血脂。②抗氧化。③促进免疫调节。

【毒理研究】毒理研究发现南瓜叶无明显毒性作用。

【注意事项】需注意南瓜叶性寒，凡患气滞湿阻之病者忌服，脾胃虚寒者需慎用。此外，对南瓜叶过敏者也需禁用。

【书籍记载】

①《闽东本草》记载南瓜叶治风火痢："南瓜叶（去叶柄）七至八片。水煎，加食盐少许服之，五至六次即可。"

②《岭南草药志》记载南瓜叶可治小儿疳积："南瓜叶一斤，腥豆叶（大眼南子叶）半斤，剃刀柄二两。晒干研末。每次五钱，蒸猪肝服。"

【现代应用】

①药用。

南瓜叶可用于热病烦渴、热痢、外伤出血、疳积、外伤等病证的治疗和调理。南瓜叶具有润肠通便、消炎镇静和安胎的作用。南瓜叶富含维生素，属于膳食纤维，可以有效地润肠通便。还能收敛伤口、抑菌杀菌,促进伤口的愈合。南瓜叶还具有安胎的作用，胎心不稳的孕妇也可以服用。

②食用。

生产蛋白制品：南瓜叶是一种高蛋白资源，其粗蛋白含量可占全叶干基的35.68%，比牛奶、精面粉、蚕豆蛋白含量都高，并与大豆蛋白相近，高于现在广泛用于生产叶蛋白制品的紫花苜蓿叶，从其氨基酸平衡性来看，南瓜叶蛋白可能比较适合婴幼儿食用。

制减肥产品：南瓜叶热量低，食用后饱腹感强，且南瓜叶的粗纤维含量很高，食用之后能够促进肠道蠕动，还能够吸收肠道中的水分，起到润肠通便的效果。

炒制食用：南瓜叶含有生物活性代谢物，炒制可以提高南瓜叶酚类化合物的可用性，更大程度地保留类胡萝卜素成分。

【不良反应】儿童或婴幼儿胃肠道功能较弱，服用本品易造成消化不良。

【贮藏】置阴凉通风干燥处。

虎杖叶

【来源】本品为蓼科植物虎杖的叶。春季及夏、秋季均可采收，洗净，鲜用或晒干。

【性味归经】味苦、微涩，性微寒。归肝经。

【功能主治】祛风湿，解热毒。主治风湿关节疼痛、蛇咬伤、漆疮。

【用法用量】内服：煎汤，9～15g。外用：适量，捣敷；或煎水浸渍。

【化学成分】虎杖叶含少量羟基蒽醌类化合物，并含枸橼酸、酒石酸、苹果酸等。

【药理研究】①抗炎。②抗氧化。③降压。

【注意事项】孕妇禁用。

【书籍记载】

①唐代《本草纲目拾遗》记载："捣敷蛇咬。"

②《本草推陈》记载："采其嫩芽，干燥后煎汤为解热剂。"

【现代应用】

①药用。

虎杖叶具有平肝潜阳、祛痰熄风的功效，主要用于治疗肝阳上亢、血压偏高、头晕头昏。虎杖叶胶囊联合苯磺酸氨氯地平片治疗肝阳上亢型高血压有明显疗效，安全性高。虎杖叶胶囊联合硝苯地平缓释片治疗肝阳上亢型原发性高血压安全有效，可降低血压和中医证候积分，改善血管弹性。

②食用。

制作防癌保健茶：研究表明在模拟人体胃液酸性环境下，虎杖叶浸提物对亚硝酸盐的清除及亚硝胺生成的阻断有非常强的作用。

炒食风味野菜：虎杖的嫩茎叶可凉拌或炒食，其口感松脆爽口，味微酸，具有独特怡人的清香，是一种难得的天然野菜。

【贮藏】置干燥处。防潮。

车前叶

【来源】本品为车前科植物车前或平车前的叶。

【性味归经】味甘，性寒。

【功能主治】清热利尿，清肝明目，祛痰止咳，渗湿止泻。主治湿热内郁之水肿，泌尿系统感染出现的尿频、尿急、尿痛，暑热泄泻、痢疾，肝热所致的目赤肿痛、怕光流泪、眼目昏花，肺热咳嗽痰多，肝炎，黄疸，皮肤肿痛等。

【化学成分】车前叶中含大车前苷、木犀草苷、车前草苷 D。

【药理研究】①抗炎。②抗肿瘤。③抗氧化。

【注意事项】车前叶性寒，不宜过量使用。

【古籍记载】

宋代《太平圣惠方》记载车前叶治疗虚劳内伤，小便出血，下焦客热："车前叶散，车前叶一两，石韦三分（去苗），当归三分，白芍药三分，蒲黄三分。"

【现代应用】

药用。

将车前叶、淡竹叶、甘草洗净后水煎去渣取汁，加入冰糖，代茶饮用，可治疗老人尿频、尿急和尿路刺激征。用车前叶、葱白煮粥可治疗细菌性痢疾。

【不良反应】无。

【贮藏】置干燥处。

商陆叶

【来源】本品为商陆科植物商陆的叶。春、夏二季采叶，鲜用或晒干备用。

【性味归经】味辛，性平。有毒。

【功能主治】清热解毒。主治痈肿疮毒。

【用法用量】外用：适量，捣敷；或研末撒。

【化学成分】商陆叶含美商陆皂苷、商陆素，糖和氨基酸。

【药理研究】抗病毒。

【注意事项】商陆叶有毒，不宜作为食物食用。

【书籍记载】《安徽中草药》记载："治痈肿疮毒，商陆叶，加食盐少许，捣烂敷患处。"

【贮藏】置干燥处。

威灵仙叶

【来源】本品为毛茛科植物威灵仙的叶。夏、秋季采叶，鲜用或晒干。

【性味归经】味辛、苦，性平。

【功能主治】利咽，解毒，活血消肿。主治咽喉肿痛、喉痹、喉蛾、鹤膝风、麦粒肿、结膜炎等。

【用法用量】内服：煎汤，15～30g；或浸酒。外用：捣烂贴敷部分穴位。

【化学成分】威灵仙叶含原白头翁素约0.2%，还有少量的三萜类化合物，含齐墩果酸约0.018%（干叶）。

【药理研究】①抗菌。②降血糖。

【书籍记载】

①《全国中草药汇编》记载："治疗咽喉炎，鲜威灵仙叶洗净捣烂，布包绞汁。"

②《痹证通论》记载："治鹤膝风，威灵仙鲜叶捣成泥状，加入少量红糖（如无嫩叶，可用干品水浸后捣烂），敷患侧的内外膝眼，当有蚁行感时立即除去。"

③《新中医》记载："治麦粒肿、结膜炎，取2.5cm×2.5cm胶布一块，中央剪一黄豆大小孔，贴于患眼对侧内关穴上，胶布小孔对准内关穴，以威灵仙鲜叶捣烂，捻成黄豆大一粒，置于小孔内，再覆盖胶布一块，待敷药处有轻度灼热感时去药，1天后可见水泡。勿使破损，经3天左右即治愈。"

④《天目山药用植物志》记载："治跌仆损伤，威灵仙全草浸酒服。"

【现代应用】

药用。

治疗急性咽炎、急性扁桃体炎：鲜威灵仙叶 20g，生甘草 10g，鲜橄榄果 4 枚。将上药洗净后用冷开水浸泡 15 分钟，捞起捣烂，布包或榨汁机绞汁，可得原汁约 10mL，用冷开水稀释 1 倍即可服用。亦可按上药比例榨取原汁密封置放冰柜急冻冷藏，应用时解冻稀释。

治疗风湿性关节炎：威灵仙捣敷患处。

治疗结膜炎、麦粒肿和外伤性角膜溃疡：威灵仙叶外敷内关穴。

【贮藏】置干燥处。

肉桂叶

【来源】本品为樟科植物肉桂的叶。秋季采制肉桂时采摘，阴干；也可随用随采，洗净鲜用。

【性味归经】味辛，性温。

【功能主治】温中散寒，解表发汗。主治外感风寒、头痛恶寒、咳嗽、胃寒胸闷、脘痛呕吐、腹痛泄泻、冻疮。

【用法用量】内服：煎汤，4.5~9g，鲜品 10~30g。外用：适量，煎汤外洗。

【化学成分】肉桂叶含挥发油 0.37%，主要成分为桂皮醛、丁香烯、β - 榄香烯、苯甲醛、菖蒲烯、β - 荜澄茄烯等。肉桂叶中还含有萜类（二萜）、苯丙素类、酚苷类、草酸钙、微量无机元素、单宁、树脂、树胶质、纤维素等化学成分。

【药理研究】①抗菌。②抗氧化。③免疫调节。④抗衰老。

【注意事项】经期女性和阴虚火旺、热病伤阴、体弱者不宜服用。

【现代应用】

①药用。

肉桂叶中含有大量的醛类成分，能直接作用于神经，防止神经过度兴奋，可以起到镇静、安神、止痛的作用。肉桂叶中含有桂皮油，具有很强的挥发作用，可以通络活血、调经止痛。肉桂叶不但能抗炎还能调节胃酸分泌，同时肉桂叶还能修复受损的胃黏膜，消除胃部炎症，平时适量服用可以预防胃病发生，临床上能用于多种高发胃病的治疗，治疗效果出色。

②食用。

肉桂茶：武夷肉桂茶有防癌、防辐射、抗衰老、提高免疫力的作用。

肉桂茶乳酸饮料：以肉桂茶叶的提取物为基础，接种乳酸菌，在适宜的条件下可发酵形成茶乳酸饮料。生产工艺简单，方便快捷，经乳酸菌发酵后，茶饮料既有茶的自然香气又有乳酸的风味，口感更好、风味更佳。

调味：肉桂叶可以和鸡、猪肉这样的肉类一起炖、煮，温中健脾。食物当中加用肉桂叶，可以缓解老年人手脚冰凉等症状。

③泡脚。

肉桂叶煎煮之后泡脚或者敷于关节处，可以治疗老年人关节炎。

【不良反应】肉桂叶片提取的肉桂精油应避免在孕期使用，精油中含有能使皮肤，尤其是黏膜发生过敏反应的肉桂醛和丁子香酚成分，大剂量使用可引发抽搐反应。

【贮藏】贮存干燥处，防霉变。

丁香叶

【来源】本品为木犀科植物朝阳丁香或紫丁香及其原亚种的干燥叶。9～10月采收，除去杂质，晒干。

【性味归经】味苦，性寒。归肺、大肠经。

【功能主治】清热解毒，消炎止痢。主治急性菌痢、肠炎、上呼吸道感染、咽喉肿痛、急慢性扁桃体炎等。

【用法用量】内服：煎汤，3~6g。

【化学成分】丁香叶含有多种成分，包括酪醇、鞣质、多糖、总黄酮、肉桂酸、丁香苦苷和挥发油等。

【药理研究】①抗菌。②抗炎。③抗氧化。④降血糖。⑤抗病毒。⑥保肝。⑦免疫调节。

【毒理研究】毒理研究发现丁香叶无明显毒性。

【古籍记载】

明代《滇南本草》记载："味苦、辛，性微温。芳香入肺，止肺寒咳嗽、或咳血、或痰中带血。单剂，蜜炙，煎服。"

【现代应用】

①药用。

丁香叶具有温中降逆止呕的作用，对于寒邪入体引起的胃痛、呕吐、腹痛、痛经等疾病都有一定的治疗作用。丁香叶还具有消炎杀菌、除口臭、提神醒酒、暖肾壮阳的作用，具有很高的药用价值。

②食用。

作调味料：丁香叶因香气馥郁，味辛辣，常作为烹制风味菜肴、卤菜、卤肉及酱腌菜的辅料。

制丁香叶茶：丁香叶茶为丁香干燥的花和叶，民间有将丁香叶作为保健茶饮用的习惯。用丁香叶泡茶饮用，能预防胃炎。

【贮藏】置阴凉干燥处。

沉香叶

【来源】本品为瑞香科植物白木香的叶。

【功能主治】纳气平喘，温中止呕，行气止痛。主治胸腹胀闷疼痛。

【化学成分】沉香叶中多含有氨基酸、酚类黄酮、苷类黄酮、三萜类黄酮及多糖等成分。

【药理研究】①抗菌。②抗炎。③镇痛。④抗氧化。⑤降血糖。⑥降血脂。⑦平喘。⑧镇静催眠。⑨促进肠道蠕动。

【毒理研究】毒理研究发现无明显毒性和致突变作用。

【现代应用】

①药用。

沉香叶含有钙、锌、铁、锰等和维生素等人体必需的生命元素，可以消除体内多种不利因子。

②食用。

制作沉香叶茶：国产沉香茶主要来源于人工种植的白木香叶片，具有助睡眠、养颜美容、消胀气、排宿便、祛油脂的作用。

制作复合沉香茶：以沉香茶与天然柑果为原料可制成沉香柑茶；沉香茶还可与茯苓、连翘、甘草、枸杞子、党参等中药制成具有保健作用的茶。

【贮藏】置干燥处。

🔳 山楂叶

【来源】本品为蔷薇科植物山里红或山楂的叶。夏、秋季采收，晒干。

【性味归经】味酸，性平。归肝经。

【功能主治】活血化瘀，理气通脉，化浊降脂。主治胸痹、漆疮、高脂血症、高血压病。

【用法用量】内服：煎汤，3~10g；或泡茶饮。外用：适量，煎汤洗。

【化学成分】山楂叶含槲皮素、金丝桃苷、牡荆素、牡荆素鼠李糖苷、2- 对羟苯甲基苹果酸、盐酸二乙胺、山梨醇。

【药理研究】①预防心肌缺血。②抗血栓。③降血脂。④抗氧化。⑤利尿。

【毒理研究】毒理研究发现山楂叶无明显毒性和致突变作用。

【注意事项】脾胃虚弱及孕妇慎服。

【古籍记载】

①晋代《肘后备急方》记载："茎叶煮汁，洗漆疮。"

②清代《药性考》记载："洗疮脓。"

【现代应用】

①药用。

由山楂叶总黄酮制成的心安胶囊对治疗心绞痛有效，并且对高甘油三酯血症、高胆固醇血症均有治疗作用。另有山楂叶制成的山楂黄酮片治疗冠心病、心绞痛。

②食用。

制作山楂叶茶：通过对山楂叶进行蒸青、揉捻、发酵处理制成的山楂叶茶，最大限度地保留了山楂叶中的营养成分，可用于降压、降脂、治疗心脏病、消食化瘀、防衰抗癌。

制作山楂叶啤酒：按普通啤酒生产工艺制备麦芽汁，在麦芽汁发酵结束后排尽酵母，并添加山楂叶提取汁，经过滤得到山楂叶啤酒，该啤酒既保持了原有风味，又富含山楂叶黄酮类物质，具有降血压、降血脂、缓解心绞痛等多种功能。

制作山楂叶保健酒：以小曲或大曲白酒为基酒原料，按重量比加入山楂叶，经山楂叶常温浸泡、热浸、减压蒸馏、调配、陈化、精滤等工序制成。得到的山楂叶保健酒营养性突出，酒体澄清透明，柔和、芳香、优雅、绵爽，口味纯净，质量稳定，为人们提供了新的营养健康型植物保健酒。

制作山楂叶面包：将山楂叶提取物添加到面包中，制得的面包营养成分丰富，口感好，含有大量的山楂叶黄酮，长期食用有助于防止心脑血管疾病。

【不良反应】部分人服用本品可能会引起严重的超敏综合征，导致急性肾功能、肝功能衰竭。

【贮藏】置干燥处。

使君子叶

【来源】本品为使君子科植物使君子的叶。随时可采。

【性味归经】味辛，性平。归脾、胃经。

【功能主治】理气健脾，杀虫解毒。主治脘腹胀满、小儿疳积、虫积、疮疖溃疡。

【用法用量】内服：煎汤，3~10g。外用：适量，捣烂敷；或捣汁涂；或煎汤洗。

【化学成分】使君子叶中含有挥发油，主要为烃类和脂肪酸类化合物，占挥发油总量的 68.04%。叶中分离到 N- 甲基烟酸内盐即 L 脯氨酸，L- 天冬酰胺和使君子酸钾等成分。干叶中含总黄酮 4.08%。

【药理研究】抗氧化。

【毒理研究】毒理研究发现使君子叶有小毒。

【注意事项】使君子叶有小毒，不宜过量使用。

【书籍记载】

①清代《生草药性备要》记载："治小儿疳积，杀虫，消五疳，开胃。"

②《台湾药用植物志》记载："叶为煎剂治腹部胃胀气。叶汁用为疖及溃疡之洗涤剂。"

③《北海民间常用中草药手册》记载使君子治郁热肚痛："使君子叶、番桃叶各适量，与米汤炒后煎服。"

【贮藏】置干燥处。

莱菔叶

【来源】本品为十字花科植物莱菔的基生叶。冬季或早春采收，风干或晒干。

【性味归经】味辛、苦，性平。归脾、胃、肺经。

【功能主治】消食理气，利咽，消肿。主治食积气滞、脘腹痞满、呃逆、吐酸、泄泻；痢疾、咳痰、音哑、咽喉肿痛、妇女乳房肿痛、乳汁不通、损伤瘀肿。

【用法用量】内服：煎汤，10~15g；研末或鲜叶捣汁。外用：适量，鲜叶捣敷；或干叶研末调敷。

【化学成分】莱菔叶主要成分有叶黄素及挥发油（油中含 α、β－己烯醛及 β、γ－己烯醇）。

【药理研究】抗氧化。

【注意事项】气虚者慎服。

【书籍记载】

①唐代《食经》记载莱菔叶："消食和中。"

②清代《本草再新》记载："化痰止咳，消食理气。"

③清代《随息居饮食谱》记载："凡一切喉症，时行瘟疫，斑疹疟痢，水土不服，饮食停滞，痞满疳癖，胀泻，脚气，痧毒诸病，洗尽脓，煎服之。"

④《饮片新参》记载："生津利气，化湿，和肠腑，治泻利，开胃。"

⑤明代《滇南本草》记载："性温，味甘，入脾、胃二经。白萝卜秆叶，治脾胃不和，宿食不消，胸膈膨胀，噎膈，打呃，呕吐酸水，赤白痢疾，妇人乳结、乳肿，经闭。"

【现代应用】

①药用。

莱菔叶可用来治疗的消化系统的疾病，如消化不良、腹胀、恶心、呕吐、打嗝、吐酸水、胃痛、腹泻、痢疾。此外，莱菔叶也可用于治疗肿痛、咳嗽、声音嘶哑及妇女乳汁不通。

②食用。

煮莱菔叶汤：莱菔叶加盐和油作汤，可健胃消食，防治肠炎、痢疾。

作茶饮：干莱菔叶与水同煎，代茶频饮，可治疗伤食积滞见腹痛肠鸣、不思饮食者。

【贮藏】置干燥阴凉处。

三七叶

【来源】本品为五加科植物三七的叶。夏、秋季采收，鲜用或晒干。

【性味归经】味辛，性温。

【功能主治】散瘀止血，消肿定痛。主治吐血、衄血、便血、外伤出血、跌仆肿痛，痈肿疮毒等。

【用法用量】内服：煎汤，3~10g；或入丸、散；或冲泡代茶。外用：适量，研末撒或调敷。

【化学成分】三七叶含有多种化学成分，主要包括黄酮类与皂苷类，如三七皂苷 R1、人参皂苷 Rg1、人参皂苷 Rb1 总含量 3.20%~4.25%。

【药理研究】①镇痛。②抗心律失常。③抗炎。④抗衰老。⑤降血脂。⑥抗抑郁。

【毒理研究】毒理研究发现三七叶无明显毒性作用。

【古籍记载】

①明代《本草纲目》记载："治折伤跌仆出血，敷之即止，青肿经夜即散。余功同根。"

②清代《生草药性备要》记载："治跌打，消瘀散血，敷毒疮，治痰火，又能止血。"

【现代应用】

食用。

制三七叶茶：三七叶作茶饮，具有止血、消肿、止痛之功效。

制作三七叶气泡水：三七叶气泡水饮料色泽明亮，口感爽口，且质量符合国家标准，是一款健康、富有营养的创新型饮料。

制作三七叶有机醋：三七叶有机醋以三七叶与红糖为原料，通过酒精与醋酸发酵而成，成品含淡淡的三七叶香，酸度适口，营养丰富。

制作三七含片：以干三七叶为原料，经粉碎、发酵、提取等工序后再添加一些其他配料，可制成三七含片。

制作三七叶蜂蜜龟苓膏：以三七叶、龟苓膏粉和蜂蜜为原料，可制作出一款口感佳、稳定性好且具有独特的三七叶风味和蜂蜜香气的三七叶蜂蜜龟苓膏。

【贮藏】置干燥处。

苦楝叶

【来源】本品为楝科植物楝和川楝的叶。全年均可采收，鲜用或晒干。

【性味归经】味苦，性寒。有毒。

【功能主治】清热燥湿，杀虫止痒，行气止痛。主治湿疹瘙痒、疥癣、蛇虫咬伤、滴虫性阴道炎、疝气疼痛、跌仆肿痛。

【用法用量】内服：煎汤，5~10g。外用：适量，煎水洗、捣敷或绞汁涂。

【化学成分】苦楝叶含芸香苷、黑麦草内酯、川楝子苷及植醇等。

【药理研究】①抗菌。②免疫调节。

【书籍记载】

①明代《医学入门》记载："皮、叶治游风疹疮癫，小儿壮热，煎汤浸洗。"

②明代《急救良方》记载苦楝叶治疝气走入肾囊痛："苦楝树叶，碎切。临发时，酒煎下。"

③明代《本草纲目》记载："疝入囊痛，临发时煎酒饮。"

④《广东中药》记载："治跌打肿痛，止刀伤出血。"

⑤《岭南草药志》记载苦楝叶治疟疾："苦楝树叶、亚婆子叶各9g。清水煎服，不拘时。孕妇禁用。"

【现代应用】

①药用。

苦楝叶常用来治疗化脓性皮肤病，用药后可见创面干燥，红晕消退，瘙痒显著减轻。

②其他。

防治虫害：苦楝叶成分苦楝素有杀灭蚜虫的作用，可用于制作农药代用品。

【贮藏】置干燥处。

花椒叶

【来源】本品为芸香科植物花椒或青椒的叶。全年均可采收，鲜用或晒干。

【主要产地】花椒叶：产于四川、陕西、山东、河北等地。

青椒叶：产于东北、江苏及广东等地。

【性味归经】味辛，性热。归脾、胃、大肠经。

【功能主治】温中散寒,燥湿健脾,杀虫解毒。主治奔豚、寒积、霍乱转筋、脱肛、脚气、风弦烂眼、漆疮、疥疮、毒蛇咬伤。

【用法用量】内服：煎汤，3~9g。外用：适量，煎汤洗浴，或鲜叶捣敷。

【化学成分】花椒叶含有多种成分,主要有挥发油、酰胺、糖类、黄酮类、多酚等。

【药理研究】①抗菌。②抗氧化。

【书籍记载】

①晋代《肘后备急方》记载花椒叶治蛇毒:"以闭口椒并叶,捣敷之。"

②五代《日华子本草》记载:"治奔豚、伏梁气及内外肾着并霍乱转筋。和艾及葱研,以醋汤拌罨并得。"

③明代《本草纲目》记载:"杀虫,洗脚气及漆疮。"

④清代《医林纂要》记载:"合松叶、金银花煎浴疥疮、血疮。"

⑤清代《本草求原》记载:"敷寒湿脚肿,风弦烂眼。"

⑥《江苏省植物药材志》记载:"芳香健胃。"

⑦《湖南药物志》记载花椒叶治脱肛:"花椒叶、土茯苓叶。捣烂,香油调。"

【现代应用】

①药用。

花椒叶外用有清洁创面、促进血液循环、杀菌的作用,可用花椒叶煎汤外敷治疗烧伤。

②食用。

调味:可以花椒叶为原料制成花椒叶复合调味料,该调味料呈棕绿色,椒麻香气浓郁,口感风味佳。

制花椒叶茶:近来有以新鲜花椒叶为原料研制的一款富含营养、风味独特的新型药茶,该茶汤色嫩绿明亮、滋味醇厚鲜爽,具有花椒清香,口感极佳。

制作椒盐曲奇饼干:将四川汉源花椒叶加入曲奇饼干中,花椒叶的椒麻味可赋予曲奇饼干独特的风味。

制作花椒叶口服液：花椒叶具有抗氧化活性，近来研究显示花椒叶可制成保健功能饮品。

③其他。

制作花椒叶沐浴液：研究发现，将花椒叶提取物用于制作沐浴液，基本不会影响沐浴液产品的理化指标和性能，对治疗皮疹具有明显的止痒效果。

【贮藏】置干燥处。

泽泻叶

【来源】本品为泽泻科植物泽泻的叶。夏季采收，晒干或鲜用。

【性味归经】味微咸，性平。

【功能主治】益肾，止咳，通脉，下乳。主治虚劳、咳喘、乳汁不下、疮肿。

【用法用量】内服：煎汤，15~30g。外用：适量，捣敷。

【化学成分】泽泻叶含维生素 C 及矿物元素锰、钙。此外，泽泻叶中还含三萜类成分。

【药理研究】调节肠道菌群。

【书籍记载】

①西汉《名医别录》记载："味咸，无毒。主大风，乳汁不出，产难，强阴气，久服轻身。"

②五代《日华子本草》记载："壮水脏，下乳，通血脉。"

③清代《圣济总录》记载泽泻叶治虚劳："生泽泻花叶（切）五两。以水三升，煮至一升半，去滓，下羊肚、葱、豉等于汁中，煮羹香熟，任意食之。"

【贮藏】置干燥处。

芡实茎

【来源】本品为睡莲科植物芡的花茎。

【性味归经】味甘、咸，性平。归心、脾、胃经。

【功能主治】清虚热，生津液。主治虚热烦渴、口干咽燥。

【用法用量】内服：煎汤，15~30g。

【化学成分】芡实茎主要含多糖类成分。

【药理研究】①抗氧化、延缓衰老。②抗炎、抑菌。③皮肤组织修复。

【古籍记载】

①明代《本草纲目》记载："咸甘，平，无毒。"

②明代《滇南本草》记载："止渴，除虚热。"

③明代《本草纲目》记载："鸡头菜即役菜（芡茎也），止烦渴，除虚热，生熟皆宜。"

【现代应用】芡实茎含有丰富的植物多糖，可作为化妆品的保湿剂。

月季叶

【来源】本品为蔷薇科植物月季的干燥叶。春至秋季，枝叶茂盛时采叶，鲜用或晒干。

【性味归经】味微苦，性平。归肝经。

【功能主治】活血消肿，解毒止血。主治疮疡肿毒、瘰疬、跌仆损伤、腰膝肿痛、外伤出血。

【用法用量】内服：煎汤，3~9g。外用：适量，嫩叶捣敷。

【化学成分】月季花叶的主要成分为总黄酮（芦丁、槲皮素）。

【药理研究】①抗氧化。②抗菌、抗病毒。③抗肿瘤。

【毒理研究】月季花叶无明显毒性和致突变作用。

【注意事项】孕妇慎用。此外，对月季花叶过敏者也需禁用。

【书籍记载】

①《青岛中草药手册》记载："治筋骨疼痛，脚膝肿痛，跌仆损伤。"

②《中草药学》记载："治淋巴结核。"

③《安徽中草药》记载："治热疖肿毒，月季叶、垂盆草各适量，捣烂敷患处，干则更换。"

④《全国中草药汇编》记载："活血散毒消肿。"

【现代应用】适量鲜嫩月季花叶捣烂敷患处，可治疗腰膝肿痛。

【贮藏】晒干后置通风干燥处。

甜叶菊叶

【来源】本品为菊科植物甜叶菊的干燥叶。春、夏、秋季均可采收，除去茎枝，摘取叶片，鲜用或晒干。

【性味归经】味甘，性平。归胃、肺经。

【功能主治】清热利湿、生津止渴、养阴潜阳。主治消渴、头晕、糖尿病、高血压、肥胖及肝阳上亢引起的眩晕等。

【用法用量】内服：煎汤，3～12g。

【化学成分】本品叶含蛇菊苷，又稀斯替维亚苷，甜叶菊苷A、B、C、D、E，甜叶菊素A、B、C、D、E、F、G、H，卫矛醇苷A、B，还含蛇菊醇及其糖苷。此外，还含甾醇类等。

【药理研究】①抗氧化。②调节脂质代谢。③解毒。④降血糖。

⑤提高免疫力。⑥抑菌。⑦降脂。

【毒理研究】毒理研究发现甜叶菊叶无明显毒性和致突变作用。

【注意事项】脾胃虚寒者需要慎用。此外，对甜叶菊叶过敏者也需禁用。

【现代应用】

①药用。

制健儿乐冲剂：功能主治为清热平肝，清心除烦，健脾消食，用于儿童烦躁不安，夜惊夜啼，夜眠不宁，消化不良。

制增抗宁片：功能主治为益气健脾，养阴生津，清热，并能提高机体免疫能力。用于化疗、放疗以及不明原因引起的白细胞减少症，青春型痤疮，亦可用于慢性迁延性肝炎的治疗。

制龙燕补肾酒：功能主治为补肝益肾，除湿助阳，温脾助胃，益精填髓。用于肾虚阳痿，性功能减退等证。

制增抗宁口服液：功能主治为益气健脾，养阴生津，清热，并能提高机体免疫力。用于化疗、放疗以及不明原因引起的白细胞减少症，青春型痤疮，亦可用于慢性肝炎的治疗。

②食用。

甜叶菊叶茶：甜叶菊叶冲开水泡饮，不仅清甜可口，还可以预防高血压、糖尿病，民间亦有将甜叶菊叶作为保健茶饮用的习惯。

无糖牛奶小方：现代有将甜叶菊叶做成无糖牛奶小方的辅料，口感独特、营养丰富、软糯可口、香甜十足。

无糖松露巧克力：将甜叶菊代替蔗糖制作成甜叶菊松露巧克力，清新不甜腻、入口即化，且甜叶菊有降脂的作用，大大降低了长胖的风险，满足了爱吃甜食又怕变胖的客户的心理。

甜菊大麦茶：将大麦和甜叶菊叶一起制作成茶，既有大麦的清香，又有甜叶菊的香甜，香味浓郁、营养丰富。

菊花叶

【来源】本品为菊科菊属植物菊的干燥叶。初秋采摘，除去杂质，晒干或鲜用。

【性味归经】味辛、甘，性平。归肝经。

【功能主治】清肝明目，解毒消肿。主治头风、目眩、疔疮、痈肿。

【用法用量】内服：煎汤 6 ~ 15g；或捣汁。外用：适量，捣敷。

【化学成分】菊花叶中含有挥发油、黄酮类、酚酸类、多糖类成分。黄酮类化合物是菊花叶乙醇提取液中含量较多的有效成分。菊花叶含多种游离氨基酸。

【药理研究】①抗氧化。②抗菌。

【注意事项】对菊花叶过敏者需禁用。

【古籍记载】

①唐代《食疗本草》记载："主头风、目眩、泪出、去烦热、利五脏。"

②五代《日华子本草》记载："明目。"

【现代应用】

①药用。

可用连翘叶配合其他药物，治疗口腔溃疡，或配合马齿苋加食盐捣成药糜外敷治疗皮肤感染。鲜菊花叶加醋捣烂外敷可治疗腮腺炎，或配合鲜蒲公英捣烂成汁外敷治疗乳腺炎。

②食用。

现代有将菊花叶用作烧汤或炒菜，食之清凉爽口，具有清热、开胃、降压等功效。

【贮藏】置阴凉通风干燥处。

女贞子叶

【来源】本品为木犀科植物女贞的叶片，全年可采。

【性味归经】味苦，性凉。

【功能主治】祛风，明目，消肿，止痛。主治头目昏痛、风热赤眼、疮肿溃烂、烫伤、口腔炎。

【用法用量】内服：煎汤，10~15g。外用：适量，捣敷；或绞汁含漱；熬膏涂或点眼。

【化学成分】女贞叶中含有丁香苷、甘露醇、熊果酸、2α-羟基熊果酸、19α-羟基熊果酸等。

【药理研究】①保护心血管。②镇咳。③抗菌。

【毒理研究】急性毒性实验提示女贞子叶具有较高的安全性和耐受性。

【书籍记载】

①明代《本草纲目》记载："除风散血，消肿定痛。治头目昏痛，诸恶疮肿，疡疮溃烂，久者以水煮，乘热贴之，频频换易，米醋煮亦可。口舌生疮，舌肿胀出，捣汁含浸吐涎。"

②宋代《贵州民间方药集》记载："外敷止因伤出血，消炎消肿，治汤火伤。内服可止咳嗽，止吐血。"

③宋代《海上方》记载："治赤眼，以新砖二片，冬青叶五斗，捣自然汁，浸砖数日，令透取出，掘地坑架砖于内，四下空，覆

之日久，候砖上粉霜起，取霜，入脑子少许，无亦得，点眼大妙。"

④《简便单方》记载女贞子叶治风热赤眼："雅州黄连二两，冬青叶四两。水浸三日夜，熬成膏，收点眼。"

⑤《湖南药物志》记载女贞子叶治火烫伤："女贞叶、酸枣树皮，金樱子树皮。麻油熬成膏，搽患处。"

⑥《浙江民间常用草药》记载女贞子叶治口腔炎、牙周炎："女贞鲜叶捣汁含漱。"

【现代应用】

药用。

口腔炎：用鲜女贞子叶 20g 与胡桃壳 8~10g 煮水代茶饮治疗复发性口疮。每日一剂，口疮局部可辅以蜂蜜搽护。民间常用鲜女贞子叶咀嚼慢咽的方法治疗口腔溃疡。

高脂血症：用乙醇从女贞子叶中提取有效成分，制成泰脂安胶囊，是我国批准的二类新药，主要用于肝肾阴虚、阴虚阳亢证所致的原发性高脂血症、菌痢、气管炎、烧烫伤及风热赤眼。新鲜女贞子叶浓煎液可治疗急性菌痢、慢性气管炎、小儿肺热、呼吸道感染等。可将女贞子叶放入麻油中煎，待叶枯后去叶，加黄蜡熔化收膏，外敷损伤处，治疗烧烫伤及放射性损伤。

【贮藏】置阴凉通风干燥处。

土人参叶

【来源】本品为马齿苋科植物栌兰的叶。夏、秋二季采收，洗净，鲜用或晒干。

【性味归经】味微甘，性平。

【功能主治】通乳汁，消肿毒。

【用法用量】内服：煎汤，15～30g。外用：适量，捣敷。

【化学成分】土人参鲜嫩茎叶的水分达91.5％，还含有维生素C、α－胡萝卜素、β－胡萝卜素、烟碱酸、硒、粗蛋白、粗脂肪、粗纤维、饱和脂肪酸及不饱和脂肪酸、淀粉、可溶性糖等成分。

【药理研究】①抗氧化。②神经营养。③解毒消痈。

【书籍记载】

《中华本草》记载："治乳汁稀少，鲜土人参叶，用油炒当菜食；治痈疮，鲜土人参叶，和红糖捣烂敷患处。"

【现代应用】

①药用。

土人参叶是糖尿病患者的良好食物，有强身之效。用其茎叶捣碎外敷，可去癣消肿，煎液则用来治红眼，内服可减轻精神受挫者的病情。

②食用。

菜用土人参的食用部分为带有成熟叶的嫩梢，其质地细嫩，通常炒吃或作汤菜，也可鲜吃或拌入沙拉中食用。

【贮藏】置阴凉通风干燥处。

芦叶

【来源】本品为禾本科植物芦苇的叶。春、夏、秋均可采收。

【性味归经】味甘，性寒。归肺、胃经。

【功能主治】主治吐泻、吐血、衄血、肺痈、发背。

【用法用量】内服：煎汤，1～2两；或烧存性研末。外用：研末撒。

【化学成分】芦叶中主要含黄酮类化合物,如木犀草酸 -6-C- 双葡萄糖苷、木犀草酸 -5-C- 三葡萄糖苷、木犀草酸 -7-C- 甲氧基 -6-C- 葡萄糖苷、槲皮素 -3-O- 芸香糖苷（芦丁）、木槲皮素 -3-O- 葡萄糖苷、异鼠李素 -3-O- 芸香糖苷等。

【药理研究】①抗衰老。②抗氧化。

【古籍记载】

①明代《本草纲目》记载:"治霍乱呕逆,痈疽。"

②清代《本经逢原》记载:"烧存性,治吐衄诸血。"

③清代《玉楸药解》记载:"清肺止呕。治背疽,肺痈。"

④宋代《太平圣惠方》记载:"治霍乱吐泻,烦渴心躁。芦叶一两（锉）,糯米半两。上药,以水一大盏,入竹茹一分,煎至六分,后入蜜半合,生姜汁半合,煎三两沸,去滓,放温。时时呷之。"

⑤明代《乾坤生意秘韫》记载:"治发背溃烂。陈芦叶为末,以葱、椒汤洗净,敷之。"

【贮藏】置阴凉通风干燥处。

芭蕉叶

【来源】本品为芭蕉科植物芭蕉的叶片,全年可采。

【性味归经】味甘、淡,性寒。归胃、脾、肝经。

【功能主治】清热,利尿,解毒。主治热病、中暑、水肿、脚气、痈肿、烫伤。

【用法用量】内服:煎汤,6~9g ;或烧存性研末,每次 0.5~1g。外用:适量,捣敷;或烧存性研末调敷。

【药理研究】抗炎镇痛。

【毒理研究】2003 年版《贵州省中药材、民族药材质量标准》收载芭蕉根的成人每日用量为 15~30g。

【书籍记载】

①清代《本草再新》记载："治心火作烧，肝热生风，除烦解暑。"

②《现代实用中药》记载："利尿。治脚气，外用消痈肿。"

③《中国药植图鉴》记载："皮及叶，敷蜂、虻刺伤处，可止痛，并有止血作用。"

④《江西草药》记载："性凉，味淡。"

莨菪叶

【来源】本品为茄科植物莨菪的叶片，立夏后采收，晒干。

【性味归经】味苦，性寒。大毒。

【功能主治】镇痛，解痉。主治脘腹疼痛、牙痛、咳嗽气喘。

【用法用量】内服：研末，0.1~0.16g；或混入烟叶中烧烟吸。

【化学成分】莨菪叶含天仙子胺、东莨菪碱及阿托品。

【药理研究】①兴奋中枢。②镇痛。

【注意事项】《内蒙古中草药》："内服慎用，心脏病、心力衰竭者忌用。"

【书籍记载】

①《生药学》记载："镇静，镇痛。用于支气管疾病引起的咳嗽、喘息、齿痛等证。又可为麻醉剂、催眠剂。"

②《中国药植志》记载："为膀胱炎与淋病的镇痛药，与泻药共享，可防止肠绞痛。"

③《东北药植志》记载："治胃痛、神经痛、气喘等。"

④《内蒙古中草药》记载："镇痛，解痉，止泻，治气管炎、咳嗽、气喘。"

【贮藏】置阴凉通风处。

曼陀罗叶

【来源】本品为茄科植物白曼陀罗或毛曼陀罗等的叶。7~8月间采收，晒干或烘干。

【性味归经】味苦、辛，性温。有毒。归肺、肝经。

【功能主治】镇咳平喘，止痛拔脓。主治喘咳、痹痛、脚气、脱肛、痈疽疮疖。

【用法用量】内服：煎汤，0.3~0.6g；或浸酒。外用：适量，煎水洗；或捣汁涂。

【化学成分】白曼陀罗叶含总生物碱，其主要含天仙子碱、天仙子胺和阿托品。

【毒理研究】曼陀罗全草有毒，刺激肉芽生长果实和种子毒性最大，嫩叶次之，干叶的毒性比鲜叶小。其有毒成分为东莨菪碱、莨菪碱、阿托品等生物碱成分，可使中枢神经先兴奋后抑制，阻断乙酰胆碱反应。

【注意事项】脾虚泄泻者需慎用，对连翘叶过敏者禁用。

【古籍记载】

①《现代实用中药》记载："叶之浸剂，对痉挛性咳嗽、喘息、慢性支气管炎咳嗽有效。"

②《中药新编》记载："治疝痛、胃酸过多、肝脏痛、鼓胀、肺胀夜汗、妇人痛经。"

③《民间常用草药汇编》记载："煎汤洗，治诸风、寒湿、脚

气、脱肛、镇痛。"

【现代应用】

药用。

治疗慢性支气管炎：曼陀罗叶对瘘孔有吸脓和刺激肉芽生长的作用。法取曼陀罗叶用冷开水洗净，在叶上用针钻出多数小孔，置叶于消毒碗内，用煮沸米汤冲泡后备用。按外科常规消毒创口，依瘘孔情况贴上经上述处理的曼陀罗叶，若要求多吸脓者，取叶之背面（叶脉隆突面）接触创口；要求多长肉芽者，则取叶之正面（细致面）接触创口，然后盖上纱布，每天换药 1~2 次。

薏苡叶

【来源】本品为禾本科植物薏苡的叶，夏、秋采取。

【功能主治】温中散寒，补益气血。主治胃寒疼痛、气血虚弱。

【用法用量】内服：煎汤，15~30g。外用：适量，煎汤洗。

【化学成分】薏苡叶中含有黄酮类、酚类、香豆素类、挥发油、植物甾醇、糖类、苷类、鞣质、有机酸、生物碱等化学成分。

【药理研究】①抗氧化。②抗疲劳。③抗肿瘤。

【古籍记载】

①宋代《本草图经》记载："为饮香，益中空膈。"

②宋代《琐碎录》记载："暑月煎饮，暖胃，益气血。"

【现代应用】

食用。

薏苡可作为日常生活中经常食用的天然谷物。

【贮藏】置阴凉通风干燥处。

藜芦茎叶

【来源】本品为百合科植物藜芦、牯岭藜芦、毛穗藜芦、兴安藜芦及毛叶藜芦的根及根茎。5~6月未抽花葶前采挖，除去叶，晒干或烘干。

【性味归经】味苦、辛，性寒。有毒。归肺、胃、肝经。

【功能主治】涌吐风痰，杀虫。主治中风痰壅、癫痫、疟疾、疥癣、恶疮。

【用法用量】内服：入丸、散，0.3~0.6g。外用：适量，研末，油或水调涂。

【化学成分】藜芦根茎含去乙酰基原藜芦碱A、原藜芦碱A、藜芦马林碱、双去乙酰基原藜芦碱A、藜芦嗪、新计布定碱、芥芬胺等。

【药理研究】①降压。②杀虫。③催吐祛痰。

【毒理研究】成人口服藜芦须根70mg即发生中毒。藜芦中毒，可出现恶心、呕吐，若抑制心肌的兴奋传导，可出现传导阻滞。藜芦煎剂小鼠灌胃的半数致死量为1.78g/kg。

【注意事项】体虚气弱及孕妇忌服。

【古籍记载】

①梁代《本草经集注》记载："黄连为之使；反细辛、芍药、五参，恶大黄。"

②明代《本草纲目》记载："畏葱白。服之吐不止，饮葱汤即止。"

③清代《本草从新》记载："服之令人烦闷吐逆，大损津液，虚者慎。"

【现代应用】

药用。

治疗疟疾：取天目藜芦3根(1寸长)，插入鸡蛋(1个)内烧熟。去药吃蛋。于发作前1~2小时服。忌鱼腥；孕妇及溃疡病患者忌服。

治疗骨折：能促进骨折愈合，从而缩短治愈时间，尤以治疗股骨干骨折效果佳，平均临床愈合日期为37天。但愈合时间长短与骨折类型及手法复位技术有明显关系。研究表明，应用藜芦治疗骨折，需在骨折两断端血运良好的条件下才能充分发挥其作用。

柏树叶

【来源】本品为柏科植物柏木的枝叶。全年可采，剪取枝叶，阴干。

【性味归经】味苦、涩，性平。

【功能主治】凉血止血，敛疮生肌。主治吐血、血痢、痔疮、癞疮、烫伤、刀伤、毒蛇咬伤。

【用法用量】内服：煎汤，9~15g；或研末。外用：捣敷或研末调敷。

【化学成分】柏树叶含穗花杉双黄酮、单甲基穗花杉双黄酮、扁柏双黄酮、柏木双黄酮及其衍生物。

【书籍记载】

①清代《分类草药性》记载："和血。治肠风痔肿、痢疾、吐血；兼涂小儿肥疮。"

②《重庆草药》记载："止血生肌，治刀伤。"

③《广西药植名录》记载："治咳血，心气痛，筋缩症。"

【现代应用】

药用。

治吐血：柏树子、柏树叶。打粉，兑酒吃，每次四钱。

治小儿肥疮：柏树嫩叶打粉(或煅打粉)，调油涂(洗净后涂)。

枣叶

【来源】本品为鼠李科植物枣的叶。春、夏季采收，鲜用或晒干。

【性味归经】味甘，性温。

【功能主治】清热解毒。主治小儿发热、疮疖、热痱、烂脚、烫火伤。

【用法用量】内服：煎汤，3~10g。外用：适量，煎水洗。

【化学成分】叶主要成分是黄酮类物质。

【药理研究】①保肝。②降糖。

【古籍记载】

①西汉《名医别录》记载："揩热痱疮。"

②五代《日华子本草》记载："治小儿壮热，煎汤浴。和葛粉痱子佳及治热瘤。"

③清代《本草求原》记载："洗疳、痔、疔、烂脚、结毒。枝熬膏消毒。"

④明代《本草纲目》记载："甘，温，微毒。"

【现代应用】枣叶提取物具有杀灭幼虫、抗氧化以及镇静、助睡眠的作用。

【贮藏】置阴凉通风处。

皂荚叶

【来源】本品为豆科植物皂荚的叶。

【性味归经】味辛，性温。归肺经。

【功能主治】祛风解毒，生发。主治风热疮癣、毛发不生。

【用法用量】外用：10~20g，煎水洗。

【化学成分】皂荚叶含木犀草素 –7– 葡萄糖苷、异槲皮苷、牡荆素、异牡荆素、荭草素、异荭草素等黄酮苷类成分，以及少量生物碱三刺皂荚碱。

【古籍记载】

明代《本草纲目》记载："皂树高大，叶如槐叶，瘦长而尖。枝间多刺，夏开细黄花，结实有三种：一种小如猪牙；一种长而肥厚，多脂而黏；一种长而瘦薄，枯燥不黏。"

杏枝

【来源】本品为蔷薇科植物杏或山杏以及西伯利亚杏的树枝。

【性味归经】味辛，性平。归肝经。

【功能主治】活血散瘀。主治跌仆损伤、瘀血阻络。

【用法用量】内服：煎汤，30~90g。

【化学成分】野杏的细枝主要成分为酚类、醛类、酸类和酮类，还有少量的醇类、呋喃衍生物和酯类等。

【古籍记载】

宋代《本草图经》记载："主堕伤。"

【现代应用】杏树枝木醋液具有良好的抑菌能力，杏树枝木醋液可作为植物源抑菌剂。

柏枝节

【来源】本品为柏科植物侧柏的树枝。

【性味归经】味苦、辛,性温。

【功能主治】祛风除湿,解毒疗疮。主治风寒湿痹、历节风、霍乱转筋、牙齿肿痛、恶疮、疥癫。

【用法用量】内服:研末,3~6g。外用:适量,捣敷;或研末调敷;或煎水洗。

【化学成分】本品含挥发油、黄酮类、鞣质、树脂、维生素C等。

【古籍记载】

唐代《唐本草》记载:"煮以酿酒,主风痹历节风。"

【现代应用】

作动物饲料。

兔子饲料:家兔喂柏枝节比喂萝卜增重快、耗料少、费用低、成活率高。

【贮藏】剪取树枝,置通风处风干用。

棕树心

【来源】本品为棕榈科植物棕榈的心材。年均可采收,除去茎皮,取木质部,切段晒干。

【性味归经】味苦、涩,性平。归心、脾经。

【功能主治】养心安神,收敛止血。主治心悸、头昏、崩漏、脱肛、子宫脱垂。

【用法用量】内服:煎汤,10~15g;或研末。外用:捣敷。

【化学成分】棕树心含胡萝卜苷、对羟基苯甲酸、儿茶酚、β-

谷甾醇等成分。

【药理研究】①抗癌。②治疗神经衰弱。

【书籍记载】

①《贵州民间方药集》记载："为强壮剂。治心悸，头昏。"

②《云南中草药》记载："清热，止血，消肿。主治崩漏。"

③《广西民族药简编》记载："茎髓，水煎服，治肝炎，脱肛，子宫脱垂；捣烂调食盐少许用棕叶包裹，煨热敷小腹，治难产或胞衣不下(瑶族)。"

④《江西草药》记载："治崩漏，棕榈茎（去皮取心）一斤，麦粉一斤，甜酒一斤。和匀制成饼，每服一两，每日二至三次。"

【现代应用】

食用。

制棕树心饼：配方为棕榈茎（去皮取心）500g，小麦面粉500g，甜酒500g。制作方法：将上3味和匀制成饼蒸熟，每服30g，日服2~3次。本品具有祛风、清热、止血之功效。主治崩漏。

【贮藏】置阴凉通风干燥处。

漆木树心

【来源】本品为漆树科植物漆树的心材。全年均可采，将木材砍碎，晒干备用。

【性味归经】味辛，性温。有小毒。归肝、胃经。

【功能主治】行气活血止痛。主治胸胁胀痛、脘腹气痛。

【用法用量】内服，煎汤，3~5g。

【化学成分】漆木树心含有多种化学成分，包括黄酮类、酚类及没食子酸类化合物。

【药理研究】①抗氧化活性和抑菌。②抗癌。③治疗类风湿关节炎。④保护血管以及抑制过氧化脂质形成。

【贮藏】置阴凉通风干燥处。

菝葜叶

【来源】本品为百合科植物菝葜的叶。夏、秋季采收，鲜用或晒干。

【性味归经】味甘，性平。

【功能主治】祛风利湿解毒。主治风肿、疮疖、肿毒、臁疮、烧烫伤、蜈蚣咬伤。

【用法用量】内服：煎汤，15~30g；或浸酒。外用：适量，捣敷，研末调敷；或煎水洗。

【药理研究】①镇痛。②抗炎。③治疗烫伤。④抗氧化。

【书籍记载】

①宋代《履巉岩本草》记载："治诸般恶毒，疮疖肿毒，金刚藤（菝葜），每用一叶，贴疮上，候清水出为度，未瘥再用。"

②《全国中草药汇编》记载："治烧烫伤，新鲜菝葜叶烤干（不要烤焦），碾成80~100号粉末。用时加麻油调成糊状，每日涂患处1~2次。"

③《湖南药物志》记载："治子宫脱垂，菝葜根30g，水煎服，每日服2次；另用菝葜叶捣烂，煎水，加面粉，桐油（或香油）洗阴部，每日服2次。"

④宋代《本草图经》记载："酿酒，治风毒，脚弱，痹满上气。"

⑤五代《日华子本草》记载："治风脚，止痛，仆损，恶疮，

以盐涂敷。"

⑥《广西本草选编》记载："治糖尿病，鲜菝葜叶 30~60g，水煎作茶饮。"

【贮藏】贮干燥容器内，置通风干燥处。

辣椒茎

【来源】本品为茄科植物辣椒的茎。9~10 月将倒苗前采收，切段，晒干。

【性味归经】味辛、甘，性热。

【功能主治】散寒除湿，活血化瘀。主治风湿冷痛。

【用法用量】外用：煎水洗。

【书籍记载】

①《重庆草药》记载："除寒湿，逐冷痹，散瘀血凝滞。治风湿冷痛，冻疮。"

②《福建药物志》记载："祛风行气，温中散寒。"

【现代应用】

食用。

动物饲料：其主要原料为辣椒茎叶，经多阶段发酵制得，制得的饲料既可以基本满足饲喂动物的蛋白质需要，又可以改善动物肠道健康、提高动物免疫力。

【贮藏】干燥阴凉处储存。

金钱松叶

【来源】本品为松科植物金钱松的枝叶。四季均可采，随采随用。

【性味归经】味苦，性微温。

【功能主治】祛风，利湿，止痒。主治风湿痹痛，湿疹瘙痒。

【用法用量】外用：捣敷；或煎水洗。

【化学成分】金钱松叶主要含 α-蒎烯(31.72%)、石竹烯(18.57%)、β-瑟林烯(6.16%)、α-衣兰油烯(5.71%)、β-榄香烯(5.64%)、α-愈创木烯(5.28%)、β-桉叶烯(3.36%)等。

【药理研究】①抗真菌。②驱虫。③杀虫。④除螨。

【书籍记载】

《安徽中草药》记载："治风湿性关节痛，鲜金钱松叶、鲜山鸡椒叶等量，红糖少许，捣烂涂布上，微火烘热敷患处，冷则加温，干则更换；治湿疹作痒，金钱松叶煎浓汁，温洗患处。"

【现代应用】

食用。

制作松叶酒：松叶 500g，米酒 3000mL。将松叶去除杂质，用凉开水快速淘洗，滤干，切碎，与米酒同在砂锅中煮，取药酒1500L，瓶装备用。上述所得药酒，在 24 小时内服完。具有祛风、除湿、止痒的功效。用于治疗风疹，久治不愈者。

【贮藏】干燥阴凉处贮藏。

山慈姑叶

【来源】本品为兰科杜鹃兰属植物杜鹃兰或独蒜兰属植物独蒜兰的叶。

【性味归经】味苦，性凉。归肝、心经。

【功能主治】清热解毒。主治痈疽肿毒。

【用法用量】外用：适量，捣敷。

【化学成分】有研究发现山慈菇的鳞茎、种子、球茎、叶及茎中含有秋水仙碱等多种生物碱。

【药理研究】①治疗不稳定型心绞痛合并急性痛风。②秋水仙碱对高尿酸血症型急性心肌梗死患者有心肌保护作用。③抗肿瘤。④抗纤维化。

【毒理研究】目前认为急性口服秋水仙碱中毒的典型临床症状可以分为三个阶段。第一阶段(10～24 小时)以消化道症状为主，表现为频繁恶心、呕吐、腹痛、腹泻、厌食等，并由此引起水电解质及酸碱平衡紊乱，外周血白细胞增高。重度中毒患者进入第二阶段(2～7 天)表现为骨髓增生障碍、白细胞及血小板减少、心律失常、循环衰竭、呼吸障碍、低氧血症、肺水肿、急性呼吸窘迫综合征、少尿性肾功能衰竭、横纹肌溶解、代谢性酸中毒、水电解质紊乱、意识改变、惊厥、周围神经病变及麻痹等，多数患者死于多脏器功能衰竭；第三阶段仅见于恢复期的病人，主要表现为白细胞再次升高及脱发，部分病人可能与使用粒细胞集落刺激因子有关。

【古籍记载】

①明代《本草纲目》记载："除乳痈、便毒。"

②清代《经验方》记载："治疮肿,取（山慈菇）茎叶捣为膏,入蜜、贴疮口上。候清血出，效。"

【贮藏】干燥阴凉处贮藏。

杜仲叶

【来源】本品为杜仲科植物杜仲的嫩叶。春季嫩叶初生时采摘,鲜用或晒干。

【性味归经】味甘，性平。

【功能主治】补虚生津，解毒，止血。主治身体虚弱、口渴、脚气、痔疮肿痛、便血。

【用法用量】内服；煎汤，3~10g；或研末，1~3g。

【化学成分】杜仲新鲜嫩叶中含 β - 胡萝卜素、维生素 B_2、钙、铁、维生素 C 和维生素 B_1。

【古籍记载】

①宋代《本草图经》记载："主风毒脚气及久积风冷，肠痔下血。亦宜干末作汤。"

②明代《食物本草》记载："治口渴，补虚损。"

【贮藏】贮干燥容器内，置通风干燥处。

罗汉果叶

【来源】本品为葫芦科植物罗汉果的叶。夏季采收，鲜用或晒干。

【性味归经】味苦，性凉。归心经。

【功能主治】解毒，止痒。主治疮毒、痈肿、顽癣、慢性咽炎、慢性支气管炎。

【用法用量】内服：煎汤，6~15g。外用：适量，捣敷或研末醋调敷。

【化学成分】罗汉果叶中含山奈酚 -3，7-O-α-L- 二鼠李糖苷、山奈酚 -3-O-α-L- 鼠李糖苷、阿魏酸、4′ - 甲氧基二氢槲皮素、大黄素、芦荟大黄素、槲皮素、山奈酚、山奈酚 -7-O-α-L- 鼠李糖苷等化学成分。

【药理研究】①抗自由基。②抗氧化。③活血化瘀。④抗疲劳。

【毒理研究】毒理研究发现罗汉果叶无明显毒性和致突变作用。

【注意事项】脾胃虚寒者忌服。

【书籍记载】

①《中药大辞典》记载："治顽癣，罗汉果叶捣烂敷局部。"

②《中药大辞典》记载："治背痈，罗汉果叶、甘子叶、老虎耳。捣烂，煨热敷。"

【现代应用】

食用。

罗汉果叶茶：罗汉果为广西地区的传统特产，是葫芦科罗汉果属植物的成熟果实，广泛用于医药饮料和调味品中。

罗汉果叶饮料：罗汉果叶固体饮料是一种具有抗疲劳生理活性的保健食品，其生产工艺简单，制作方便快捷。

【贮藏】置干燥处。

🔲 巴豆叶

【来源】本品为大戟科植物巴豆的叶。随采随用，或采后晒干用。

【性味归经】味辛，性温。有毒。归三焦、大肠经。

【功能主治】祛风活血，杀虫解毒。主治疟疾、痹证、跌仆损伤、缠腰火丹、疮癣、蛇伤。

【用法用量】内服：研末酒冲；或胶囊装，0.03~0.15g。外用：煎水洗；或鲜品捣敷；或浸酒搽。

【化学成分】巴豆叶中化学成分主要是 α-松油醇、桉树醇、乙酸松油酯、倍半水芹烯等。

【药理研究】抗癌。

【毒理研究】毒理研究发现巴豆叶无明显毒性和致突变作用。

【注意事项】孕妇忌用。

【书籍记载】

①《岭南采药录》记载："治恶疮、痰核、疮癣、疥癞等疾。"

②《南宁市药物志》记载："治蛇伤，理跌打。"

【贮藏】置干燥处。

蝙蝠葛叶

【来源】本品为防己科植物蝙蝠葛的叶。夏、秋季采收，鲜用或晒干。

【功能主治】散结消肿，祛风止痛。主治瘰疬、风湿痹痛。

【用法用量】外用：适量，捣敷，或水煎加酒熏洗。

【化学成分】现代药理研究发现蝙蝠葛叶含有生物碱类、酚类、黄酮或其苷类、甾体、萜类、蒽醌及其苷类、内酯、香豆素及其苷类等化学成分。

【药理研究】①抗氧化。②抗菌。

【书籍记载】《福建药物志》记载："治瘰疬，风湿腰膝痛。"

【贮藏】干燥储存。

冬瓜叶

【来源】本品为葫芦科植物冬瓜的叶。夏季采取，阴干或鲜用。

【性味归经】味苦，性凉。归肺、大肠经。

【功能主治】清热利湿解毒主治消渴、暑湿泻痢、疟疾，疮毒、蜂蜇。

【用法用量】内服：煎汤，9~15g。外用：适量，研敷。

【化学成分】冬瓜叶含有的化学成分主要是黄酮类化学物质，其苷元分别是槲皮素、山奈酚和异鼠李素中的一种或几种。

【药理研究】抗氧化。

【书籍记载】

①五代《日华子本草》记载："治肿毒及蜂叮。"

②明代《本草纲目》记载："主消渴，疟疾寒热；又焙研敷多年恶疮。"

③清代《随息居饮食谱》记载："清暑。治疟、痢、泄泻，止渴。"

④《泉州本草》记载："治消渴不止，冬瓜苗嫩叶水煎代茶饮。"

⑤明代《急救良方》记载："治多年恶疮用冬瓜叶阴干，瓦上焙，研细，掺疮湿处。"

【贮藏】阴干或鲜用，置于干燥阴凉处。

 冬葵叶

【来源】本品为锦葵科植物野葵及冬葵的嫩苗或叶。夏、秋季采收，鲜用。

【性味归经】味甘，性寒。归肺、肝、胆经。

【功能主治】清热，利湿，滑肠，通乳。主治肺热咳嗽、咽喉肿痛、热毒下痢、湿热黄疸、二便不通、乳汁不下、疮疖痈肿、丹毒。

【用法用量】内服：煎汤，10~30g，鲜品可用至60g，或捣汁。外用：适量，捣敷；或研末调敷；或煎水含漱。

【化学成分】冬葵叶中含有较高的营养元素。

【注意事项】脾虚肠滑者忌服，孕妇慎服。

【书籍记载】

①西汉《名医别录》记载："其心伤人。"

②唐代《千金·食治》记载："食生葵菜，令人饮食不化，发宿病。"

③明代《本草汇言》记载："里虚胃寒人，并风疾、宿疾，咸忌之。"

④《儒门事亲》记载："夫老人久病，大便涩滞不通者，可服神功丸、麻仁丸、四生丸则愈矣。时复服葵菜、菠菜、猪羊血，自然通利也。"

⑤宋代《本草衍义》记载："冬葵苗，性滑利，不益人。"

⑥宋代《本草图经》记载："孕妇临产煮叶食之,则胎滑易产。"

⑦宋代《食物本草》记载："除客热，治恶疮，散脓血，女人带下，小儿热毒下痢，丹毒，并宜食之。"

⑧清代《医林纂要》记载："益心，泻肾，滑肠，去结行水，通乳。"

⑨《昆明药植调查报告》记载："治腹胀。"

⑩《贵州民间方药集》记载："全草，治小便不通，全身肿胀，又用以利便缓下，催生，催乳。"

⑪《重庆草药》记载："苗叶,治肺火咳嗽,肺痨,虚咳盗汗。"

【现代应用】

食用。

冬葵叶金盏花茶粉：冬葵叶金盏花茶粉以冬葵叶、金盏花为主要原料，经原料准备、茶糜制备、复合酶处理、调配、均质、脱气、灭菌、真空浓缩、冷冻干燥、整理包装等步骤制作而成。本茶粉将冬葵叶、金盏花蒸汽杀青，去除原料中的苦涩味，将原料采用

174

维生素 C 溶液进行打浆，更加丰富了营养物质，通过复合酶处理，充分保留冬葵叶、金盏花的营养物质，提高了原料的利用率，多次加工不仅改善了成品茶粉的口感，也提升了成品茶粉的品质，使成品茶粉具有清热利湿、降血脂等保健作用。

冬葵叶沙参风味百合小甜饼：冬葵叶沙参风味百合小甜饼以冬葵叶、沙参、百合为原料，同时添加瓦草、崔草，制作出一种冬葵叶沙参风味百合小甜饼。其充分利用冬葵叶、沙参、百合的营养价值，与中药相互配伍，协同增效，具有滋阴润肺、清热解毒的功效。制得的成品酥脆可口、芳香清甜，且保健功能突出，长期食用可明显改善肺热咳嗽、阴虚久咳引起的症状。其制作工艺简单，易于实现，符合人们对健康的需求，可以进行批量生产。

冬葵叶金盏花腐乳：冬葵叶金盏花腐乳以冬葵叶、金盏花、黄豆为主要原料，经过原料预处理、酶处理、调浆、制作豆腐坯、接种、培菌、腌制、灌装、检验储存等步骤制作而成。本方法将原料通过蒸汽杀青处理，能够去除原料带有的青涩味，保留原料的清香味，改善了成品腐乳的口感，增强成品腐乳的品质，通过复合酶处理能够促进原料营养物质的析出，提高了原料的利用率，将原料汁渣分离，并分序使用，进一步提高原料的利用率，丰富了腐乳产品的种类，使冬葵叶金盏花腐乳口感上乘、营养丰富，具有清热利湿，滑肠通便、抗菌消炎、降血脂等保健作用。

冬葵叶金盏花保健茶晶：冬葵叶金盏花保健茶晶，采用冬葵叶为主要原料，辅以金盏花，经蒸青后能够去除原料固有的涩味，改善口感，提升香味；采用微冻干燥、逆流提取、分离浓缩的技术，有效提取原料所含的营养成分，提高原料的利用效率，使成品茶晶不仅具有清热利湿、降血脂等保健功效，香气浓郁，营养价值高。

【贮藏】置于干燥阴凉处。

功劳叶

【来源】本品为冬青科植物枸骨的叶。8~10月采叶，拣去细枝，晒干。

【性味归经】味苦，性凉。归肝、肾经。

【功能主治】清虚热，益肝肾，祛风湿。主治阴虚劳热、咳嗽咯血、头晕目眩、腰膝酸软、风湿痹痛、白癜风。

【用法用量】内服；煎汤，9~15g。外用：适量，捣汁或熬膏涂敷。

【化学成分】现代研究发现功劳叶中含咖啡碱，羽扇豆醇，熊果酸，胡萝卜苷，地榆糖苷Ⅰ和Ⅱ等。

【药理研究】①增加冠脉流量与强心。②避孕及抗生育。③对前列腺环素有较显著的促进释放作用。

【毒理研究】功劳叶的毒性低，用成人临床用量约60倍（每日50g/kg），连续5天，给小鼠灌胃，未见毒性反应。

【注意事项】脾胃虚寒及肾阳不足者慎服。

【古籍记载】

①宋代《本草图经》记载："枸骨木多生江、浙间，木体白似骨，故以名。南人取以旋作合器甚佳。"

②明代《本草纲目》记载："枸骨树如女贞，肌理甚白。叶长二三寸，青翠而厚硬，有五刺角，四时不凋。五月开细白花。结实如女贞及菝葜子，九月熟时，绯红色，皮薄味甘，核有四瓣。人采其木皮熬膏，以粘鸟雀，谓之粘（禾离）。"

③明代《本草经疏》记载："秘方取其叶煮饮，治痰火甚验。

盖痰火未有不因阴虚火炎，上烁乎肺，煎熬津液而成。此药直入足少阴经，补养阴气，则痰火自消，如釜底抽薪之意出。兼能散风毒恶疮。昔有老妓,患杨梅结毒三十年者,有道人教以单服此药,疮愈而颜色转少，皆假其清热凉血之功耳。"

【现代应用】

食用。

芸豆魔芋功劳叶羹：芸豆魔芋功劳叶羹由以下重量份的原料配制而成：魔芋 30~45 份、白砂糖 80~100 份、芸豆 25~35 份、琼脂 35~45 份、功劳叶 40~60 份、苯甲酸钠 0.06~0.08 份。有益效果：滋阴清热，清热补虚。

十大功劳叶酒：十大功劳叶酒由以下重量配比的原材酿造制成：十大功劳叶 4556 份、水 425510 份、益生酵母菌株 0.3 份。上述原材料通过发酵、酿造、蒸馏而成，且发酵温度为 2159℃，发酵时间为 192203 小时。十大功劳叶酒入口绵柔，不上头，同时没有任何添加剂，因此无有害成分，长期饮用有清虚热，燥湿，解毒之功效；也可用于肺痨咳血，骨蒸潮热，头晕耳鸣，腰膝酸软，湿热黄疸，带下，痢疾，风热感冒，目赤肿痛，痈肿疮疡，是一种绿色、生态、环保、健康的新产品，对人体有很好的保健作用。

【贮藏】置通风干燥处。

续随子叶

【来源】本品为戟科植物续随子的叶。随用随采。

【性味归经】苦，微温。归肝经。

【功能主治】祛斑，解毒。主治白癜风、面奸、蝎蜇。

【用法用量】外用：适量，捣敷。

【化学成分】现代研究发现续随子叶中含山奈酚和 H 皮素的
3- 葡萄糖醛酸苷，谷甾醇等。续随子叶的表角质蜡中含有普通
长链的类脂化合物和以同系物系列形式存在的饱和蜡类脂物（量
较大），该同系物系列为烷烃，蜡酯，醛类，醇类，游离的脂肪
酸（53％），另外还含有大量的五环三萜类化合物，占总蜡的
32％。在三萜类化合物中，三萜醇含量最高（17％），三萜酮次
之（13％）和2％的三萜醇酯。

【药理研究】药理作用同千金子。种子的脂肪油所含千金子
甾醇对胃肠黏膜有强烈刺激作用。可产生峻泻，致泻强度为蓖麻
油的 3 倍。绵羊吃了植物续随子可产生胃肠道刺激。山羊吃了植
物续随子分泌的乳汁有一定毒性。有报道，人误服千金子 3 颗，
出现持续腹痛、恶心呕吐，精神不振、嗜睡等毒性反应。续随子
中离析得环氧千金藤醇可能有致癌作用。

【古籍记载】

①五代《日华子本草》记载："叶汁敷白癜、面𪒠（面𪒠，《本
草纲目》引作疮疡）。"

②明代《本草纲目》记载："捣叶敷蝎蜇。"

【贮藏】置通风干燥处。

沙棘叶

【来源】本品为胡颓子科植物中国沙棘、云南沙棘的干燥叶。
秋季果实成熟时采摘，除去杂质，干燥。

【性味归经】味酸、涩，性温。归脾、胃、肺、心经。

【功能主治】健脾消食，止咳祛痰，活血散瘀。主治脾虚食少、
食积腹痛、咳嗽痰多、胸痹心痛、瘀血经闭及跌仆瘀肿。

【用法用量】内服：煎汤，10~30g。

【化学成分】现代研究发现沙棘叶中化学成分主要是黄酮类化合物，其次为萜类、鞣质类和多糖类化合物，其营养成分还包括有机酸类、多酚类、甾类和挥发油、微量元素、氨基酸、维生素等。

【药理研究】①降血糖。②降血脂。③保肾。④抗氧化。⑤抗炎活性和抗肥胖活性。⑥增强免疫和抗凝血。⑦抗癌。⑧抗登革热病毒活性。⑨抑菌。

【毒理研究】有关沙棘叶的毒理学实验表明沙棘叶安全无蓄积性毒害。

【现代应用】

食用。

沙棘叶茶：沙棘叶主要含有黄酮类、粗纤维、多糖类、氨基酸、维生素、微量元素、胡萝卜素、蛋白质、有机酸、叶绿素等活性成分。沙棘叶茶可分为沙棘叶绿茶、沙棘叶红茶、沙棘叶袋茶、沙棘叶拼配茶、沙棘叶普洱茶等，其中市场销售品种主要以沙棘叶红茶为主，具有提神、润肠、降脂、消炎等功效。

沙棘叶白茶复合饮料：沙棘叶资源利用率比沙棘果等其他部位更低，用沙棘叶进行饮料研制提升了沙棘叶植物资源的利用率。沙棘叶因其低咖啡碱的特性，能吸引不耐受咖啡碱消费者群体，同时，沙棘叶白茶有清除自由基、润肠健脾、预防肿瘤等保健功效，可以满足市场需求。

沙棘叶罗汉果复合饮料：沙棘叶与罗汉果均含有黄酮类物质，研究表明，黄酮类具有抗氧化、抑菌消炎、保肝等良好保健效用。

沙棘叶金银花复合茶饮料：本品以沙棘叶与罗汉果、金银花为主要原料，分别制得提取液。茶饮料最佳配方为沙棘叶提取液20％，罗汉果提取液10％，金银花提取液8％，白砂糖10％，柠檬酸0.06％。成品色泽清亮，茶香自然清新，口感清爽。

沙棘叶多糖酸奶：通过对沙棘叶进行热水提取，测定出多糖最佳提取因素，提取多糖。将提取出的多糖用于酸奶发酵中，代替普通酸奶制作时添加的精加工糖，可以有效地节约成本，酿造出带有沙棘特有香味的酸奶。沙棘叶多糖具有抑菌作用，对枯草芽孢杆菌、大肠杆菌和地衣芽孢杆菌、金黄色葡萄球菌有明显的抑制作用，可以抑制酸奶在发酵时受到污染。

【贮藏】置通风干燥处，防霉，防蛀。

姜叶

【来源】本品为姜科植物姜的嫩茎叶或干燥茎叶。夏、秋季采集，除去杂质，切碎，鲜用或晒干。

【性味归经】味辛，性温。归肺经。

【功能主治】活血散结。主治跌损瘀血。

【用法用量】内服：研末，每次1.5g，或捣汁。

【化学成分】生姜叶中含有2.79g/100g的脂肪，蛋白质含量为6.3g/100g，生姜叶中粗纤维含量为10.5g/100g，总糖含量为52.2g/100g，维生素C的含量为2.67mg/100g，生姜叶中果胶含量为52.3mg/100g，灰分含量为11.5g/100g。

【注意事项】需注意连翘叶苦寒，脾虚泄泻者需要慎用，此外对连翘叶过敏者也需禁用。

【古籍记载】

①汉代《金匮要略》记载："食脍多不消，结为癥病，以姜叶汁饮之一升。"

②明代《本草汇言》记载："散水结，杀鱼脍生冷诸积，捣汁和酒饮。"

③晋代《范汪方》记载："治打伤瘀血，姜叶一升，当归三两。为末。温酒服方寸匕，日三。"

【贮藏】置阴凉通风干燥处。

石榴叶

【来源】本品为石榴科植物石榴的叶。夏、秋季采收，洗净，鲜用或晒干。

【性味归经】味酸，涩，性温。归心、大肠经。

【功能主治】收敛止泻，解毒杀虫。主治泄泻、痘风疮、癞疮、跌仆损伤。

【用法用量】水煎：内服，10～30g。

【化学成分】石榴叶含熊果酸，白桦脂酸，谷甾醇，甘露醇，栽培品中不同程度地含无机元素氮、磷、钾、钙、镁等。尚含有多种酚酸类化合物，石榴叶中含量最多的是多酚类物质，而多酚中很大一部分为鞣质物质，含量约为22%。石榴叶所含鞣质包括可水解鞣质、缩合鞣质和复合鞣质，其中以可水解鞣质为主，易被酸、碱、酶等水解，其水解产物主要分为鞣花酸和没食子酸。还存生物碱类化合物如石榴碱等。

【药理研究】①消化调节。石榴叶提取物能够显著降低大鼠胃溃疡的发病率，并且降低胃溃疡程度和减少胃溃疡面积。②抗氧化。③降血糖。④抑菌杀虫。⑤降脂。⑥抗癌。

【毒理研究】毒理研究发现石榴叶无明显毒性和致突变作用。

【古籍记载】

①明代《滇南本草》记载："治跌仆损伤，敷患处。"

②明代《滇南本草图说》记载："煎洗痘风疮及风癞。"

【贮藏】置阴凉通风干燥处。

丝瓜叶

【来源】本品为葫芦科植物丝瓜或粤丝瓜的叶片。夏、秋两季采收，晒干或鲜用。

【性味归经】味苦、酸，性微寒。

【功能主治】清热解毒、止血、祛暑。主治痈疽、疔肿、疮癣、蛇咬、汤火伤、咽喉肿痛、创伤出血、暑热烦渴。

【用法用量】外用：适量，一般9～15g。

【化学成分】丝瓜叶含三萜类及其皂苷成分。

【药理研究】①免疫调节和抗癌。②护肝。③抗炎。④抗氧化。⑤抗菌。

【书籍记载】

①明代《本草纲目》记载："癣疮，频挼掺之，疗痈疽，疔肿，卵癞。"

②清代《随息居饮食谱》记载："消暑解毒。治痧秽腹痛，绞汁服。"

③《岭南采药录》记载："煎服，治鹅喉。"

④《广州植物志》记载："捣烂，治痈疽和小儿夏月皮肤病，有消肿退炎之效。"

【现代应用】

药用。

丝瓜叶临床上可用于治疗天疱疮、神经性皮炎：鲜丝瓜叶适量，洗净，捣烂外敷患处。亦可与其他药合用如治肾囊风热瘙痒：丝瓜叶四两，苍耳草一两，野菊花二两。煎水服或外洗。

乌药叶

【来源】本品为樟科植物乌药的叶。四季均可采收，除去杂质，洗净，鲜用或晒干。

【性味归经】味辛，性温。入脾、肾经。

【功能主治】温中理气，消肿止痛。主治脘腹冷痛、小便频数、风湿痹痛、跌仆伤痛、烫伤。

【用法用量】内服：煎汤，3~10g。外用：适量，鲜品捣敷患处。

【化学成分】乌药叶含有多种化学成分，叶中含挥发油，主要为罗勒烯，月桂烯，聚伞花素等。

【药理研究】①抗菌。②降血脂。③抗血栓和抗血小板。④抗氧化。

【古籍记载】

①宋代《开宝本草》记载："炙碾煎服，能补中益气，偏止小便滑数。"

②明代《本草蒙筌》记载："下气。"

③清代《医林纂要》记载："温中燥脾，能消食杀蛔，治腹中寒痛。"

【现代应用】

药用。

临床上常可用乌药叶配合其他药物治肾阴虚或体弱：侧柏叶、黄柏、乌药叶各二两，龟板（酒炙）五两，苦参三两，黄连半两，冬加干姜，夏加缩砂。上为末，地黄膏丸梧子大。（《丹溪心法》补阴丸）治肌肥壮，血虚脉大：龟板二两，侧柏七钱半（酒浸），生地黄一两半，白芍一两（炒），乌药叶七钱半（酒浸）上除生地黄细切熬膏，余皆作末，同捣为丸，以白术四钱，香附一钱。鲜叶捣烂，酒炒，敷至患处可治疗风湿性关节炎、跌仆肿痛。

【不良反应】婴幼儿、儿童、孕期及哺乳期妇女不宜使用。

【贮藏】置阴凉通风干燥处。

吴茱萸叶

【来源】本品为芸香科植物吴茱萸的叶。夏、秋季采集，除去杂质，洗净，鲜用或晒干。

【性味归经】味辛、苦，性热。归肝、胃经。

【功能主治】散寒、止痛、敛疮。主治霍乱转筋、心腹冷痛、头痛、疮疡肿毒。

【用法用量】外用：加热外敷或煎水洗。

【化学成分】吴茱萸叶含黄酮类化合物。吴茱萸叶挥发油成分主要为单萜、倍半萜烯类，单萜醇类等化合物。

【药理研究】①抗菌。②抗胆碱酯酶。③治疗阿尔茨海默病。

【书籍记载】

①五代《日华子本草》记载："治霍乱，下气，止心腹冷气，内外肾钓痛，盐研敷之。"

②明代《本草纲目》记载："治大寒犯脑头痛，以酒拌吴茱萸叶，袋盛蒸熟，更互枕熨之，痛止为度。"

③《重庆草药》记载："治寒气经停，经闭腹痛，吴茱萸根60g，五谷根30g，柑子根30g，水案板15g，橙子根30g。"

④唐代《千金方》记载："治寸白虫，吴茱萸根（干，去土，切）一升。以酒一升浸一宿，平旦分二服。"

⑤明代《普济方》记载："治小儿疳虫，蚀下部方。吴茱萸根白皮一两，桃白皮一两。上细锉，以酒一大盏，浸一宿，看儿大小，渐渐分服之。"

【现代应用】

药用。

临床上常可用吴茱萸叶配合其他药物，治疗霍乱转脚筋和外寒所致的脑头痛。吴茱萸叶在夏季采摘，可取生鲜吴茱萸叶，捣碎外敷患处，治疮毒久烂不愈。

【贮藏】置阴凉通风干燥处。

五加叶

【来源】本品为五加科植物细柱五加和无梗五加的叶。全年可采；晒干或鲜用。

【性味归经】味辛，性平。归肺、肝、肾经。

【功能主治】散风除湿，活血止痛，清热解毒。主治皮肤风湿，跌打肿痛，疝痛，丹毒等。

【用法用量】内服：煎汤，6~15g；或研末；或泡酒。外用：研末调敷；或鲜品捣敷。

【化学成分】无梗五加的叶含强心苷0.228%，挥发油0.1%

还有皂苷。刺五加的叶含多种刺木骨苷。

【药理研究】①抗氧化。②抗炎镇痛、解热镇痛。③抗应激作用。④抗血小板聚集。⑤抑菌。⑥对心血管的作用。⑦免疫调节。

【注意事项】阴虚者不宜用。

【古籍记载】

①五代《日华子本草》记载："治皮肤风，可作蔬菜食。"

②清代《生草药性备要》记载："敷跌打，消肿痛。"

③唐代《杨氏产乳集验方》记载："治灶丹从两脚赤如火烧。五加叶（烧作灰）五两，取煅铁家槽中水和涂之。"

【现代应用】

食用。

凉拌刺五加：刺五加可以凉拌着吃，把它的新鲜的嫩叶采收以后用清水洗净，然后入沸水焯一下，取出，去掉水分，再加入蒜泥和盐以及味精与香油和醋等调味料，调匀以后装盘直接食用。

刺五加炒鸡蛋：刺五加炒鸡蛋也是它的一种常见吃法，平时炒制时可以把200g刺五加用清水洗好，切成碎末放入碗中，取三个鸡蛋，在碗中调匀蛋液，加入少量的食用盐调匀。然后在炒锅中放油加热以后把蛋液倒入到炒锅中快速翻炒均匀，炒好以后出锅装盘，直接食用即可。

【贮藏】置阴凉通风干燥处。

朱砂根叶

【来源】本品为紫金牛科植物朱砂根的叶。4~10月采收，晒干。

【性味归经】味辛、苦，性平。

【功能主治】活血行瘀。主治疗跌仆损伤。

【用法用量】内服：煎汤，3~9g；外用：捣敷。

【化学成分】叶含类黄酮，槲皮素，杨梅素，以及其他酚类、氨基酸、糖类等。

【药理研究】①抗癌。②抗炎。

【书籍记载】

①《福建中草药》记载："治咳嗽咳血，鲜朱砂根叶五钱，甘草一钱。水煎服。"

②《福建中草药》记载："治无名肿毒，鲜朱砂根叶捣烂，调酒或蜜敷患处。"

③《福建中草药》记载："治跌仆损伤，鲜朱砂根叶和酒捣烂，加热敷伤处。"

【贮藏】置阴凉通风干燥处。

橘叶

【来源】本品为芸香科植物橘及其栽培变种的干燥叶。全年均可采收，以12月至翌年2月间采者为佳，晒干。

【性味归经】味苦、辛，性平。归肝、胃经。

【功能主治】疏肝行气，化痰散结，杀虫。主治胁痛、乳痈、肺痈、咳嗽、胸膈痞满、疝气，驱蛔虫、蛲虫。

【用法用量】内服：煎汤，4.5~9g。外用：捣烂外敷。

【化学成分】橘及其变种的叶中含维生素C，另含多种碳水化合物，如葡萄糖、果糖、蔗糖、淀粉和纤维素等等，其含量在开花时较高，果实成熟时渐减少，采摘后又增多。各种橘叶均含挥发油。

【药理研究】①抗炎。②抗氧化。③抗乳腺癌。红橘陈皮和橘叶对乳腺炎有抑制作用，可能通过机体免疫调节及抗炎作用实现，且橘叶优于陈皮。

【书籍记载】

①清代《本草从新》记载："治肺痈。"

②清代《随息居饮食谱》记载："消痈肿，治乳癖。"

③《食物中药与便方》记载："疏肝利气，消痰核。"

④《福建药物志》记载："行气，解郁，散结。"

【现代应用】

药用。

临床上常可用橘叶配合其他药物治咳嗽：橘子叶（着蜜于背上，火焙干），水煎服。治肺痈：绿橘叶（洗），捣绞汁一盏服之，吐出脓血愈。治伤寒胸膈痞满：橘叶捣烂和面熨。治疝气：橘子叶十个，荔枝核五个（焙），水煎服。治水肿：鲜橘叶一大握。煎甜酒服。治气痛、气胀：橘叶捣烂，炒热外包，或煎服。杀蛔虫，蛲虫：鲜橘叶四两，服。

【不良反应】切记不要过量使用，容易导致腹部发冷、疼痛、呕吐等不良反应。患者使用时应该考虑自身的身体情况，酌情使用。

【贮藏】置阴凉通风干燥处。

蔓荆子叶

【来源】本品为马鞭草科植物单叶蔓荆或蔓荆的叶或枝叶。

【性味归经】味辛、苦，性微寒。

【功能主治】活血化瘀，祛风止痛。主治跌仆损伤、风湿骨痛。

【用法用量】内服：煎汤，1～3钱；或捣汁冲酒饮。外用：捣敷。

【化学成分】蔓荆的细枝（干）含挥发油 0.11%～0.12%。叶

（干）含挥发油 0.28%。挥发油中含 α-蒎烯和莰烯、乙酸松油醇酯、二萜醇。

【药理研究】①增强记忆力。②抗结核。

【书籍记载】

①《岭南采药录》记载："叶，治跌仆损伤，捣烂冲酒服，渣外敷；煎服治头风。"

②清代《陆川本草》记载："枝叶，消肿止痛。治刀伤止血，跌仆损伤，风湿疼痛。"

【现代应用】

药用。

临床上常可用蔓荆子叶配合其他药物，祛暑，和中，解痉止痛。用于治疗吐泻腹痛，胸闷，胁痛，头痛发热。

【不良反应】切记不要过量使用，容易导致腹部发冷、疼痛、呕吐等不良反应。患者使用时应该考虑自身的身体情况，酌情使用。

【贮藏】置阴凉通风干燥处。

辣椒叶

【来源】本品为茄科植物辣椒的叶。夏、秋季植株生长茂盛时采摘叶，鲜用或晒干。

【性味归经】味苦，性温。

【功能主治】消肿活络，杀虫止痒。主治水肿、顽癣、疔疮、冻疮、痈肿。

【用法用量】外用：适量，鲜品捣敷。

【化学成分】辣椒叶中蛋白氨基酸种类齐全，辣椒鲜叶中氨基酸含量为 4.10%，甜味氨基酸含量为 8.01%，而人体必需氨基酸占到整体的 9.74%。辣椒叶醇提物的总黄酮量为 4.2%，多酚类物质制得率可达 22.72mg/g，辣椒叶中的钙、锌、铁含量分别为28.869、0.049、0.419mg/g。

【药理研究】①抗氧化。②降血糖。③抗炎。

【注意事项】阴虚内热者慎用。

【古籍记载】

①《福建药物志》记载："舒筋活络，杀虫止痒。治顽癣，鼠疣，疥疮，冻疮，斑秃，足跟深部脓肿。"

②《福建药物志》记载："治疟疾。辣椒嫩叶捣烂，于疟疾发作前 2 小时外敷双侧列缺、涌泉穴。"

【贮藏】置阴凉通风干燥处。

槐叶

【来源】本品为豆科植物槐的叶。原植物槐又名豆槐、白槐、细叶槐、金药材、护房树。5~8 月采收，除去杂质，洗净，鲜用或晒干。

【性味归经】味苦，性平。归肝、胃经。

【功能主治】清肝泻火，凉血解毒，燥湿杀虫。主治小儿惊痫、壮热、肠风、尿血、痔疮、湿疹、疥癣、痈疮疔肿。

【用法用量】内服：煎汤，10~15g；或研末。外用：适量，煎水熏洗；或汁涂、捣敷。

【化学成分】槐叶含黄酮类：槲皮素，芸香苷，异鼠李素等，另含鞣质。

【药理研究】抗氧化。

【古籍记载】

①唐代《食疗本草》记载："主邪气，产难，绝伤。又主瘾疹，牙齿诸风疼。"

②五代《日华子本草》记载："煎汤，治小儿惊痫壮热，疥癣及疔肿。"

③明代《滇南本草》记载："阴干为末，治一切大小便下血，或痔疮疼痛，脓血不止。"

【现代应用】

药用。

临床上常可用槐叶嫩叶治疗瘾疹，牙齿诸风疼。煎汤治小儿惊痫壮热，疥癣及疔肿。阴干后可治一切大小便下血，或痔疮痛，脓血不止。

【不良反应】切记不要过量使用，容易导致腹部发冷、疼痛、呕吐等不良反应。患者使用时应该考虑自身的身体情况，酌情使用。

【贮藏】置阴凉通风干燥处。

蓖麻叶

【来源】本品为大戟科植物蓖麻的新鲜或干燥叶。夏、秋二季采摘，鲜用或晒干。

【性味归经】味苦、辛，性平。小毒。

【功能主治】清热解毒，拔毒消肿，祛风除湿。主治风湿痹痛、咳嗽痰喘、子宫下垂、脱肛、痈疮肿毒、疥癣瘙痒、脚气。

【用法用量】内服：煎汤，5～10g；鲜品加倍。外用：适量，捣烂敷，或煎水洗。

【化学成分】蓖麻叶含芸香苷，槲皮素，金丝桃苷，异槲皮苷，槲皮素 -3- 葡萄糖苷，山奈酚和脂肪酸等。

【药理研究】抗病毒活性。

【注意事项】孕妇禁服。切记不要过量使用，应在医师的指导下，酌情使用。

【书籍记载】

①唐代《新修本草》记载："主脚气风肿不仁，捣蒸敷之。""油涂叶炙热，熨囟上，止衄尤验也。"

②明代《本草纲目》记载："治痰喘咳嗽。"

③《广东中药》记载："煎水外洗，治盗汗。"

④《东北常用中草药手册》记载："治疥癣、痛痒。"

⑤《陕甘宁青中草药选》记载："清热利湿，消肿拔赤。"

⑥《广西本草选编》记载："治痈疮肿毒，乳腺炎，子宫下垂。"

⑦《全国中草药汇编》记载："消肿拔毒，止痒。"

【贮藏】置干燥处。

黄蜀葵叶

【来源】本品为锦葵科秋葵属植物黄蜀葵的叶。5~7 月采收，鲜用或晒干。

【性味归经】味苦，性寒。归心、肾经。

【功能主治】托疮解毒，清热解毒，接骨生肌。主治热毒疮痈、尿路感染、骨折、烫火伤、外伤出血。

【用法用量】内服：煎汤，10~15g，鲜品可用至30~60g。外用：鲜品捣敷。

【化学成分】黄蜀葵叶中含芦丁、金丝桃苷和异槲皮苷等化学成分。

【书籍记载】

①《福建民间草药》记载："托疮解毒，排脓生肌。鲜黄蜀葵叶一握，洗净后和冬蜜共捣烂，敷患处，日换两次治痈疽。"

②《贵州草药》记载："清热解毒，滑肠润燥。"

③《云南中草药》记载："活血祛瘀，消炎，接骨，治跌仆损伤，疗疮肿毒。"

④《安徽中草药》记载："清热消肿，通乳，利尿。治尿路感染。"

⑤《福建药物志》记载："清热凉血，消肿解毒。主治痈疽疔疖，无名肿毒，刀伤出血，急性阑尾炎，肺结核出血，泌尿系结石。"

【不良反应】切记不要过量使用，容易导致腹部发冷、疼痛、呕吐等不良反应。患者使用时应该考虑自身的身体情况，酌情使用。

【贮藏】置阴凉通风干燥处。

甜瓜叶

【来源】本品为葫芦科植物甜瓜的叶。夏季采叶，鲜用或晒干。

【性味归经】味甘，性寒。

【功能主治】祛瘀，消积，生发。主治跌仆损伤、小儿疳积、湿疮疥癣、秃发。

【用法用量】内服：煎汤，9~15g。外用：适量，捣敷；或捣汁涂。

【注意事项】阴虚体寒者不宜用。

【古籍记载】

①唐代《食疗本草》记载："生捣汁（涂），生发。研末酒服，

去瘀血。"

②明代《滇南本草》记载："煎汤洗风癫。"

③宋代《嘉祐本草》记载："人无发，捣甜瓜叶，经常涂之。"

【现代应用】

药用。

临床上可用甜瓜叶鲜品捣汁，敷至头上可治秃发。甜瓜叶还可以帮助消肿止痛，一般是将晒干之后的甜瓜叶用清水煎制，之后再清洗肿痛部位；或者也可以将甜瓜叶捣碎成泥状，再将甜瓜叶外敷在患处，适合磕碰肿痛或关节肿痛人群使用。

【不良反应】切记不要过量使用，容易导致腹部发冷、疼痛、呕吐等不良反应。患者使用时应该考虑自身的身体情况，酌情使用。

【贮藏】置阴凉通风干燥处。

韭菜

【来源】本品为百合科植物韭的叶。全年均可采收,除去杂质,晒干或鲜用。

【性味归经】味辛，性温。归肝、胃、肾、肺、脾经。

【功能主治】补肾，温中行气，散瘀，解毒。主肾虚阳痿、里寒腹痛、噎膈反胃、胸痹疼痛、衄血、吐血、尿血、痢疾、痔疮、痈疮肿毒、漆疮、跌仆损伤。

【用法用量】内服：煎汤，生品15~30g，鲜品60~120g，捣汁饮。外用适量。

【化学成分】香橼叶含甲基烯丙基二硫化物，二甲基二硫化物，2-丙烯基二硫化物，山奈酚葡萄糖苷，槲皮素葡萄糖苷，芹菜素葡萄糖苷等。

【药理研究】①改善性功能。②增强机体非特异性免疫力。③镇痛。④抗衰老。⑤保护肝脏。⑥抑菌抗病毒。⑦抗肿瘤。

【注意事项】①孟诜：热病后十日不可食热韭，食之即发困。②《本草经疏》：胃气虚而有热者勿服。③《本草汇言》：疮毒食之，愈增痛痒，疔肿食之，令人转剧。④《本草求真》：火盛阴虚，用之为最忌。⑤《随息居饮食谱》：疟疾，疮家，痧、痘后均忌。

【古籍记载】

①唐代《本草纲目拾遗》记载："温中，下气，补虚，调和腑脏，令人能食，益阳，止泄白脓、腹冷痛，并煮食之。叶及根生捣绞汁服，解药毒，疗狂狗咬人欲发者；亦杀诸蛇、虺、蝎、恶虫毒。"

②五代《日华子本草》记载："止泄精尿血，暖腰膝，除心腹痼冷、胸中痹冷、痃癖气及腹痛等，食之肥白人。中风失音研汁服，心脾胃痛甚，生研服，蛇、犬咬并恶疮，捣敷。"

③元代《本草衍义补遗》记载："研汁冷饮，可下膈中瘀血，能充肝气。"

④元代《丹溪心法》记载："经血逆行，或血腥、或吐血、或唾血，用韭汁服之。跌仆损伤在上者，宜饮韭汁，或和粥吃。"

⑤明代《滇南本草》记载："滑润肠胃中积，或食金、银、铜器于腹内，吃之立下。"

⑥明代《本草纲目》记载："饮生汁，主上气喘息欲绝，解肉脯毒。煮汁饮，止消渴、盗汗，熏产妇血运，洗肠痔脱肛。"

⑦《贵州民间方药集》记载："治年久喘吼，又可通经催乳。"

⑧清代《本经逢原》记载："韭，昔人言治噎膈，惟死血在胃者宜之。若胃虚而噎，勿用，恐致呕吐也。"

【现代应用】

食用。

韭菜可以炒、拌，做配料、做馅等。

韭菜若与维生素 B_1 含量丰富的猪肉类食品互相搭配，是比较营养的吃法。不过，硫化物遇热易于挥发，因此，烹调前再切较好，烹调韭菜时需要急火快炒起锅，稍微加热过火，便会失去韭菜风味。

【不良反应】患有眼疾者慎食；有阳亢及热性病证的人忌食。

【贮藏】置阴凉通风干燥处。

香橼叶

【来源】本品为芸香科植物香橼的叶。全年可采。

【性味归经】味苦、辛，性微寒。

【功能主治】散寒止嗽。主治伤寒咳嗽。

【用法用量】内服：煎汤，6~9g。

【化学成分】香橼叶含有多种化学成分：柠檬酸、苹果酸、琥珀酸和延胡索酸；另含挥发油 0.2% ~ 0.3%，其主要成分为柠檬醛和芳樟醇等。

【药理研究】①抗过敏。②抗氧化。③抗肿瘤。④降血糖。⑤保护心脏作用。

【注意事项】阴虚血燥的孕妇谨慎使用。

【古籍记载】

明代《滇南本草》记载："治伤寒咳嗽。"

【现代应用】

①药用。

香橼叶治腹胀：香橼叶适量，捣敷脐部。香橼叶能够起到利膈止呕的作用，也能够起到疏肝理气的作用。香橼叶煮水加蜂蜜可化痰。香橼叶辛能行散、苦能燥湿、温能通，故有燥湿化痰之功，主要用于痰湿壅盛之咳嗽痰多，此证咳由痰致，痰出即咳止，伴胸脘胀闷。

临床上常用香橼叶配合其他药物，可利膈止呕，和中化痰，疏肝理气。对脘腹痞满，呕吐噫气，痰多咳嗽者有治疗的作用。

②食用。

香橼浆：取鲜香橼 1~2 只，麦芽糖适量。制作时，先将香橼洗净切碎，同麦芽糖一起放入带盖的小碗中，隔水蒸数小时，以香橼稀烂为度。此浆有理气宽胸，解郁宁神之功。

香橼露：取陈香橼 50~60g。制作时，先将香橼放入烧瓶内，加清水适量，盖上瓶盖，连接好冷凝管，用酒精炉或其他加热炉加热，烧开后，收取蒸馏液，装瓶备饮。此露有宽胸顺气化痰，利膈健脾开胃之功。

香橼蜜酒：取新鲜香橼 100g，蜂蜜 50mL，白酒 200mL。将鲜香橼洗净，切碎，加水 200mL，放铝锅内煮烂后，加蜂蜜及白酒至煮沸停火，待凉后装入瓶中，密闭贮存，一月后即可饮用。具理气化痰止咳的作用，治疗久咳。阴虚血燥及孕妇气虚者慎服。

【不良反应】部分人群服用本品后会出现皮疹、皮肤瘙痒、发热，甚至出现呼吸困难、昏迷等过敏反应。

【贮藏】置阴凉通风干燥处。

珠儿参叶

【来源】本品为五加科植物珠儿参的叶。夏、秋季采收，鲜用或晒干。

【性味归经】味苦、微甘，性微寒。归肺、胃、心经。

【功能主治】主治热伤津液、烦渴、骨蒸劳热、风火牙痛、咽喉干燥、声音嘶哑。

【用法用量】内服：煎汤，3~12g；或开水泡。

【化学成分】珠儿参叶含有多种化学成分，根中含多种皂苷。从珠儿参叶的乙醇提取物中分离得到 13 种苷类成分，分别为人参皂苷 F1、F2、F3、Rg2、Rc、Rd、Rb1、Rb3、24(S)- 假人参苷 F11、人参黄酮、珠儿参苷 F1、羽叶三七苷 F1 和 F2。实验表明人参苷 Rd 具有蛋白质合成促进作用以及降低胆固醇、促进皮质类固醇分泌的作用。因此，珠儿参叶的皂苷成分对于药物资源的合理利用，以及人参属植物的化学分类都是有意义的。

【药理研究】①耐缺氧。②抗炎镇痛。③抗脑缺血。

【毒理研究】毒理研究发现珠儿参叶无明显毒性。

【注意事项】虚寒者慎服。

【书籍记载】

①清代《本草从新》记载："补肺，降火，肺热者宜之。"

②清代《药性切用》记载："入肺泻热，补虚用代沙参。"

③《湖北中草药》记载："珠儿参叶可以治热病伤津，胃阴不足，虚火牙痛。"

【现代应用】

①药用。

治暑热津伤口渴：珠儿参叶 6g，麦冬 9g，五味子 1.5g。开水泡，当茶服。(《湖北中草药志》)

治骨蒸劳热、腰腿痛，防中暑：珠儿参叶 6~9g。水煎服或泡茶饮。(《陕西中草药》)

②食用。

作药膳：珠儿参叶单味可制作药膳，如与鱼类、肉类、蔬菜类等相配或放入火锅中煮食。

制作保健品：珠儿参叶可制作成胶囊、颗粒、药酒，珠儿参叶制得的颗粒、胶囊、药酒可与许多益气药、养阴药、活血药、补肾药等相配。

【不良反应】虚寒者慎服。患自身免疫性疾病者需谨慎使用。

【贮藏】置干燥容器内，防潮。

胡萝卜叶

【来源】本品为伞形科植物胡萝卜的基生叶。冬季或春季采收，连根挖出，削取带根头部的叶，洗净，鲜用或晒干。

【性味归经】味辛、甘，性平。

【功能主治】理气止痛，利水。主治脘腹痛、浮肿、小便不通、淋痛。

【用法用量】内服：煎汤，30~60g；或切碎蒸熟食。

【化学成分】胡萝卜叶含胡萝卜素，可作为制取胡萝卜素的原料。胡萝卜叶中尚含木犀草素 -7- 葡萄糖苷 0.01 %，地上部分尚含胡萝卜碱和吡咯烷。

【药理研究】①提高机体防癌抗癌能力。②抗氧化、延缓衰老。

【注意事项】胡萝卜叶含有丰富的粗纤维，在胃肠道中不易消化，因此，对于胃肠道功能较弱的人群来说，食用胡萝卜叶过多，可能会增加胃肠道负担，出现腹胀和腹痛的情况。此外，对胡萝卜叶过敏者也需禁用。

【古籍记载】

①清代《本草纲目》记载："治久痢。"

②清代《本草撮要》记载："治痰喘，并治时痢，锅底灰内煨之，去外皮。"

③《国药提要》记载："利尿，治水肿。"

④《台湾药用植物志》记载："种子可视为壮阳剂，并用于子宫疼痛。果实可治慢性腹泻。"

【现代应用】胡萝卜叶有很丰富的营养价值，不仅可以化痰止咳、清肺消肿，还可以起到降血糖、助消化的保健作用，胡萝卜叶的营养价值很高，其维生素和矿物质等元素都是胡萝卜根的两到三倍。胡萝卜叶可以给猪当饲料。胡萝卜叶可以食用，也可以喂猪、喂兔子。胡萝卜叶可做饲料，也可做酸菜。还可以入药。

【不良反应】胡萝卜叶含有丰富的粗纤维，在胃肠道中不易消化，胃肠道功能不好的人群应少量食用。

【贮藏】置阴凉通风干燥处。

柿叶

【来源】本品为柿科植物柿的干燥叶。秋季采收，晒干、阴干或低温干燥。

【性味归经】味涩、苦，性凉。归肺、脾经。

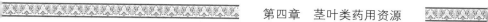

【功能主治】清肺止咳，凉血止血，活血化瘀。主治咳喘、口干口渴。

【用法用量】内服：煎汤，3~9g；或适量泡茶。外用：适量，研末敷。

【化学成分】柿叶含黄酮苷、鞣质、酚类、树脂、香豆精类化合物、还原糖、多糖、挥发油、有机酸、叶绿素等。

【药理研究】①降血糖。②抗氧化。③抗菌、抗肿瘤。④对心脑血管系统来说有改善心脏泵血功能，降低心肌耗氧量，增加冠脉流量，改善全身血液循环等作用，对冠心病心绞痛有一定的治疗意义。⑤止血。⑥调血脂。

【毒理研究】《本草再新》记载："味苦，性寒，无毒。"

【古籍记载】

①明代《滇南本草》记载："柿叶经霜叶敷臁疮。"

②清代《本草再新》记载："治咳嗽吐血，止渴生津。"

③清代《分类草药性》记载："治咳嗽气喘，消肺气胀。"

【现代应用】

①药用。

柿叶的黄酮、有机酸、三萜等化学成分是其发挥抗氧化、抗炎、抗凋亡、改善血流动力学和血液流变学、抑制血小板和血栓形成及抗心脑缺血等药理作用的物质基础，临床上主要应用于防治冠心病、缺血性脑血管病及其相关危险因素，如高血压、高脂血症和糖尿病。

②食用。

柿叶茶：日本是世界上最早开发利用柿叶茶的国家，其民间早就有将柿叶当茶叶的习惯。柿叶茶与传统的红茶、绿茶、花茶不同，其不含茶碱、咖啡因，晚上喝柿叶浓茶时，不会因兴奋而引起失眠和增加心脏、肾脏负担，是纯天然绿色健康饮料。柿叶茶的基本加工工艺流程为柿叶采收→选择、修整→清洗→沥干→漂烫→冷水浸泡→烘炒与熏蒸→晒干→切碎(0.5~1.0cm)→包装→成品。

柿叶晶：柿叶晶饮用方便，具有止咳祛痰、活血降压的功效，是一种优良的保健食品。用柿叶加工柿叶晶，其配方为柿叶1kg，蔗糖1.5kg，乙醇(食品级)适量。工艺流程为煎液→浓缩→加糖→制粒→干燥→包装。

降氟添加剂：将柿叶粉作为降氟添加剂添加到茶叶中，均匀混合后成为低氟砖茶(柿叶粉质量占低氟砖茶质量的0.01%~2%)。

美容保健产品：由于柿叶中含有大量的维生素C、多种氨基酸及胡萝卜素等营养成分，故长期服用能滋润皮肤，保持皮肤健美，具有很好的美容作用。

【贮藏】置于干燥处。

荔枝叶

【来源】本品为无患子科植物荔枝的叶。全年均可采，鲜用或晒干。

【性味归经】味辛、苦，性凉。归心经。

【功能主治】除湿解毒。主治烂疮、湿疹。

【用法用量】外用：适量，煎水洗。

【化学成分】荔枝叶中含有不同的活性成分，包括黄酮、酚酸、多糖以及原花青素类等活性成分。

【药理研究】①抗氧化。②抗病毒。

【书籍记载】

①清代《生草药性备要》记载荔枝叶："浸水数日，贴烂脚。"

②《泉州本草》中记载荔枝叶："治耳后溃疡，晒干。"

【现代应用】

①药用。

荔枝叶叶可以治耳后溃疡：（荔枝叶）晒干，烧存性，研末调茶油，抹患处。

②食用。

荔枝叶有补脾的作用，可以治疗经期延长或便血。荔枝叶还可以治疗脾胃虚弱引起的气血生化无源而导致的头晕乏力，单用就有效，或者跟冰糖炖服。

【不良反应】食用时应清洗荔枝叶，以避免其表面残留农药。

【贮藏】置阴凉通风干燥处。

枫香树叶

【来源】本品为金缕梅科植物枫香树的叶。春、夏季采摘，洗净，鲜用或晒干。

【性味归经】味辛、苦，性平。归脾、肾、肝经。

【功能主治】行气止痛，解毒，止血。主治胃脘疼痛、伤暑腹痛、痢疾、泄泻、痈肿疮疡、湿疹、吐血、咳血、创伤出血。

【用法用量】内服：煎汤，5~30g。外用：捣敷鲜品或煎水洗。

【化学成分】枫香树叶含杨梅树皮素 -3-O- 葡萄糖苷，槲皮素 -3-O- 葡萄糖苷，紫云英苷等。

【药理研究】①抗菌。②止血。③抗炎。

【毒理研究】毒理研究发现枫香树叶无明显毒性。

【注意事项】脾胃虚寒者慎用。孕妇忌用。

【书籍记载】

①《闽南民间草药》记载枫香树叶治痈肿发背："枫香树幼叶和老米饭共捣烂，敷患处。"

②《江西民间草药验方》记载枫香树叶治痢疾："幼枫树的枝头嫩叶一两。水煎，去渣，白糖调服。"

③《闽东本草》记载枫香树叶治口鼻大小便同时出血："枫香树脂、叶(烧存性)各一钱。开水冲服。治中暑枫香树嫩叶三钱洗净杵烂开水送下。"

④《湖南药物志》记载枫香树叶治小儿脐风："枫树嫩尖，捣烂取汁内服。"

⑤明代《本草纲目》："治痈疽已成，擂酒饮，以滓贴之。"

⑥《岭南采药录》："取叶，连细枝煎水洗浴，治产后风、风瘫、风肿等证。"

⑦《广西中药志》："幼叶治痢疾。"

【现代应用】

药用。

临床上治疗出血证可取枫香树叶干粉75g，明胶200g，盐酸小檗碱2g，甲醛12mL，制成止血粉(庐山止血粉)。

【不良反应】服药后小部分人群(多为小儿)见呕吐、恶心。

【贮藏】置通风干燥处，防蛀。

松叶

【来源】本品为松科植物马尾松的鲜叶或干燥叶。全年可采，除去杂质，鲜用或晒干。

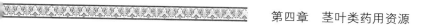

【性味归经】味苦，性温。归心、脾经。

【功能主治】祛风燥湿，杀虫止痒，活血安神。主治风湿痹痛、脚气、湿疮、癣、风疹瘙痒、跌仆损伤、头风头痛、神经衰弱、慢性肾炎。预防乙脑、流感。

【用法用量】内服：煎汤，9~15g，鲜品50~100g。

【化学成分】松叶含叶绿素，维生素，蛋白质，脂类。云南松叶含挥发油，主要由 α-蒎烯，β-蒎烯等26种成分组成，还含铜、铬、铁、铅等。

【药理研究】①镇静。②抗炎。③降血脂。④延缓衰老。⑤抗病毒。

【注意事项】血虚、阴虚及内燥者慎服。

【古籍记载】

①明代《本草汇言》记载："松毛，去风湿，疗癣癞恶疮立药也。性燥质利，炒黑善祛风湿，顽癣湿烂，浸渍不干，并敷冬月冻疮。生取捣烂作丸，能治大风癞疾，或历节风痛，或脚气痿痹，或头风头痛等证。以上数病，凡关风湿致患者相宜，倘因血虚风燥致病者禁用之。"

②西汉《名医别录》记载："主风湿疮，生毛发，安五脏。"

③五代《日华子本草》记载："冻疮、风湿疮。"

④明代《本草纲目》记载："去风痛脚痹，杀米虫。"

【现代应用】

药用。

预防感冒：用鲜松针制成1：1的浓缩煎液，每人每次服30mL（相当于鲜生药1两），每日1次，每周连服2日，共服5周。

预防流行性脑脊髓膜炎：取鲜松针2.5kg，甘草2两，加水

50kg，煎至 80kg。成人每次 125mL，每日 2 次，连服 3 天；儿童酌减，并加用鹅不食草粉搐鼻，每日早晚各 1 次，连用 7 天。

治疗慢性支气管炎：取松针、扁柏各 3 两（鲜用半斤），洗净切碎，加水适量煮沸 1 小时，过滤，滤渣再加水煎煮；两次滤液合并浓缩至 200mL，加糖浆 100mL 或蜂蜜 2 两，共成 300mL（1mL 含生药 1.5g）。日服 3 次，每次 100mL，10 天为一疗程。

【不良反应】患者使用时应该考虑自身的身体情况,酌情使用。

【贮藏】置通风干燥处。

🔲 山核桃叶

【来源】本品为胡桃科植物山核桃的叶。夏、秋季采收,洗净,鲜用。

【性味归经】味苦、涩，性凉。

【功能主治】清热解毒,杀虫止痒。主治脚趾湿痒、皮肤癣菌病。

【用法用量】外用：煎汤浸洗；或捣汁涂搽。

【化学成分】山核桃叶含有多糖、鞣质、酚类、有机酸类、黄酮类、蒽醌类、强心苷、三萜类化合物及其皂苷等化学成分。

【药理研究】①抗菌。②抗炎。

【毒理研究】毒理研究发现山核桃叶无明显毒性。

【书籍记载】

①《天目山药用植物志》记载："治脚癣、皮肤癣症。"

②《全国中草药汇编》记载："根皮及果皮，治皮肤病。"

【不良反应】应适量食用，否则可能会影响到人体的胃肠道，导致脾胃功能下降。

【贮藏】置阴凉通风干燥处。

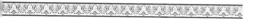 **胡桃叶**

【来源】本品为胡桃科植物胡桃的叶。春、夏、秋季均可采收，鲜用或晒干。

【性味归经】味苦、涩，性平。

【功能主治】收敛止带，杀虫消肿。主治妇女白带、疥癣、橡皮腿。

【用法用量】内服：煎汤，15~30g。外用：煎水洗；熏或捣敷。

【化学成分】胡桃叶中含槲皮苷，金丝桃苷，胡桃苷，槲皮素 −3−α−阿拉伯糖苷；另含酚酸、维生素 C 及鞣质等化学成分。

【药理研究】胡桃叶的水提取物（不含胡桃叶醌）对炭疽杆菌、白喉杆菌有强大的杀菌作用，对霍乱弧菌、枯草杆菌、肺炎球菌、链球菌、金黄色葡萄球菌以及大肠杆菌、伤寒杆菌、痢疾杆菌有微弱的杀菌作用，对结核杆菌无效。叶的水提取物及纯化的胡桃叶醌在体外能中和破伤风及白喉毒素，但在体内无中和毒素作用。从胡桃中制得的植物杀菌素能增进犬、兔小肠的分泌及运动功能。叶煎剂对大鼠尚有加速体内糖的同化或降低血糖的作用。

【毒理研究】毒理研究发现胡桃叶无明显毒性。

【注意事项】患腹泻、消化不良、十二指肠溃疡、胃溃疡等疾病的患者不宜服用胡桃叶，以免引起不良反应。

【书籍记载】

①《贵州草药》记载："杀虫解毒。"

②《全国中草药汇编》记载："解毒消肿。主治橡皮肿，白带过多，疥癣。"

【现代应用】

药用。

治白带过多：胡桃树叶 10 片，加鸡蛋 2 只，煎服。

治疗疮：鲜胡桃枝叶、化㮋树枝叶各等量。煨水洗患处。

治象皮腿：胡桃树叶 2 两，石见穿 1 两，鸡蛋 3 个，三味同煮至蛋熟，去壳，继续入汤煎至蛋色发黑为度。每天吃蛋 3 个，14 天为一疗程；另用白果树叶适量，煎水熏洗患足。

【不良反应】胃肠不适者少量服用。

【贮藏】置阴凉通风干燥处。

白杨枝

【来源】本品为杨柳科植物山杨的树枝。秋、冬季采收枝条，除去粗皮，锯成段，干燥。

【性味归经】味苦，性寒。

【功能主治】行气消积，解毒敛疮。主治腹痛、腹胀、癥块、口吻疮。

【用法用量】内服：煎汤，9~15g；或浸酒。外用：捣敷，或烧灰研末调敷。

【化学成分】研究发现从白杨枝醋酸乙酯和正丁醇萃取部分获得 12 个化合物，分别鉴定为苯甲酸，胡萝卜苷，苯甲酰水杨苷，鼠李柠檬素，樱花素，7-O- 甲基香橙素，异大齿杨苷 A，樱花苷，α-D- 葡萄糖，蔗糖。

【药理研究】抗炎。

【毒理研究】毒理研究发现白杨枝无明显毒性。

【古籍记载】

①唐代《必效方》记载："治腹胀满坚如石，积年不损者：白杨东南枝，去苍皮，护风细锉五升，熬令黄，酒五升，以绢袋盛滓，还纳酒囊密封再宿，每服一合，日三。"

②唐代《千金要方》记载："治燕吻疮：白杨枯枝，烧取汁及热敷之。"

③明代《本草纲目》记载："消腹痛，治吻疮。"

【贮藏】置阴凉通风干燥处。

🔲 白杨叶

【来源】本品为杨柳科植物山杨的叶。春季采收嫩叶，鲜用或晒干。

【性味归经】味苦，性寒。

【功能主治】祛风止痛，解毒敛疮。主治龋齿疼痛、骨疽、臁疮。

【用法用量】外用：适量，煎水含漱；或捣敷；或贴敷。

【化学成分】白杨叶中的成分主要为白杨苷、水杨苷、苯甲酸。

【药理研究】①抗炎。②镇痛。

【毒理研究】毒理研究发现白杨叶无明显毒性和致突变作用。

【注意事项】白杨叶属于中草药，不能与辛辣刺激性的食物一起食用。

【古籍记载】

明代《本草纲目》记载："治龋齿，煎水含漱。又治骨疽久发，骨从中出，频捣敷之。"

【现代应用】

药用。

治臁疮腿：白杨新叶，用手指打数十下，使叶熟软，以背面贴患处，每个疮面贴一叶。

【不良反应】本品长期服用可能会出现反酸、腹泻。

【贮藏】置阴凉通风干燥处。

柳枝

【来源】本品为杨柳科植物垂柳的枝条。春季摘取嫩树枝条，鲜用或晒干。

【性味归经】味苦，性寒。归胃、肝经。

【功能主治】祛风利湿，解毒消肿。主治风湿痹痛、小便淋浊、黄疸、风疹瘙痒、疔疮、丹毒、龋齿、龈肿。

【用法用量】内服：煎汤，30~60g。外用：煎水含漱或熏洗。

【化学成分】柳枝木质部含水杨苷。

【毒理研究】毒理研究发现柳枝无明显毒性和致突变作用。

【古籍记载】

①唐代《本草纲目拾遗》记载："治小儿一日五日寒热，煮柳枝浴之。"

②五代《日华子本草》记载："可消食。"

③明代《滇南本草图说》记载："主治血凝气滞，风寒外束；小儿痘症，有乌头陷顶，浆升不起者，煎服或浴之。"

④明代《本草纲目》记载："煎服，治黄疸，白浊；酒煮，熨诸痛肿，祛风，止痛消肿。"

⑤清代《得配本草》记载："祛风热，除湿痹。"

【现代应用】

药用。

治疗冠状动脉粥样硬化性心脏病：可用柳枝制成糖浆口服。服后有胃肠道反应者可在糖浆中加入适量麦芽。

治疗慢性支气管炎：柳枝 4 两，切碎洗净，水煎服，每日 1 剂，10 天为一疗程。

治疗传染性肝炎：用带叶的柳树枝 2 两（干品 1 两），加水 500mL，煎至 300mL 两次分服。

治疗烧烫伤：新鲜柳树枝烧成炭（不可烧成灰）研细末，过筛，用香油调成稀膏状，涂敷创面，每日 1~2 次，不包扎。换药时不必擦去前药，任其自行脱痂。上药后约 3~4 小时创面渐干，结成焦痂，随之出现疼痛，此时可在药痂上涂以香油使之软润，切不可擦掉原药。

【不良反应】柳枝熬水可以引起消化道不适、宫寒等副作用。

【贮藏】置阴凉通风干燥处。

柳叶

【来源】本品为杨柳科植物垂柳的叶。春、夏季采收，鲜用或晒干。

【性味归经】味苦，性寒。归肺、肾、心经。

【功能主治】清热，解毒，利尿，平肝，止痛，透疹。主治慢性支气管炎、尿道炎、膀胱炎、膀胱结石、白浊、高血压、痈疽肿毒、汤火伤、关节肿痛、牙痛、痧疹、皮肤瘙痒。

【用法用量】内服：煎汤，15~30g；鲜品 30~60g。外用：适量，煎水洗；或捣敷；或研末调敷；或熬膏涂。

【化学成分】柳叶中含 β-谷甾醇、香叶木素-7-O-β-D-葡萄糖苷、木犀草苷、水杨苷、芹黄素-7-O-β-D-吡喃葡萄糖醛酸苷、木犀草素-3-甲醚-7-O-β-D-吡喃葡萄糖醛酸苷。

【药理研究】①利尿。②减肥。柳叶碘含量较一般食物高数千倍，微量元素碘能促进人体新陈代谢加速脂肪分解，有减肥作用。实验证明，本品对动物有明显的降血糖作用。降血糖的作用机制有可能是通过恢复病变胰岛细胞的结构与功能，也可能是增加外周组织的胰岛素受体或提高受体敏感性。

【毒理研究】毒理研究发现柳叶无明显毒性和致突变作用。

【注意事项】柳叶性寒，若过量服用，会损害阳气，导致腹泻、腹痛等。

【古籍记载】

①西汉《名医别录》记载："疗心腹内血，止痛。"

②五代《日华子本草》记载："治天行热病，疗疮，传尸骨蒸劳；汤火疮毒入腹热闷；并下水气；煎膏续筋骨，长肉止痛；牙痛煎含。"

③明代《本草纲目》记载："疗白浊，解丹毒。"

④清代《本草再新》记载："柳头平肝，发（散）热，能托能升，败毒，发斑，治小儿痧痘等证。"

【现代应用】

①药用。

治疗炎症感染：用柳树嫩枝叶制成注射剂(1mL 含生药 1g)，肌肉注射，每日 2 次，每次 2mL，小儿酌减。用鲜柳叶熬膏外敷创面，每天换药 1 次，对病肿已溃者有治疗效果。

治疗传染性肝炎：用鲜柳枝和枫杨树枝各 5000g，制成注射液 1200mL，每日肌注 4mL（小儿减半）；另用柳叶、枫杨叶各 750g，以蒸馏法制成注射液 1500～1800mL，每日肌注 2 次，每次 3mL（小儿减半）。前者用于急性黄疸型肝炎，主要作用是退黄疸、改善中毒症状；后者用于急性传染性肝炎，主要作用是降酶。

治疗高血压：鲜柳叶 250g，加水煎成 100mL，2 次分服。6 天为一疗程。

治疗地方性甲状腺肿：将柳叶制成糖衣片（每片相当于生药 2g）内服，开始每日 8~10 片，2~9 次分服，连服 3~4 周；以后日服 3 次，每次 5 片，服至痊愈。儿童剂量酌减。

②食疗。

可自制降压茶。主要原料：青钱柳叶、槐花、菊花、绿茶等。保健功能：调节血压。食用方法及食用量：日服三次，每日 3~6 袋，一个月为一个服用周期。

【不良反应】柳树叶常服食会出现耳鸣、呕吐、头痛、眩晕、呼吸困难等副作用。

【贮藏】置阴凉干燥处。

麻叶

【来源】本品为桑科植物大麻的叶。夏、秋季枝叶茂盛时采收，鲜用或晒干。

【性味归经】味辛，有毒。归肺、膀胱、大肠经。

【功能主治】平喘截疟，解毒杀虫。主治疟疾、气喘、蛔虫病。

【用法用量】内服：煎汤，6~12g；或沸水泡服。

【化学成分】麻叶中含金丝桃苷、异槲皮苷、芦丁、槲皮素、三叶豆苷、黄芪苷、槐糖苷、异鼠李素等。

【药理研究】①降压。②降血脂。③镇静。④利尿。⑤抗衰老。

【毒理研究】毒理研究发现麻叶无明显毒性和致突变作用。

【注意事项】阴虚火旺、胃溃疡、慢性胃炎患者应避免食用，不宜与蜂蜜一起食用。

【古籍记载】

①明代《普济方》记载："用之截疟尤可推焉。"

②唐代《唐本草》记载："捣叶水绞取汁服五合，主蛔虫；捣敷蝎毒。"

【现代应用】

药用。

治疟疾：大麻叶，不问荣枯，入锅内，文武火慢慢炒香，连锅取下，以纸盖其上，令汗出尽，然后碾为细末，临发时以前两时辰，用茶汤或温酒浓调下；移患人原睡处，其状如醉，醒即愈矣。或依前法为末，加入缩砂、丁香、木香、陈皮为末，比麻叶分两减半，酒糊为丸，蜜丸亦可，梧子大。常以白汤送下五至七丸。

【不良反应】切记不要过量服用，有会造成体循环的动脉血压和血糖升高。

【贮藏】置阴凉干燥处。

无花果叶

【来源】本品为桑科植物无花果的叶。夏、秋季采收，鲜用或晒干。

【性味归经】味甘、微辛，性平。有小毒。

【功能主治】清湿热，解疮毒，消肿止痛。主治湿热泄泻、带下、痔疮、痈肿疼痛、瘰疬。

【用法用量】内服：煎汤，10~25g。外用：适量，煎水熏洗。

【化学成分】无花果叶中含有多糖、黄酮、挥发油、维生素、香豆素等多种生物活性成分。无花果叶中的黄酮类化合物主要有芦丁、槲皮素、山奈酚等，不同地区、不同品种的无花果叶片中的黄酮含量相差甚大。无花果叶中多糖含量较高，主要由半乳糖、阿拉伯糖、鼠李糖、甘露糖等组成。无花果叶中挥发油的主要成分为醇、酚、醛、酯、烃、酮、酸等。无花果叶中除含有上述活性成分外，还含有多酚、生物碱、花青素、苯甲醛、倍半萜类化合物、维生素、氨基酸、蛋白酶等重要成分。

【药理研究】①降血脂。②增强免疫力。③抗菌。④抗氧化。⑤降血糖。⑥抗病毒。

【毒理研究】研究发现本品无明显毒性。

【注意事项】无花果叶性寒，脾胃虚弱者禁用。

【古籍记载】

①明代《救荒本草》记载："治心痛，煎汤服。"

②明代《滇南本草》记载："敷疮神效。"

③明代《本草纲目》记载："甘，微辛，平，有小毒。治五痔肿痛，煎汤频熏洗之。"

④明代《本草汇言》记载："去湿热，解疮毒。"

【现代应用】

药用。

治疗白癜风：用自制无花果叶注射液(1mL 含生药 1g)，治疗白癜风总有效率为 58.82%，治愈率为 6.72%。

治疗带状疱疹：取新鲜无花果叶数片，洗净擦干，切碎捣烂，置瓷碗中，加适量食醋调匀成稀泥状，敷皮损处，待药干后更换。

治疗小儿吐泻：取无花果叶 3~5 片，鲜、干均可，加水 500mL 煎开熬剩 200mL 左右。先熏患儿两脚心，待水温降至适宜时洗两脚心。

治疗痔疮：取鲜无花果叶 7~10 片，加水 1000~1500mL，煮沸，后置肛门下，先熏洗患部，待药液温度降至适宜后，再用药棉洗敷患处。每次熏洗 30~40 分钟，每日 1 次。一般经 3~5 次即愈。

【不良反应】本品过量服用可能会引起胃肠道反应，容易出现刺激性的恶心或者呕吐的症状，也有出现腹痛或者腹泻的可能。

【贮藏】置阴凉通风干燥处。

大黄茎

【来源】本品为蓼科植物掌叶大黄、唐古特大黄或药用大黄等的地上茎或嫩苗。8~9 月种子成熟后采挖全株，割下根茎作大黄用后，取地上茎，也可于春季采摘嫩苗。

【性味归经】味苦、酸，性寒。

【功能主治】泻火通便。主治实热便秘。

【用法用量】内服：煎汤，5~10g；或生吃。

【化学成分】大黄茎含有蒽醌类、黄酮类、糖类、吲哚类、酚类、烷烃类、色原酮类、核苷类、酯类及甾体类等，同时富有鞣质类、有机酸类、氨基酸类、矿物质元素和常规营养成分等。

【药理研究】①泻下。②降血脂。

【毒理研究】新鲜掌叶大黄茎可生用（直接剥皮食用或榨汁饮用等）、熟用或经冷藏贮存之后食用。

【注意事项】本品不宜多食。

【古籍记载】唐代《新修本草》记载大黄茎："味酸""醒酒，堪生啖，亦以解热""多食不利人"。

【贮藏】置阴凉通风干燥处。

微信扫码

· 中医药应用 · 中医药视频课
· 中医药数据库 · 中医药精选书

第五章　花类药用资源

防风花

【来源】本品为伞形科植物防风的花。入药部位是花，8～9月花开时采收，阴干。

【性味归经】味辛，性微温。归脾、胃、肝经。

【功能主治】理气通络止痛。主治脘腹痛、四肢拘挛、骨节疼痛。

【用法用量】内服：煎汤，3～6g。

【古籍记载】

明代《药性论》记载："主心腹痛，四肢拘急，行履不得，经脉虚羸，骨节间疼痛。"

【贮藏】置于通风阴凉干燥处。

白头翁花

【来源】本品为毛茛科植物白头翁、细叶白头翁、蒙古白头翁、兴安白头翁、朝鲜白头翁、钟萼白头翁等的花蕾。

【性味归经】味苦，性微寒。归肝、脾经。

【功能主治】清热燥湿，泻火解毒。主治疟疾寒热，白秃疮。

【用法用量】内服：煎汤，3~6g。外用：研末调敷。

【化学成分】白头翁花含有多种化学成分，包括白头翁花皂苷、花色素等，花色素中不含叶绿素和类胡萝卜素，仅含有类黄酮类化合物，且主要为黄酮类，花青素含量较低。

【古籍记载】

①明代《本草纲目》记载："治疟疾寒热，白秃头疮。"

②西汉《名医别录》记载："白头翁，生高山山谷及田野。四月采。恭曰：其叶似芍药而大，抽一茎。茎头一花，紫色，似木槿花。实大者如鸡子，白毛寸余，皆披下，似纛头，正似白头老翁，故名焉。"

③唐代《唐本草》记载："小儿白秃疮方。鸡窠中草、白头翁花，上等分烧灰，以腊月猪脂调涂之，仍先以酸泔洗，然后涂。"

【现代应用】

作为园艺植物用。

白头翁在园林中可作自然栽植，用于布置花坛、道路两旁，或点缀于林间空地。

【贮藏】置阴凉通风干燥处。

地黄花

【来源】本品为玄参科植物地黄的花蕾。

【性味归经】味甘，性温。归肾经。

【功能主治】填精补虚。主治消渴、肾虚腰痛。

【用法用量】内服：煎汤，9~30g。

【化学成分】本品主要含环烯醚萜类、紫罗兰酮类和苯乙醇类化合物，此外还包含糖类、三萜类、黄酮类、木脂素类、酚酸类等其他类化合物。

【药理研究】①抗衰老。②抗炎。

【注意事项】本品性凉，凡脾虚腹泻、胃虚食少者忌食。在煎服时不宜用铜铁器皿。

【古籍记载】

①明代《本草纲目》记载："治肾虚，腰脊痛，为末酒服方寸匕，日三。"

②宋代《本草图经》记载："为末服食，功同地黄。"

【现代应用】

①药用。

治消渴：地黄的花阴干，捣成碎末和大米一起煎煮，煮成地黄花粥，可治疗消渴、糖尿病，以及口干、口渴、甲亢等。

治坠睛风热所攻：猪肝一具，黑豆花（曝干）、槐花（曝干）、地黄花（曝干）各一两。上述药除猪肝外，捣细罗为散，和猪肝纳铛中，以水二斛，缓火煎，候上有凝脂，似酥片子，此是药炙上物，掠尽为度，以瓷盒中盛，每以铜箸取如黍米大，点眦中，日三四度。地黄花跟槐花、黑豆花、猪肝煮，可治疗风热所致的眼部疾病。

②食用。

地黄花粥：地黄花 9g，小米 100g。将地黄花研为细末，调入小米粥内即可服食。每日 1 剂。滋阴清热，除烦止渴。适用于肝肾阴虚所致的糖尿病。

地黄花茶：地黄花茶是一种配合不同性味、归经、功能的药材、食材开发的新型健康饮品。地黄花经沸水或热水的反复冲泡，活性物质可充分析出，从而更好地被人体吸收和利用。常饮此茶

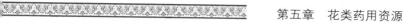

可起到预防疾病和促进康复等多方面的辅助调节作用，且符合人们泡茶、饮茶习惯，口感舒适、色泽美观、易于推广。

研磨口腔：磨成粉末口服。晒干后将地黄花磨成细粉，直接用温水服用。

【不良反应】切记不要长期过量使用，可能有腹泻、腹痛、头晕、疲乏、心悸（心跳加快，常伴有心慌）等不良反应。

【贮藏】置阴凉通风干燥处。

牡丹花

【来源】本品为毛茛科植物牡丹的花。4～5月间采收，鲜用或干燥。

【性味归经】味苦、淡，性平。无毒。归肝经。

【功能主治】活血调经。主治妇女月经不调、经行腹痛。

【用法用量】内服：煎汤，3～6g。

【化学成分】牡丹花主要含紫云英苷、牡丹花苷、蹄纹天竺、黄芪苷等。

【药理作用】①抗氧化。②抗菌。③抑制黑色素。

【毒理研究】毒理研究发现牡丹花无明显毒性。

【注意事项】孕妇、月经过多者慎用，并且不宜与活血化瘀的药物同用。

【古籍记载】

①明代《遵生八笺》记载："牡丹新落花瓣亦可煎食。"

②明代《本草纲目》记载："牡丹花蕊为阴，能泻阴胞中之火。……牡丹唯取红白单瓣者入药。"

③清代《本草正义》记载："香气最浓，清而不浊，和而不猛，

柔肝醒胃，行气活血，宣通窒滞而绝无辛温刚燥之弊，断推气分药之中，最有捷效而最为驯良者，芳香诸品，殆无其匹。"

④清代《养小录》记载："牡丹花瓣，汤焯可，蜜浸可，肉汁烩亦可。"

【现代应用】

①药用。

牡丹花有调畅血脉、通经止痛的作用，能够加快血液循环，对妇女月经不调有一定的治疗作用，也可以缓解痛经。牡丹花有养血和肝的功效，可以调理气血，改善气色，减少面部皮肤的色素沉着、淡斑、美容养颜。现代医学研究表明牡丹花中含有的色素有抗氧化的作用，可以清除自由基，延缓衰老。

②食用。

制牡丹花茶：以花制茶在中国历史悠久，牡丹花茶是我国特有的牡丹加工产品之一，主要有两种类型：一是单以牡丹花为原料，经脱水加工制成的产品；二是将牡丹花与茶叶结合加工制成的产品，如牡丹红茶、牡丹白茶、牡丹乌龙茶等。牡丹花茶具有补益气血、淡斑美白、活血止痛的功效，常饮可使人气血充沛、容颜红润、精神饱满。

制牡丹花酒：牡丹花所含醇溶性功能性成分种类多样，以牡丹花制酒，通过浸提、发酵等生产工艺，使牡丹生物活性成分溶出，可提升酒制品的营养价值。目前将牡丹花作为酒类产品生产的辅料使用已有一定程度的研究。洛阳淡雅花香牡丹花酒将白酒与牡丹花相结合，已于2012年上市，并于2018年被评选为"洛阳十大牡丹品牌"。牡丹花酒有养血、养肝、散瘀止痛的功效。

制牡丹花粥：将牡丹干花与粳米煮制成粥，有养血调经之效。

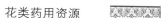

适用于妇女月经不调、经行腹痛。

③作观赏用。

牡丹花朵硕大，花色艳丽，气味芬芳，自古以来就被称为"国色天香""百花之王"，深受我国各族人民喜爱，也受到世界各国人民的广泛欢迎。牡丹具有很高的观赏价值。

【贮藏】置阴凉干燥处。

芍药花

【来源】本品为毛茛科植物芍药的干燥花蕾。在芒种前，待花苞开放时采摘，将花摘下。去掉叶，用纸将花朵包好，阴干。

【性味归经】味苦，性凉。归肝经。

【功能主治】通经活血。主治妇女闭经，干血痨症，赤白带下。

【用法用量】内服：煎汤，4～10g；或入丸、散。

【化学成分】芍药花中主要含没食子酸、没食子酸甲酯、没食子酸乙酯、芍药苷、芍药内酯苷等成分。

【药理研究】①镇痛。②抗炎。③抗氧化。

【注意事项】虚寒性腹泻者、阳气虚衰者、使用藜芦者、对芍药花过敏者不宜使用。使用本品的副作用是胃肠道不适反应。

【古籍记载】

①五代《日华子本草》记载："芍药治风、补痨，主女人一切病，并产前后诸疾，通月水，退热，除烦，益气，治天行热疾，瘟瘴，惊狂，妇人血运，及肠风，泻血，痔瘘发背，疮疥，头痛，明目，目赤，胬肉。赤色者多补气，白者治血。"

②明代《本草纲目》记载："白芍益脾，能于土中泻木""赤芍散邪，能行血中之滞"。

【不良反应】本品过量服用会出现腹泻、便溏、恶心呕吐等胃肠道不适反应。

【贮藏】装箱或其他容器内，置阴凉干燥处，防虫蛀。

芦荟花

【来源】本品为百合科植物斑纹芦荟或库拉索芦荟等的花。7~8月间采收，鲜用或阴干。

【性味归经】味甘、淡，性凉。归肺、脾、胃、膀胱经。

【功能主治】止咳，凉血化瘀。主治咳嗽、咳血、吐血、白浊。

【用法用量】内服：煎汤，3~6g。外用：适量，煎水洗。

【化学成分】芦荟花中含有多种化学成分，包括维生素类、还原性糖、氨基酸、可溶性蛋白、挥发性物质等。

【药理研究】①抗过敏。②美白。③抗氧化。④抗癌。

【注意事项】对芦荟花过敏的人群禁食芦荟花。且芦荟花含有一定量的芦荟大黄素等，有泻下作用，腹泻、脾胃虚弱的人也应该谨慎食用。此外，芦荟花的清热作用，不利于孕妇安胎，孕妇应该避免食用，以免对胎儿造成损伤。

【现代应用】

①药用。

治支气管炎、肺结核咯血、吐血：芦荟花6~9g。水煎服。

治内伤吐血：芦荟花以酒煎服。

治白浊：芦荟花和猪肉煎汤服。

治月内婴儿眼不开：芦荟花煎水洗。

②食用。

制芦荟花柠檬茶：杯内放入两片柠檬后，放入焯熟的芦荟花，再加入适量的水冲泡即可。

制芦荟花雪梨饮：雪梨切片放入杯中，再放入焯熟后的芦荟花，最后加入适量的雪梨茶浆和水搅拌即可。

【不良反应】服用本品会使特殊人群产生过敏反应，患有遗传性过敏性皮炎、湿疹、慢性荨麻疹等皮肤病的人群使用前需要先测定是否会发生过敏。

【贮藏】置于阴凉通风干燥处。

大黄花

【来源】本品为玄参科植物达乌里芯芭，以全草入药。夏季花开时采收，切段，晒干。

【性味归经】味微苦，性凉。

【功能主治】祛风除湿，利尿，止血。主治风湿痹痛、月经过多、吐血、衄血、便血、外伤出血、肾炎水肿、黄水疮。

【用法用量】内服：煎汤，3~9g；研末，1.5~3g。外用：适量，煎汤洗。

【化学成分】大黄花全草含黄酮、环烯醚萜、碳水化合物、桂皮酸衍生物等。

【药理研究】①抗氧化。②抗肿瘤、抗菌活性。③改善低血压。④止血与促凝。

【注意事项】本品性凉，不宜长期服用，特别是在女性月经期间尽量不要服用，以免引起月经不调。

【古籍记载】

①清代《认药白晶鉴》，称"罕冲为阿给类"。

②清代《无误蒙药鉴》记载："生于山岩脚，茎细，叶灰蓝色，

高拆余，花黄色者为罕冲色日高。"

【现代应用】

药用。

制作八味芯芭散和四味芯芭散：八味芯芭散以蒙古芯芭（大黄花）、诃子各 5g，草乌叶 2g，土木香 4g，紫草、石菖蒲、红花各 3g，苦参 8g 制成散剂，治疗肺、心、肾等脏器的急热、疫热，以温水送服。四味芯芭散以蒙古芯芭、文冠木、茼麻子、决明子各等量制成散剂，治疗关节协日乌素、协日乌素疮、关节疼痛，水煎洗患处。

【贮藏】置阴凉干燥处。

龙胆花

【来源】本品为龙胆科植物黄花龙胆和大花龙胆的干燥花。秋季花期采收，阴干。蓝玉簪龙胆的干燥花现在也作为中药龙胆花。

【性味归经】味苦、涩，性寒。归经不详。

【功能主治】清热解毒。主治脑膜炎、肝炎、胃炎、喉部疾病、尿痛、阴痒、阴囊湿疹。

【用法用量】内服：煎汤，3～5g。

【化学成分】藏药"龙胆花"所含化学成分主要有裂环烯醚萜和环烯醚萜类、黄酮类、酮类、三萜类和甾体类。从蓝玉簪龙胆的花中分离得到 5 个苷类成分，分别鉴定为落干酸、龙胆苦苷、异荭草素 3′－甲基醚、异牡荆苷、异荭草素。龙胆花中龙胆苦苷、异荭草苷、芒果苷、齐墩果酸含量依次为 0.50%、0.37%、0.20%、0.26%。

【药理研究】①治疗呼吸系统疾病。②抗菌。③改善肝功能。

【古籍记载】

①清代《蓝琉璃》记载："邦见按花色不同可分为白色、蓝色和杂色三类。"

②唐代《度母本草》记载："生于石山草甸、叶小花繁。"

③唐代《宇妥本草》记载："榜间嘎保生于草甸、叶柄含有汁液，叶小，长短约有四至五指宽，花白色状如石竹。"

④清代《晶珠本草》记载："本品深秋生长在高山寒冷地带，叶如秦艽，无茎，从地面开出四五朵白花，有红色光泽。花基部合生。"

【现代应用】

药用。

制十味九胆花方剂：十味龙胆花方剂由烈香杜鹃、龙胆花、矮紫堇、小檗皮、马尿泡、甘草、川贝母、鸡蛋参、螃蟹甲、藏木香 10 味中药组成，临床应用大多集中于呼吸系统疾病，不仅对急性支气管炎、小儿肺炎、社区获得性肺炎、慢性阻塞性肺疾病急性加重期和支气管哮喘等疾病疗效确切，还可缓解呼吸系统疾病所带来的咳嗽、咳痰、憋喘等症状。十味龙胆花方剂与抗生素联用在治疗呼吸系统疾病时可有效缩短后者服药周期，有望成为解决抗生素在呼吸系统疾病中滥用的有效方案。

【贮藏】置阴凉干燥处。

秦艽花

【来源】本品为龙胆科植物麻花秦艽的干燥花。夏、秋花期采收，阴干。

【性味归经】味苦，性寒。

【功能主治】清热解毒。主治胃肠炎、肝炎、胆囊炎。

【用法用量】内服：煮散剂，5~9g。

【化学成分】秦艽花含环烯醚萜苷类、黄酮类等化学成分。

【药理研究】①抗炎镇痛。②抗氧化。③润肠通便。④抑制乙酰胆碱酯酶活性。⑤提高红细胞免疫功能和吞噬细胞吞噬功能。⑥体外诱导肿瘤细胞凋亡。

【毒理研究】毒理研究发现秦艽花有部分急性毒作用。

【现代应用】

药用。

秦艽花广泛应用于临床各种疾病的治疗。藏医认为秦艽花能够清热解毒、消炎利胆，常用于治疗腹泻、肝热、胆热、乳腺热、白喉、水肿、黄水病等，外用可以消肿愈伤，主治麻风病等。秦艽花在传统藏、蒙药复方中应用广泛，如十三味榜嘎散、二十五味獐牙菜丸等，而且，十三味榜嘎散还被《中国药典》收录。

临床方面，秦艽花还具有一些其他应用价值。青海省海南藏族自治州藏医院有一临床经验方秦紫消癖丸，由秦艽花等5味药材组成，具有调补冲任、化痰软坚、祛瘀散结等功效，主要用于乳腺增生症的治疗。

【贮藏】置阴凉干燥处。

木瓜花

【来源】本品为蔷薇科植物皱皮木瓜的花。

【性味归经】味甘，性温。归胃、肝、大肠经。

【功能主治】养颜润肤，通乳抗癌，杀虫。主治面黑粉滓。

【用法用量】外用：适量，研末，盥洗手面。

【化学成分】木瓜花中含有挥发油成分：己醛，乙基丁酯，芳樟醇，反－芳樟醇氧化物，顺－芳樟醇氧化物，α－萜品油，乙基辛酸酯等。

【注意事项】孕妇、婴幼儿应谨慎食用。

【古籍记载】

明代《本草纲目》记载："主治面黑粉滓。"

【不良反应】孕妇应谨慎食用，公木瓜花中的番木瓜碱对人体有小毒，怀孕时不能吃公木瓜花，可能会引起宫缩腹痛。公木瓜花是容易引起过敏的药材之一，尤其是没有吃过公木瓜花的婴幼儿应谨慎食用。

【贮藏】研成粉之后，置于阴凉干燥处。

厚朴花

【来源】本品为木兰科植物厚朴或凹叶厚朴的干燥花蕾。春季花未开放时采摘，稍蒸后，晒干或低温干燥。

【性味归经】味苦，性微温。归脾、胃经。

【功能主治】芳香化湿，理气宽中。主治脾胃湿阻气滞、胸脘痞闷胀满、纳谷不香、感冒咳嗽等。

【用法用量】内服：煎汤，每日 3～9g。

【化学成分】厚朴花含有的化学成分主要有厚朴酚、挥发油。厚朴花挥发油主要组成成分包括萜烯类、醇类、酮醚类化合物等。

【药理研究】①抗炎、镇痛。②抗菌。

【毒理研究】毒理研究发现厚朴花无明显毒性和致突变作用。

【注意事项】阴虚液燥者忌用，孕妇禁用。

【现代应用】

药用。

厚朴花作为厚朴的替代品，气味芳香，功似厚朴而力缓，临床主要用于治疗脾胃湿阻气滞、胸脘痞闷胀满、纳谷不香等。厚朴花气味芳香，具有清香宣化、和缓养正之性，在治疗脾胃诸症时，常与其他花类药同用。厚朴花与旋覆花、扁豆花合用，可以治疗脾胃虚弱；与绿萼梅、玫瑰花、合欢花等伍用，有理气消痞之功，用以治疗慢性胃炎；以厚朴花、佛手花、扁豆花、绿萼梅、代代花为主药的五花芍草汤，可治疗阴虚型胃痛；而仅与佛手花、代代花同用，又可用于肝胃不和之脘腹胀痛。厚朴花似厚朴宽中理气化湿，但药力小于厚朴，既可行气，又可下气，尤擅升降气机、化脾胃湿浊，多用于妊娠恶阻、经行腹胀等，多与扁豆花同用。

【注意事项】厚朴花属于药用植物，并不能直接食用，或是用于烹饪；忌作为煲汤配料，而是应以入药内服为主要食用方法。

【不良反应】厚朴花在使用的过程中，不宜与豆制品一起食用，因为厚朴花含鞣质，而豆制品中含有大量的蛋白质，两种物质同时食用会发生化学反应，形成不易于人体消化吸收的鞣质蛋白。此外，豆制品和厚朴花中所含有的有机成分比较复杂，同时食用的话还会产生其他不良的反应，如腹胀。

【贮藏】贮干燥容器内，置阴凉干燥处。

砂仁花

【来源】本品为姜科植物阳春砂、绿壳砂或海南砂的干燥花。

【性味归经】味辛，性温。归脾、胃、肾经。

【功能主治】化湿开胃，温脾止泻，理气安胎。主治脾胃气滞、脘腹胀满，呕恶。

【用法用量】内服：煎汤，3～6g，入煎剂宜后下。

【现代应用】

药用。

砂仁花气味芳香，辛温通散，善于化湿行气，为醒脾和胃之良药，对于湿阻脾胃引起的食欲不振及呕吐泄泻等，常与白术、陈皮等同用；对于脾胃气滞、脘腹胀满，常与陈皮、厚朴、木香等同用；对于脾虚气滞，可与党参、白术等同用。

砂仁花辛温入脾，能温中止泻，常用于脾胃虚寒所致的腹痛泄泻，多与温中祛寒的干姜、熟附子等同用。

砂仁花能安胎，适用于胎动不安、妊娠恶阻等病证。临床上治胎动不安，常与白术、苏梗等同用；治妊娠恶阻，可与半夏、竹茹等同用。

【贮藏】置阴凉干燥处，防蛀，防霉。

豆蔻花

【来源】本品为姜科植物白豆蔻的花。

【性味归经】味辛，性微温。归脾、胃经。

【功能主治】行气化湿，温中止呕。主治湿阻中焦、脾胃不和、脘腹胀满、不思饮食、舌苔浊腻、呕吐呃逆。

【用法用量】内服：煎汤，1.5～4.5g。

【化学成分】豆蔻花含有挥发油，具体成分包括桉油精、β-藻烯、α-菜烯、α-松油醇、草烯、丁香烯、月桂烯、对-聚伞花烃、草烯氧化物、香桧烯、柠檬烯、松油烯-4-醇、藏茴香酮、桃金娘烯醛和δ-松油醇等。

【注意事项】阴虚内热者忌用。

【贮藏】置通风干燥处，防霉。

🔲 山楂花

【来源】本品为蔷薇科植物山里红或山楂的花。5～6月将花摘下，晒干。

【性味归经】味苦，性平。归肝经。

【功能主治】降血压。主治高血压。

【用法用量】内服：煎汤，3～10g；或泡茶饮。

【化学成分】山楂花和叶含黄酮类成分，如生物槲皮素等。

【注意事项】大病初愈的患者不适合服用山楂花，山楂花有耗气的作用，服用之后会影响身体对营养物质的吸收。

【书籍记载】

《陕西中草药》记载："治高血压。"

【现代应用】

①药用。

药用可以补充营养、改善消化功能和改善中枢神经系统功能。

补充营养是山楂花的重要功能之一。山楂花含大量的天然果糖、多种氨基酸及维生素C等营养物质，服用本品不仅可以促进人体新陈代谢，还可以增强体质。

山楂花不仅含有丰富的活性酶，还含有维生素C和天然果酸。这些物质可以促进人体胃肠道蠕动，加速胃中消化液的分泌。

山楂花可改善中枢神经系统功能，缓解神经衰弱。通常，当人们因神经衰弱而出现失眠、多梦、焦虑、健忘、记忆力减退等不良症状时，可适量食用一些山楂花。

②食用。

山楂花具有极高的营养价值，可补充人体所需的一些矿物质元素。

【贮藏】置阴凉干燥处。

槟榔花

【来源】本品为棕榈科槟榔属植物槟榔的雄花蕾。夏季采集，晒干。

【性味归经】味淡，性凉。

【功能主治】养胃生津，清肺润燥。主治口渴、咳嗽。

【用法用量】内服：煎汤，3 ~ 10g；或炖肉。

【化学成分】槟榔花中含有丰富的生物碱（槟榔碱等）、多酚类（槟榔多酚、缩合单宁等）、果胶类、代谢相关酶类和维生素 C 等生物活性物质，此外还有氨基酸以及各种丰富的无机元素。

【药理研究】①降血糖。②抗氧化。③抗菌活性。④降血脂。

【注意事项】孕妇禁用。

【书籍记载】

《广东中药》记载："与猪肉煲汤，治疗咳嗽。"

【现代应用】

①药用。

槟榔花为天然的芳香健胃、清凉止渴药，与猪肉煲汤，可治疗咳嗽。槟榔花味苦，能清心泻火，清热除烦，容易上火的人士宜服。

②食用。

槟榔花是海南人民较为推崇的食材之一，主要用于煲汤、炖肉，如以槟榔花同猪肚及排骨煲汤，有暖胃健脾、利尿及消食止咳之功效，为海南一大药膳，"槟榔花鸡"也为海南省三亚市十大名菜之一。在台湾地区，人们常用槟榔花熬汤治疗咳嗽。

【不良反应】本品过量服用可能会导致牙齿变黑，牙齿受到磨损伴牙龈萎缩，口腔黏膜下纤维化，还会引起其他口腔疾病。

【贮藏】置于阴凉干燥通风处。

贝母花

【来源】本品为百合科植物浙贝母的干燥带花梗的花。花期采摘，干燥。

【性味归经】味苦，性微寒。归肺经。

【功能主治】止咳化痰。主治咳嗽痰多、支气管炎。

【用法用量】内服：煎汤，3~6g；或入丸、散。

【化学成分】从贝母花乙酸乙酯和正丁醇部位分离和鉴定出的化合物分别为 β－谷甾醇、胡萝卜苷、正十七醇、十七烷酸单甘油酯、异鼠李素、二氢芹菜素等。

【药理研究】①镇痛。②抗炎。③降血压。④化痰。

【注意事项】风寒引起咳嗽、咳痰的人群禁止服用；脾胃虚寒者，谨慎服用；不可与附子、川乌、制川乌、草乌、制草乌同时服用。

【现代应用】

①药用。

贝母花可以用于治疗感冒、鼻炎、支气管炎、肺炎引起的咳嗽、喉咙痛，泡水当茶饮，或晒干后服用。

②食用。

贝母花可以制成茶，也可以炖汤、做菜，如贝母花炖猪肺和贝母花炖甲鱼。

【不良反应】长期或过量服用贝母花，可能会造成胃部不适，引起消化不良、大便稀溏等症状。

【贮藏】置阴凉干燥处，防潮、防蛀。

紫菀花

【来源】本品为菊科植物紫菀的干燥头状花序。秋季开花时采摘，除去苞片，阴干。

【性味归经】味苦，性平。

【功能主治】清热，解毒，排脓，消肿。主治瘟疫、炭疽、毒热。

【用法用量】内服：煮散剂，3~5g；或入丸、散。

【注意事项】有实热者忌用。

【现代应用】

药用。

祛痰作用：中医认为紫菀具有温肺下气、消痰、止嗽的功能。实验表明，水煎剂有祛痰作用而无镇咳及平喘作用；苯及甲醇提取物也有祛痰作用。

抗菌作用：紫菀在体外对大肠杆菌、痢疾杆菌、变形菌、伤寒杆菌、副伤寒杆菌、绿脓杆菌及霍乱弧菌7种革兰氏阴性肠内致病菌有一定的抑制作用；并有对抗致病性真菌的作用。

抗病毒作用：水煎剂在鸡胚尿囊中对流感病毒有明显的抑制作用。

抑制肿瘤的作用：据报道分离出的表无羁萜醇对小鼠艾氏腹

水癌有抑瘤作用；也有报道从紫菀根中的正丁醇提取部分分离出的环肽类化合物对 S180 有抗肿瘤活性。

【不良反应】本品过量使用可能会出现恶心、呕吐的症状。

【贮藏】置阴凉干燥处，密封。

南瓜花

【来源】本品为葫芦科植物南瓜的花。6～7 月开花时采收，鲜用或晒干。

【性味归经】味甘，性凉。

【功能主治】清湿热，消肿毒。主治黄疸、痢疾、咳嗽、痈疽肿毒。

【用法用量】内服：煎汤，9～15g。外用：捣烂或研末调敷。

【注意事项】对花粉过敏的人，不能食用南瓜花。

【书籍记载】

①清代《分类草药性》记载："性凉。治咳嗽，提音，解毒，久远痢疾。"

②《民间常用草药汇编》记载："消肿，除湿热，解毒，排痰，下乳，治黄疸病及痢疾。外敷治痈疽。"

③《福建药物志》记载："治蜈蚣蜇伤。"

【现代应用】

①药用。

清除湿热：南瓜花性微寒，能清理身体内的湿热毒气，对湿热过重导致的身体肿痛、痢疾、湿热黄疸和脚气等病证，都有一定预防作用，对于维持人体健康有明显益处，经常吃南瓜花还能预防痈肿疼痛和结膜炎。

缓解疲劳：多吃南瓜花还能为身体补充能量，并能促进新陈代谢，加快身体内多种酸性物质排出，防止酸性体质出现。另外，它含有的活性成分还能促进体力恢复，缓解身体疲劳，增强人体自身的抗疲劳能力。除此以外老年人食用南瓜花能延缓衰老，青少年食用南瓜花则能促进身体发育。

预防缓解贫血：南瓜花能增强人体自身造血功能，而且它含有丰富微量元素——铁，可加快血红蛋白合成，经常食用可补益气血，预防贫血发生，促进血液循环，降低高血压和冠心病的发病率。

②食用。

南瓜花不仅实用价值很高，而且食用方法多样，可清炒、煮汤、制羹或煮粥，其味清鲜嫩爽，色彩鲜艳，使人食欲顿增。

【贮藏】南瓜花沥干水分后晒干即可保存，晾晒时需避开阴雨天气。

白茅花

【来源】本品为禾本科白茅属植物白茅的花穗。

【性味归经】味甘，性温。归肺、胃、膀胱经。

【功能主治】止血，定痛。主治吐血、衄血、刀伤。

【用法用量】内服：煎汤，9~15g。外用：罨敷或塞鼻。

【化学成分】白茅花中含有多种化学成分。理化反应呈现酚性化合物反应。在白茅花水提取液试验中，发现其含有多糖、糖、苷类、有机酸等成分；在其乙醇提取液试验中，发现其含有生物碱、黄酮类、香豆素、内酯、植物甾醇及三萜类成分；在石油醚提取试验中，发现其含有挥发油成分。

【药理研究】止血。

【注意事项】白茅花性温热，上火者谨慎使用。

【古籍记载】

①唐代《新修本草》记载："主衄血，吐血，灸疮。"

②清代《本经逢原》记载："茅花色白轻虚，力能上升入肺，散热止衄。"

【现代应用】

食用。

茅花猪鼻汤：取白茅花 15g，猪鼻 1 个，调味品适量。将白茅花布包，猪鼻洗净，切片，二者同入锅中，加清水适量煮至猪鼻熟后，去药包，下调味品，再煮一二沸即成，饮汤食猪鼻，饭后服食。可凉血止血，治疗鼻衄。

【贮藏】置干燥处，防霉及虫蛀。

棕榈花

【来源】本品为棕榈科棕榈属植物棕榈的花蕾及花。

【性味归经】味苦、涩，性平。归肝、脾经。

【功能主治】止血，止泻，活血，散结。主治血崩、带下、肠风、泻痢、瘰疬。

【用法用量】内服：煎汤，3~10g；或研末，3~6g。外用：煎水洗。

【化学成分】棕榈花含多种氨基酸。

【药理研究】①兴奋子宫平滑肌。②减慢心率。③抗氧化。④避孕。⑤抗菌。

【毒理研究】毒理研究发现棕榈花无明显毒性作用。

【注意事项】《本草纲目拾遗》中记载"初生子戟人喉，未可轻服。"大意为棕榈花花蕊吃下后，喉咙会有刺痛感，不能随意服用。

【古籍记载】

①唐代《本草纲目拾遗》记载："棕榈初生子(指棕榈之花蕊)黄白色，作房如鱼子，有小毒，破血。"

②南宋《履巉岩本草》记载："食之破妇人血气，不作胎孕。"

③明代《古今医统》记载："治痔漏脓血不止：棕榈花晒干为末，空心米饮调下三钱。"

④明代《本草纲目》记载："棕鱼皆言有毒不可食，而广、蜀人蜜煮醋浸以寄远，乃制去其毒尔。"

⑤明代《濒湖集简方》记载："治大肠下血、棕笋(即棕榈之花苞)煮熟切片，晒干为末，蜜汤或酒服一二钱。"

⑥清代《天宝本草》记载："酒熬治气火瘰疬。"

【现代应用】

食用。

制棕榈花茶：棕榈花沸水冲泡 15 分钟，代茶频饮，连用三天。功用：收敛止血，治肠风出血、妇女功能性子宫出血。

棕榈花可以用来炒肉、炖鸡、煮粥、做汤等。

【不良反应】部分人群服用本品会出现皮肤瘙痒、咳嗽、呼吸不畅及恶心呕吐。

【贮藏】置阴凉干燥处。

丹参花

【来源】本品为唇形科植物丹参的干燥花。

【性味归经】味苦，性微寒。归心、肝经。

【化学成分】丹参花中含有多种化学成分，包括脂溶性成分、水溶性成分、挥发性成分、多种微量元素等。

【药理研究】①保护心肌。②抗菌。③抗肿瘤。④抗血小板聚集以及抗血栓。⑤抗炎以及增强机体免疫力。

【毒理研究】毒理研究发现丹参酮提取物无明显毒性，其他成分还有待研究。

【注意事项】丹参花和藜芦同食属于中医十八反范畴，可能会产生毒性反应。

【古籍记载】

宋代《图经本草》记载："二月生苗，高一尺许。茎方有棱，青色。叶相对，如薄荷而有毛。三月至九月开花成穗，红紫色，似苏花。根赤色，大者如指，长尺余，一苗数根。"

【现代应用】

食用。

制丹参花茶：丹参花茶以早间时段采摘的丹参花骨朵儿为制作原料，经阴干、杀青、揉捻、烘干、筛分等生产工序制得，产品具有茶汤色泽淡雅、茶味微苦而甘、香气清高持久、清凉爽口的特点，饮用此茶可调节身体机能，达到调节血压、降低血脂和血糖、保护心脑血管、消除疲劳、增强免疫力、促进食欲和改善睡眠质量的效果。

【贮藏】置阴凉通风干燥处。

🔳 三七花

【来源】本品为五加科人参属植物三七的花。

【性味归经】味甘，性凉。归肝经。

【功能主治】清热生津，平肝降压。主治津伤口渴、咽痛音哑、高血压。

【用法用量】内服：适量，开水泡饮。

【化学成分】三七花含有多种化学成分，包括皂苷类、黄酮类、多糖类、挥发油类、无机成分以及氨基酸、炔醇类、维生素等。挥发油中包括烃类、单萜类、倍半萜类、醇、醛、酮、酸、酯等化合物。

【药理研究】①镇静。②抗炎。③扩血管、降血压。④护肝。⑤降血脂。⑥辅助治疗乳腺癌。

【毒理研究】毒理研究发现三七花无明显毒性和致突变作用。

【注意事项】三七花性凉，脾胃虚寒的人应谨慎食用。三七花有很强的活血祛瘀的功效，孕妇慎用。

【现代应用】

食用。

制三七花复合饮料：三七花蕾的有效成分以原人参二醇型皂苷为主，具有清热解毒、清肝明目、减肥、降血脂、降血压、消炎、止血、止痛、抗癌、养生抗衰、增强人体免疫力等功效，常用于治疗高血压、偏头痛、失眠等，是地方特色食品植物。以三七花为主要原料，菊花、槐花、甘草等为辅料制作而成的饮料，天然安全、营养丰富、风味独特、酸甜稳定，适合中老年人群，具有清热解毒、镇静安神、降低血压、清肝明目的作用。

制作三七花花生酥糖：三七花花生酥糖以三七花、花生为主要原料，白砂糖、葡萄糖等为辅料，既保留了传统花生酥糖的风味和口感，又使酥糖具备了三七花的保健功效。

【不良反应】个别人服用本品会出现轻微上腹痛、耳鸣、多尿，未见其他副作用。

【贮藏】置阴凉通风干燥处。

桃花

【来源】本品为蔷薇科桃属植物桃或山桃的花。春季开花时采摘，晒干。

【性味归经】味苦，性平。归心、肝、大肠经。

【功能主治】利水通便，活血化瘀。主治小便不利、水肿、痰饮、脚气、石淋、便秘、癥瘕、闭经、癫狂、疮疹。

【用法用量】内服：煎汤，3~6g；研末，1.5g。外用：适量，捣敷；或研末调敷。

【化学成分】桃花含有多种化学成分，包括槲皮苷，紫云英苷，蜡梅苷，山奈素 -3- 双葡萄糖苷，桃皮素，柚皮素，香橙素，橙皮素，右旋儿茶酚，左旋儿茶酚没食子酸酯，绿原酸和矢车菊苷，山奈酚，香豆精。白桃花含三叶豆苷。脂溶性成分主要是由醇类、酸类、烷烃类和酯类组成，含有少量的醛类。

【注意事项】不宜久服，孕妇禁服。《本草纲目》："若久服则耗阴血，损元气。"

【古籍记载】

①汉代《神农本草经》记载："令人好颜色。"

②汉代《名医别录》记载："除水气，破石淋，利大小便，下三虫，悦泽人面。"

③唐代《千金要方》记载："治大便难：水煎桃花方寸匕。"

④唐代《新修本草》记载："下恶气，消肿满，利大小肠。"

⑤唐代《食疗本草》记载："治心腹痛及秃疮。"

⑥明代《本草纲目》记载："桃花，性走泄下降，利大肠甚快，用以治气实人病水饮肿满积滞，大小便闭塞者，则有功无害。"

⑦明代《本草汇言》记载："破妇人血闭血瘕，血风癫狂。"

⑧清代《冯氏锦囊》记载："露桃花，除痘毒气，斑疮。"

⑨清代《医林纂要》记载："燥湿除痰，泄肺逆。"

⑩清代《本草求原》记载："治饮积下痢，惊怒伤肝致痰饮滞血而发狂，产后二便不通。"

【现代应用】

①食用。

桃花粥：可用鲜桃花瓣、粳米文火煨粥，粥成时加入红糖。每日1剂，吃早餐时趁温热食用，每5剂为一疗程，间隔5日后可服用下一疗程。有血瘀表现如脸色黯黑、月经中有血块、舌质显紫斑、大便长期干结者选用此粥，既有美容作用，又可以治疗血瘀病证。注意此粥不宜久服，且月经期间应暂停服用，月经量过多者忌服。

②美容。

取桃花阴干研末，加冬瓜子，等量研末，调蜜敷面，可治雀斑、黑斑、黑痣。研究发现，这种桃花膏对脸面黑斑、黑痣、粉刺、皮黯都能起到一定改善作用，特别是对于皮肤皲裂有特效。民间还单用桃花治疗秋冬季手足皲裂，捣泥直接涂于患处，有很好的功效。

③作观赏用。

桃花可美化城市、改善环境、丰富人们的物质和精神生活，随着我国经济建设的发展，人们审美水平的提升，桃花在园林景

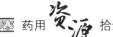

观中也得到了广泛的应用。根据桃花花色的深浅进行色彩搭配，可组成靓丽的色彩景观。桃花花量多，色彩感染力强。桃花品种多，我国现有近 100 个品种，植株有高有矮、有大有小、有耸立有下垂、有直奔有龙游，有多种搭配。

桃花娇美、俏丽，容易栽培、适应性强，自然观赏性极佳，从古到今一直受到我国人民的青睐，是重要的林园花卉。桃花色彩丰富，形态各异，枝型各式各样且主干苍劲而有力，在园林植物中尤显灵气。桃花在园林中可以通过孤植、丛植、群植等方式达到不同的呈现效果，能形成"花海""红云"等景观。

【不良反应】本品长期服用可能会出现腹泻，并可能会造成气血虚。

【贮藏】阴干，放干燥处。

合欢花

【来源】本品为豆科植物合欢的干燥花序或花蕾。夏季花开放时择晴天采收或花蕾形成时采收，及时晒干。

【性味归经】味甘，性平。归心、肝经。

【功能主治】解郁安神。主治心神不安、忧郁失眠。

【用法用量】内服：煎汤，5～10g。

【化学成分】合欢花含有多种化学成分，包括黄酮类、挥发油类、甾体类、三萜皂苷类、单萜类、鞣质类等。

【药理研究】①镇静催眠。②抗焦虑。③抗抑郁。④保肝。⑤抗氧化。⑥抗炎。⑦减肥。⑧抑菌。

【注意事项】阴虚津伤人群慎用合欢花；脾胃虚寒人群慎用合欢花；孕妇慎用合欢花。

【古籍记载】

①北宋《太平圣惠方》记载："治腰脚疼痛久不瘥。""夜合花四两，牛膝（去苗）一两，红蓝花一两，石盐一两，杏仁（汤浸去皮，麸炒微黄）半两，桂心一两。上药捣罗为末，炼蜜和捣百余杵，丸如梧桐子大。每日空心，以温酒下三十丸，晚食前再服。"

②唐代《子母秘录》记载合欢花治疗打磕损疼痛："夜合花末，酒调服二钱匕。"

③明代《医学入门》记载："主安五脏，利心志，耐风寒，令人欢乐无忧，久服轻身明目。"

【现代应用】

①药用。

合欢花具有比较好的解郁、安神、镇静功效，用于治疗由情志所伤引起的虚烦不眠、抑郁不舒、失眠、健忘等。可以单用，也可以与其他的安神药物同用，常配伍官桂、黄连、夜交藤、柏子仁等，用于治疗心肾不交导致的失眠。

②食用。

制合欢花茶：将适量合欢花用清水快速冲洗后放于杯中，加入少许冰糖，以沸水冲泡，盖口闷约3~5分钟即可饮用。合欢花性平、味甘，含有合欢苷、鞣质等，有滋阴补阳、解郁安神、清心养胃、活络止痛、清热润燥、安五脏、和心志、悦颜色功效，适用于心神不安、神经衰弱、忿怒虚烦、肝郁胸闷、忧而不乐、健忘失眠、风火眼疾、视物不清等。春日常饮合欢花茶有较好的强身、开胃、镇静、安神、美容作用，可令人神清气爽，阴虚津伤者慎用，孕妇和小孩忌用。

【不良反应】本品长期大量服用会刺激胃肠道；会影响精子

与卵子的结合，影响生育；过敏体质的人服用本品可能会出现恶心呕吐、呼吸困难、皮肤发红和皮疹等现象，应及时治疗。

【贮藏】置通风干燥处。

人参花

【来源】本品为五加科人参属植物人参的花序。6~7月采摘花序，烘干。

【性味归经】味苦、微甘，性温。归肺、脾、胃、心、肾经。

【功能主治】补气强身。主治头昏、乏力、胸闷、气短。

【用法用量】内服：煎汤，3~6g。

【化学成分】人参花含有多种化学成分，包括人参皂苷类、黄酮类、挥发油类、多糖、无机元素、绿原酸等。

【药理研究】①护肝。②保护胃黏膜。③抗氧化。④改善血流动力学。⑤抗疲劳。⑥抗肿瘤。⑦修复皮肤。⑧保护心血管。⑨促进细胞增殖。

【毒理研究】研究表明人参花无明显毒性和致突变作用，但是否存在慢性毒性还有待研究。

【注意事项】不宜与藜芦、五灵脂同用。

【现代应用】

①药用。

人参花与黄芪、麦冬配伍，具有提高免疫力的作用。

②食用。

制人参花茶：由人参花蕾，干花粉碎后制成，饮用时用开水浸泡。人参花茶含有多种营养成分，富含人参皂苷，近年研究表明，人参花蕾总皂苷含量比人参根高5倍以上，且含有20余种矿物质和微量元素。

【不良反应】大量服用人参花之后，可能会出现咽喉刺激、失眠以及神经衰弱等不良反应。

【贮藏】置阴凉干燥处。

百合花

【来源】本品为百合科百合属植物百合、细叶百合的花。

【性味归经】味甘、微苦，微寒。归肺、肝、心经。

【功能主治】清热润肺，宁心安神。主治咳嗽、眩晕、心烦、夜寐不安、天疱疮。

【用法用量】内服：煎汤，6～12g。外用：研末调敷。

【化学成分】百合花含有多种化学成分与营养成分，百合花中主要挥发性成分为酸类和烷烃类。

【药理研究】①抗氧化。②抑制乙酰胆碱酯酶活性。

【毒理研究】百合花无明显毒性和致突变作用。

【注意事项】《滇南本草》："肺有风邪者忌用。"

【古籍记载】

①明代《滇南本草》记载："止咳嗽，利小便，安神宁心定志。"

②明代《本草纲目》记载："治小儿天疱湿疮，曝干研末，菜籽油涂。"

③清代《要药分剂》中有"润肺清火"的记载。

④清代《本草正义》记载："百合之花，夜合朝开，以治肝火上浮，夜不成寐，甚有捷效，不仅取其夜合之义，盖甘凉泄降，固有以靖浮阳而清虚火也。"

【现代应用】

①药用。

百合花略微偏寒性，可以治疗热病伴随的相关症状，如发热、炎症感染，特别是呼吸系统疾病。

②食用。

制百合花茶：百合花 15g，放入杯中，用沸水冲泡。代茶饮用，每日 1 剂。功效是润肺、清火、安神。适用于眩晕、咳嗽、夜寐不安等证。

制百合花蜜饮：百合花蜜饮使用百合花 30g，蜂蜜 50g。制作时把上 2 味放于碗内，混匀，隔水炖沸即成。每日 1 剂，2 次分服，连服 7 日。此款蜜饮的功效是清热润肺、化痰止咳，适用于咳嗽痰多患者。

③观赏用。

百合花花型多样，色彩斑斓美丽，气味芬芳淡雅。株型端庄挺拔，枝叶青翠挺立，叶似翠竹，沿茎轮生，花色洁白，状如喇叭，姿态异常优美，观赏价值极高，受到人们的广泛喜爱。百合花在园林景观布局中常常用来布置花坛、花镜、花台、花丛等，一般都是成丛成片种植。

【不良反应】百合花性微寒，不宜过量服用，会出现腹泻、腹痛、腹胀、消化不良、脾胃受损等不良反应。

【贮藏】置阴凉干燥处。

 蒺藜花

【来源】本品为蒺藜科植物蒺藜的花。5～8 月采收，阴干或烘干。

【性味归经】味辛，性温。归肝经。

【功能主治】祛风和血。主治白癜风。

【用法用量】内服：研末，3～5g。

【古籍记载】

宋代《本草衍义》记载："治白癜风。阴干为末，每服二三钱，饭后以酒调服。"

【不良反应】服用本品易出现过敏反应。

【贮藏】置阴凉通风干燥处。

芭蕉花

【来源】本品为芭蕉科植物芭蕉的花蕾或花。

【性味归经】味甘、微辛，性凉。归心、肝、胃、大肠经。

【功能主治】化痰消痞，散瘀止痛。主治胸膈饱胀、脘腹痞疼、吞酸反胃、呕吐痰涎、头目昏眩、心痛、怔忡、风湿疼痛。

【用法用量】内服：煎汤，5～10g；或烧存性研磨每次6g。

【化学成分】芭蕉花中含有多种化学成分，如盐酸可溶物、粗蛋白质、粗纤维素。芭蕉中还含有糖类、维生素、胡萝卜素、凝集素等物质。

【药理研究】①抗肿瘤。②降血糖。③降解纤维素。④抗菌。⑤降压。

【注意事项】食用芭蕉花要忌鱼、羊、生冷、蛋和蒜等食物。气虚和阳虚体质者慎用。凡火旺泄精、阴虚水乏、小便不利、口舌干燥者皆禁用。脾胃虚寒、便溏腹泻者不宜多食、生食，急慢性肾炎及肾功能不全者忌食。

【古籍记载】

①五代《日华子本草》记载："芭蕉花烧存性，研，盐汤点服二钱。"

②清代《分类草药性》记载："治头眩昏，气痛，散血。"

③《岭南采药录》记载："治红白痢，能通经。"

④明代《滇南本草》记载："芭蕉花二钱。水煎，点水酒服。忌鱼、羊、生冷、蛋、蒜。"

【现代应用】

①药用。

治心痹痛：芭蕉花烧存性，研，盐汤点服二钱。

治反胃：反胃吐呃饮食酸痰，胃、腹疼痛，胸膈饱胀。芭蕉花二钱。水煎，点水酒服。

治怔忡不安：芭蕉花一朵。煮猪心食。

治肺痨：芭蕉花二两，猪肺半斤。水炖，服汤食肺，每日一剂。

治心绞痛：鲜芭蕉花半斤，猪心一个。水炖服，每日两剂。

治胃痛：芭蕉花、花椒树上寄生茶各五钱。煨水服，每日两剂。

②食用。

炒芭蕉：以幼嫩的花瓣为原料，将蕉花洗净切细加少许食盐搅拌，并用手揉捏挤去汁液。素炒时，加点青辣椒末和豆豉，用油炒熟即可。若烹饪肉末炒蕉花，应将鲜肉洗净，滤水后剁成肉末，与芭蕉花炒至熟透即可装盘供食，独具特色，是傣族、哈尼族小有名气的风味小吃。

蒸蕉花：以野芭蕉花、精瘦猪肉和鸡蛋为原料烹调。先将幼嫩的蕉花用沸水煮熟，切碎，加入少许食盐揉捏，挤掉水装入碗内，加入蛋汁和剁细的猪肉、葱花、蒜泥、芫荽和少量青椒末、食盐、味精，搅拌均匀，用鲜芭蕉叶包成方形叶包。

蕉花汤：以野芭蕉花、精瘦猪肉片与臭菜为主要原料烹调。芭蕉花剥去外层老化花瓣，洗净切碎，加少许食盐揉捏，用清水漂洗除涩味，用肉汤煮至七成熟时，加入猪肉片（末）和洗净切段的臭菜煮熟，加适量食盐、味精即可食用。

【不良反应】偶有过敏反应。

【贮藏】置阴凉通风干燥处。

益母草花

【来源】本品为唇形科植物益母草和细叶益母草的花。夏季花初开时采收，去净杂质，晒干。

【性味归经】味甘、微苦，性凉。入肺、肝经。

【功能主治】养血，活血，利水。主治贫血、疮疡肿毒、血滞经闭、痛经、产后瘀阻腹痛、恶露不下。

【用法用量】内服：煎汤，6~9g。

【化学成分】益母草花中含有多种化学成分，包括醚类、酮类、醛类、酯类、醇类、萜类、酸类、烃类挥发性成分，主要有反式石竹烯，植酮，β-荜澄茄烯，α-葎草烯和石竹烯氧化物等。

【药理研究】①平喘。②活血散瘀。③治疗静脉曲张。④治疗慢性前列腺炎。⑤利水。⑥治疗化脓性食管炎。⑦防治脑心血管疾病。

【注意事项】脾虚泄泻者禁服。益母草花久服会伤正气，须"中病即止"，即一旦病情改善，就要停止服用。有效成分对子宫有兴奋作用，能收缩子宫，因此孕妇忌用。

【书籍记载】

① 明代《本草纲目》记载："治肿毒疮疡，消水行血，妇人胎产诸病。"

②《江苏植药志》记载："民间用作妇女补血剂。通常于冬季和以红糖及乌枣，饭锅内蒸，逐日服用。"

【现代应用】

益母草花集绿化、观赏、药用于一体，易繁殖、生长快。

①药用。

活血化瘀：益母草花与王不留行、川牛膝等同用，可发挥辛能行散、苦能疏泄走散之功，以通行络脉，治疗以血瘀为主要表现的慢性前列腺炎，疗效显著。

治经痛：益母草花 30～60g，延胡索 20g，水煎服。

治妇女血虚：益母草花 60g，大枣 10 枚，红糖 50g，水煎弃渣，食枣饮汤。

②食用。

作天然食用色素：益母草花多色艳，含有丰富的天然色素，是具有良好开发前景的天然色素资源。益母草花红色素提取容易，性能良好，尤其是在偏酸性的条件下具有较好的热、光稳定性，色泽鲜艳，水溶性好，且食盐、蔗糖、葡萄糖等食品添加剂的存在对色素无不良作用。

益母草花粥：益母草花 5g（或可加梅花、玫瑰花、月季花同用），大米 100g，白糖适量。将益母草花摘净，放入锅中，加清水适量，浸泡 5～10 分钟后，水煎取汁，加大米煮粥或将鲜益母草花洗净，切细，待粥熟时与白糖同入粥中，煮至粥熟服食，每日 1 剂。可活血调经，适用于月经不调，经行不畅，痛经，闭经，

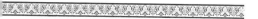

产后瘀阻腹痛，恶露不净等。

五花汤：五花汤以土红花、靛青花、益母草花、桂花、金银花 5 种花类中药材组成，用于治疗妊娠妇女惊风。

③观赏。

益母草的轮伞花序上花朵密集呈轮状排列，入秋花枯后花萼宿存，仍成团轮生于茎杆上，经特殊加工制成的益母草干花呈现出白、红、黄、橙、蓝、紫、绿等多种色彩。常被制作成瓶花、篮花、壁挂等，可作为宾馆、饭店、商场、民居等的美化装饰，具有自然质朴的独特风韵。

【不良反应】部分人群服用本品会，出现胸闷、心慌、皮肤发红、腹痛、腹泻。孕妇忌服。

【贮藏】置阴凉通风干燥处。

杨树花

【来源】本品为杨柳科植物毛白杨、加拿大杨或同属数种植物的雄花序。

【性味归经】味苦，性寒。归大肠经。

【功能主治】清热解毒，化湿止痢。主治细菌性痢疾、肠炎。

【用法用量】内服：煎汤，9～15g。外用：适量，热熨。

【化学成分】杨树花含有多种化学成分，包括槲皮素、花旗松素、木犀草素、圣草酚、杨梅素、二氢杨梅素等。另含有丰富的氨基酸、生物碱、蛋白质、多肽、多糖、黄酮、苷糖等成分。

【药理研究】①抗菌。②止泻。③解热、修复。④抗炎。⑤抗氧化。⑥免疫调节。⑦抗肿瘤。

【毒理研究】对杨树花进行亚慢性毒性试验，结果表明，不同注射剂量的三组小鼠连续 28 天腹腔注射给药后，一般情况、体重增长速度、血液生化指标与正常对照组比较均无明显差异，说明一定剂量下，杨树花注射液可连续注射。

【注意事项】脾胃虚寒者慎服。哺乳期的女性和孕妇慎用。

【古籍记载】

①清代《续回生集》记载："治鸡爪疯，白杨花挂穗装入布袋，如手掌少加宽大，将患手伸入袋内花穗中间，外用热熨斗熨烙，穗干另换，如此数遍。"

②五代《日华子本草》记载："煎汤洗恶疮疥癣。"

③明代《本草纲目》记载："煎水漱牙痛，服之解砒毒，烧灰油调涂治汤火伤。"

【现代应用】

①药用。

治疗细菌性痢疾：用杨树花 60g，水煎，加红糖 30g，早晚分服。

治疗肠炎：杨树花与五倍子等份配比的原料药制备成，药物外用凝胶灌肠剂，使用方便，顺应性好，药物直接到达肠道，止血止泻的效果非常好，能作为犬细小病毒出血性肠炎的治疗和辅助治疗药物。

作兽药：杨树花可增强畜禽抗应激能力、防制鸡减蛋综合征、治疗犊牛急性痢疾、防治仔猪白痢病、治疗羊腹泻、防治羔羊痢疾。

②食用。

蒸杨树花：将杨树花洗净，倒进开水锅里焯烫 2 分钟后捞出，再浸泡杨树花一天，去除杨树花的苦涩味道，撒上盐和干面粉，大火蒸 5~6 分钟即可。

杨树花茶：将杨树花晒干泡水饮用，能够直接抑杀体内病原体，提高人体抵抗力，有助于预防虫球病等病毒性疾病，长期饮用有助于人体毒素及废弃物的代谢，可清热解毒、健脾养胃。

【不良反应】部分女性服用本品会出现痛经。

【贮藏】置通风干燥处。

苎花

【来源】本品为荨麻科植物苎麻的花。

【性味归经】味甘，性寒。归心、肺、胃经。

【功能主治】清心除烦，凉血透疹。主治心烦失眠、口舌生疮、麻疹透发不畅、风疹瘙痒。

【用法用量】内服：煎汤，6~15g。

【化学成分】苎麻中 3 种三萜酸白桦脂酸、齐墩果酸和熊果酸呈规律性分布，不同部位含量均为叶 > 根 > 花 > 茎，同一部位含量均为熊果酸 > 齐墩果酸 > 白桦脂酸，且含量差异较为明显，白桦脂酸主要存在于苎麻花中。苎花含有极少量重金属铬、砷、镉及铅。

【药理研究】①镇静催眠。②抗病毒。

【毒理研究】苎花含有秋水仙碱，秋水仙碱的毒性剧烈，最小致死量为 6mg。其中毒的机理在于秋水仙碱对人体中枢神经系统、循环系统、造血系统、胃肠道及肾脏均可造成严重损害。中毒后轻者表现为头晕头痛、发音困难、口唇及四肢麻木、复视，重者出现抽搐、烦躁、心慌胸闷、面色苍白、四肢厥冷、不省人事、二便失禁、双下肢瘫痪、咀嚼无力、眼球不能转动等。

【注意事项】治疗期间通常需要避免吃油腻和生冷性食物。

【不良反应】部分人群服用本品会诱发支气管哮喘，超量或长期使用易引起中毒。

【贮藏】夏季花盛期采收，鲜用或晒干。晒干后置阴凉通风干燥处。

茉莉花

【来源】本品为木犀科植物茉莉的花。7月前后花初开时，择晴天采收，晒干。贮存于干燥处。

【性味归经】味辛、甘，性温。归脾、胃、肝经。

【功能主治】理气开郁，辟秽和中。主治下痢腹痛、结膜炎、疮毒。

【用法用量】内服：煎汤，3～10g；或代茶饮。外用：适量，煎水洗目或菜油浸滴耳。

【化学成分】茉莉花含油率一般为0.2%～0.3%，主要成分为苯甲醇及其酯类、茉莉花素、芳樟醇、安息香酸芳樟醇酯。挥发性成分中，酯类化合物含量最高，占挥发性成分总量的60%左右；其次是醇类化合物，约占30%。

【药理研究】①抗氧化。②扩张血管。③镇静镇痛、催眠。④降血糖。⑤抗菌。⑥增强免疫力。

【注意事项】体内热毒过盛或大便干燥者，禁止食用茉莉花。孕妇慎用。

【古籍记载】

①明代《本草纲目》记载："辛，热，无毒。"

②清代《本草再新》记载："味甘辛，性热，无毒。"

【现代应用】

①药用。

治赤白痢：茉莉花叶、车前草汁和蜜一匙倒入一升水中，每日三次。

治疗泄泻腹痛：茉莉花 6g（后下）、青茶 10g、石菖蒲 6g 水煎温服。

治疗头晕头疼：茉莉花 15g、鲢鱼头一个，水炖服之。

治疗耳心痛：菜油浸泡茉莉花滴入耳内。

治疗目赤肿痛：茉莉花、菊花各 6g、金银花 9g 水煎服治疗目赤肿痛、迎风流泪。

治妇人难产：泡茉莉花 7 朵，和花吞服治妇人难产。

镇痛：茉莉花 1g、川芎 3g 泡酒服用，治骨折、脱臼、跌仆损伤引起剧烈疼痛。

②食用。

制作茉莉花茶：茉莉花茶是将茶与茉莉鲜花拼合窨制，使茶坯吸收花香而成的。花茶香气的形成涉及鲜花释香、茶坯吸香和保香。茉莉花茶有着显著的保健功效，且具有降血糖和降血脂的活性。

制作蜂蜜茉莉绿茶：以炒青绿茶和茉莉花茶为原料，分别在 70℃、10 分钟和 80℃、12 分钟条件下萃取制得绿茶萃取液和茉莉花茶萃取液，配以天然蜂蜜、维生素 C、白砂糖等原料，经 137℃、15 秒的超高温瞬时杀菌制得蜂蜜茉莉绿茶饮料。

③其他应用。

茉莉花在日用品、化妆品、保健品等领域也发挥了独特的作用。人们将茉莉花用于制作天然熏香、防脱发生发液、天然植物洗面奶等各种功能的产品，充分利用了茉莉花的保健功效。

【贮藏】置干燥阴凉处，密闭保存。

落葵花

【来源】本品为落葵科植物落葵的花。

【性味归经】味苦，性寒。归心、肺经。

【功能主治】凉血解毒。主治痘毒、乳头皲裂。

【用法用量】外用：适量，鲜品捣汁涂抹。

【药理研究】①清热解毒。②祛痘。

【现代应用】

①药用。

鲜落葵花适量，洗净，榨汁，用棉签蘸药液外搽患处，不拘次数，连续 1 周。可清热解毒，适用于水痘、乳头皲裂、痱子、疖肿等。

②食用。

制作天然食用色素：落葵花含有紫红色素，主要用于提取天然食用色素。

落葵花煨母鸡：鲜落葵花 100g，净母鸡肉 250g，猪油 25g，精盐 1.5g，味精 2g，葱花 5g，姜末 2g，与水共熬成汤，汤浓味鲜营养丰富，尤宜老人和体弱者食用。

优若藜

【来源】本品为藜科植物驼绒藜的花序。

【性味归经】味淡，性微寒。

【功能主治】清肺化痰，止咳。主治支气管炎、肺结核。

【用法用量】内服：煎汤，3～6g。

【化学成分】驼绒藜属植物营养丰富，含有较多的粗蛋白质及无氮浸出物。

【药理研究】①提高细菌多样性。抵抗外来病原微生物的入侵。②化痰止咳平喘。

【古籍记载】

①东汉《说文》记载："莱，蔓华也。"

②明代《本草纲目》记载："（藜）即灰藋之红心者……河朔人名落藜，南人名胭脂菜，亦曰鹤顶草，皆因形色名也。"

【现代应用】

①药用。

优若藜可用于治疗肝气郁结导致的胸闷不舒，乳房胀疼，乳汁不行等症状，常与乌药、香附等同用；可用于治疗肝阳上亢导致的头疼眩晕，常与钩藤、代赭石等同用；也可用于风热导致的目赤多泪、头目疼痛，常与菊花、蔓荆子、决明子等同用；可用于风疹皮肤瘙痒，常与蝉蜕、僵蚕、荆芥等同用。

②饲料。

优若藜是良好的饲用植物，饲喂优若藜的羔羊肌肉中的亚油酸和花生四烯酸的含量较饲喂苜蓿的羔羊显著增加，而这两种脂肪酸属于必需脂肪酸，对人体健康有益处。

【贮藏】置阴凉通风干燥处。

青葙花

【来源】本品为苋科植物青葙的花序。

【性味归经】味苦，性凉。归肝、大肠经。

【功能主治】清肝凉血，明目去翳。主治吐血、头风、目赤、血淋、月经不调、白带异常、血崩。

【用法用量】内服：煎汤，15～30g（鲜品 30～60g）；或炖肉服。外用：煎水洗。

【化学成分】青葙花含有 β－花青苷等化学成分。

【药理研究】①抗氧化。②清热利湿。③消肿解毒。

【现代应用】

①药用。

治吐血、血崩、赤痢：红青葙花五钱，水煎服，或炖猪瘦肉服。

治肝热泪眼：干青葙花五钱至一两，水煎服。

治头风痛：干青葙花五钱至一两，水煎服。

治月经过多、白带异常：白青葙花二两，猪皮肉三两。水煎，服汤食肉。

治月经不调：干青葙花一两，土牛膝干全草一两，豆腐酌量，水炖服。青葙花（布包）、白蜡各二钱，煮猪脚食。

治血淋：鲜青葙花二两，水煎服。

治失眠：青葙花五钱，铁扫帚根一两。煮汁炖猪蹄食。

治吐泻：青葙花、杏仁、樟树皮，泡水服。

治鼻衄：青葙花二两，卷柏一两，红糖少许。水煎服。

治视网膜出血：青葙花适量，煎水洗。

治痔疮：青葙花外用可治疗痔疮。

②食用。

西洋参青葙花瘦肉汤：西洋参5g，青葙花10g，猪瘦肉150g，调料适量。将青箱花洗净，猪肉洗净、切片，与西洋参同放入锅中，加清水适量煮至猪肉熟后，放食盐、味精调味，下青萩花，再煮一二沸服食，每日 1 剂。可明目益睛，适用于玻璃体混浊（飞蚊症）。

青萩花茶：青萩花适量，放入茶杯中，冲入沸水适量，浸泡片刻饮服，每日 1 剂。可明目益睛，适用于玻璃体混浊（飞蚊症）。

洋参青萩茶：西洋参、青萩花各 5g。将二药择净，同放入茶杯中，冲入沸水适量，浸泡片刻饮服，每日 1 剂。可明目益睛，适用于眼目干涩，视物模糊，视疲劳，慢性疲劳综合征等。

食用色素：青萩花红色素颜色鲜艳，安全性好，易溶于水，可用于食品或药品着色。

【贮藏】置阴凉通风干燥处。

量天尺花

【来源】本品为仙人掌科植物量天尺的花，又叫剑花、量天尺花、昙花、七星剑花等。

【性味归经】味甘，性微寒。归肺经。

【功能主治】清热润肺，止咳化痰，解毒消肿。主治肺热咳嗽、肺痨、瘰疬、疟腮。

【用法用量】内服：煎汤，9～15g。外用：鲜品适量，捣敷。

【化学成分】量天尺花中含有主要化学成分包括多糖及苷类、鞣质、氨基酸、有机酸等。

【药理研究】①免疫调节。②化痰止咳。③平喘。④降低胆固醇。⑤镇痛。⑥抗炎。⑦抗氧化。

【注意事项】阳虚体质者慎用；量天尺花性微寒，阴虚体质的人群谨慎食用。

【现代应用】

①药用。

治久咳：用量天尺花 10g，冬瓜皮 8g，水煎服。

治肺结核：用量天尺花、猕猴桃根各 16g，红枣 5 个，水煎服。

治支气管炎：桑白皮 70g，枇杷叶（去毛、筋）50g，量天尺花 25g，冰糖适量，水煎服。

治百日咳：量天尺花、胡桃肉 15g，党参 9g，水煎服。

②食用。

量天尺花苡仁肺：选用有健脾补肺，清热利湿的薏苡仁，配上鲜量天尺花和猪肺合烹成菜，具有咸鲜爽嫩适口，清热润肺，利湿止咳之功效。

量天尺花砂石刁柏：石刁柏（又称芦笋）含有氨基酸、皂苷、胡萝卜素、维生素等成分，具有润肺、祛痰、止咳等功效。用石刁柏炒量天尺花，清鲜脆爽解油腻，能祛痰止咳，清热润肺。

量天尺花乳复合饮料：剑花乳复合饮料呈乳黄色、质地细腻、口味适中，并且营养丰富，其蛋白质含量为 1.02%、总糖含量为 8.92%。

③作食品辅料。

花膳食纤维具有较高的膨胀率和持水率，说明其具有较高的生理活性，可以作为辅料应用于食品。

【贮藏】置阴凉通风干燥处。

神仙掌花

【来源】本品为仙人掌科植物仙人掌及绿仙人掌的花。

【性味归经】味甘，性凉。归胃、肝经。

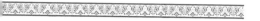

【功能主治】凉血止血。主治各种出血证。

【用法用量】内服：煎汤，3～9g。

【化学成分】神仙掌花中含异鼠李黄素 3- 葡萄糖苷、槲皮素及异槲皮苷。

【药理研究】①抗氧化。②抗炎。③抗肿瘤。④抑菌。⑤改善前列腺肥大。

【注意事项】孕妇应谨慎食用，仙人掌花性寒凉，婴幼儿脾胃虚弱，不宜食用，以免导致腹泻、腹痛等胃肠道不适症状。未食用过仙人掌花的人群，在初次食用时应注意观察自身反应，以免出现过敏反应。出现过敏症状后，要立即停止食用。

【古籍记载】

清代《本草求原》记载："止吐血，煎肉食。"

【现代应用】

①药用。

治咳嗽痰少：仙人掌花适量，加冰糖炖服。

治咳血、心慌：鲜仙人掌花适量，与瘦猪肉炖汤服。

②食用。

油炸仙人掌花：新鲜仙人掌花洗净，用开水烫以去除涩味，晒干后油炸。

【不良反应】脾胃虚弱者不宜食用仙人掌花，本药性凉，脾胃虚弱者食用后容易引起大便溏薄、消化不良，影响消化功能。

【贮藏】置阴凉通风干燥处。

野厚朴花

【来源】本品为木兰科木兰属植物山野厚朴花的花。

【性味归经】味苦、辛，性寒。

【功能主治】清热，止咳，利尿。主治肺炎、支气管炎、鼻炎、泌尿系统炎症。

【用法用量】内服：煎汤，9～15g。

【化学成分】野厚朴花主要含有木脂素、倍半萜、二萜、酚苷类化合物。

【药理研究】降血压。

【注意事项】阴虚液燥者忌用。

【现代应用】

①药用。

野厚朴花主要能够起到清热利尿的作用，同时还可以改善患者的咳嗽症状，临床主要是用于治疗患者的泌尿系统感染以及支气管炎等疾病。

②食用。

野厚朴花茶：将野厚朴花洗净晒干，可用来泡茶，野厚朴花茶汤液呈淡茶色，有菊花一般的清香。

野厚朴花沙拉：将野厚朴花和水果一起制作成沙拉，有美容养颜的作用。比如将苹果、西瓜、香蕉、草莓等水果切块后放入野厚朴花，再放沙拉酱搅拌。

野厚朴花外裹面粉后，用油炸，炸过的野厚朴花外焦里嫩，也别具一番风味。

③观赏用。

野厚朴花大，白色，树型优美，大都树干通直、树态端正、树姿优美，并且花色艳丽、花形奇特、花香袭人，果实颇具特色。木兰科植物枝叶旺盛、雅而不俗，整个植株给人以赏心悦目的观赏效果。野厚朴花为亚热带栽培的珍贵树种，适应范围广，耐粗放管理，适合推广种植。

【贮藏】置干燥处保存。

🏵 皮袋香

【来源】本品为木兰科植物云南含笑的花。生长于海拔1100～2300m的松杉林下及山地灌丛中。分布于云南中部及南部。

【性味归经】味涩、微苦，性凉。

【功能主治】清热解毒。主治咽喉炎、鼻炎、结膜炎、脑漏。

【用法用量】内服：煎汤，10～15g。

【化学成分】皮袋香挥发性物质中含量较高的有乙醇冰片酯、樟脑、氧化石竹烯、冰片、桉叶素和芳樟醇。花托中主要成分为β-榄香烯、石竹烯和大牻牛儿烯D；花瓣中主要成分为乙酸丁酯、乙酸乙酯、2,4-二异酸甲苯酯、2,4-二甲基-5-甲酰基-3-腈吡咯和2-甲基-丙酸乙酯；花丝中主要成分为2-甲基-1-丙醇、乙酸丁酯、2,4-二异酸甲苯酯和2,4-二甲基-5-甲酰基-3-腈吡咯。

【药理研究】皮袋香现代药理研究较少，其中含有的β-榄香烯可以诱导肿瘤细胞凋亡、抑制肿瘤细胞迁移和侵袭、抑制肿瘤血管生长、逆转多药耐药和提高放化疗敏感性；其含有的石竹烯氧化物具有舒肝、镇痛、降压、调经、祛风除湿、清热解毒和利尿消肿之功效。

【注意事项】脾胃虚弱者慎用。

【古籍记载】

①清代《滇海虞衡志》记载："含笑花俗名羊皮袋，花如山栀子，开时满树，香满一院。"

②清代《植物名实图考》记载："皮袋香一名山枝子，生云南山中。树高数尺，叶长寸半许，本小末参，深绿厚硬。春发紫苞，苞坼菁葵，洁白如玉，微似野厚朴花而小。开花五出，细腻有光，黄蕊茸茸，中吐绿须一缕，质既缟洁，香尤清秘。山人担以入市，以为瓶供。"

【现代应用】

药用。

皮袋香具有清热解毒的效果，临床主要用于改善上火或者是咽喉炎所引起的咽喉肿痛或口舌生疮的现象。

【贮藏】置干燥处保存。

山茶花

【来源】本品为山茶科山茶属植物山茶的花。春分至谷雨采收，一般在含苞待放时采摘，晒干或烘干。

【性味归经】味苦、微辛，性寒。归肝、肺、大肠经。

【功能主治】凉血止血、散瘀消肿。主治吐血、衄血、咳血、便血、痔血、赤白痢、血淋、血崩、带下、烫伤和跌仆损伤等。

【用法用量】内服：煎汤，5～10g；或研末。外用：研末麻油调涂。生用长于散瘀，炒用偏于止血。

【化学成分】山茶花主要含有黄酮类、三萜类、有机酸、皂苷、鞣质等化学成分。

【药理研究】①预防、治疗糖尿病。②抗肿瘤。③降血脂。

④抗氧化。

【注意事项】中焦虚寒而无瘀滞者慎服。

【古籍记载】

①清代《本经逢原》记载："山茶花生用则能破宿生新，入童便炒黑则能止血。"

②清代《医林纂要探源》记载："补肝缓肝，破血去热。"

③清代《百草镜》记载："凉血破血止血，涩剂也。消痈肿、跌扑，断久痢，肠风下血、崩带、血淋、鼻衄吐血，外敷灸疮。"

④清代《本草再新》记载："治血分，理肠风，清肝火，润肺养阴。"

【现代应用】

①药用。

山茶花临床治疗吐血咳嗽，常与红枣、红花、白及合用，水煎分两次服；治赤痢，可取山茶花适量，阴干后研末，再加白糖适量入蒸锅蒸30分钟，每次服9g，每日3次；治痔疮出血，可将山茶花研末，每次取9g，开水冲服，每日3次。山茶花亦可外用，如治妇女乳头皲裂、疼痛，可取山茶花焙干研末，用香油调匀涂敷于患处。

山茶花还有美容作用，可祛除面部黑头、粉刺，还有保湿美白、滋润肌肤的作用。

②食用。

山茶花粥：山茶花5朵，大米50g，白糖少许。将山茶花择洗干净，切细备用。大米淘净，煮粥，待熟时放入山茶花、白糖，再煮一二沸即成，每日1~2剂，连续服食3~5天。可清热解毒，散瘀消肿，亦可美容养颜。

山茶花茶：未开放之山茶花采摘后去根蒂，让其花瓣散开，放入茶杯中，用沸水冲泡后盖严杯盖，浸泡 10～15 分钟，代茶饮，有健脾开胃、凉血止血的功效。

此外，可以把山茶花瓣择洗干净后，按花色配制各色"沙拉点心"，或用山茶花瓣与鲜嫩子鸡或瘦肉片，烹调成美味佳肴。也可以用白山茶、红山茶花瓣拖油或拖面油煎后糁糖可食用，与米（面）可制成茶花饼等。

③观赏用。

山茶为中国的传统园林花木，其树冠多姿，叶色翠绿，花大艳丽，枝叶繁茂，四季常青，开花于冬末春初万花凋谢之时，尤为难得。山茶耐阴，配置于疏林边缘，生长最好。配置于假山旁植可构成山石小景，亭台附近散点三五株，格外雅致，若辟以山茶园，花时艳丽如锦，庭院中可于院墙一角，散植几株，自然潇洒，如与杜鹃、野厚朴花相配置，花时红白相间，争奇斗艳。山茶花适于盆栽观赏，置于门厅入口、会议室、公共场所都能取得良好效果，植于家庭的阳台、窗前，显春意盎然。

【贮藏】置干燥通风处保存。

油茶花

【来源】本品为山茶科植物油茶的花。冬季采收。

【性味归经】味苦，性微寒。归心、肝经。

【功能主治】凉血止血。主治吐血、咳血、衄血、便血、子宫出血、烫伤。

【用法用量】内服：煎汤，3～10g。外用：适量，研末，麻油调敷。

【化学成分】油茶花中含醇、酮、烷烃、芳香烃、酯和醛等类别化合物，其中醇类化合物为油茶花的主要挥发性成分。

【药理研究】具有体外抗氧化能力。

【现代应用】

①药用。

《中华本草》记载："油茶花，味苦，性微寒，功能主治为凉血止血。主吐血、咳血、衄血、便血、子宫出血、烫伤。"油茶花在临床上多用于止血。

②观赏用。

油茶花不仅具有重要的经济价值，也有观赏价值，是重要的观光资源。红花油茶树形优美，叶色深绿，花果均大而鲜艳，早春开花，极具观赏价值，广泛适用于城市公园、旅游景区和社区的美化和绿化，在国际花展上引起广泛关注。

③蜜源。

油茶是优良的冬季蜜粉源植物，花期正值少花季节，花期长达两个多月，蜜粉极其丰富。在生物质能源中油茶也有很高的应用价值。但油茶花蜜含有一种特殊的生物碱，蜜蜂采集油茶花蜜，蜂子会出现中毒现象，需要注意。

④食用。

油茶花含有蛋白质、粗脂肪、氨基酸、总糖、多酚、黄酮、多糖、花青素、咖啡碱、儿茶素等营养成分。实验发现，油茶花冲泡后茶汤色泽、香气、滋味及叶底与其中多酚、氨基酸、总糖和咖啡碱的浸出浓度之间具有一定相关性，符合多元线性回归方程；而且以 100℃、15 分钟、纯净水冲泡的茶汤感官品质为佳，为油茶花茶的开发提供依据。

【贮藏】置阴凉干燥处。

茶花

【来源】本品为山茶科植物茶的花。夏、秋季开花时采摘，鲜用或晒干。

【性味归经】味微苦，性凉。归肺、肝经。

【功能主治】清肺平肝。主治鼻疳、高血压。

【用法用量】内服：煎汤，6～15g。

【化学成分】茶树花中挥发性代谢物主要为芳烃类、烃类、醇类、酮类、醛类、酚类、酯类、萜类和杂环化合物类等。

【药理研究】①抗氧化。②抗肿瘤。③降血糖。④降血脂。

【注意事项】高热者、肝脏病患者忌用。

【现代应用】

①药用。

茶树花内含有茶多酚、氨基酸、烟酸等多种有益成分和活性物质，同时还含有茶皂苷、总糖、咖啡因以及维生素 A、维生素 D、维生素 B 等。茶花的营养价值和茶叶一样，具有解毒、降脂、延缓衰老、养颜等功效。

②食用。

茶花茶：茶花适合与茶叶一起冲泡，茶香弥漫，味道可口。长期服用茶花茶能够强身健体、调节神经，促进新陈代谢，提高机体的免疫力，还能美容润肤，延缓衰老。

【贮藏】置阴凉通风干燥处。

荠菜花

【来源】本品为十字花科植物荠菜的花序。春季开花时采收，洗净，晒干。

【性味归经】味甘，性凉。归大肠经。

【功能主治】凉血止血，清热利湿。主治痢疾、崩漏、尿血、吐血、衄血、小儿乳积、赤白带下。

【化学成分】荠菜花含多种有机酸、低聚糖和多聚糖、氨基酸、生物碱、维生素和黄酮类成分。

【药理研究】降血压。荠菜花可以降血压，能降低血液中胆固醇及甘油三酯含量，比较适合高血压人群食用。另外，还能预防心血管疾病。

【注意事项】肝硬化患者忌用。不宜与山竹、食醋、猪肝同食。荠菜花在食物属性上属于凉性的食物，因此，荠菜花不能与寒性食物一起食用，比如寒性很重的山竹，两者一起食用会加重食物的寒凉性质，导致脾胃虚寒，影响消化吸收，严重者还可出现腹胀、腹痛、腹泻等不适反应。荠菜花不能和食醋一起食用，荠菜中含有很高的胡萝卜素，这类成分的消化吸收需要一定量的油脂成分作为载体，并且还不能和醋酸等具有一定氧化作用的食材一起食用，会大大降低胡萝卜素的吸收量，导致营养成分的下降。荠菜花在没有经过焯水处理之前含有很多的草酸、苹果酸、酒石酸等植物酸，猪肝是补铁的优良食材，其中含有很多的铁离子，在与这些植物酸一起食用时会发生反应，导致猪肝中的食物成分不被吸收，营养价值降低。但是荠菜花焯水之后和猪肝一起食用，补铁效果虽然降低，但是补钙作用尚可。

【古籍记载】

①南宋《履巉岩本草》记载："性温，无毒。"

②五代《日华子本草》记载："阴干，研末，枣汤日服二钱，治久痢。"

【现代应用】

①药用。

荠菜花可用于治疗湿热所致的痢疾和包括崩漏、尿血在内的多种出血性疾病，主要有止血、降血压和抗炎等现代药理作用。荠菜花清热凉血，滋阴补肾，多与生地黄、土茯苓、黄柏配伍应用，主要用于治疗病位在肾，病机为肾虚、湿热、阴虚的疾病，常见病种为肾炎、尿路感染、肾病综合征等。

②食用。

鸽脯炒荠菜花：此菜选用补肝肾、益精血、益气、祛风解毒的鸽脯与荠菜花合烹，形成咸鲜清香、解毒明目、补肝肾、益血止血之美肴。原料：荠菜花 200g，鸽脯肉 200g，生姜片 6g，大蒜片 15g，嫩肉粉、精盐、味精、色拉油、水豆粉、料酒各适量。

荠菜花炒石耳：石耳质滑爽，并有益气、明目、清热解毒、补血补心、养胃养阴之功，将荠菜花与石耳相配，成为清香脆爽之肴，而且还有益肝肾、益气血、清热明目等功效。原料：荠菜花 200g，干石耳 25g，葱白 100g，花椒粒 10 粒，精盐、鸡精、猪油各适量。

荠菜花鲫鱼汤：此汤制作方便，有咸鲜清香、肉嫩可口的特点，而且具有健脾利水、益肝肾、消肿、益气等食疗作用。原料：鲫鱼 400g，荠菜花 200g，生姜 5g；丁香 3 粒，料酒、胡椒粉、精盐、味精、化猪油、鲜汤各适量。

【贮藏】置通风干燥处。

景天花

【来源】本品为景天科八宝属植物八宝的花。

【性味归经】味苦，性寒。归心、肺经。

【功能主治】清热利湿，明目，止痒。主治赤白带下、火眼赤肿、风疹瘙痒。

【用法用量】内服：煎汤，25～50g。外用：适量，捣烂敷患处或捣汁外搽患处。

【药理研究】具有防除杂草的药理活性。研究发现景天花二氯甲烷萃取物对杂草萌发和生长有较强抑制作用，随着浓度的增加抑制作用增大；运用气相色谱质谱法对化感活性较强的二氯甲烷相进行化学成分分析，从中筛选出4种潜在化感物质，对白三叶的化感综合抑制效应较为显著，且化感活性存在显著性差异。受试植物中白三叶最敏感，棕榈酸甲酯、安息香酸和苯酚对其化感综合抑制效应达100%。可以为景天花潜在化感物质生物除草剂开发提供基础。

【注意事项】需注意景天花苦寒，脾虚泄泻者需要慎用，此外对景天花过敏者也需禁用。

【古籍记载】

①汉代《神农本草经》记载："主女人漏下赤白，轻身明目。"

②北宋《圣济总录》记载："景天花散方，景天花（慢火焙干），一钱，红曲（拣）半两，朴硝三钱。上三味同入钵，研为细散，每服二钱匕，食后临卧温酒调下。"

③明代《本草经疏》记载："论景天花非通神不老之品。缪

273

希雍言（景天）花，功用具如《经》说，大苦大寒之药，而云轻身明目，通神不老，未可尝试也。"

【现代应用】

①食用。

景天花含有多种维生素及氨基酸、矿物质，有抗辐射、抗缺氧、抗心肌缺血、抗疲劳、清热等功效，对于运动过度所导致脑内多巴胺浓度降低，长期高度紧张的脑力工作者神经衰弱、恶心呕吐、全身无力、呼吸困难、体虚困倦等证的治疗有独特作用。

②作除草剂。

景天花二氯甲烷相萃取物对杂草萌发和生长有较强抑制作用，且与浓度呈正相关，浓度在 10g/L 时对稗草、反枝苋、白三叶这 3 种杂草抑制率均达 100%。因此可被制作为除虫剂来使用。

【不良反应】本品过量使用可能会对胃肠道产生一定的刺激，有可能会导致恶心呕吐和腹部疼痛，并伴有食欲不振和消化不良等症状。患者使用时应该考虑自身的身体情况，酌情使用。

【贮藏】贮于干燥容器内，置阴凉干燥处。

金老梅花

【来源】本品为蔷薇科委陵菜属植物金露梅的花。花盛开时采摘，晾干。

【性味归经】味苦，性凉。归脾、胃、肝经。

【功能主治】健脾化湿。主治消化不良、浮肿、赤白带下，乳痈。

【用法用量】内服：煎汤，6~9g；研末，每次 0.5g，每日二次，温开水送服。

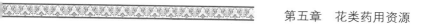
【化学成分】金老梅花含少量鞣质，属没食子鞣质和儿茶类鞣质。

【药理研究】具有降血脂的药理活性。实验发现，金露梅花茶具有调节高脂血症大鼠血脂及其肠道菌群谱的作用，使其有向正常对照组恢复的趋势，推测金露梅茶可能经肠道菌群干预脂质代谢途径发挥降血脂的功效。

【注意事项】需注意金老梅花味苦性凉，脾虚泄泻者要慎用，此外对金老梅花过敏者也需禁用，且金老梅花不宜与茶叶同食。

【现代应用】

①药用。

金老梅花具有治疗女性妇科病的功效，对于女性的月经不调以及白带异常都有非常明显的治疗作用。在治疗女性妇科疾病的时候，取金露梅的花骨朵以清水煎服，具有非常好的调经活血的作用。

②食用。

金老梅茶又名药王茶，以叶、花为原料制茶，金老梅茶富含生物活性成分黄酮类天然化合物，以及人体必需的铬、铁、锌、锰等元素。黄酮类化合物的主要药理作用为抗癌，且对肾脏、心血管等有保护作用。同时，还具有抗病毒、镇痛、抗氧化的作用。金老梅茶作为集治疗、保健、养生于一体的健康茶饮，长期饮用可提高人体免疫力，延缓衰老，是不可或缺的养生饮品。

③观赏用。

金老梅在北方生长良好，适应性强，耐低温，植株紧密，其花朵颜色为黄色，色泽艳丽，与绿叶、棕黄色的茎相呼应，花期长达 3~4 个月，为良好的观花树种，可配植于高山或岩石景区，也可作绿篱。

④保护生态。

金老梅是浅根性树种，对表土的固着性强，可防止水土流失，特别是在生态较差的地域，其作用更为显著。在净化空气方面更优于其他树种，可作为灰尘污染较重地区的绿化树种。

【不良反应】不可过量使用，可能会对胃肠道产生一定的刺激，部分人群服用本品可能会出现恶心呕吐和腹部疼痛，患者使用时应该考虑自身的身体情况，酌情使用。

【贮藏】贮于干燥容器内，置阴凉干燥处。

🏵 小果蔷薇花

【来源】本品为蔷薇科植物小果蔷薇的花。5～6月花盛开时采摘，除去杂质，晾干或晒干。

【性味归经】味甘、酸，性凉。归脾、胃经。

【功能主治】健脾，解暑。主治食欲不振、暑热口渴。

【用法用量】内服：煎汤，3～9g。也可外敷。

【化学成分】小果蔷薇花的精油中主要含丁香油酚、芳樟醇、十九烷、十七烷、牻牛儿醇、苄基甲醇、1－十七烯、桂皮醛和苯甲酸乙酯等。

【药理研究】具有增香定香的药理活性，中主要芳香成分为苯甲醇、丁香酚、苯乙醇、肉桂醛、苯丙酸乙酯、芳樟醇、苯甲酸乙酯和柠檬醛等。小果蔷薇花精油香味特殊，具有增香定香的作用。此外，小果蔷薇花的精油具有防腐和抗菌的功效。

【现代应用】

作香精用。

小果蔷薇花的精油具有特殊芳香，适用于调配化妆品、食品、饮料等，具有增香定香的作用。

【贮藏】贮于干燥容器内，置阴凉干燥处。

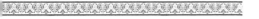 凉薯花

【来源】本品为豆科豆薯属植物豆薯的花。

【性味归经】味甘，性凉。归胃经。

【功能主治】解毒，止血。主治酒毒烦渴、肠风下血。

【用法用量】内服：煎汤，9～15g。

【注意事项】凉薯子和凉薯叶中含一种对中枢神经系统有毒害作用的豆薯苷。因此，对混入凉薯花之中的凉薯子及叶必须摘除，不能乱服用，以免发生中毒。

【现代应用】

①药用。

凉薯花能解酒毒，除胃热。用于酒后烦渴，头痛，呕吐，大肠湿热所致的便血。治醉酒：凉薯花 10g，白茅根 30g，水煎服。

②农用。

两花三合剂：闹羊花 10kg、凉薯花 2.5kg、松叶针 5kg、桐杆 7.5kg、黄藤根 5kg。将四种原料剁碎，与凉薯花、子一起用 75kg 水，熬 4～5 小时后，过滤得原液 40kg 左右（熬中若水干再适量加水）每亩用原液 3.5～4kg，加化学农药杀虫剂正常用量的 1/5 兑水 75kg 进行喷施。可用于驱除螟虫、卷叶虫、稻飞虱、稻叶蝉等多种害虫。

【贮藏】用麻袋装载，存放于干燥处。

白刺花

【来源】本品为豆科植物白刺花的干燥带枝花。春季采集，晾干或晒干。

【性味归经】味苦，性平。归脾、胃经。

【功能主治】清热凉血，解毒杀虫。主治暑热烦渴、衄血、便血、疔疮肿毒、疥癣、烫伤、阴道滴虫。

【用法用量】内服：煎汤，9～15g；泡茶饮，1～3g。外用：适量，捣烂敷。

【化学成分】白刺花的化学成分主要包括槐果碱，苦参碱，木犀草素，槲皮素等。

【药理研究】①抗炎、抗过敏。②抑制丁酰胆碱酯酶活性。③抗肿瘤。④抗腹泻。⑤抗糖尿病活性。

【注意事项】用药适量。

【现代应用】

①药用。

白刺花具有热解毒，凉血消肿之功效，常用于痈肿疮毒。可以用于治疗口腔炎和咽喉炎，还有利于改善咽喉肿痛和吞咽不适以及吞咽困难等多种症状，同时还用于治疗蛇咬伤、疥疮以及痤疮等多种疾病，可达到良好的改善效果。

②保健价值。

白刺花的花、种子内富含维生素、氨基酸、矿物质、生物碱及黄酮等成分，属于高蛋白、低脂、可食资源，对人体有一定的保健作用。

【贮藏】置干燥处。

桐子花

【来源】本品为大戟科植物油桐的花。4～5月收集凋落的花，晒干。

【性味归经】味苦、微辛，性寒。入肺、心经。

【功能主治】主治新生儿湿疹、秃疮、热解疮、天疱疮、烧烫伤。

【用法用量】外用：适量，煎水洗；或浸植物油内，涂搽。

【药理研究】本品对创面毛细血管通透性影响：桐子花能显著降低烧伤小鼠的创面毛细血管通透性，降低血清白介素 -1，加快小鼠创面的愈合。说明桐子花对烧伤小鼠创面有明确的治疗作用。

【古籍记载】

①清代《幼科切要》记载："治烫火伤者，切勿以冷水洗之，恐热气入心。外沾生水，亦易溃烂。仓忙无药，即用盐酱掺之。一方煤炭细末，调油搽之。一方锻石澄水，调桐油搽之。一方丝瓜皮焙干为末，调油搽之。一方夏枯草焙干为末，调油搽之。一方七里香叶晒干研细末，调油搽之。一方桐子花焙干为末，调油搽之。一方鳖甲烧过，存性细末加洋片、寸香，研细调麻油搽之。一方冬日收烂橘柑或老黄瓜，用罐盛之，自化成水搽之，皆有奇效。"

②明代《全展选编·外科》记载："治烧伤，桐花四两，桐油一斤。将鲜桐花浸于桐油中，加盖密封，离地保存，三个月后即可使用。用法为清创后外涂，每日三次，以痂壳润泽不痛为度。"

【现代应用】

药用。

《重庆草药》中记载桐子花治初生儿湿疹及麻疹后生疮瘙痒：桐子花、花椒刺、羊食子条各四两至半斤。熬水洗。

《恩施中草药手册》中记载治癞痢头：桐子花、松针各等量，水煎洗头。或用桐子花、杜鹃花、金樱子花各等分，研末，用桐油调搽。

临床上主要用于治疗新生儿湿疹、秃疮、热疮、天疱疮、烧烫伤等。

【不良反应】服用桐子花过敏的人群会出现皮肤瘙痒、刺痛、长红疹或者是红疙瘩，还会伴随着脱皮以及淋巴结肿大，同时有头晕目眩、恶心、呕吐等症状，部分人群在过敏以后，还可能会出现呼吸困难、嗓子红肿、干咳等。

【贮藏】晒干，置于干燥通风处。

盐麸木花

【来源】本品为漆树科植物盐麸木的花，8~9月采花，鲜用或晒干。

【性味归经】味酸、咸，性微寒。归肾经。

【功能主治】清热解毒，敛疮。主治疮疡久不收口、小儿鼻下两旁生疮、色红瘙痒、渗液浸淫糜烂。

【用法用量】外用：适量，研末吹鼻或香油调敷。

【化学成分】盐麸木花含黄酮类、鞣质、糖类、甾醇、香豆素、酚酸类等化合物。

【药理研究】敛疮。盐麸木花具有敛疮的功效，对鼻下生疮具有较好的作用，若伴随渗液流出，需要将新鲜的盐麸木花捣烂，然后敷在患病的部位，能起到促进疮面愈合的作用。

【书籍记载】

《湖南药物志》记载："治疮疡不收口，盐麸木花（或果实）。研细末，麻油调搽。治鼻疳：盐麸木花或子、硼砂、黄柏、青黛、花椒各等量。共研末，吹患处。"

【现代应用】

药用。

盐麸木花具有很高的药用价值。常用于患者疮疡不收口、小儿鼻下生疮以及面色红、瘙痒等证的治疗，医治时多以外用为主，疗效显著。

【不良反应】盐肤木中含有毒成分漆酚，超量可致中毒，皮肤接触可引起局部刺激，能造成肾脏损害。

【贮藏】鲜用或晒干。

水红木花

【来源】本品为忍冬科植物水红木的花。夏季采摘，阴干。

【性味归经】味苦，性凉。

【功能主治】润肺止咳。主治肺燥咳嗽。

【用法用量】内服：煎汤，9~15g，或泡酒。

【化学成分】实验结果表明，水红木花含有多种营养成分，如矿质元素、纤维素、蛋白质、碳水化合物和包括 β - 胡萝卜素在内的维生素。

【药理研究】抗炎。研究发现水红木的主要化学成分为黄酮、木脂素和小分子酚酸，而且，其中的大部分成分都有一定的抗氧化活性。水红木能治疗多种疾病，可能与其含多种抗氧化成分有关。

【现代应用】

①药用。

叶、树皮、花和根供药用。常用于润肺止咳，通常用于治疗肺燥咳嗽。

②观赏用。

水红木株型优美，四季常绿。红果美丽可爱，成熟的果实黑中透红，适应性较广，是很好的观果、绿化树种。

【不良反应】在用药期间，饮食上尽量避免吃辛辣刺激性食物，比如辣椒以及大蒜，会对病情的恢复造成影响，要做好自身的护理。

【贮藏】阴干，置于干燥通风处。

白蒿花

【来源】本品为菊科蒿属植物大籽蒿的花。

【性味归经】味苦，性凉。归肝经和胆经。

【功能主治】清热解毒，收湿敛疮。主治痈肿疔毒、湿疮、湿疹。

【用法用量】内服：煎汤，10～15g。外用：煎水洗。

【现代应用】白蒿花具有清热解毒以及收湿敛疮的效果。主要用于治疗湿疮、湿疹，白蒿花捣碎之后涂抹在皮肤表面，能凉血止血，清热利湿，清透虚热。

【贮藏】6～8月采收，鲜用或晾干。

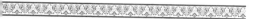

秋海棠花

【来源】本品为秋海棠科秋海棠属植物秋海棠的花。

【性味归经】味苦、酸。

【功能主治】杀虫解毒，清热消肿。主治咽痛、痈疡、跌仆损伤等。

【用法用量】外用：捣汁调蜜搽。

【化学成分】秋海棠花含有多种挥发性成分，主要包括萜烯类、醇类、醛类、醚类、酯类、酸类和杂环类化合物。

【现代应用】

①药用。

中华秋海棠含有维生素、多种矿物质等成分。味酸，性微寒。具有活血止血等功效。适用于痢疾、跌仆损伤、红崩白带等病证。

②用作观赏。

秋海棠花色鲜艳，叶色丰富，观赏价值高，野生种超过2000 个，园艺品种多达 15000 个，是世界上种植范围最广的花坛和室内装饰花卉之一。

③食用。

夏季采摘嫩茎叶及花朵，洗净后切段，可与其他食材一起做凉拌菜，或与肉类炒食，酸香适口，风味独特。中华秋海棠味酸，做菜时不用放醋。

甜瓜花

【来源】本品为葫芦科植物甜瓜的花，夏季开花时采收，晒干或鲜用。

【性味归经】味甘、苦，性寒。

【功能主治】止咳化痰，解毒。主治心经郁热、胸痛、咳嗽、皮肤疮痈、肿毒、痒疹。

【用法用量】内服：煎汤，3～9g。外用：适量，捣敷。

【现代应用】

药用。

甜瓜花具有止咳化痰的功效，可解毒散毒，改善咳嗽痰多。甜瓜花可用于改善肺脏病变所引起的咳嗽痰多和痰液黏稠。同时，对于咳痰和咳嗽不止也能起到改善的作用，也可用于缓解胸壁疼痛和咳逆上气。

【贮藏】置于干燥通风处。

丝瓜花

【来源】本品为葫芦科植物丝瓜或奥丝瓜的花。

【性味归经】味甘、微苦，性寒。

【功能主治】清热解毒，化痰止咳。主治肺热咳嗽、咽痛、鼻窦炎、疔疮肿毒、痔疮。

【用法用量】内服：煎汤，6～9g。外用：捣敷。

【化学成分】在各种丝瓜花提取物中共检测出没食子酸、对羟基苯甲酸、香草酸、咖啡酸、4-香豆酸、杨梅素、木犀草素和芹菜素等酚类化合物。

【古籍记载】

①明代《滇南本草》记载："清肺热，消痰下气，止咳，止咽喉痛，消烦渴，泻相火。"

②清代《分类草药性》记载："涂疔疮，退火毒，消肿。"

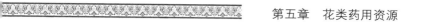

【现代应用】

①食用。

气管炎患者可在夏季丝瓜开花时多采摘丝瓜花，晾干后冷冻储存起来，用时可取 15g 丝瓜花用沸水冲泡，待茶温降至 60℃以下时，向茶内倒入适量蜂蜜。代茶饮，每天数杯。可清肺热、止咳喘，对喘急气促者适用。

②药用。

鲜丝瓜花含苦味素、生物碱、消石素等成分，有清热解毒、祛风逐痹的功效，治鼻出血、热毒疔疮者。

【不良反应】使用时注意，丝瓜花辛香苦燥，容易耗伤阴血。阴虚血亏者慎用。

【贮藏】夏季开花时采收，晒干或鲜用。

苦瓜花

【来源】本品为葫芦科植物苦瓜的花。夏季开花时采收，鲜用或烘干。

【性味归经】味苦，性寒。归胃、大肠经。

【功能主治】清热解毒，和胃。主治痢疾、胃痛。

【用法用量】内服：煎汤，6~9g；或焙焦，研末，入散。

【古籍记载】

明代《医方考》记载："瓜蒂散搐鼻法,苦瓜蒂赤小豆（等分）湿热淫于颠顶之上，头目偏痛者，令病患嚼水一口，以此药一字，吹入痛边鼻中，泄出黄水即减。苦能涌泄，故用瓜蒂。燥能胜湿，故用赤豆。实者泻之，故行搐法，乃直捣巢穴之兵也。"

【现代应用】

药用。

苦瓜花茶：苦瓜花、茶叶各 10g，放入杯中，冲入沸水适量，浸泡 5～10 分钟后饮服，每日 1 剂。可疏肝和胃，理气止痛，适用于脘腹胀痛，胃脘不适等。

【不良反应】脾胃虚寒者禁用。与山竹同用可能导致身体不适。

柳叶菜花

【来源】本品为柳叶菜科植物柳叶菜的花。夏、秋季采收,阴干。

【性味归经】味苦、微甘，性凉。归肝、胃经。

【功能主治】清热止痛，调经止带。主治牙痛、咽喉肿痛、目赤肿痛、月经不调、白带过多。

【用法用量】内服：煎汤，9～15g。

【化学成分】柳叶菜地上部分含没食子酸，3- 甲氧基没食子酸，原儿茶酸和金丝桃苷。另外，本品还含山奈酚、槲皮素、杨梅树皮素、杨梅树皮素芸香糖苷和异槲斗酸。此外，叶和花还含有棕榈酸、硬脂酸、亚油酸、齐墩果酸、山楂酸、委陵菜酸、阿江榄仁酸等。

【现代应用】

①药用。

制作化妆品。柳叶菜花能作为化妆品的制备原料，制备得到的组合物可以调节面部皮肤微生态，调节面部各个部位关键菌群，改善整体皮肤状况，促进皮肤新陈代谢，可以温和剥脱老旧角质层，还具有保湿效果，在化妆品中有一定的应用。

②食用。

饲料添加剂：柳叶菜花可作为饲料添加剂，尤其是作为一种以植物为原料的鸡饲料添加剂，能够一定程度上满足农业饲料的需求。

③观赏价值。

可种植于公园等处，供人观赏。

风箱树花

【来源】本品为茜草科植物风箱树的花序。夏秋季采摘，除去总花梗及杂物，阴干。

【性味归经】味苦，性凉。归大肠、小肠经。

【主治功能】清热利湿，收敛止泻。主治泄泻、痢疾。

【用法用量】内服：煎汤，15~20g。

【化学成分】本品含生物碱，主要有异钩藤碱和钩藤碱等。

【药理研究】①降血压。②抗肺纤维化。③改善帕金森症状。④影响支气管上皮细胞凋亡和炎症因子释放。⑤负性频率效应。⑥阻滞电压依赖性钙通道。异钩藤碱通过抑制大鼠和豚鼠的钙电流，在心律失常中发挥了显著的预防作用。

【现代应用】

药用。

治肠炎、菌痢：风箱树花序15g（或根30~60g）。水煎服。

【贮藏】置于阴凉通风干燥处。

栀子花

【来源】本品为茜草科栀子属植物山栀或重瓣栀子的花。6~7

月采摘，鲜用或晾干。

【性味归经】味苦，性寒。入肺、肝经。

【功能主治】清肺止咳，凉血止血。主治肺热咳嗽、鼻衄。

【用法用量】内服：煎汤，6~10g。焙干研末，吹鼻。

【化学成分】栀子花中含环烯醚萜类、单萜类、二萜类、三萜类、黄酮类及脂类、香豆素类、醌类和甾体类物质等。

【药理研究】①抗氧化。②保肝。③抗肿瘤。④脑保护。⑤降糖。⑥降尿酸。

【毒理研究】研究发现，栀子花叶可诱导人脐静脉内皮细胞损伤。

【注意事项】栀子花苦寒，脾虚泄泻、肾阳不足者慎食。

【古籍记载】

①明代《滇南本草》记载："味苦，性寒""泻肺火，止肺热咳嗽，止鼻衄血，消痰""栀子花三朵，蜂蜜少许，同煎服治伤风，肺有实痰、实火，肺热咳嗽""栀子花数片，焙干，为末，吹鼻，治鼻血不止。"

②明代《本草纲目》记载："悦颜色，《千金翼》面膏用之。"

【现代应用】

①药用。

化痰止咳：栀子花中富含的成分可稀释咽喉中的痰液，有化痰止咳的作用。

凉血止血：栀子花具有凉血止血的功效，能降火、除烦，能缓解心烦、胸闷以及发热等不适感，对人们的身体健康有一定帮助。

润肠通便：栀子花里面含有大量的纤维素，它可以促进大肠正常蠕动，能帮助身体中的大便更顺畅地排出，很适合便秘的人群，还可以在一定程度上预防痔疮发生。另外，对于直肠肿瘤也能有效的预防，对人体健康十分有利。

②食用。

凉拌栀子花：取栀子花瓣，用清水洗净，栀子花瓣放开水焯一下捞出；鸡蛋摊成蛋饼，切丝；西兰花切粗丝，洗净，用开水焯熟；葱、蒜洗净切碎；取一个大碗，放入西兰花、栀子花、葱、蒜，淋2勺热油；放入蛋丝，适量盐、糖、鸡精、胡椒粉、搅拌均匀，装盆即可。

栀子花蛋花汤：鸡蛋在碗里搅拌均匀，栀子花去杂质，用淡盐水浸泡20分钟，漂净。然后取小烧锅，放适量清水，放姜片，煮开再倒入蛋液、栀子花。最后放点盐、葱花,淋一些橄榄油即可。

③作添加剂。

栀子花中可提取精油，有很强的抗氧化能力，常被用作香水和化妆品的添加剂。

【不良反应】部分人群服用本品在春季多出现过敏反应。栀子花会引起过敏性鼻炎，因栀子花中的花粉对于过敏性鼻炎患者有一定的影响。

【贮藏】置阴凉通风干燥处。

🔲 五爪金龙花

【来源】本品为旋花科番薯属五爪金龙的花。6~7月采收，晒干或鲜用。

【性味归经】味甘，性寒。归肺经。

【功能主治】止咳除蒸。主治骨蒸劳热、咳嗽。

【用法用量】内服：煎汤，6～9g。

【注意事项】虚寒者禁服。

【现代应用】

药用。

治骨蒸劳热盗汗：五爪金龙花（干）十四朵，合老母鸭一只炖服。

治咳血：五爪金龙花（鲜）十四朵，煎汤调蜜服。

【贮藏】干花置于阴凉通风处。

泡桐花

【来源】本品为玄参科植物泡桐和毛泡桐的花。3～5月花开时采收，晒干或鲜用。

【性味归经】味苦，性寒。归肺经。

【功能主治】清肺利咽，解毒消肿。主治肺热咳嗽、急性扁桃体炎、菌痢、急性肠炎、急性结膜炎、腮腺炎、疖肿、疮癣等病证。

【用法用量】内服：煎汤，10～25g。外用：鲜品适量，捣烂敷；或制成膏剂搽。

【化学成分】泡桐花中有多种化学成分，主要含有生物碱、黄酮类、有机酸、挥发油、酚类及鞣质类等成分。

【药理研究】①抗菌。②消炎。③平喘。④抗氧化。⑤增强免疫力。

【注意事项】脾胃虚寒者、孕妇慎用。

【现代应用】

①药用。

治腮腺炎、细菌性痢疾、急性肠炎、结膜炎：泡桐树花 25g。水煎，加适量白糖冲服。

玻璃体混浊（飞蚊症）：泡桐树花、玄明粉、羌活及酸枣仁各等量。共研细末。每次 6g，每日 3 次，包煎服。

②用作添加剂。

饲料中添加泡桐花粉和泡桐花黄酮粗提取物均能提高肉鸡的生长性能、屠宰性能及肉的品质。

【贮藏】置于阴凉通风干燥处。

芨芨草花

【来源】本品为禾本科植物芨芨草的花。夏、秋季开花时采收，晒干。

【性味归经】味甘、淡，性平。

【功能主治】利尿，止血。主治小便不利、各种出血。

【用法用量】内服：煎汤，15～30g。

【现代应用】

药用。

治初生儿小便不利：芨芨草花、车前草、小麦穗秆（去麦粒）各 3g。水煎服。

止血：芨芨草花 15～30g。水煎服。

【贮藏】置于阴凉通风干燥处。

胡桃花

【来源】本品为桃科植物胡桃的花，5~6月花盛开时采收，除去杂质，鲜用或晒干。

【性味归经】味甘、微苦，性温。

【功能主治】软坚散结，除疣。主治赘疣。

【用法用量】外用：适量，浸酒涂搽。

【化学成分】胡桃花含左旋－茉莉酮酸、6－表西葫芦子酸、6－表－7－异西葫芦子酸、3,4－二氢－4－萘基－1(2H)－萘酮衍生物。

【药理研究】抗菌。通过对核桃花中的中性脂质和磷脂进行研究，发现脂质和磷脂对大肠杆菌、白色念球菌和枯草杆菌的细菌细胞具有抗菌活性，且总磷脂的活性大于中性脂质。

【现代应用】

用作添加剂。

研究发现，用核桃雄花部分取代小麦粉，导致面包体积显著减少，面团和面包屑的颜色变暗，在面粉中添加核桃雄花对面团和面包的抗氧化能力及总多酚含量有显著影响。该结果证明了核桃花在食品设计中的应用潜力。

【贮藏】置于阴凉通风干燥处。

苏铁花

【来源】本品为苏铁科植物苏铁的花。

【性味归经】味甘，性平。归肝、肾、肺经。

【功能主治】理气祛湿，活血止血，益肾固精。主治胃痛、慢性肝炎、风湿疼痛、跌仆损伤、咳血、吐血、痛经、遗精、带下。

【用法用量】内服：煎汤，15～60g。

【注意事项】苏铁花有活血的作用,可能会刺激子宫造成流产,孕妇应谨慎使用。

【现代应用】

药用。

治胃痛：苏铁花蕊 30g，猪心 1 个。水炖服。

治支气管炎：（苏铁）花 6～9g。水煎服。

治风湿痛：苏铁花 18g，猪脚 1 个。水炖服。

治吐血咳血：苏铁花，一至三朵，酌冲开水和冰糖炖服。

治小儿抽筋发烧：苏铁花、金银花。熬水服。

【贮藏】置于阴凉干燥通风处。

荭草花

【来源】本品为蓼科植物红蓼的花序。夏、秋割取地上部分,或将打下水红花子后剩下的地上部分收集起来，晒干。

【性味归经】味辛，性温。有小毒。

【功能主治】行气活血，消积，止痛。主治头痛、心胃气痛、腹中痞积、痢疾、小儿疳积、横痃。

【用法用量】内服：煎汤,5～10g；研末、熬膏或浸酒。外用：熬膏贴。

【化学成分】荭草花中含有多种化学成分,其中有高朦胧木素、3，4- 二羟基苯甲酸甲酯、罗布麻宁等。

【药理研究】①改善、修复心肌细胞。②抗肿瘤。③抗氧化。

【古籍记载】

明代《本草纲目》记载："散血，消积，止痛。"

【现代应用】

药用。

治胃脘痛：茺草花一大撮，水二盅，煎一盅服。

治心气痛：茺草花为末，热酒服二钱。

治痢疾初起：茺草花（取花、叶）炒末。每服三钱，红痢蜜汤下，白痢砂糖汤下。

贴痞膏：茺草花（花、叶、茎、根同用），取一二担水，满锅煮透，去渣，存汁，慢火熬成膏，纸绢任摊，狗皮更好。

治横疬：茺草花一握，红糖五钱。捣烂加热敷贴，日换一次。

【贮藏】置于阴凉干燥通风处。

商陆花

【来源】本品为商陆科商陆属植物商陆或垂序商陆的花。商陆花期5~10月，倒序商陆花期7~8月。

【性味归经】味微苦、甘，性平。归心、肾经。

【功能主治】化痰开窍。主治痰湿上蒙、健忘、嗜睡、耳目不聪。

【用法用量】内服：研末，1~3g。

【注意事项】孕妇忌服。

【古籍记载】

①东汉《神农本草经》记载："主水胀，疝瘕，痹；熨除痛肿。"

②西汉《名医别录》记载："疗胸中邪气，水肿，痿痹，腹满洪直，疏五脏，散水气。"

③唐代《药性论》记载："能泻十种水病；喉痹不通，薄切醋熬，喉肿处外敷之瘥。"

④五代《日华子本草》记载："通大小肠，泻蛊毒，堕胎，

熁肿毒，敷恶疮。”

⑤清代《医林纂要》记载：“磨涂疮癣，杀虫。”

⑥明代《本草图经》记载：“主人心惛塞，多忘喜误（‘误’作‘卧’），取花，阴干百日，捣末，日暮水服方寸匕。”

⑦明代《本草蒙筌》记载：“堕妊娠，孕妇切忌。”

【贮藏】置于阴凉干燥通风处。

叶子花

【来源】本品为紫茉莉科植物光叶子花的花。

【性味归经】味苦、涩，性温。归肝经。

【功能主治】活血调经，化湿止带。主治血瘀经闭、月经不调、赤白带下。

【用法用量】内服：煎汤，9～15g。

【化学成分】叶子花含有多种化学成分，其中有 C_{20}−C_{26} 长链饱和脂肪酸、2−葡萄糖基芸香糖、甜菜花青素、类黄铜色素、类胡萝卜素、叶绿素等。

【药理研究】①抑菌。②治疗阿尔茨海默病。

【现代应用】

①药用。

将叶子花捣烂后敷于患处，可以化瘀消炎，有散瘀消肿的作用。

②用作色素。

有专家研究了叶子花色素在不同溶剂中的溶解性和光谱学特性，考察了 pH 值、温度、光照、H_2O_2、Na_2SO_3、金属离子、食品添加剂对其稳定性的影响。结果表明，该色素可开发成为安全、可靠的天然植物色素添加剂。

③作为保鲜剂。

将叶子花乙醇提取液与壳聚糖以 3 : 1 的体积比配制成复合保鲜液用于草莓的贮藏，可延长草莓的保鲜时间。

④作为观赏植物。

叶子花作为具有较强观赏价值的花卉植物，其园林应用非常广泛，利用叶子花枝干的高可塑性可以用作装饰花艺长廊、景观垂挂、道路中间的隔离带等。

【贮藏】置于阴凉干燥通风处。

昙花

【来源】本品为仙人掌科植物昙花的花。6～10 月花开后采收，置通风处晾干。

【性味归经】味甘，性平。归肺、心经。

【功能主治】清肺止咳、凉血止血、养心安神。主治肺热咳嗽、肺痨、咯血、崩漏、心悸、失眠。

【用法用量】内服：煎汤，9～18g。

【化学成分】研究人员采用活性追踪、柱色谱和 HPLC 技术进行分离，从昙花甲醇提取物的乙酸乙酯萃取部分分离出 9 种化合物，主要为黄酮类成分等。

【药理研究】①降血压。②降血脂。③治疗慢性胃炎。

【注意事项】对花粉过敏者禁用。

【古籍记载】

清代《陆川本草》记载："清肺，止咳，化痰。治心胃气痛，吐血，最适于肺结核。"

【现代应用】

①药用。

常用于治疗肺燥干咳：证见咽干口渴，干咳无痰，咽红，舌红或偏干，大便正常或偏干结。可用昙花 3 朵，冰糖 5g，加水 1 碗，炖熟。日 2 次温服。随证加减，如症状为咽干、口渴者，加鲜梨半个，洗净，留皮，柿饼 1/3 个，切片，一同炖熟，以加强润燥止咳功效。症状为干咳伴鼻出血者，加茅花 4.5g，大蓟 10g。若为患肛门出血者，加槐花 15g，木贼草 10g，赤芍 8g，以消痔止血。

②食用。

昙花具有保健及降压、降脂的功效。用法：可煮水或炖肉服食，也可用鲜品捣制调蜂蜜饮服，炖肉通常加米酒与清水各半。还可以将昙花和洋菜一起放在锅里熬，熬到全部溶化后，加冰糖，然后冷却，冰冻以后尤其美味，称为昙花冻，可以治疗气喘。昙花还可以生吃，盛放之际摘下，蘸桂花露，可以清肝化火。

③作为观赏。

昙花，俗称月下美人，琼花。每逢夏秋节令，繁星满天、夜深人静时，昙花开放，展现美姿秀色，当人们还沉睡于梦乡时，素净芬芳的昙花转瞬已闭合而凋萎，故有昙花一现之称。其奇妙的开花习性，常引起花卉爱好者的浓厚兴趣。

【贮藏】不宜暴晒，置于通风阴凉处。

木防己花

【来源】本品为防己科植物木防己的花。5～6 月采摘，除去杂质，鲜用、晒干或阴干。

【功能主治】解毒化痰。主治慢性骨髓炎。

【用法用量】内服：煎汤，5~10g，鲜品用量加倍，或炖鸡食。

【药理研究】目前暂无关于木防己花药理研究的报道，但以木防己花作为其中一味药材制成的一种治疗骨髓炎的中草药膏，能够治疗血源性骨髓炎，并且可以大幅减少患者的病痛，治疗效果显著，无毒副作用和并发症。

【现代应用】

治疗慢性骨髓炎：鲜木防己花30g，母鸡1只去肠杂，同煎煮，不放盐，吃肉喝汤，每周1剂，连服数剂。

【贮藏】置通风干燥处，防蛀。

莲花

【来源】本品为毛茛目睡莲科莲属植物莲的花。

【性味归经】味苦、甘，性平。归心、肝经。

【功能主治】去湿，止血。主治跌损呕血、天疱疮。

【用法用量】内服：研末，1~1.5g；煎汤，6~9g。外用：适量，鲜者贴敷患处。

【化学成分】莲花含黄酮类化合物，如槲皮素、木犀草素、异槲皮苷、木犀草素葡萄糖苷等。

【药理研究】①抗氧化活性。②护肝活性。③抗癌活性。④降血糖活性。

【毒理研究】毒性实验表明莲花是一种无任何毒副作用的物质。

【注意事项】对花粉过敏者禁用。

【古籍记载】

①五代《日华子本草》记载："暖，无毒。"

②明代《本草纲目》记载："苦甘，温，无毒。"

③清代《本草再新》记载："味苦甘，性凉，无毒。入心、肝二经。"

【现代应用】

①药用。

莲花与鲜金银花、鲜扁豆花、鲜竹叶心、西瓜翠衣，水煎汤服，治暑温余热不解。莲花具有清暑热和止血的功效，可将其捣烂外敷，治疗天疱疮、湿疹。

②食用。

莲花不仅有极高的药用价值，还具有较高的食用价值，莲花可以制作成莲花茶，在花朵未开放时采下，烘干。加水煮热即成莲花茶，气味清香，可止渴、清热降火。此外，莲花还可用于制作莲花酥、莲花汤等美食，作为配菜，可使菜品更加美观。

【贮藏】置通风干燥处，防蛀。

厚皮香花

【来源】本品为山茶科厚皮香亚科厚皮香属植物厚皮香的花。7~8月采集，鲜用或晒干。

【性味归经】味苦，性凉。

【功能主治】杀虫止痒。主治疥癣瘙痒。

【用法用量】外用：适量，捣烂外敷或擦患处。

【药理研究】①治疗青光眼。②防治风湿病。③防治甲状腺疾病。

【毒理研究】《昆明民间常用草药》记载："苦，凉；花、果有小毒。"

【注意事项】厚皮香花有毒，不宜过量使用。

【古籍记载】

清代《植物名实图考》记载："厚皮香生云南山中，小树滑叶，如山栀子。开五瓣白色花，团团微缺，攒聚枝间，略有香气。红萼似梅，厚瓣如蜡，开于三伏。"

【现代应用】

药用。

治火疮、痈疡、乳腺炎：捣烂外敷。

治痒痛：花揉烂搽癣。

【贮藏】置干燥通风处。

杏花

【来源】本品为蔷薇科植物杏或山杏的花。3～4月采花，阴干。

【性味归经】味苦，性温。归脾、肾经。

【功能主治】活血补虚。主治妇女不孕、肢体痹痛、手足逆冷。

【用法用量】内服：煎汤，6～9g。

【化学成分】杏花含有总黄酮、苦杏仁苷、植物激素、挥发性成分及糖类，如葡萄糖、果糖、蔗糖、棉子糖、蜜二糖等。

【药理研究】抗氧化作用。

【古籍记载】

①明代《卫生易简方》记载："妇人无子，二月丁亥日，取杏花、桃花阴干为末。戊子日和井华水服方寸匕，日三服。"

②宋代《圣济总录》记载："粉泽面，杏花、桃花各一升，东流水浸七日，洗面三七遍，极妙。"

【现代应用】

食用。

杏花常被制备成各种花茶、精油及保健食品。称取杏花 1g，杜仲 3g，花茶 3g，用开水泡饮，或用杜仲的煎煮液冲泡杏花茶饮用。可以祛风湿，强筋除痹。此外，杏花具有补中益气，祛风通络的作用，可营养肌肤，祛除面上的粉滓。宋代的《太平圣惠方》中，就有以杏花、桃花洗面治斑点的记载。杏花的美容作用与其含有抑制皮肤细胞酯酸酶活性的成分有关。将杏花熬粥服用，可以借米谷助其药力，让肠胃充分吸收其内含抑制皮肤细胞酪氨酸酶活性的有效成分，以预防粉刺和黑斑的产生。

【贮藏】置通风、阴凉处，避免暴晒。

樱桃花

【来源】本品为蔷薇科樱属植物樱桃的花。3～4 月份开花时采摘，晒干。

【性味归经】味甘，性温。归脾、肾经。

【功能主治】养颜去斑。主治面部粉刺。

【用法用量】外用：适量，煎水煮。

【化学成分】樱花含有蛋白质、脂肪、糖类、多种维生素、氨基酸及微量元素钾、钠、镁、钙、磷等，还含有樱花素和甾体化合物。

【药理研究】①抗氧化、抗癌活性。②抗炎活性。

【古籍记载】

①明代《本草纲目》记载："治面黑粉滓。"

②清代《本草求原》记载："浸酒，美颜色。"

301

③唐代《备急千金要方》记载："樱桃花令人好颜色,美容颜。"

④南宋王僧达亦有诗曰："初樱动时艳,擅藻灼辉芳,缃叶未开蕾,红花已发光。"

【现代应用】

①药用。

樱花具有很好的收缩毛孔和平衡油脂的功效,含有丰富的天然维生素 A、B、E,樱花具有嫩肤、提亮肤色的作用,是护肤品的重要原料之一。樱花通常需要通过提取精制,樱花提取物中有一种叫樱花酵素的成分常用来祛痘。

②食用。

樱花酒:樱花酒是一种药酒,有解除疲劳、增进食欲、强身健体的功效。取花开到七八成时采摘的重瓣樱花 100g,冲洗,沥干水分,置于容器中,加入砂糖 50g 和白酒 720mL,密封保存。2 个月后将樱花取出,酒用布过滤后移装到另一容器中,3 个月后即可饮用。

【贮藏】置阴凉干燥处,防虫蛀。

柔毛水杨梅花

【来源】本品为蔷薇科植物柔毛路边青的花。夏、秋花盛开时采摘,晒干。

【性味归经】味苦、辛,性寒。归脾、肾、肝经。

【功能主治】止血。主治血证。

【用法用量】内服:煎汤,9~15g,外用:适量,研末敷。

【化学成分】柔毛水杨梅多以全草入药,其全草中含有柔毛水杨梅苷、酚性葡萄糖苷、鞣质类、萜类、甾醇类、挥发油类及糖类等成分，而关于柔毛水杨梅花的化学成分的研究暂无报道。

【现代应用】柔毛水杨梅花研末外敷具有止血作用。

【贮藏】置通风阴凉处。

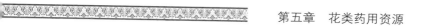 棣棠花

【来源】本品为蔷薇科棣棠花属植物棣棠或重瓣棣棠的干燥花。春末夏初开花时采收，鲜用或晒干。

【性味归经】味涩，性平。归肺、胃、脾经。

【功能主治】化痰止咳，利尿消肿，解毒。主治咳嗽、风湿痹痛、产后劳伤痛、水肿、小便不利、消化不良、痈疽肿毒、湿疹、荨麻疹。

【用法用量】内服：煎汤，6～15g。外用：适量，煎水洗。

【化学成分】棣棠花含黄酮类化合物、萜类化合物、挥发油、醇、酚、酯类化合物。

【药理研究】①止咳祛痰。②抗炎、利尿。③抗肿瘤。

【毒理研究】目前关于棣棠花毒理作用的研究几无报道。

【现代应用】

药用。

治久咳：棣棠花，蜂蜜蒸服。

治风丹，热毒疮：棣棠花枝叶煎水外洗。

治风湿关节炎：棣棠茎叶二钱，水煎服。

治水肿：棣棠花一钱，青木香一钱半，何首乌一钱，隔山消一钱，桑皮三钱，木贼一钱，通草一钱，车前子二钱，水煎服。

【贮藏】置阴凉干燥处。

李子花

【来源】本品为蔷薇科李属植物李树的花，4～5月间花盛开时采摘，晒干。

【性味归经】味甘、酸，性平。入肝、肾经。无毒。

【用法用量】外用：6～18g，研末敷。

【化学成分】李子花中含蛋白质、糖类、氨基酸、维生素、脂肪酸、黄酮等成分。

【药理研究】关于李子花的药理研究目前几无报道，但李属植物稠李花具有抗氧化活性及抗炎活性。此外，李属植物红叶李花中的总黄酮具有抑制 α - 葡萄糖苷酶活性。

【古籍记载】

①明代《本草纲目》记载："令人面泽，去粉滓。"

②明代《普济方》记载："李子花与梨花、樱桃花、红白莲花等研细为末，用于洗脸，百日可光洁如玉。"

【现代应用】

药用。

复方还童美容丸：选用丁香、沉香、青木香、桃花、珍珠、矿泉水、木瓜花、梨花、红莲花、樱花、李花，以均等重量烘干粉碎为粉，与猪脚胶参和，加枣花蜂蜜为丸，供人们每日早晚食用数日，是现代人美容的最佳保健品。

李花面膜：春季李花盛开时，将花朵摘下，捣烂之后放少许蜂蜜调拌均匀，每晚临睡前，当面膜敷面使用，可润肤养颜。每天一次，则可以祛除粉刺。长期使用，能使面部皮肤细腻嫩白，光洁如玉。若用李花和鸡血敷面，效果更佳。

【贮藏】置阴凉通风处。

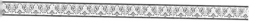 **梨花**

【来源】本品为蔷薇科梨属植物白梨、沙梨、秋子梨等的花。每年四月份左右开花时采收，晾干。

【性味归经】味淡，性平。归肺、胃经。

【功能主治】泽面去斑。主治面生黑斑粉滓。

【用法用量】内服：煎汤，9～15g；或研末。外用：适量，研末调涂。

【化学成分】梨花含黄酮类化合物、苷类、酚类、三萜类化合物、甾体类化合物、蛋白质、碳水化合物、维生素、脂肪以及矿物质。

【药理研究】抗氧化作用。

【注意事项】贮藏过程中应避免发霉等现象发生。棠梨花必须经过加工去苦涩后方能食用，而花中的"苦涩"物质不宜食用。

【古籍记载】

①明代《本草通玄》和《本草纲目》记载，梨花有润肺、化痰和止咳等功效。

②明代《本草纲目》中记载："花，去面黑粉滓。"

【现代应用】

①食用。

梨花是药食同源物质，不仅是很好的营养保健食品，而且是具有润肺、化痰、止咳和解酒等功效的药用食品。棠梨花是云南著名的食用花，传统食用方法：新鲜棠梨花经过水焯、漂洗、浸泡除去苦涩味，加入豆豉、蒜瓣等佐料拌炒，即可得到一道美味的菜肴。

②作为化妆品成分。

相比于梨的其他部位如果实、叶子等，目前对梨花成分的研究相对较少。事实上，梨花中富含维生素、氨基酸、矿物质等营养物质，其提取物中也含有大量的诸如熊果苷、绿原酸等多酚类、黄酮类对皮肤有益的物质。目前，中国化妆品名录里，只有一种梨花相关成分，即西洋梨花提取物。事实上，根据已有的相关研究，还有许多其他品种的梨花的提取物也含有同样的有效成分，具备应用于美妆产品的潜力。

【贮藏】置通风干燥处。

苞蔷薇花

【来源】本品为蔷薇科蔷薇属植物硕苞蔷薇的花，原植物初夏开花，单生侧枝顶端，花大梗短，基部有大型苞片数枚，苞片卵形，被棕色短柔毛，边缘羽裂。

【主要产地】分布于我国浙江、福建和湖南等省。

【性味归经】味甘，性平。归肺经。

【功能主治】润肺止咳。主治肺痨咳嗽。

【用法用量】内服：煎汤，6～15g。

刺玫花

【来源】本品为蔷薇科蔷薇属植物山刺玫的花。

【性味归经】味甘、酸、微苦，性温。归经不详。

【功能主治】理气和血，止咳。主治月经不调、痛经、崩漏、吐血、肋间神经痛、肺痨咳嗽。

【用法用量】内服：煎汤，3～6g。

【现代应用】

食用。

花可提取芳香油，花瓣可作为糖果、糕点、蜜饯的香型原料，也可酿制玫瑰酒、熏烤玫瑰茶、调制山刺玫玫瑰酱等产品。

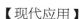金樱花

【来源】本品为蔷薇科蔷薇属植物金樱子的花。

【性味归经】味酸、涩，性平。归经不详。

【功能主治】涩肠，固精，缩尿，止带，杀虫。主治久泻久痢、遗精、尿频、遗尿、带下、绦虫病、蛔虫病、蛲虫病、须发早白。

【用法用量】内服：煎汤，3～9g。

【古籍记载】

五代《日华子本草》记载："止冷热痢，杀寸白、蛔虫。和铁粉研，拔白发敷之，再出黑者。"

库页悬钩子花

【来源】本品为蔷薇科植物库页悬钩子的花。

【性味归经】味苦，性平。归经不详。

【功能主治】解毒，安神。主治蛇虫咬伤、失眠。

【用法用量】内服：煎汤，3～10g。外用：适量，煎水洗或浸泡。

阳雀花

【来源】本品为豆科锦鸡儿属植物云南锦鸡儿的花。

【性味归经】味甘、苦，性平。归经不详。

【功能主治】益肾健脾。主治肾虚耳鸣、头晕眼花、头痛、

肺痨咳嗽、小儿疳积。

【用法用量】内服：煎汤，3~9g。

柠条花

【来源】本品为豆科植物中间锦鸡儿的花。

【性味归经】味甘，性温。归经不详。

【功能主治】养阴，平肝。主治头晕、高血压病。

【用法用量】内服：煎汤，6~15g。

【化学成分】柠条花含有多种化学成分，包括总黄酮、多酚、萜类、总生物碱等。

【药理研究】抗氧化。研究发现柠条花含有的总黄酮具有抗氧化活性。

【现代应用】

药用。

治高血压：柠条花12g，沙地旋覆花9g，水煎服，每日两次。

白皮锦鸡儿花

【来源】本品为豆科锦鸡儿属植物白皮锦鸡儿的花。

【性味归经】味甘，性微温。

【功能主治】止咳，化滞，祛风止痛。主治肺虚久咳、小儿疳积、肝阳头痛眩晕、跌仆损伤。

【用法用量】内服：煎汤，3~9g。

【化学成分】白皮锦鸡儿包括花在内的地上部分含有多种化学成分，包括黄酮、黄酮醇和酚类等。黄酮包括 3-O- 甲基山奈酚、3-O- 甲基槲皮素、槲皮素等。酚类包括鹅掌楸苷、香草酸、绿原酸等。

【药理研究】①抗菌。②抗氧化。③抗线虫。

【贮藏】置阴凉干燥处。

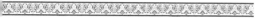 紫荆花

【来源】本品为豆科植物紫荆的干燥花。4~5月采收，晒干。

【性味归经】味苦，性平。归心、肝、膀胱经。

【功能主治】清热凉血，通淋解毒。主治热淋、血淋、疮疡。

【用法用量】内服：煎汤，3~6g。外用：适量，研末敷。

【化学成分】紫荆花含有多种化学成分，包括总黄酮、有机酸类、烃类、常量和微量元素等。已经确定的黄酮类化合物包括阿福豆苷、山奈酚、芦丁、槲皮素-3-O-L-鼠李糖苷、杨梅树皮素-3-O-L-鼠李糖苷等。

【药理研究】①抗氧化。②调节血糖血脂。③抑菌。

【古籍记载】

①五代《日华子本草》记载："紫荆木通小肠，花功用亦同。"

②明代《仁端录》记载："紫荆花一两，茅草根一两。上为末。每服一钱，甘草汤送下。"主治痧痘发斑。

③清代《治疹全书》记载蟾龙锭："蟾酥3分，地龙3分，牛蒡3钱，杏仁3钱，防风2钱，僵蚕2钱，穿山甲2钱，紫荆花2钱，麝香2分。麻黄膏印锭，樱桃核汤送服。"该方剂主治"疹出1日，因风寒阻触，即时收没，胸满腹胀，喘急痰逆，手足厥冷，身凉无汗，神昏迷闷。"

【现代应用】

①药用。

《江苏药材志》记载紫荆花："治风湿筋骨痛。"《河北中草药》记载紫荆花："能利小便，下五淋。治尿路感染、尿路结石等证。外用可治疮疡。"

②作为观赏植物。

紫荆先花后叶，花色艳丽可爱，常常被种于庭院、建筑物前及草坪边缘以供观赏。

【贮藏】置通风干燥处，防霉，防蛀。

扁豆花

【来源】本品为豆科植物扁豆干燥花的炮制加工品，又称白扁豆花。7~8月间采收未完全开放的花，除去杂质，晒干或阴干。

【性味归经】味甘，性平。归脾、胃、大肠经。

【功能主治】消暑，化湿，和中。主治暑湿泄泻、痢疾、赤白带下。

【用法用量】内服：煎汤，5~9g。

【化学成分】扁豆花含有多种化学成分，包括原花青苷，黄酮类，花青素，香豆精等。

【古籍记载】

①宋代《本草图经》记载："花亦主女子赤白下，干末，米饮和服。"

②明代《本草纲目》记载："焙研服，治崩带。作馄饨食，治泻痢。擂水饮，解中一切药毒垂死。功同扁豆。"

【现代应用】

①药用。

《全国中草药汇编》记载扁豆花"解暑化湿,止泻,止带"。《福建药物志》记载扁豆花"主治淋浊、腹泻、慢性肾炎、贫血、糖尿病"。

②食用。

扁豆花可入菜肴。例如,菜品白扁豆花熘鲜贝选用白扁豆花以及鲜贝合烹而成。其成品味鲜细嫩,清香可口,具有滋阴补肾,清暑化湿,健脾和胃的作用。

【贮藏】置通风干燥处,防潮,防蛀。

胡枝子花

【来源】本品为豆科胡枝子属植物胡枝子的花。

【性味归经】味甘,性平。归经不详。

【功能主治】清热止血,润肺止咳。主治便血、肺热咳嗽。

【用法用量】内服:煎汤,9~15g。

马扫帚花

【来源】本品为豆科植物美丽胡枝子的花。夏季花盛开时期采摘,鲜用或晒干。

【性味归经】味甘,性平。

【功能主治】清凉热血。主治肺热咳嗽、便血、尿血。

【用法用量】内服:煎汤,30~60g。

【现代应用】

药用。

马扫帚花、千日白、肺形草各9g,单叶铁线莲4.5g。水煎,冰糖调服，可治疗慢性气管炎；马扫帚花、千日红、小旋花根、肺形草各 9g，水煎，调冰糖服，可治疗肺痨咳血；马扫帚花鲜花 60g，水煎服，可治疗肺热咳血、便血、尿血。

【贮藏】置于干燥容器内，通风干燥处。

百脉根花

【来源】本品为豆科植物百脉根的花。5～7月采花,晾干备用。

【性味归经】味微苦、辛，性平。

【功能主治】清肝明目。主治风热目赤、视物昏花。

【用法用量】内服：煎汤，6～10g。

【化学成分】百脉根花含槲皮万寿菊素 −3− 半乳糖苷，槲皮万寿菊素 −7− 葡萄糖苷。

【药理研究】①抗氧化。②影响生长性能。

【现代应用】

药用。

百脉根花 10g，为末，蒸鸡蛋或鸡肝服用，可治疗风热目赤、视物昏花。

岩豆藤花

【来源】本品为豆科植物香花岩豆藤的花。5～8月开花时采收，晒干。

【性味归经】味甘、微涩，性平。

【功能主治】收敛止血。主治鼻衄。

【用法用量】内服：煎汤，6～9g。

【现代应用】

药用。

岩豆藤花、白茅根各 6g，煎水服用。可治疗鼻衄。

阳桃花

【来源】本品为酢浆草科植物阳桃的干燥花蕾。7～8 月花刚开时采收，鲜用或晒干。

【主要产地】分布于广东、广西、福建、台湾、云南等地。

【性味归经】味甘，性平。归胆经。

【功能主治】截疟，止痛，解毒，杀虫。主治疟疾寒热往来、胃脘痛、漆疮、疥癣。

【用法用量】内服：煎汤，9～30g。

【化学成分】本品中含有芸香苷和槲皮素 $-3-O-\beta-D-$ 葡萄糖苷等成分。

【药理研究】保护肾功能。

【现代应用】

药用。

治疗疟疾：阳桃花 15～24g。水煎，于发作前 2～3 小时服用，肝脾大者用鲜阳桃适量，捣烂绞汁，每日 2 次，每次 1 杯。

【贮藏】置干燥容器内，阴凉干燥处。

柚花

【来源】本品为芸香科植物柚的花。4~5 月间采花，晾干或烘干备用。

【性味归经】味辛、苦，性温。归脾、胃经。

【功能主治】行气，化痰，止痛。主治胃脘胸膈间痛。

【用法用量】内服：煎汤，1.5～4.5g。

【化学成分】柚花主要含挥发油类、黄酮类等成分。

【药理研究】①抗氧化。②抗菌活性。③抗寄生虫、对昆虫的拒食作用。④抗炎、镇痛。⑤抗肿瘤，柚花含的柠檬苦素可通过调节雌激素的水平，促使乳腺癌细胞凋亡，治疗乳腺癌。⑥保护心血管。

九里香花

【来源】本品为芸香科植物九里香的花。

【性味归经】味辛、苦，性温。

【功能主治】理气止痛。主治气滞胃痛。

【用法用量】内服：煎汤，3～9g。

【化学成分】九里香花含挥发油内含1，8-桉叶素、异丁香油酚、α-松油醇等。

【现代应用】

药用。

九里香干花3g，香附9g。水煎服，可治胃气痛。

九里香花9g，鸡肉90g。加水煮汤，喝汤吃肉，可治胃痛。

龙眼花

【来源】本品为无患子科植物龙眼的花。春季花开时采摘，晾干备用。

【性味归经】通淋化浊。主治淋证、白浊、白带、消渴。

【功能主治】清热解毒。主治心肺积热、心烦尿赤、咽喉肿痛、口舌生疮。

【用法用量】内服：煎汤，9～15g。

【化学成分】龙眼花含槲皮素－3－O－葡萄糖苷、山奈酚－3－O－芸香糖、番石榴苷、没食子酸甲酯、没食子酸、山奈酚、槲皮素、金丝桃苷等化学成分。

【现代应用】

药用。

龙眼花、一枝黄花、金丝草、丁香蓼各30g，水煎服。可治白带，小便浑浊。

龙眼花30g，合猪赤肉炖食，可治下消，小便如豆腐（膏淋）。

野鸦椿花

【来源】本品为省沽油科植物野鸦椿的花。5～6月采收，晾干。

【性味归经】味甘，性平。归心、脾、膀胱经。

【功能主治】祛风止痛。主治头痛、眩晕。

【用法用量】内服：煎汤，10～15g。

【现代应用】

药用。

野鸦椿花15g，鸡蛋1只，水煎，食蛋喝汤。可治头痛、眩晕。

梧桐花

【来源】本品为梧桐科植物梧桐的花。6月采收，晒干。

【性味归经】味甘，性平。归肺、肾经。

【功能主治】利湿消肿，清热解毒。主治水肿、小便不利、无名肿毒、创伤红肿、头癣、汤火伤。

【用法用量】内服：煎汤，6~15g。外用：适量，研磨调涂。

【化学成分】梧桐花含齐墩果酸、β-谷甾醇、芹菜素、熊果酸和4-甲氧基-7-羟基黄酮等物质，还含水溶性多糖。

【药理研究】①抑菌。②抗病毒。

【古籍记载】

清代《本草纲目拾遗》记载："治杖丹，癞头，汤火烧。"

【现代应用】

药用。

干梧桐花9~15g，水煎服，可治水肿；干梧桐花研粉调涂，可治烧烫伤。

【贮藏】置阴凉通风干燥处。

石榴花

【来源】本品为石榴科植物石榴的干燥花蕾。5月开花时采收，鲜用或烘干。

【性味归经】味酸、涩，性平。

【功能主治】凉血止血。主治衄血、吐血、外伤出血、月经不调、红崩白带、中耳炎。

【用法用量】内服：煎汤，3~6g；或入散剂。

【化学成分】石榴花含有没食子酸，没食子酸乙酯，木犀草素，8-甲雷杜辛，7-羟基-4，6，-二甲氧基异黄酮，刺芒柄花素，蒲公英萜酮，齐墩果酸，熊果酸，棕榈酸，乌草酸，鞣花酸，蒲公英赛醇，D-半乳糖醇，β-谷甾醇，胡萝卜苷，芹菜素等多种化学成分。

【药理研究】①诱导肺癌细胞凋亡。②抗氧化。③改善糖尿病肾损伤。④舒张血管。⑤保肝。

【古籍记载】

①唐代《本草纲目拾遗》记载："花、叶干之，为末，和铁丹服之，一年变毛发色黑如漆。"

②宋代《本草图经》记载："其花百叶者，主心热吐血及衄血。"

③清代《分类草药性》记载："治吐血，月经不调，红崩白带。汤火伤，研末，香油调涂。"

【现代应用】

药用。

石榴花、牛膝各 6g，银花 15g，百部 9g，白及、冰糖各 30g。煨水服，可治疗肺痈。

【贮藏】置阴凉通风干燥处。

八角枫花

【来源】本品为八角枫科植物八角枫和瓜木的花。5～7 月采花，晒干。

【性味归经】味辛，性平。有小毒。归肝、胃经。

【功能主治】散风，理气，止痛。主治头风头痛、胸腹胀痛。

【用法用量】内服：煎汤，3～10g；或研末。

【化学成分】本品主要含有新烟碱、酚类、氨基酸、树脂、苷类。

【注意事项】孕妇忌服，小儿和年老体弱者慎用。

【现代应用】

药用。

祛风除湿：八角枫花具有较好的祛风除湿效果，可以用于治疗各种皮肤疾病，比如治疗皮肤瘙痒时，只需将八角枫花直接煎服或泡水喝。

散瘀止痛：八角枫花具有较好的止痛效果，可用于缓解跌仆损伤或腰膝劳损所致的疼痛，用时直接将八角枫花捣烂之后敷，即能起到很好的活血化瘀效果。

舒筋活络：八角枫花本身性微寒，能起到很好的通经活络的作用，对风湿性麻痹、肢体麻木或瘫痪等都具有很好的作用，可以泡酒或与其他药物直接配伍煎服。

【不良反应】在使用不当的情况下可能会出现头晕、乏力，甚者还可能会因为呼吸受到抑制而死亡。

【贮藏】置于阴凉干燥处。

楤木花

【来源】本品为五加科植物楤木的花。7~9 月花开时采收，阴干。

【性味归经】味苦、涩，性平。

【功能主治】止血。主治吐血。

【用法用量】内服：煎汤，9～15g。

【化学成分】楤木茎皮含齐墩果酸、常春藤皂苷元、合欢酸、谷甾醇、豆甾醇、菜油甾醇和七叶内酯二甲醚。

【药理研究】抗炎。齐墩果酸 40mg/kg 腹腔注射，对醋酸及角叉菜胶所致的大鼠实验性关节炎有明显的治疗作用。

【毒理研究】无致突变作用。

【注意事项】脾胃虚寒者、孕妇不宜使用。

【现代应用】

药用。

收敛止血：楤木花的收敛止血功能比较强，对于肠炎、胃出血、腹泻等疾病均有不错的治疗效果。

清热解毒：楤木花含有还原糖、苷类和酚性物质，具有清热解毒的功效，对于烧伤、烫伤、脓疮等有一定的治疗效果。

【不良反应】楤木花性凉，如果与寒凉性食物同食容易导致肠胃不适，引发腹泻、腹痛等。

【贮藏】置于阴凉干燥处。

通花花

【来源】本品为五加科通脱木属植物通脱木的花蕾。

【性味归经】味甘，性平。归肝经。

【功能主治】疏肝行气。主治疝气。

【用法用量】内服：煎汤，30～60g。

【化学成分】本品主要含有黄酮类化合物以及苯衍生物类化合物。

【现代应用】

药用。

《重庆草药》记载："治男子阴囊下坠，经常不收。"本品临床上主要用于治疗疝气或者男子阴囊下坠。

【贮藏】晒干置于干燥通风处。

柿花

【来源】本品为柿科柿树属植物柿的花。4～5月花落时采收，晒干或研成粉。

【性味归经】味甘，性平。归脾、肺经。

【功能主治】降逆和胃，解毒收敛。主治呕吐、吞酸、痘疮。

【用法用量】内服：煎汤，3~6g。外用：研末搽。

【化学成分】柿雄花中含有多种物质，包括黄酮、总酚、单宁以及维生素 C 等。

【药理研究】体外抗氧化。

【古籍记载】

明代《滇南本草》记载："滋润五脏。治一切呕吐、吞酸流液""治痘疮破烂：柿花晒干为末，搽之。"

【贮藏】置阴凉通风干燥处。

🁠 山矾花

【来源】本品为山矾科植物山矾的花。

【性味归经】味苦、辛，性平。归肺经。

【功能主治】化痰解郁，生津止渴。主治咳嗽胸闷、小儿消渴。

【用法用量】内服：煎汤，6~9g。

【化学成分】各时期最主要的花香物质是醇类和酮类。

【药理研究】①化痰解郁。②生津止渴。

【注意事项】脾胃虚弱、气虚阴亏者慎用。

【现代应用】

①药用。

山矾花有化痰解郁的效果，同时还有生津止渴的作用，可以治疗肺热导致的咳嗽咳痰，以及咽喉肿痛，口舌生疮。也可以缓解紧张的情绪，避免出现胸闷和胸痛。

②食用。

制作山矾花茶：山矾花 9g，陈皮 6g，菊花 3g。水煎当茶饮。

③作为观赏。

山矾科植物这一集观花（果）、观叶、观形为一体的优良树种，将具有良好的园林应用前景，可以将其作为庭园景观树、行道树和近自然群落丛林的好树种。

【贮藏】置阴凉通风干燥处。

滇常山花

【来源】本品为马鞭草科植物滇常山的花。

【性味归经】味苦，性温。

【功能主治】止血，止带。主治崩漏、带下。

【用法用量】内服：煎汤，10～15g。

【药理研究】止血。《滇南本草》："治妇人红崩,点水酒煨服。"

【现代应用】

药用。

治红崩、白带：（滇常山）花 15g。红糖引，煎服。

【贮藏】置阴凉通风干燥处。

野芝麻花

【来源】本品为唇形科植物野芝麻的花。4～6 月采收，阴干。

【性味归经】味甘、辛，性平。归肺、肝经。

【功能主治】活血调经，凉血清热。主治月经不调、痛经、赤白带下、肺热咳血、小便淋痛。

【用法用量】内服：煎汤，10～25g。

【药理作用】可使动脉及子宫收缩，用于治疗子宫出血。

【现代应用】

作观赏用。

观赏品种以观叶为主，常作为组合盆栽的陪衬用叶材，可以同各种花色的品种配置。紫花野芝麻也可以用于绿地中花园配色，压边；也可以作地被。

【贮藏】置阴凉干燥处。

🀫 茄花

【来源】本品为茄科茄属植物茄的花。夏秋季采收，晒干。

【性味归经】味甘，性平。归脾、胃经。

【功能主治】敛疮，止痛，利湿。主治创伤、牙痛、妇女白带过多。

【用法用量】内服：烘干研末，2~3g。外用：适量，研末涂敷。

【古籍记载】

明代《本草纲目》记载："治金疮，牙痛。"

【现代应用】

①药用。

茄花有清热凉血、消肿止痛的功效，对风火牙痛有较好疗效。茄花有清热解毒、利湿止痒的功效，可治皮肤瘙痒。茄子花有消肿止痛、排脓敛疮的功效，对治疗痈肿和脓疱疮有较好疗效。

②食用。

茄花茶：茄子花、茶叶各10g，放入杯中，冲入沸水适量，浸泡5~10分钟后饮服，每日1剂。可清热和胃，适用于胃脘灼热、牙痛等。

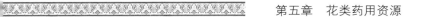

【贮藏】置阴凉干燥处。

接骨木花

【来源】本品为忍冬科植物接骨木、毛接骨木及西洋接骨木的花。4～5月采收整个花序。加热后花即脱落，除去杂质，晒干。

【性味归经】味辛，性温。归肺、膀胱经。

【功能主治】发汗，利尿。

【用法用量】内服：煎汤，7.5～15g，或泡茶饮。

【药理研究】防治关节炎和关节病。接骨木花提取物可用于防治关节炎和关节病，与金盏花提取物、百里香提取物或土木香根提取物、蒲公英根提取物、牛蒡根提取物以及野蔷薇提取物混合，可用于防治关节病。

【古籍记载】

清代《本草新编》记载接骨木："味苦、辛，气平，有小毒，入骨节，专续筋接骨，易起死回生。折伤吞酒，风痒汤浴。只用之以接续骨节，产前、产后皆不用。存之以备折伤之需。生接骨木独用之，接骨固奇。然用之生血、活血药中，其接骨尤奇。但宜生用为佳。干木用之，其力减半，炒用又减半也。盖取其生气则神而已矣。"

【现代应用】

药用。

皮肤护理：接骨木花在身体护理、秀发养护、口腔清洁和皮肤保养等方面都有很好的功效，可以制成浸液使用。

【不良反应】含接骨木花的复方药品，能引起消化系统不适，偶发过敏性皮疹。

【贮藏】置于室内阴凉干燥处。

金盏菊花

【来源】本品为菊科植物金盏菊的花。

【性味归经】味淡，性平。归心、肾经。

【功能主治】主治肠风便血、目赤肿痛。

【用法用量】内服：煎汤，5～10朵。外用：适量，捣敷；或煎水洗。

【化学成分】金盏菊花中含有活性化学成分，包括黄酮、皂苷、精油和类胡萝卜素等。

【药理研究】①抗真菌。②肾保护特性。

【现代应用】

①药用。

花、叶有消炎、抗菌的作用，抗菌成分不溶于水。

②用于护肤。

花瓣可以食用，有美容的功能。

③制苦瓜金盏菊果冻。

以苦瓜、金盏菊（花）为主要原料，对苦瓜金盏菊果冻的生产工艺进行合理优化，研制出风味独特，兼具苦瓜与金盏菊特性的具有多种营养价值和保健功效的新型果冻产品。

【不良反应】该药的药性寒凉，体质偏寒的患者长期服用可能会加重寒凉的症状。

栗花

【来源】本品为壳斗科植物板栗的花或花序。春季采集，鲜

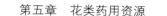

用或阴干。

【性味归经】味微苦、涩，性平。归肺、大肠经。

【功能主治】清热燥湿，止血，散结。主治泄泻、痢疾、带下、便血、瘰疬、瘿瘤。

【用法用量】内服：煎汤，9～15g；或研末。

【化学成分】栗花中含有多种化学成分，其中包括2，6，6-三甲基－二环庚烷、十七烷、十七烷基环氧乙烷、叶绿醇等。

【药理研究】①抑菌。②抗氧化。

【古籍记载】

汉代《本草纲目》记载："治瘰疬。"

【现代应用】

①药用。

治急性菌痢：板栗花12g，鸡冠花6g，槟榔6g。水煎，每日1剂。

治小儿呕吐：栗花。水煎服。

治瘰疬久不愈：栗花同贝母为末。每日酒下一钱。

治久痢：板栗花、仙鹤草、山蚂蝗、山莓根、百味莲各9g，水煎，醋冲服。

治月家病：板栗花适量，煎水服。

复方板栗花片：功能清热解毒，健脾止泻，止血，行气止痛。用于菌痢。

②开发为花露水。

采用气质联用法对板栗花精油进行分析，以白纹伊蚊为试虫，并以有效保护时间及驱避率测定精油及其4种单一有效组分和板栗花蒸馏液的驱避活性。结果表明，板栗花精油具有驱避作用，可以开发以其为有效驱蚊组分的无乙醇花露水。

【贮藏】置于阴凉干燥通风处。

葛花

【来源】本品为豆科植物野葛、甘葛藤的花。

【性味归经】味甘，性凉。归脾、胃经。

【功能主治】解酒醒脾，止血。主治酒后烦热口渴、头痛头晕、脘腹胀满、呕逆吐酸、不思饮食、吐血、肠风下血。

【用法用量】内服：煎汤，3~9g；或入丸、散。

【化学成分】葛花中含有多种化学成分，包括异黄酮、皂苷、挥发油等成分。主要成分有尼泊尔鸢尾异黄酮等。

【药理研究】①保护心肌。②保肝。③解酒作用。④抗氧化。⑤胃黏膜保护。⑥改善肾脏损伤。⑦抗癌。

【毒理研究】毒理研究发现葛花无明显毒性和致畸作用。

【注意事项】①《本经逢原》："无酒毒者不可服。服之损人天元，以大开肌肉，而发泄伤津也。"②《得配本草》："因酒已成弱者，禁用。"

【古籍记载】

①汉代《名医别录》记载："主消酒。"

②明代《滇南本草》记载："治头目眩晕，憎寒壮热，解酒醒脾胃，酒毒酒痢，饮食不思，胸膈饱胀，发呃，呕吐吞酸。酒毒伤胃，吐血呕血。消热，解酒毒。"

③明代《滇南本草》记载："葛花一两，黄连一钱，滑石一两（水飞），粉草五钱。共为细末，水叠为丸。每服一钱，白滚水下。此药可治胃热实火。脾胃寒冷，吞酸吐酸者禁忌。"

④东汉《本草纲目》记载："治肠风下血。"

⑤清代《医林纂要》记载："清肺。"

⑥北宋《圣济总录》记载："葛花一两。上一味，捣为散，沸汤点一大钱匕，不拘时候，亦可煎服。"

⑦元代《脾胃论》记载："莲花青皮（去瓤）三分，木香五分，橘皮（去白）、人参（去芦）、猪苓（去黑皮）、白茯苓各一钱五分，神曲（炒黄）、泽泻、干生姜、白术各二钱，白豆蔻仁、葛花、砂仁各五钱。为极细末，秤，和匀。每服三钱匕，白汤调下，但得微汗，酒病去矣。"

【现代应用】

食用。

制作葛花粉丝蒸饺：首先将水烧开，把葛花放入焯水捞出。挤干水分切几下，不要太碎。之后将鸡蛋打散炒熟、龙口粉丝冷水泡软，切碎。然后将葛花，粉丝，都倒入炒鸡蛋的锅里，放入盐、胡椒粉，继续炒几下，关火放入鸡精，淋少许香油可作为馅料。包成喜欢的形状，最后上锅蒸 10~15 分钟即可。

【贮藏】置于阴凉干燥通风处。

佛手花

【来源】本品为芸香科植物佛手的花朵和花蕾。4~5 月早晨日出前疏花时采摘，或拾取落花，晒干或烘干。

【性味归经】味辛、微苦，性微温。归肝、脾经。

【功能主治】疏肝理气，开郁和胃。主治肝胃气痛、食欲不振。

【用法用量】内服：煎汤，3~10g。

【化学成分】本品主要挥发性成分有柠檬烯、Gamma- 萜品烯、反式罗勒烯、α-蒎烯、石竹烯、巴伦西亚橘烯、γ-榄香烯、α-香柠檬烯等 15 种,其中柠檬烯在佛手花的 4 个时期中均含量最高。

【药理研究】①抗氧化活性。②祛湿化痰。

【现代应用】

①药用。

佛手花气味清香,药性平和,虽属辛苦而温之品,却无燥烈之弊,能入肺、肝、脾、胃四经,对诸气滞均可应用,可用于治疗肺气郁滞、胸闷及脾胃气滞之证,可配木香、枳壳等同用;用治肝气郁结、肝气犯胃之证,可配青皮、川楝子等同用。佛手花化痰止咳之力较强,而兼理气宽胸之功,故对咳嗽日久痰多,而见胸膺闷痛者甚为适宜,可配橘络、丝瓜络、枇杷叶等同用。

②食用。

佛手花茶:取佛手花代茶饮,佛手花 3g,生山楂 15g,荷叶 9g,泡水喝,可治疗月经稀发,形体肥胖,腹部肥满松软,面部皮肤油脂较多,多汗且黏,面色淡黄而暗,眼胞微浮,痤疮,胸闷痰多,口黏腻或甜,困倦乏力,苔腻,脉滑等症状。中医认为"肥者多痰湿",佛手花为祛湿消肿的良药。佛手花泡茶,有消气化痰、消食除胀的作用。

五花汤:以佛手花、蔷薇花、玫瑰花、厚朴花、绿粤梅花各 6g,水煎服,称为五花汤,具有理气解郁、燥湿化痰的作用。

佛手花粥:佛手花可用于食疗。准备鲜佛手花 10 朵,糯米 100g,果子 50g,白糖 100g,先将果子煮熟去壳,切成碎米状,佛手花去蒂洗净,再将糯米淘洗干净,与果子共熬成粥,粥熟后,撒入佛手花及白糖,稍搅匀即可食用。此粥色香味俱佳,可止呕吐、疼痛,具有和中行气的功效。

【贮藏】置阴凉干燥处，防虫蛀。

通脱木花上粉

【来源】本品为五加科植物通脱木的花粉，秋季花开时采收，晒干。

【性味归经】味苦、辛，性平。

【功能主治】解毒散结，祛腐生肌。主治痈肿、瘰疬、痔疮。

【用法用量】外用：适量，撒敷。内服：煎汤，2～5g，或入丸、散。

【毒理研究】目前暂无有关通脱木花上粉毒理研究的报道，据《本草纲目拾遗》记载，通脱木花上粉无毒。

【注意事项】以通脱木花上粉为组成成分的药膏或药粉，涂药时应避开破溃处。

【古籍记载】

①唐代《本草纲目拾遗》记载："主诸虫瘘恶疮，痔疾，取粉纳疮中。"

②宋代《本草图经》记载："通脱木花上粉，《正元广利方》疗瘰疬及李绛《兵部手集方》疗胸伏气攻胃咽不散方中并用之。"

【现代应用】

药用。

具有解毒散结，祛腐生肌等功效。目前有诸多专利以通脱木花上粉作为组成成分治疗疾病，如治疗偏头痛、丹毒等。

【贮藏】置干燥阴凉处。

紫苏苞

【来源】本品为唇形科紫苏属植物紫苏和野紫苏等的宿萼。秋季将成熟果实打下，留取宿存果萼，晒干。

【性味归经】味微辛，性平。归肺经。

【功能主治】解表。主治血虚感冒。

【用法用量】内服：煎汤，3~9g。

【古籍记载】清代《本经逢原》记载："亡血家大虚，及妊妇产妇发散，用紫苏苞最佳，取其气味比重皆薄，而无过汗伤中之患也。"

芙蓉花

【来源】本品为锦葵科植物木芙蓉的干燥花。夏、秋二季采摘初开的花朵，及时干燥。

【性味归经】味微辛，性凉。归肺、肝经。

【功能主治】清肺凉血，散热解毒，消肿排脓。主治肺热咳嗽、瘰疬、肠痈、白带。外用治疮疖脓肿、脓耳、无名肿毒、烧烫伤。

【用法用量】内服：煎汤，10~30g。外用：适量，鲜品捣成糊状敷患处，干品研末用油调敷患处。

【化学成分】黄酮及其苷类成分为木芙蓉花的主要化学成分，黄酮苷有异槲皮苷、金丝桃苷、芸香、槲皮素-4'-葡萄糖苷、槲皮黄苷等，此外芙蓉花含有机酸类、香豆素类、氨基酸类、核苷类、生物碱类等。

【药理研究】①降血糖。②抗氧化。③抑菌。

【注意事项】虚寒患者及孕妇忌服。

【古籍记载】

①宋代《本草图经》记载："主恶疮。"

②明代《滇南本草》记载："止咳嗽，解诸疮毒。"

③明代《滇南本草图说》记载："敷疮，清肺凉血，散热消肿。"

④明代《本草纲目》记载："治一切大小痈疽肿毒恶疮，消肿排脓止痛。"

⑤清代《生草药性备要》记载："消痈疽，散疮疡肿毒，理鱼口便毒，又治小儿惊风肚痛。"

⑥《分类草药性》记载："治目疾，女人白带，补气活血。"

【现代应用】

①药用。

《中医大辞典》记载芙蓉花可以清热解毒，凉血消肿。《湖南药物志》记载木芙蓉花晒干，研末，麻油调搽患处，可治水烫伤。福建《民间实用草药》记载鲜芙蓉花和冬蜜联用，外敷，可治蛇头疔、天蛇毒。《重庆草药》记载芙蓉花与其他药材联用可治虚劳咳嗽。

②作为观赏植物。

由于芙蓉花大而色丽，因此多用作观赏植物。《长物志》云："芙蓉宜植池岸，临水为佳。"此外，植于庭院、坡地、路边、林缘及建筑前，或栽作花篱，都很合适。

【贮藏】置干燥处，防蛀，防压。

松花粉

【来源】本品为松科植物马尾松、油松或同属数种植物的干燥花粉。春季花刚开时，采摘花穗，晒干，收集花粉，除去杂质。

【性味归经】味甘，性温。归肝、脾经。

【功能主治】收敛止血，燥湿敛疮。主治外伤出血、湿疹、黄水疮、皮肤糜烂、脓水淋沥。

【用法用量】外用：适量，撒敷患处。

【化学成分】松花粉含有糖类、脂类、蛋白质及氨基酸、核酸、维生素、矿物质等人体所需的营养成分，总量达到200余种。此外，松花粉中含有30余种微量元素，每100g松花粉中含钾11.9mg，钠51.7mg，钙48.1mg，镁142.7mg，磷360.7mg，锰28.1mg，铜0.4mg，硒0.01mg，铁13.0mg，锌9.8mg。

【药理研究】①抗氧化。②调节血糖，破壁富铬松花粉有降低血糖的作用。③保肝。④保护肾脏。⑤抗炎。

【古籍记载】

①明代《本草纲目》记载："润心肺，益气，除风止血。"

②清代《本草逢原》记载："松花润心肺，益气除风湿。今医治痘疮湿烂，取其凉燥也。"

【现代应用】

药用。

《国家中成药标准汇编》记载松花粉与花椒等中药联用，制成的"复方牙痛宁搽剂"可治疗牙痛，牙周肿痛。《卫生部药品标准中药成方制剂》记载松花粉与不同药物配伍，可以止咳、清肺、定喘；与何首乌等中药配伍制成降脂减肥片还可以用于各型高脂血症、心脑血管硬化、单纯性肥胖、习惯性便秘、痔疮出血。

【贮藏】置干燥处，防潮。

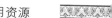

柳絮

【来源】本品为杨柳科植物垂柳的带毛种子。春季果实将成熟时采收，干燥。

【性味归经】味苦，性凉。

【功能主治】凉血止血，解毒消痈。主治吐血、创伤出血、痈疽、恶疮。

【用法用量】内服：研末或浸汁。

【古籍记载】

①东汉《神农本草经》记载："主溃痈，逐脓血。"

②西汉《名医别录》记载："子、汁疗渴。"

③宋代《本草别说》记载："絮贴灸疮良。"

④明代《本草纲目》记载："可贴疮止血裹痹之用。"

【现代应用】

药用。

柳絮，不拘多少，焙干，碾为细末，温米饮下，可治疗吐血；柳絮封上，脓泄毒减，可治疗一切恶毒脓血胀痛不溃化。

柳花

【来源】本品为杨柳科植物垂柳的花序。春季花初开放时采收，鲜用或晒干。

【性味归经】味苦，性寒。

【功能主治】祛风利湿，止血散瘀。主治风水、黄疸、咳血、吐血、便血、血淋、经闭、疮疥、齿痛。

【用法用量】内服：煎汤，6~12g；或研末，3~6g。

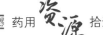

【化学成分】柳花含有黄酮类成分。

【药理研究】抗氧化。研究结果发现柳花提取物有抗氧化能力，且与总黄酮含量有关。

【古籍记载】

①东汉《神农本草经》记载："主风水，黄疸，面热黄。"

②西汉《名医别录》记载："主痂疥，恶疮，金疮。"

③南北朝《本草经集注》记载："贴灸疮。"

④唐代《药性论》记载："主止血。治湿痹四肢挛急，膝痛。"

⑤明代《品汇精要》记载："主齿痛。"

⑥明代《滇南本草图说》记载："治吐血，咯血，咳血，唾血，下血，血淋，一切血证。"

【现代应用】

药用。

柳花煎汤饮之，可治疗热郁黄疸，风水面肿，热郁小水不通。

麻花

【来源】本品为桑科植物大麻的雄花。5~6月花期时采收，鲜用或晒干。

【性味归经】味苦、辛，性温。

【功能主治】祛风，活血，生发。主治风病肢体麻木、遍身瘙痒、妇女经闭。

【用法用量】内服：煎汤，1~3g或入膏、丸；外用：适量，研末敷，或作炷燃灸。

【化学成分】麻花含有二羟基大麻酚、大麻酚、大麻二酚、芹菜素、木犀草素、牡荆素、大波斯菊苷。花粉含植物凝血素。

花的挥发油含长叶烯，葎草烯环氧化物Ⅰ、Ⅱ，丁香烯醇等多种化合物。

【药理研究】①抗氧化。②保肺脏。③抗抑郁。

【古籍记载】

①唐代《药性论》记载："治遍身苦痒，逐诸风恶血，主女人经候不通。"

②明代《本草纲目》记载："治健忘及金疮内漏。"

【现代应用】

药用。

麻花四两，草乌一两，炒存性，为末，炼蜜调成膏，每服三分，白汤调下。可治疗风病麻木。

微信扫码

- 中医药应用
- 中医药视频课
- 中医药数据库
- 中医药精选书

第六章 皮类药用资源

木瓜皮

【来源】本品为蔷薇科木瓜属植物皱皮木瓜的树皮。

【性味归经】味酸、涩，性温。无毒。

【功能主治】祛湿舒筋。主治霍乱转筋、脚气。

【用法用量】内服：煎汤，10～15g。

【化学成分】齐墩果酸为五环三萜类化合物，它是木瓜的主要药效成分之一。

【古籍记载】

《本草纲目》记载："酸、涩，温，无毒。"

附子皮

【来源】本品为毛茛科植物乌头块根干燥的外皮。多为栽培，夏至至小暑间采挖，加工黑附子时，剩下外皮，晒干。

【功能主治】祛风燥湿。主治风湿麻木、拘挛疼痛、湿肿脚气。

【贮藏】装箱或袋内，置阴凉干燥处。

豆蔻皮

【来源】本品为姜科植物白豆蔻或爪哇白豆蔻的干燥成熟果壳。

【性味归经】味辛，性温。归肺、脾、胃经。

【功能主治】除满消胀。主治胸闷不饥、食积不消。

【用法用量】内服：煎汤，3~6g，入煎剂宜后下。

【古籍记载】

①元代《兰室秘藏》记载："香白芷五分，当归梢五分，羊胫骨灰五分，生地黄五分，麻黄一钱，草豆蔻皮一钱，草龙胆一钱，升麻一钱，黄连一钱。以热浆水漱牙外，以粗末熬浆水刷牙。"

②宋代《史载之方》记载："治疗小儿脏寒，泄泻不止，草豆蔻1枚（剥开皮，入乳香1块在内，复用和白面裹，慢火烧令熟，去面及豆蔻皮不用）。每服5~7丸，米饮送下，不拘时候。"

【贮藏】置通风干燥处。

 茯苓皮

【来源】本品为多孔菌科真菌茯苓菌核的干燥外皮。多于7~9月采挖，加工茯苓片、茯苓块时，收集削下的外皮，阴干。

【性味归经】味甘、淡，性平。归肺、脾、肾经。

【功能主治】利水消肿。主治水肿、小便不利。

【用法用量】内服：煎汤，15~30g。

【化学成分】茯苓皮主要含三萜酸类及糖类成分，其中，三萜酸类成分种类多样。

【药理研究】①利尿。②抗氧化。③抑菌。④抗炎。⑤抗肿瘤。

⑥美白。⑦降血脂。⑧抗癫痫。⑨免疫调节。

【注意事项】茯苓皮能利尿，能加重人体虚寒症状，所以肾虚多尿和虚寒滑精的人禁止服用茯苓皮。另外，茯苓皮不能随意与其他利尿的中药材一起服用，否则服用不当时会对肾脏造成伤害。

【书籍记载】

①茯苓入药，始载于《神农本草经》，列为上品，称其"久服安魂养神，不饥延年"。

②《四川中药志》记载："茯苓皮性平，味甘淡，无毒。入肾、膀胱二经。"

③明代《本草纲目》记载："主水肿肤胀，开水道，开腠理。"

④清代《医林纂要》记载："行皮肤之水。"

【现代应用】

①药用。

茯苓皮为植物茯苓的外皮，从中医角度来讲，其性平，味甘、淡，归肺、脾、肾经，其主要作用包括利水消肿和健脾渗湿，可以用于治疗人体水湿内停导致的一系列疾病，最常见的疾病包括肾小球肾炎、肾病综合征所导致的小便不利，此类患者表现为下肢水肿，还会伴有腰酸、腰痛的症状。还可用于治疗下尿路梗阻性疾病，比如男性前列腺增生、女性膀胱颈部梗阻导致的小便排出困难、小便不利，有些患者还可以表现为尿频、尿急。

除此之外，茯苓皮还有很好的健脾渗湿的作用，可以用于治疗脾虚湿盛的患者，此类患者表现为食欲不振，饭后脘腹胀满不适，还有些患者会出现恶心、呕吐，甚至有些患者出现口吐白色黏沫，此类患者大便往往不成形，也有很多患者大便黏腻不爽，对于此类患者可以采用茯苓皮进行治疗。

②食用。

茯苓皮薏米鸡骨草煲老鸭：具有祛湿、清热、利水、消肿等功效。

茯苓薏米粥：茯苓皮、薏米各 25g，陈皮 5g，粳米适量，煮粥食。治小儿脾虚泄泻，小便不利。

开胃汤：茯苓皮 15g，淮山药 12g，谷、麦芽各 30g、鲜、干鸭胗各 1 个，煮汤饮服。治小儿消化不良，不思饮食。

茯苓陈皮姜汁茶：茯苓皮 25g，陈皮 5g，水煎，饮服时加入生姜汁 10 滴。有健脾和胃之效，可治妊娠呕吐。

茯苓薏米饼：茯苓皮、薏米、白面粉各 30g，白糖适量，研成细末和匀压成饼，蒸熟。适合小儿食用，有和脾胃之效。

【不良反应】部分人群服用本品可出现恶心呕吐、腹痛食欲减退、头痛、烦躁等不良反应。

【贮藏】置干燥处，防潮。

🔲 小茴香根皮

【来源】本品为伞形科植物茴香的干燥根皮。

【性味归经】味辛。

【功能主治】消肿止痛，通经利尿，软便通肠。主治两胁寒痛、腰背酸痛、闭经、闭尿、陈旧性肠梗阻等。

【用法用量】内服：煎汤，5~9g。外用：适量。可入汤剂、小丸剂、消食膏、糖浆剂、散剂等；可入敷剂、软膏等制剂。

【化学成分】含挥发油。

【注意事项】本品对膀胱、胃有害，矫正药为斯坎吉本、蜂蜜、洋茴香。

【现代应用】

药用。

小茴香根皮、芹菜子、洋茴香、葡萄干各 15g，青香茅、薰衣草各 10g，玫瑰花糖膏 60g。除了玫瑰花糖膏以外的药物研成粗粉，浸泡在 1000mL 开水中一夜，用温火煎沸，过滤，加入玫瑰花糖膏搅拌即可。主治异常黏液质性各种疾病等。内服，每日 2 次，每次 30～50mL。

【贮藏】因根皮含挥发油，宜贮于阴凉处。

🔲 生姜皮

【来源】本品为姜科植物姜的栽培品种菜姜根茎的外层栓皮。

【性味归经】味辛，性凉。归脾、肺经。

【功能主治】解表散寒，温中止呕，温肺止咳，化痰止咳，解毒的。主治外感风寒及胃寒呕逆等。

【用法用量】内服：煎汤，1.5～6g。

【化学成分】生姜皮中化学成分丰富，文献报道其含有挥发油、姜辣素类、糖类、姜酚类。

【药理研究】①抗氧化。②抗血脂。③抗炎。④抗肿瘤。

【毒理研究】暂无研究表明生姜皮有明显毒性和致突变作用。

【注意事项】禁忌人群：脾胃虚寒者。忌食辛辣油腻、生冷刺激。

【古籍记载】

①清代《医林纂要》记载："姜皮辛寒，凡皮，多反本性，故寒。以皮达皮，辛则能行，故治水浮肿，去皮肤之风热。姜发汗，则

姜皮止汗，且微寒也""达于皮毛，行水祛风，止汗"。

　　②唐代《食疗本草》记载："治偏风。"

　　③明代《本草纲目》记载："消浮肿腹胀宿满,和脾胃,去翳。"

　　④明代《本草汇言》记载："去表寒，消浮肿，化痞满腹胀之药。"

　　⑤清代《本草再新》记载："和脾降肺，行水消肿，治膈噎胀满。"

【现代应用】

①药用。

姜皮属一味中药，具有行气、消水肿的功效，平时常常可用于几种情况：口服中草药时，胃部出现不适，可在饮用中草药时放2~3片姜皮；平时脾胃不和，吃饭后容易腹胀、胀满，可以服用少量的姜皮，或将姜皮拌入粥食，同时服下，帮助调和脾胃；姜皮可以入汤剂，配合地骨皮、大腹皮、茯苓皮、五加皮，对慢性荨麻疹具有较好的疗效。

②食用。

烹饪食材：具有一定的调味、去腥、驱寒效果。

保健美容：生姜皮泡水具有抗氧化作用。生姜皮祛痘：生姜皮有清除或抑制青春痘的作用。方法：睡前净面后，用筷子的棱面刮下洗净的生姜姜皮，贴在痘痘上即可；需要注意的是，姜皮一定要薄，不带姜肉，贴时姜皮的新面向内。

【不良反应】脾胃虚寒的人群服用本品，可能会出现胃痛、呕吐等症状。腐烂的生姜中含有毒物质黄樟素，其对肝脏有剧毒。

【贮藏】置阴凉干燥处。

棕榈皮

【来源】本品为棕榈科棕榈属植物棕榈的叶柄及叶鞘纤维。全年可采，一般多于9～10月间采收其剥下的纤维状鞘片，除去残皮，晒干。

【性味归经】味苦、涩，性平。归肝、脾、大肠经。

【功能主治】收敛止血。主治吐血、衄血、便血、尿血、血崩、外伤出血。

【用法用量】内服：煎汤，10～15g。外用：研末，外敷。

【药理研究】止血。

【注意事项】出血诸证瘀滞未尽者不宜独用。《本草经疏》："若暴得吐血瘀滞方动，暴得崩中恶露未竭，湿热下痢初发，肠风、带下方炽，悉不宜遽用，即用亦无效。"

【古籍记载】

①明代《本草纲目》记载："棕灰性涩，若失血去多，瘀滞已尽者，用之切当，所谓涩可去脱也。与乱发同用更良。年久败棕入药尤妙。"

②明代《本草经疏》记载："其味苦涩，气平无毒。"

③汉代《神农本草经》记载："主诸病皆烧灰用者，凡血得热则行，得黑灰则止，故主鼻洪、吐衄；苦能泻热，涩可去脱，故主崩中带下及肠风、赤白痢也；止血固脱之性而能消瘀血，故能破癥也。凡失血过多内无瘀滞者，用之切当。"

④清代《本草求原》记载："（棕榈皮）能引血归经，止上下失血，止下血尤良，不但性涩能收脱也。此物止血，不在烧灰，但血见黑则止之说，痼习已久，姑从之。"

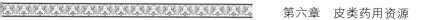

⑤清代《本草纲目拾遗》记载："烧作灰，主破血止血。"

⑥唐代《海药本草》记载："主金疮疥癣，生肌止血，并宜烧灰使用。"

⑦五代《日华子本草》记载："止鼻洪，吐血，破癥，止崩中，带下，肠风，赤白痢。入药烧用，不可绝过。"

⑧宋代《本草衍义》记载："皮烧为黑灰，治妇人血露及吐血，仍佐之他药。"

【现代应用】

药用。

用十灰散加减治疗右肺中心型肺癌：纤维支气管镜取病理为低分化鳞癌；中医诊断为肺肾阴虚型。具体药物为大蓟 20g、小蓟 20g、茅根 20g、荷叶 10g、侧柏叶 10g、沙参 15g、茜草 15g、棕榈皮 15g、丹皮 15g、山萸肉 15g、麦冬 15g。服三剂，咳血减少。服九剂血止，嘱再服三剂巩固疗效。随访六个月，咳血未发。

治疗左上肺鳞癌：中医诊断为肝火犯肺，具体药物为大蓟 20g、小蓟 20g、柏叶 15g、茅根 15g、茜草 15g、大黄 15g、山栀 10g、棕榈皮 15g、丹皮 15g、柴胡 15g、胆草 15g、黄芩 15g、芒硝 10g。服三剂，二便正常，减去芒硝，服五剂血止，嘱再服三剂巩固疗效，随访三个月未见咳血。

治疗右上肺鳞癌：中医诊断为气滞血瘀，具体药物为大小蓟各 20g、荷叶 10g、柏叶 15g、茅根 20g、棕榈皮 15g、当归 15g、大黄 15g、川芎 15g、三七粉 5g 冲服。服五剂，痰血减少，服八剂，痰血消失，继服三剂巩固疗效，随访三个月未见咳血。

治疗右上肺癌：中医诊断为气血亏虚，当归 20g、黄芪 30g、白芍 15g、熟地黄 15g、大蓟 15g、小蓟 15g、柏叶 15g、茅根 20g、棕榈皮 15g、阿胶 15g，服六剂，咳血得止，嘱再服六剂巩固疗效，随访四个月，咳血未再发。

【贮藏】贮干燥容器内，置通风干燥处。棕榈皮炭需散热，防复燃。

丁香树皮

【来源】本品为桃金娘科丁子香属植物丁香的树皮。

【性味归经】辛，温。归脾、胃经。

【功能主治】散寒理气，止痛止泻。主治中寒脘腹痛胀泄泻、齿痛。

【用法用量】内服：煎汤，3~6g；或入丸、散。外用：研末敷脐。

【化学成分】小叶丁香树皮挥发油成分以烷、烯、醇类化合物为主。

【古籍记载】

①唐代《海药本草》记载："治齿痛。"

②明代《本草纲目》记载："主治心腹冷气诸病，方家用代丁香。"

③清代《本经逢原》记载："治腹胀、恶心、泄泻虚滑、水谷不消。"

枫香树皮

【来源】本品为金缕梅科植物枫香树的皮。四季均可剥去树皮，洗净，晒干或烘干。

【性味归经】味辛，性平。归肾、大肠经。

【功能主治】除湿止泻，祛风止痒。主治泄泻、痢疾、大风癞疮、痒疹。

【用法用量】内服：煎汤，30～60g。外用：煎水洗；或研末调敷。

【化学成分】枫香树皮含 β－谷甾醇与水晶兰苷等。

【药理研究】枫香树皮中含有大量枫香树脂。枫香树脂及其挥发油体外实验可使兔血栓长度缩短和重量（湿重和干重）减轻。在体实验显示可明显抑制大鼠血栓形成。试管法实验表明可明显提高纤溶酶活性，显著提高血小板内 cAMP 含量。研究表明枫香树脂及其挥发油抗血栓作用与促进纤溶活性和提高血小板 cAMP 有关，并提示挥发油可能是枫香树脂的主要成分。

【古籍记载】

①唐代《唐本草》记载："主水肿，下水气，煮汁用之。"

②五代《日华子本草》记载："止霍乱。刺风、冷风，煎汤浴之。"

③元代《世医得效方》记载："治大风癞疮，枫香木皮，烧存性，和轻粉各等分。为细末，麻油调搽。"

木蝴蝶树皮

【来源】本品为紫葳科植物木蝴蝶的树皮。秋、冬季剥取树皮，晒干，切碎。也叫千张纸树皮。

【性味归经】味微苦，性微凉。归肺、脾、肝、胆、肾、膀胱经。

【功能主治】清热利湿退黄，利咽消肿。主治传染性黄疸肝炎、咽喉肿痛。

【用法用量】内服：煎汤，30～120g。

【药理研究】对动物的多种实验性炎症有减轻作用，能降低毛细血管通透性。此外，还有强壮、收敛作用，可用以止泻。

【毒理研究】中毒表现主要为小鼠临死前跳跃、挣扎，随后张口呼吸，直至呼吸衰竭。死亡时间主要集中在给药后 1 小时内。死亡小鼠解剖肉眼观察主要脏器未见明显异常改变。木蝴蝶树皮灌胃给药，对小鼠有一定毒性，内服剂量不宜过大。

【书籍记载】《岭南草药志》记载："治传染性肝炎，千张纸树皮 30~90g，水煎服。""治咽喉肿痛，千张纸树皮 120g。净水煎服。"

【现代应用】

药用。

治肝炎、膀胱炎：木蝴蝶树皮 30g，水煎服。

治痈疮溃烂、湿疹：先取木蝴蝶树皮煎汤熏洗，然后取皮捣烂，外敷于患处。

【贮藏】置干燥处。

🔲 山核桃皮

【来源】本品为胡桃科植物山核桃的根皮、外果皮。根皮全年可采挖，外果皮于秋季果实成熟时采收，鲜用或晒干。

【性味归经】味苦、涩，性凉。

【功能主治】清热解毒，杀虫止痒。常用于治疗脚趾湿痒、皮肤癣证。

【用法用量】外用，煎汤浸洗；或捣汁涂搽，适量。

【化学成分】山核桃树皮的化学成分主要为香草醛、没食子酸、丁香酸、山奈酚、槲皮素、杨梅苷、槲皮苷。香草醛、丁香酸、山奈酚、槲皮素为本植物首次分离得到。

【书籍记载】

《浙江天目山药用植物志》记载："治脚痔（脚趾缝湿痒），山核桃鲜根皮，煎汤，浸洗。治皮肤癣证，山核桃，鲜果皮，捣取汁，擦患处。"

胡桃青皮

【来源】本品为胡桃科植物胡桃的未成熟果实的外果皮。夏、秋季摘下未熟果实，削取绿色的外果皮，鲜用或晒干。

【性味归经】味苦、涩，性平。归肝、脾、胃经。

【功能主治】止痛，止咳，止泻，解毒，杀虫。主治脘腹疼痛、痛经、久咳、泄泻、久痢、痈肿疮毒、顽癣、秃疮、白癜风。

【用法用量】内服，煎汤，9～15g；或入丸、散。外用，鲜品擦拭或捣敷；或煎水洗。

【化学成分】近年来国内外研究报道显示，胡桃青皮含有丰富的化学成分，含量较多的物质主要有醌类、黄酮类、鞣质类、三萜类及二芳基庚烷类等。

【药理研究】①抗炎及镇痛。②抗癌症。③抗菌。④抗氧化。⑤降血糖。⑥杀虫。

【毒理研究】胡桃青果皮水提浸膏连续给小鼠灌胃28天后发现，小鼠的外周血象、谷丙转氨酶及尿素氮等均在正常范围内，重要脏器（心、肝、脾、肺、肾、脑及胸腺等）的指标均无明显变化，肉眼及病理检查结果均未见异常。

【古籍记载】

①明代《本草汇言》引《方脉正宗》记载："治水痢不止，

青胡桃皮一两。捣碎，铁锅内微炒，再捣细。每早服三钱，白汤下立止。"

②明代《卫生易简方》记载："治小儿食土炭，黄瘦，青胡桃皮曝干为末，水糊丸如绿豆大。每服五七丸，温水送下。"

③唐代《外台秘要》引《救急方》记载："治疬疡，青胡桃皮，捣之，并少许酱清和硇砂，令相入，如煎饼面。先以泔清洗之，然后敷药。"

④明代《本草纲目》记载："治白癜风，青胡桃皮一个，硫黄一皂子大。研匀。日日掺之，取效""治嵌甲，胡桃皮，烧灰，贴患处""乌髭发，胡桃皮、蟒蚁等分。捣泥涂之。"

【现代应用】

药用。

治疗银屑病：用复方青龙衣注射液（1mL 含生药胡桃青皮 1g，山豆根 0.5g）肌内注射，每日 1~2 次。

治疗白细胞减少症：胡桃青皮制成 7421 注射液，每支 2mL，1mL 相当于生药 2g。每日 1 次，每次 4mL；或每日 2 次，每次 2mL，用于化疗、放疗患者及化疗、放疗后白细胞计数低于 $4×10^9$/L 者共 71 例，有效 68 例，有效率达 95.7%。观察结果表明，本品在升白细胞总数的同时，还可使分叶核低者升高分叶核，并有升血小板之功。用药后患者临床症状改善，疼痛减轻，食欲增加。认为本品具有促进新陈代谢、增强机体抵抗力的作用，疗效不逊于维生素 B_6 和利血生等常用升白细胞药。

治疗子宫脱垂：用生胡桃皮 50g，加水煎取 2000mL，温洗，每次 20min，早、晚各 1 次，1 星期为 1 个疗程。Ⅱ度、Ⅲ度子宫脱垂患者配合用补中益气汤煎服，并用土炒生核桃皮，每次

6g，每日 2 次，研细冲服。观察结果表明，生桃核皮有较强的促进子宫收提作用，并有收敛、祛湿之功。煎汤外洗可使子宫明显上缩，带下、阴部瘙痒亦随之消失。

杀虫：胡桃属青皮对有害生物有防治作用，对昆虫有很强的胃毒作用，有防治病害的作用，但以生胡桃的外果皮含杀虫有效成分最高。

外用治疗寻常疣和扁平疣：治疗方法取塑料胶带将疣体周围皮肤贴盖住，暴露疣体。取新鲜胡桃青皮榨汁，将汁液装于已消毒后有色玻璃瓶内，取棉签醮汁涂疣体，每日 10 余次。也可用新鲜胡桃青皮、95% 医用乙醇按 1∶2 配置浸泡，置消毒器内，密封放置半年以上，然后清除杂质，醮取滤液涂疣体，每日 10 余次。

【贮藏】置干燥处，防蛀。

白杨树皮

【来源】本品为杨柳科植物山杨的树皮。多在秋、冬季伐木时采收，趁鲜剥皮，晒干。

【性味归经】味苦，性寒。

【功能主治】祛风活血，清热利湿，驱虫。主治风痹、脚气、跌仆损伤、痢疾、肺热咳嗽、口疮、牙痛、小便淋沥、蛔虫病。

【用法用量】内服，煎汤，10~30g ；或研末；或浸酒。外用，煎水含漱；或浸洗；或研末调敷。

【古籍记载】

①唐代《唐本草》记载："主久风脚气肿，四肢缓弱不随，毒气游溢在皮肤中，痰癖等。酒渍服之。"

②唐代《本草纲目拾遗》记载："祛风痹宿血，折伤，血沥在骨肉间，痛不可忍，及皮肤风瘙肿，杂五木为汤，捋浸损处。"

③五代《日华子本草》记载："治仆损瘀血，并须酒服，煎膏可续筋骨。"

④明代《本草纲目》记载："煎浆水入盐含漱，治口疮。"

【现代应用】

药用。

用含白杨树皮的方子治疗荨麻疹：具体药物为白杨树皮30g，徐长卿30g，败酱草30g。水煎，温洗患处，每日3～4次，连用3～5天。

治疗慢性支气管炎：取鲜白杨树皮120g，加水煎煮半小时后加入鲜蛤蟆草100g，再煎15min，滤出药液，药渣加水煎煮15min。2次煎液混合约得150～200mL，早晚2次分服，10天为1个疗程。

治疗外痔：取白杨树皮、蛤蟆草、蒲公英各30g，苏木10g，苦参12g，透骨草15g，生草乌、生川乌、生甘草、艾叶各6g，取上药放入砂锅中，加水适量，煮沸后再煎15～20分钟，两次药液合并备用。用以上药液加热后熏洗肛门，每日2次，每次20～30分钟，若药液不变质，1剂药液可用3～5天，10天为1个疗程。

治疗流感：可视具体病情而定药量，水煎服。

白杨树根皮

【来源】本品为杨柳科植物山杨的根皮。冬、春季采挖，除去泥，趁鲜剥取根皮，晒干。

【性味归经】味苦，性平。

【功能主治】清热，止咳，利湿，驱虫。主治肺热咳喘、淋浊、白带、妊娠下痢、蛔虫病。

【用法用量】内服：煎汤，9～18g。外用：适量，煎水洗。

【古籍记载】

①清代《草木便方》记载："化痰止咳，治喘满，祛风散郁，除肺热，清利肠胃。"

②清代《分类草药性》记载："治男子白浊、淋病、虚咳、白带。"

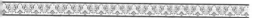 栗壳

【来源】本品为壳斗科植物板栗的外果皮。剥取种仁时收集，晒干。

【性味归经】味甘、涩，性平。归肺经。

【功能主治】降逆生津，化痰止咳，清热散结，止血。主治反胃、呕哕、消渴、咳嗽痰多、百日咳、腮腺炎、瘰疬、便血。

【用法用量】内服：煎汤，30～60g；煅炭研末，每次3～6g。外用：适量，研末调敷。

【化学成分】栗壳中含有酚类、有机酸、多糖、黄酮、植物甾醇（或其三萜）、内酯、香豆素（或其苷类）和鞣质等化学成分。

【药理研究】①抑菌。②抗氧化。③吸附作用。

【毒理研究】板栗毛壳浸膏实验后，试验动物的肝、肾功能和血象均未见异常变化。板栗壳提取物对胚胎发育毒性未观察到有害作用剂量，无致畸作用。

【古籍记载】

①北宋《太平圣惠方》记载："治鼻衄累医不止，栗壳五两，

烧灰，研为末。每服二钱，以粥饮调服。"

②明代《本草纲目》记载："甘涩，平，无毒。"

③明代《食物本草》记载："治膈气，栗子黑壳煅，同舂米槌上糠等分，蜜丸桐子大。每空心下三十丸。"

④五代《日华子本草》记载："治泻血。"

【现代应用】

①药用。

栗壳药味甘、涩，性平。中医认为栗壳具有健脾益气、补肾强筋、散结解毒、降逆、止血等功效，可治疗丹毒、肿毒、瘰疬等疾病。栗壳、水东哥等药材组成的纯中药制剂具有镇咳、祛痰、平喘、消炎等作用，可用于治疗慢性支气管炎。研究发现，栗壳浸膏能抑制巴豆油所致小鼠耳郭肿胀及醋酸所致小鼠腹膜炎症；能抑制正常小鼠胃肠推进运动；能拮抗乙酰胆碱对豚鼠离体回肠平滑肌的兴奋效应；体外对痢疾杆菌、大肠杆菌、绿脓杆菌和金黄色葡萄球菌具有不同程度的抑制和杀灭作用。

②食用。

栗壳色素属一般植物原料中难于得到的棕色素系列，是目前世界上不多见的性质稳定的天然色素之一，可用作食品的着色剂。栗壳色素对淀粉和蛋白质染色性好且着色率高，与主要食品原料和添加剂有较好的混用性，对产品品质无不良影响。研究表明，栗壳色素在保证拟巧克力奶和拟巧克力蛋糕风味和色泽的同时，解决了添加巧克力原料造成的高脂肪和稳定性差的弊端。

栗树皮

【来源】本品为壳斗科植物板栗的树皮。全年均可剥取，鲜用或晒干。

【性味归经】味微苦、涩，性平。归心、肝经。

【功能主治】解毒消肿，收敛止血。常用于癞疮、丹毒、口疮、漆疮、便血、鼻衄、创伤出血、跌仆损伤。

【用法用量】内服：煎汤，5～10g。外用：适量，煎水洗；或烧灰调敷。

【化学成分】栗树皮含地衣二醇、丁香酸、香草酸、龙胆酸、对羟基苯甲酸、没食子酸、并没食子酸、天冬氨酸、丙氨酸、γ-氨基丁酸、天冬酰胺、精氨酸等多种化学成分。

【古籍记载】

①宋代《本草图经》记载："主疮毒。"

②明代《滇南本草》记载："敷打伤，烧灰治癞疮。"

③清代《医林纂要》记载："煎水洗口疮、口烂。"

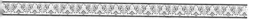 麻皮

【来源】本品为桑科植物大麻茎皮部的纤维。夏、秋季取茎，剥取皮部，除去外皮，晒干。

【性味归经】味甘，性平。归大肠、脾经。

【功能主治】截疟，驱蛔，定喘。常用于治疗疟疾、蛔虫病、喘证。

【用法用量】内服：煎汤，9～15g；或研末冲服。

【古籍记载】

①唐代《新修本草》记载："沤麻汁，止消渴，治瘀血。"

②宋代《宝庆本草折衷》记载："主打仆伤损，彻骨疼楚，昏困危殆。"

③明代《本草纲目》记载："破血，通小便。"

【现代应用】

药用。

临床用于治疗破伤风，取大麻皮4两，烧存性，研细末，分4份，加入适量的黄酒或白酒，每次开水送服1份，盖被使汗出，每日服用2～3次。治疗10例，9例痊愈。一般服药后1～2天可见效。

桃茎白皮

【来源】本品为蔷薇科植物桃或山桃的树皮。夏秋剥皮，除去栓皮，切碎，晒干或鲜用。

【性味归经】味苦，性平。无毒。归肺、脾经。

【功能主治】清热利水，解毒，杀虫。主治水肿、疝气腹痛、肺热喘闷、痈疽、瘰疬、湿疮、风湿关节痛、牙痛、疮痈肿毒、湿癣。

【用法用量】内服：煎汤，9～15g。外用：适量，研末调敷；煎水洗或含漱。

【化学成分】桃茎皮含有紫云英苷、蜡梅苷、山奈素-3-双葡萄糖苷、桃皮素、柚皮素、香橙素、橙皮素等。

【注意事项】孕妇禁服。

【古籍记载】

①西汉《名医别录》记载："味苦、辛，无毒""除中恶腹痛，去胃中热"。

②明代《本草纲目》记载："苦，平。""解蛊毒，杀诸疮虫。"

③明代《滇南本草》记载："烧灰为末，搽黄水疮。"

枇杷木白皮

【来源】本品为蔷薇科植物枇杷树干的韧皮部。全年均可采，剥取树皮，去除外层粗皮，晒干或鲜用。

【性味归经】味苦，性平。归胃经。

【功能主治】降逆和胃，止咳，止泻，解毒。主治呕吐、呃逆、久咳、久泻、痈疡肿痛。

【用法用量】内服：煎汤,3～9g；或研末 3～6g。外用：适量，研末调敷。

【药理研究】止吐。枇杷木白皮对顺铂引起小鼠恶心呕吐的作用机制可能是通过抑制 5-HT、多巴胺的分泌或是提高其降解而实现的。

【古籍记载】

①唐代《千金方》记载："主哕不止，下气。"

②宋代《本草图经》记载："止吐逆，不下食。"

盐肤木皮

【来源】本品为漆树科植物盐肤木去掉栓皮的树皮。夏、秋季剥取树皮，去掉栓皮层，留取韧皮部，鲜用或晒干备用。

【性味归经】味酸，性微寒。

【功能主治】清热解毒，活血止痢。主治血痢、痈肿、疮疥、蛇犬咬伤。

【用法用量】内服：煎汤，15～60g。外用：适量，煎水洗或捣敷。

【注意事项】胃寒易腹泻的人群不宜服用。

盐肤木根皮

【来源】本品为漆树科植物盐肤木去掉栓皮的根皮。全年均可采，挖根，洗净，剥取根皮，鲜用或晒干。

【性味归经】味酸、咸，性凉。

【功能主治】清热利湿，解毒散瘀。主治黄疸、水肿、风湿痹痛、小儿疳积、疮疡肿毒、跌仆损伤、毒蛇咬伤。

【用法用量】内服：煎汤，15～60g。外用：适量，捣敷。

【古籍记载】

①宋代《开宝本草》记载："主酒疸，捣碎，米泔水浸一宿，平旦空腹温服一二升。"

②明代《本草纲目》记载："诸骨鲠，以醋煎浓汁，时呷之。"

山桃树皮

【来源】本品为伯乐树科植物伯乐树的树皮。春、夏季植株生长旺盛时采收。

【性味归经】味甘、辛，性平。

【功能主治】活血祛风。主治筋骨疼痛。

【用法用量】内服：煎汤，6～9g。外用：适量，鲜品捣敷。

【化学成分】树干含3-表白桦脂酸、短叶松黄烷酮、胡萝卜苷、β-谷甾醇。

龙眼树皮

【来源】本品为无患子科植物龙眼的树皮。全年均可采，剥取树皮的韧皮部，晒干备用。

【性味归经】味苦，性平。归肺、脾、胃经。

【功能主治】杀虫消积，解毒敛疮。常用于治疗疳积、疳疮、肿毒。

【用法用量】内服：煎汤，6～15g。外用：煎水洗；或煅存性，研末撒。

【书籍记载】

《岭南采药录》记载："能杀虫，可洗疳疮。"

【现代应用】

药用。

龙眼树皮煎剂外洗可治疗头癣。其药液用精密 pH 值试纸测定为 6.5，具有良好渗透性，可较快渗入毛囊内，消除内皮脂，使嗜脂性真菌失去寄生环境。

无患子皮

【来源】本品为无患子科植物无患子的果皮。秋季果实成熟时，剥取果肉，晒干。

【性味归经】味苦，性平；有小毒。归心、肝、脾经。

【功能主治】清热化痰，止痛，消积。主治喉痹肿痛、心胃气痛、疝气疼痛、风湿痛、虫积、食滞、肿毒。

【用法用量】内服：煎汤，6～9g；捣汁或研末。外用：捣涂；或煎水洗。

【化学成分】果皮含皂苷约24.2%，无患子倍半萜苷 Ia、Ib、IIa、IIb，芸香苷、抗坏血酸、糖类、类黄酮及鞣质（约含 4%）等。其中，皂苷有无患子属皂苷 A、B、C、D、E，无患子皂苷 E1、G、X、Y1 及 Y2 等，上述皂苷的苷元均为常春藤皂苷元，即常春藤皂苷元。

【药理研究】①降压。②降低血胆甾醇。

【注意事项】脾胃虚寒者慎用。

【古籍记载】

①唐代《本草纲目拾遗》记载："主喉闭。"

②清代《陆川本草》记载："行气止痛，消胀去郁。治腹泻、腹痛、喉痛。"

【贮藏】置通风干燥处，防蛀。

鼠李皮

【来源】本品为鼠李科植物鼠李树皮或根皮。根皮秋、冬季挖根剥取，树皮春、夏季采剥，鲜用或切片晒干。

【性味归经】味苦，性寒。归肺经。

【功能主治】清热解毒，凉血，杀虫。主治风热瘙痒、疥疮、湿疹、腹痛、跌仆损伤、肾囊风。

【用法用量】内服：煎汤，10~30g。外用：适量，鲜品捣敷；或研末调敷。

【化学成分】鼠李皮含大黄素、芦荟大黄素、大黄酚等多种蒽醌类。

【药理研究】泻下作用。

【注意事项】《本草纲目》记载："忌铁。"

【古籍记载】

①西汉《名医别录》记载："主除身皮热毒。"

②唐代《唐本草》记载："主诸疮寒热，毒痹。"

③五代《日华子本草》记载："主风痹。"

【现代应用】

药用。

本品用于治疗风疹瘙痒、疥疮、湿疹、腹痛、跌仆损伤和阴囊湿疹等。

酸枣树皮

【来源】本品为鼠李科植物酸枣的树皮。

【性味归经】味涩，性平。

【功能主治】敛疮生肌，解毒止血。主治烧烫伤、外伤出血、崩漏。

【用法用量】内服：煎汤，15～30g。外用：适量，研末，撒布或调涂；或浸酒搽；或煎水喷涂；或熬膏涂。

【现代应用】

药用。

本品多用于治疗烧烫伤。

枳椇木皮

【来源】本品为鼠李科植物北枳椇、枳椇和毛果枳椇的树皮。春季剥取树皮，晒干。

【性味归经】味苦，性温。归肝、脾、肾经。

【功能主治】活血，舒筋，消食，疗痔。主治筋脉拘挛、食积、痔疮。

【用法用量】内服：煎汤，9～15g。外用：适量，煎水洗。

【古籍记载】

唐代《唐本草》记载："主五痔，和五脏。"

第七章　藤类药用资源

五味子藤

【来源】本品为木兰科植物云南五味子的干燥藤茎。

【性味归经】味辛，性温。

【功能主治】理气健脾，活血调经。主治脘腹胀痛、消化不良、痛经、月经不调、风湿痹痛、跌打扭伤。

【用法用量】内服：煎汤，10～25g；或浸酒。

【化学成分】五味子藤茎中含有木脂素、挥发油、萜类、多糖、黄酮、甾醇等。

【药理研究】①保肝。②补肾壮阳。③抗疲劳。

【注意事项】脾胃虚寒、感冒初起、内有实热及患风疹者禁用。

【古籍记载】

明代《医学正传》中记载："青藤、钓钩藤、红藤、丁公藤、桑络藤、菟丝藤、天仙藤、阴地蕨（名地茶，取根）各四两，忍冬藤、五味子藤（俗名红内消）各二两，上细切，以无灰老酒一大斗，用瓷罐一个盛酒，其药用真绵包裹，放酒中浸之，密封罐口，不可泄气，春秋七日，冬十日，夏五日，每服一盏，日三服。病在上，食后及卧后服；病在下，空心食前服。治远年痛风，及中风左瘫右痪，筋脉拘急，日夜作痛，叫呼不已等证，其功甚速。"

【现代应用】

①药用。

五味子藤是一种能补肾壮阳的中药材，它能改善人体肾功能，并能治疗肾虚，对人体经常出现的腰膝酸软和男性性功能减退有一定缓解作用。五味子藤入药以后还能加快人体气血循环，具有活血调经的重要作用，是中医临床上治疗女性月经不调的常用药。在治疗的时候可以把它放入清水中煎煮。五味子藤还能消肿止痛，它是中医外科常用药，是治疗跌仆损伤的良药，在治疗时可以把五味子藤研碎加入酒糟调成药膏，直接外敷在患处，每天换药一次能尽快止痛，也能使身体局部出现的瘀青很快散开。

②食用。

五味子藤茎保健饮料：现有商家将五味子藤茎提取物及五味子果实作为原料，制成饮料，具有较好的抗氧化、抗疲劳的保健作用。

茜草藤

【来源】本品为茜草科植物茜草的地上部分。夏、秋季采集，切段，鲜用或晒干。

【性味归经】味苦，性凉。归心、肝、肾、大肠、小肠、心包经。

【功能主治】止血，行瘀。主治吐血、血崩、跌仆损伤、风痹、腰痛、痈毒、疔肿。

【用法用量】内服：煎汤，干品 9～15g，鲜品 30～60g；或浸酒。外用：适量，煎水洗；或捣敷。

【化学成分】茜草藤中含有多种化学成分，包括乙酰齐墩果酸、1，6－ 二羟基 －5－ 甲氧基 －2－ 甲基蒽醌、2－ 羟基 －1－ 甲氧基 － 蒽醌、β － 谷甾醇等。

【药理研究】抗炎。

【毒理研究】无明显毒性和致突变作用。

【注意事项】凡血虚、发热、泄泻者均忌用。

【古籍记载】

清代《重楼玉钥·喉风诸方》记载："紫正散，紫荆皮（二钱），荆芥穗（八分），北防风（八分），北细辛（四分去苗）。地黄散（一名内消散），小生地（二钱），京赤芍（八分），苏薄荷（六分），牡丹皮（八分），牙桔梗（八分），生甘草（六分），净茜草（一钱又名地苏木），上药加灯心二十节，红内消一钱（即茜草藤五月五日采摘，阴干），以上紫地二散，每证合用。"

【现代应用】

药用。

茜草藤具有止血的功效，现代研究发现其对于跌仆损伤以及过度劳累所引起的局部疼痛也有很好的缓解作用。

【贮藏】贮干燥容器内，置通风干燥处。

花血藤

【来源】本品为五味子科植物金山五味子的藤茎和根。

【性味归经】味甘、苦，性微温。

【功能主治】祛风活血，散瘀消肿。主治风湿痹痛、劳伤脱力、甲状腺肿、肿毒。

【用法用量】内服：煎汤，5～15g。外用：研末调敷。

【注意事项】有内热者禁用。

【现代应用】

①药用。

《中华本草》中记载的花血藤具有补血活血，舒筋通络的功效，临床上常用于治疗血虚、血瘀引起的月经不调、痛经、头痛等。与桂枝、路路通等配伍使用可起到治疗肢体痹痛的作用。

②食用。

烹煮肉食时加入适量花血藤，能起到活血解毒的功效。

无爷藤

【来源】本品为樟科植物无根藤的全草。

【性味归经】味微苦、甘，性凉。有小毒。归肝、肺、肾、膀胱经。

【功能主治】清热利湿，凉血解毒。主治感冒发热、热淋、石淋、湿热黄疸、泄泻、痢疾、咯血、衄血、风火赤眼、跌仆损伤、外伤出血、疮疡溃烂、水火烫伤、疥疮癣癫。

【用法用量】内服：煎汤，干品10～15g，鲜品15～30g。外用：适量，捣烂敷，或煎水洗，或研末调敷。

【化学成分】无爷藤含有多种化学成分，包括生物碱类、挥发油类、黄酮类、木脂素类、芳香族醛类、氨基酸、酚类、皂苷类等。其中，生物碱类是无爷藤的主要化学成分，包括无根藤碱和无根藤定碱。

【药理研究】①降糖。②抗寄生虫。③抗菌。④抗癌。⑤抗血小板聚集。⑥抗血管收缩。

【毒理研究】本品自身无毒，如寄生在有毒的植物上，会使药物自身也具有毒性。

【注意事项】孕妇慎用。

【古籍记载】

明代《医学正传》痛风篇中记载："藤酒治远年痛风，及中风左瘫右痪，筋脉拘急，日夜作痛，叫呼不已等症，其功甚速。"

【现代应用】

①药用。

无爷藤在临床上多用于治疗黄疸、湿疹、痢疾、感冒发热。日常生活中人们常常将它用于煎服或泡酒。与地骨皮、木通、赤小豆、萆薢、白茅根、樟木、金丝草等中药配伍，可起到清热利湿的疗效。

②食用。

鲜无爷藤与豆干炖煮，可有效治疗小儿黄疸。

【贮藏】贮干燥容器内，密闭，置阴凉干燥处，防霉。

小花青藤

【来源】本品为莲叶桐科植物小花青藤的根及茎。

【性味归经】味辛，性温。

【功能主治】祛风除湿，消肿止痛。主治风湿性关节炎、肢体麻木、小儿麻痹后遗症、跌仆损伤。

【用法用量】内服：煎汤，10～15g；或浸酒。

【化学成分】小花青藤中含有许多化学成分，主要有生物碱类、萜类、木脂素类、挥发油类、脂肪酸类等。

【药理研究】①抗炎。②抗血栓。

【古籍记载】

①明代《古今医统》记载："大鹰爪（小花青藤）、黄连（半斤）、槐花米（二两）、枳壳（一两）、防风、粉草、槐角、香附子、猪牙皂角、木香（各五钱），上用陈熟仓米三合，同香附一处为末。以上药共为细末，用猪大肠约二尺长，水洗净，装入香附、仓米，缚定口。量用水两大碗，砂锅炭火煮干，即添水，慢慢煮烂猪肠如泥。取起和药捣如糊，再入黄连等末，同捣为丸，梧桐子大。每服空心米饮下八十丸。忌面、蒜、生冷煎炙之物。一料病痊。主治肠风脏毒下血。"

②明代《普济方》引《海上方》记载："鹰爪（小花青藤）、黄连、露蜂房、猪牙皂角各等分。主治上下腭生疮，不可食。浓煎，冷水灌漱。一云加荆芥尤妙。"

【现代应用】

①药用。

《中华本草》中记载的小花青藤具有祛风除湿，消肿止痛的功效，临床上常用于治疗风湿关节疼痛、肢体麻木、小儿麻痹后遗症。

②观赏用。

园林中可作庭园花架、绿廊、墙垣的垂直绿化材料。

【不良反应】过量服用易导致轻微端坐呼吸及心率加快。

🔲 红花青藤

【来源】本品为莲叶桐科植物红花青藤的根或茎藤。

【性味归经】味甘、辛，性温。

【功能主治】祛风止痛，散瘀消肿。主治风湿性关节炎、跌仆肿痛、蛇虫咬伤、小儿麻痹后遗症。

【用法用量】内服：煎汤，9～15g，或浸酒。外用：适量，浸酒擦。

【化学成分】现代研究表明，红花青藤含有生物碱、黄酮、甾体和萜类等成分。

【现代应用】

药用。

红花青藤常用于治疗风湿类的关节炎，当出现风湿骨痛的时候，有可能会出现局部肿胀、活动受限，可以在医生的指导下采用该药物治疗，也可以用于治疗跌仆损伤引起的肿痛。

【不良反应】轻微鼻痒。

棉花藤

【来源】本品为毛茛科植物钝齿女萎的藤茎。

【性味归经】味苦，性凉。有小毒。归脾、肝、膀胱经。

【功能主治】消食止痢，利尿消肿，通经下乳。主治食滞腹胀、泄泻痢疾、湿热淋证、水肿、妇女闭经及乳汁不通。

【用法用量】内服：煎汤，6～15g。

【注意事项】孕妇慎用。

【现代应用】

药用。

棉花藤在临床上常用于治疗食滞腹胀、泄泻痢疾、湿热淋证、水肿、妇女闭经及乳汁不通。与萹蓄、四季红配伍煎服，可治湿热淋证；与桃仁、五花血藤、红花共煎，对妇女闭经有很好的治疗作用。

小青藤

【来源】本品为防己科植物木防己的茎。

【性味归经】味苦，性平。

【功能主治】祛风除湿，理气止痛，利水消肿。主治风湿疼痛、跌仆损伤、胃痛、腹痛、水肿、淋证。

【用法用量】内服：煎汤，9～15g。外用：适量，煎水洗。

【化学成分】木防己碱和异木防己碱。

【现代应用】

药用。

小青藤在临床上常用于治疗风湿疼痛以及跌仆损伤类疾病。同时，对于胃痛或者水肿等症状，都能达到比较好的治疗效果，对于高血压也能起到辅助作用。

蝙蝠藤

【来源】本品为防己科植物蝙蝠葛的藤茎。

【性味归经】味苦，性寒。归肝、肺、大肠经。

【功能主治】清热解毒，消肿止痛。主治腰痛、瘰疬、咽喉肿痛、腹泻痢疾、痔疮肿痛。

【用法用量】内服：煎汤，9～15g。外用：适量，捣敷。

【化学成分】本品含生物碱类、酚酸类、醌类、醇类、挥发油、多糖等。

【药理研究】①抗菌。②抗氧化。③抗心律失常。④抗肿瘤。

【毒理研究】毒理研究发现蝙蝠葛有小毒，毒性成分为其所含生物碱。

研究发现，蝙蝠葛生物碱可造成动物中枢神经系统兴奋，出现惊厥，最后导致呼吸麻痹而死亡。小剂量可出现室性心动过速，用利多卡因可解救中毒；长期或大剂量应用可导致肝脏损害。

【注意事项】脾虚便溏者不宜用。

【古籍记载】

①清代《本草纲目拾遗》中记载："此藤附生岩壁、乔木及入墙茨侧，叶类葡萄而小，多歧，劲浓青滑，绝似蝙蝠形，故名。"

②宋代《澹寮试效方》中治腰痛瘰疬："用蝙蝠藤二两，老人用三两，酒煎服，二剂即痛止，不可再服。"

【现代应用】

药用。

蝙蝠藤在临床上常用于治疗腰痛、瘰疬、咽喉肿痛、腹泻痢疾、痔疮肿痛。

【贮藏】贮于干燥容器内，密闭，置阴凉干燥处。防潮。

夜花藤

【来源】本品为防己科植物夜花藤的全株。

【性味归经】味微苦，性凉。

【功能主治】凉血止血。主治咳血、吐血、便血、外伤出血。

【用法用量】内服：煎汤，9～15g。外用：适量，研末敷。

【化学成分】本品含无羁萜，根含异小檗胺、防己诺林碱。

【现代应用】

药用。

夜花藤在临床上常用于治疗咳血、吐血、便血、外伤出血。与锡生藤配伍用于治疗外伤出血疗效显著。

肾子藤

【来源】本品为防己科植物肾子藤的根或茎。

【性味归经】味苦，性寒。归心、肝、脾、肾经。

【功能主治】祛风除湿，活血镇痛。主治风湿痹痛、肢麻、腰肌劳损。

【用法用量】内服：煎汤，6~12g。

【化学成分】主要成分为生物碱类。

【现代应用】

药用。

肾子藤在临床上能够治疗风湿痹痛和肢体麻木，还可以改善腰肌劳损，用药时需要将药物清洗干净后，煎汤饮用。

穿石藤

【来源】本品为马兜铃科植物凹脉马兜铃的全株。

【性味归经】味苦、辛，性温。归肝、胃、大肠经。

【功能主治】祛风通络，活血止痛。主治风湿痹痛、胃痛、跌打瘀肿疼痛、肠炎、小儿麻痹后遗症。

【用法用量】内服：煎汤，3~9g。外用：适量，研末调敷。

【现代应用】

药用。

穿石藤在临床上常用于治疗风湿痹痛、胃痛、跌打瘀肿疼痛、肠炎、小儿麻痹后遗症等。

金狮藤

【来源】本品为马兜铃科植物大叶马兜铃的根茎及根。

【性味归经】味苦、辛，性微寒。归肝、胃、大肠经。

【功能主治】行气止痛，清热解毒，降压。主治气滞脘胀、胃痛、腹痛、风湿关节痛、暑湿下痢、痈疽疔肿、毒蛇咬伤、高血压。

【用法用量】内服：煎汤，6~15g；或研末，每次 0.3~0.5g，每日 3 次。外用：适量，捣敷。

【化学成分】根茎和根中主要含马兜铃酸和 A 木兰花碱。马兜铃总酸性成分含量为 0.44％。

【注意事项】体虚者慎服。

芦子藤

【来源】本品为胡椒科植物苎叶蒟和思茅胡椒的全株。

【性味归经】味辛，性温。归肺、心、肝、脾、胃经。

【功能主治】祛风除湿，除湿通络。主治感冒风寒，风湿痹痛、胃痛、月经不调、跌仆损伤、骨折。

【用法用量】内服：煎汤，15~30g，或泡酒饮。外用：适量，鲜品捣敷。

【化学成分】苎叶蒟全株含胡椒碱、胡椒内酰胺等。

猕猴桃藤

【来源】本品为猕猴桃科植物猕猴桃的藤或藤中的汁液。全年均可采，洗净，鲜用或晒干，或鲜品捣汁。

【性味归经】味甘，性寒。归胃、肝、肾经。

【功能主治】和中开胃，清热利湿。主治消化不良、反胃呕吐、黄疸、石淋。

【用法用量】研末调服，15～60g。

【化学成分】猕猴桃藤含有多种化学成分，包括三萜类、黄酮类、甾体类及蒽醌类等。

【药理研究】①抗肿瘤。②抗病毒、抗炎。③调节人体免疫力。

【古籍记载】

①唐代《本草纲目拾遗》记载："下石淋，主胃闭，取汁和姜汁服之佳。"

②明代《本草纲目》记载："甘，滑，寒。无毒。"

③宋代《开宝本草》云猕猴桃枝叶可"杀虫"。

【现代应用】

①药用。

猕猴桃藤能和中开胃，它能修复受损的胃黏膜，也能调节胃酸的分泌，能有效提高人体胃部的消化能力。猕猴桃藤中含有一些天然的抗坏血酸成分，它能清理人体内积存的自由基，也能抑制致癌物质亚硝酸胺的生成，可以产生一些天然的干扰素，提高免疫细胞活性，因此，常与其他抗癌药物配合治疗癌症。清热利湿也是猕猴桃藤的重要作用之一，它能清除人体内热毒与湿气，可以利水消肿，也能消除黄疸，平时可以用于黄疸或者石淋等湿热类疾病的治疗。

②食用。

猕猴桃藤茶饮：民间有将猕猴桃藤作为保健茶饮用的习惯。平时人们出现消化不良时，可以直接饮用猕猴桃藤茶来进行缓解。

③造纸。

宣纸生产过程中需添加"纸药",即猕猴桃藤汁。猕猴桃藤汁与纸浆混合,能使纸浆中的纤维悬浮、均匀分散,抄造出的纸张比较均匀,同时能防止抄造出来的纸幅间相互粘连(纸幅压榨脱水后,湿纸能一张一张地揭开来),在手工捞纸过程中起到浮浆、分张、纸张平整的作用。

【贮藏】置通风干燥处。

散血藤

【来源】本品为虎耳草科植物白背钻地风的藤茎。全年均可采收,切片,晒干。

【性味归经】味苦,性凉。归心、肝经。

【功能主治】祛风湿,解热毒。主治风湿疼痛、热毒疮肿。

【用法用量】内服:煎汤,9~18g;或浸酒。外用:捣敷。

【注意事项】不能过量服用。

【现代应用】

药用。

临床上常可用散血藤配合川牛膝、豨莶草、臭梧桐、伸筋草等加水煎服,或酒浸后内服治疗风湿关节疼痛、四肢拘挛等证。

【不良反应】过量服用散血藤时,会出现药物中毒,容易出现恶心呕吐、腹部疼痛以及抽搐等多种不良反应。

【贮藏】置阴凉通风干燥处。

荔枝藤

【来源】本品为牛栓藤科植物小叶红叶藤的茎或叶。全年均可采收，茎切段或片晒干；叶鲜用或晒干。

【性味归经】味苦涩，性凉。归心经。

【功能主治】清热解毒，消肿止痛，止血。主治疮疖、跌打肿痛、外伤出血。

【用法用量】外用：适量，煎水洗；或鲜叶捣敷。

【化学成分】荔枝藤中的化学成分主要包括槲皮素 $-3-O-\alpha-L-$ 鼠李吡喃糖苷、金丝桃苷、槲皮素、落新妇苷、$\beta-$谷甾醇、$\beta-$谷甾醇$-\beta-D-$葡萄吡喃糖苷、大黄素甲醚、红灰青素等。

【药理研究】抗氧化。

【古籍记载】

清代《陆川本草》记载荔枝藤："解热毒，治小儿热气疮。"

【现代应用】

①药用。

荔枝藤根可以活血通经、止血止痛，临床常用于治疗闭经。荔枝藤上的叶常外用于治疗跌仆损伤、肿痛、外伤出血。

②生态保护。

荔枝藤生命周期较长，为木质化中型藤本，具有较强的抗风能力，可抵御沿海区域的大风天气。

③观赏。

荔枝藤是华南区的乡土植物，具有较强的适应性，不会造成生物入侵。同时，嫩叶、果实均具有良好的季相效果，株型也颇为疏散，具有良好的景观效果。

【贮藏】置阴凉通风干燥处。

牛蹄藤

【来源】本品为豆科植物金毛羊蹄甲的根或茎。夏、秋季采集，除去杂质，洗净，鲜用或晒干。

【性味归经】味辛、涩，性温。归肝经。

【功能主治】祛风除湿，通络止痛。主治风湿疼痛、鹤膝风、跌仆损伤、肾炎、黄疸型肝炎。

【用法用量】内服：煎汤，9~15g，大剂量可用至30g；或泡酒。

【化学成分】根皮含白叶瓜馥木碱、白叶瓜馥木碱 N- 氧化物、鹅掌楸碱等。

【现代应用】

药用。

临床上治风湿性关节炎、跌仆损伤、胃痛常用牛蹄藤 9~15g，水煎服或泡酒。治疗肾炎常用牛蹄藤 9~15g，水煎服。治疗黄疸型肝炎常用牛蹄藤根皮 30g，煮鸭蛋吃。

【贮藏】置阴凉通风干燥处。

羊蹄藤

【来源】本品为豆科植物红毛羊蹄甲的藤茎。全年均可采收，洗净，切碎，鲜用或晒干。

【性味归经】味苦，性平。归大肠经。

【功能主治】祛风止痉。主治小儿惊风。

【用法用量】内服：煎汤，6~15g。

【现代应用】

①药用。

《中华本草》等现代典籍记载羊蹄藤可"祛风止痉，主治小儿惊风"。

临床上，常可用羊蹄藤配合其他药物，治疗急慢性腰腿痛，获显著效果。其法为取羊蹄藤与鸡血藤各 60g，同煎服，每日 1 剂。还可以将新鲜羊蹄藤的叶子捣成泥状外敷，治疗外伤出血、疮疖肿痛、湿疹、皮肤瘙痒等证。

②美化环境。

美化环境是羊蹄藤的重要作用之一，这种植物适应性强，长势旺盛，观赏价值极高。平时它是各地景区中最常见的悬垂绿化植物，美化环境的同时，还能净化空气。

【贮藏】置阴凉通风干燥处。

九龙藤

【来源】本品为豆科植物龙须藤的根或茎。全年均可采，砍取茎干或挖出根部，除去杂质、泥土，切片，鲜用或晒干。

【性味归经】味苦，性平。无毒。归肝、肾经。

【功能主治】祛风除湿，行气活血。主治风湿痹痛、跌仆损伤、偏瘫、胃痛、疳积、痢疾。

【用法用量】内服：6～15g；研末调服；鲜用 50～60g；外用：适量，煎水洗，鲜品捣烂敷。

【化学成分】九龙藤中的化学成分有黄酮类、甾醇、芳香酸(酯)类等。

【药理研究】①镇痛抗炎。②抗菌。③保护心肌。④抗凝血。

⑤清除自由基。

【注意事项】本品需切片久煎，内服用量不可超过 30g，过量服用会出现恶心呕吐。

【现代应用】

药用。

临床上常可用九龙藤配合其他药物，治疗类风湿性关节炎、妇科疾病等。由九龙藤等药组成的龙钻通痹方，可以明显改善患者的晨僵、红肿热痛、关节肿胀等症状；以九龙藤为主要组成药物的壮医六方藤方治疗慢性盆腔炎有较好的疗效，与临床经典常用药金鸡颗粒治疗效果基本相当，且无明显不良反应；九龙藤还常被壮医和中医用来治疗皮肤病、经筋病等多种疾病。其作为壮医常用的皮肤病内服药，具有除湿毒的功效，已广泛应用于临床。

【贮藏】置阴凉通风干燥处。

扁豆藤

【来源】本品为豆科植物扁豆的茎藤。秋季采收，晒干。

【性味归经】味甘，性微温、平。归大肠经。

【功能主治】化湿和中。主治暑湿吐泻不止。

【用法用量】内服：煎汤，9~15g。

【注意事项】需注意不宜过量服用，因为扁豆藤过量服用会加重肠胃负担，容易影响肠胃功能，对人体健康不利。

【古籍记载】

①明代《本草纲目》记载："治霍乱，同芦萚、人参、仓米等分煎服。"

②明代《滇南本草》记载："治风痰迷窍，癫狂乱语，同朱砂为末，姜汤下。"

【现代应用】

①药用。

扁豆藤化湿和中，主治暑湿吐泻不止。临床上常可用扁豆藤配合其他药物治疗暑湿感冒。扁豆藤入药还具有祛湿止痛的疗效，它不仅能化湿和中，而且能加快身体内湿气排出并能提高人体的抗风湿能力，能预防风湿骨痛的发生。

②食用。

扁豆藤茶：扁豆藤对消化系统有明显的调理作用，能阻止病毒对胃肠黏膜产生伤害。

【贮藏】置阴凉通风干燥处。

🔲 白花藤

【来源】本品为豆科植物滇桂崖豆藤的根和藤、叶。全年均可采收，叶鲜用；根、藤，洗净，切片晒干。

【性味归经】味辛、苦，性温。有毒。归肝经。

【功能主治】祛风除湿，活血止血。主治风寒感冒、类风湿关节炎、跌仆损伤、闭经、外伤出血。

【用法用量】内服：煎汤，0.3～0.6g；或研末，每次0.15～0.3g；或浸酒。外用：叶适量，捣敷；或研末调敷。

【化学成分】白花藤含原白头翁素水化物葡萄糖苷。

【注意事项】孕妇禁服。过量服用可导致汗出不止，以致虚脱。

【古籍记载】

①唐代《唐本草》记载白花藤："解诸药、菜、肉中毒。渍酒，

主虚劳风热。"

②明代《本草纲目》记载："白花藤味甘香，采得去根细锉，阴干用。"

【现代应用】

①药用。

临床上常用白花藤根或全草配合其他药物用来祛风止痛，活血散瘀，通经，杀虫。治疗风湿性关节炎、经闭、心胃气痛、肝脾肿大、血瘀经闭、跌仆损伤、恶毒肿疮、疥癣、毒蛇咬伤。白花藤叶外用、治跌打肿痛、扭挫伤、体癣。

②观赏。

同茉莉花，半蔓性，常被种植于庭园植栽，供观赏用。

【不良反应】切记不要过量使用，孕妇忌服。忌豆、鱼腥。本品中毒症状可见大汗淋沥，以致虚脱。可用盐水解毒。

【贮藏】置阴凉通风干燥处。

硬骨藤

【来源】本品为豆科植物绿花崖豆藤的根。全年均可采挖，洗净，剥取根皮，鲜用，或晒干。

【性味归经】味苦，性凉。归肝经。

【功能主治】凉血散瘀，祛风通络。主治跌仆损伤，风湿关节痛、面神经麻痹。

【用法用量】外用：适量，鲜根皮捣烂调敷；或浸酒擦。

【现代应用】

药用。

临床上常可用硬骨藤根皮捣烂，酒炒外敷，治跌仆损伤、风湿关节痛；硬骨藤鲜根皮捣烂，调醋外搽患侧，治面神经麻痹。

【贮藏】置阴凉通风干燥处。

🪷 五爪金龙

【来源】本品为葡萄科植物狭叶崖爬藤的根或全株。秋、冬季采收，除去泥土，洗净，切片，鲜用或晒干。

【性味归经】味辛，性温。归肝、肾经。

【功能主治】祛风除湿，接骨续筋，散瘀消肿。主治风湿痹痛、跌仆损伤、骨折筋伤、水火烫伤、无名肿毒、皮肤湿烂。

【用法用量】内服：煎汤，15～30g。外用适量。

【化学成分】本品中化学成分主要为槲皮素 -4′，7- 二甲醚，山奈素 -4′，7- 二甲醚（Ⅱ），β - 胡萝卜苷，β - 谷甾醇。

【药理研究】①镇痛。②抗癌。③免疫调节。④降血糖、血脂。

【注意事项】孕妇忌服。

【现代应用】

①药用。

临床上常可用鲜五爪龙、赤木通捣烂敷患处用以接骨；五爪金龙配伍月乌鸡根、花矮陀全草、乌血藤根，鲜品捣烂，干者研末兑冷开水调匀，复位后用隔层纱布外敷患部，夹板固定，治疗开放性、粉碎性骨折。

②调制药酒。

五爪金龙根或全株 60～90g。泡酒 500mL，浸 7 天后即可内服，治风湿性关节炎、跌仆损伤。

【不良反应】孕妇忌用。

【贮藏】置阴凉通风干燥处。

扁藤

【来源】本品为葡萄科植物扁担藤的根或藤茎。藤茎及根于秋、冬季采挖，洗净，切片，鲜用或晒干。

【性味归经】味辛、酸，性平。归肝经。

【功能主治】祛风化湿，舒筋活络。主治风湿痹痛、腰肌劳损、中风偏瘫、跌仆损伤。

【用法用量】内服：煎汤，10～20g；或浸酒。

【药理研究】①抗氧化。②护肝。③抗肿瘤。④抗炎。

【注意事项】扁藤含有香兰素，过敏体质的患者不可服用。

【现代应用】

①药用。

临床上常用扁藤配合其他药物，治疗慢性腰肌劳损；用扁藤等十多味药配成芪桂千斤拔汤内服、外用治疗痹证。

②作为观赏。

扁藤花、果、茎皆奇异美观，颇富观赏性和趣味性，四季常绿、喜光耐阴、喜湿耐旱、抗逆性较强、攀爬能力强、覆盖面积大，是园林造景中垂直绿化的理想选材。

【贮藏】置干燥处。

黄瓜藤

【来源】本品为葫芦科植物黄瓜的干燥带叶茎藤。夏季采收，晒干。

【主要产地】在中国各地普遍栽培。

【性味归经】味苦，性凉。归心、肺经。

【功能主治】祛痰镇痉。主治癫痫。

【用法用量】内服：煎汤，10～20g。外用：煎水洗或研末撒。

【化学成分】黄瓜藤含有多种化学成分，主要包括 α－菠甾醇、α－菠甾醇－3－O－β－D－葡萄糖苷等。

【药理研究】①抑菌。②降血压。③降血脂。④降低血小板黏附率。

【毒理研究】毒理研究发现黄瓜藤无明显毒性和致突变作用。

【注意事项】胃寒者少服。

【古籍记载】

①明代《滇南本草》记载："治黄水疮：黄瓜藤（阴干，火焰存性）、枯矾。为细末，搽疮上。"

②清代《陆川本草》记载："黄瓜藤治疮痈、流注。"

【现代应用】

①药用。

黄瓜藤确有良好的降压效果，并有降低胆固醇作用。临床上常可用黄瓜藤治疗高血压、高血脂。黄瓜藤还与其他中药配伍治疗脓疱疮。用晒干的成熟黄瓜藤煎服治疗癫痫等病。

②食用。

药膳：茵陈藤瓜胗。将茵陈、黄瓜藤洗净，用水煮法提取浓缩汁约 30mL 备用；用浓缩汁、清汤、精盐、味精、酱油、淀粉兑成滋汁；将鸡胗摘去油和内皮，改成菊花刀，用沸水一焯捞出，控干水分，再用九成热油下勺一冲，倒入漏勺尽量沥尽油，备用。炒勺里加底油，用蒜、葱、野厚朴花片爆锅，烹料酒，加入鸡胗略炒，迅速倒入兑好的汤汁勾成薄芡，加入香油、香菜，翻勺盛出即可。每日 1 次，佐餐食用。本膳中茵陈苦、寒，归胃、肝、胆经，以清热利湿、退黄疸为主。鸡胗健脾益气、消肿。黄瓜藤性凉，清热利湿功效显著。合用共奏清热利湿，退黄之功。

【不良反应】切记不要过量使用，容易导致胃部发冷。

【贮藏】置阴凉通风干燥处。

南瓜藤

【来源】本品为葫芦科植物南瓜的干燥带叶藤茎。夏、秋二季采收，晒干。

【性味归经】味甘、苦，性凉。归肝、胃、肺经。

【功能主治】清肺平肝，和胃通络。主治肺痨低热、肝胃气痛、月经不调、火眼赤痛、水火烫伤。

【用法用量】内服：煎汤，15~30g；或切断取汁。外用捣汁涂或研末调敷。

【现代应用】

①药用。

临床上取干南瓜藤切段洗净，加水煎煮，滤过再煎，浓缩至每 10mL 含生药 3g，再加少许糖，6 个月以内儿童每次服 5mL，6 个月至 3 岁的儿童每次服 10mL，均每日 3 次，连服 4 天，可用于儿童预防荨麻疹。

②食用。

南瓜藤茶：鲜南瓜藤 10g，玉米须 10g，煎 10 分钟后代茶饮。长期饮南瓜藤茶具有防治高血压的作用。

【贮藏】置干燥阴凉处。

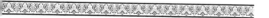丝瓜藤

【来源】本品为葫芦科植物丝瓜的干燥带叶藤茎。9～10月采收，晒干。

【主要产地】主产于江苏、浙江等地，我国各地均有栽培。

【性味归经】味苦、酸，性微寒。归心、脾、肾经。

【功能主治】舒筋活血，止咳化痰。主治腰膝酸痛、肢体麻木、月经不调、咳嗽痰多、鼻渊、牙宣、龋齿。

【用法用量】内服：煎汤，30~60g；或烧存性，研末，每次3~6g。外用：煅存性，研末调敷。

【化学成分】本品含有多种化学成分，包括连翘脂苷类、木脂素类、多酚类、有机酸类等。

【药理研究】①镇咳。②定喘。③抗菌、抗病毒。④抗炎和抗过敏。

【毒理研究】丝瓜藤无明显毒性和致突变作用。

【注意事项】本品过量服用容易出现恶心呕吐以及口干等反应。

【古籍记载】

①《岭南采药录》记载："丝瓜藤，解暑热。"

②明代《医学正传》记载："治鼻中时时流臭黄水，甚至脑亦时痛，丝瓜藤近根三、五寸许，烧存性为细末，酒调服之。"

③明代《本草纲目》中记载："治牙宣露痛，用丝瓜藤阴干，临时火煅存性，研搽。""丝瓜藤一握，川椒一撮，灯心一把。水煎浓汁，漱吐，其痛立住。"

④明代《寿世保元》记载："治阳旺，用丝瓜小藤捣烂。敷玉茎，阳即倒矣。"

【现代应用】

药用。

临床上取丝瓜藤（干）90～240g，两次煎液合并浓缩至100～150mL，加糖适量，每次服50～100mL，每日服2～3次，10天为1个疗程，用来治疗慢性支气管炎；取经霜打后的丝瓜藤研末，每次取6g，用黄酒100mL送下（不饮酒者可用白开水送服），早晚各1次，空腹服。15天为1个疗程，用来治疗慢性鼻窦炎。

【贮藏】置干燥阴凉处。

苦瓜藤

【来源】本品为葫芦科植物苦瓜的茎。夏、秋季采收，洗净，切段，鲜用或晒干。

【性味归经】味苦，性寒。归脾、胃经。

【功能主治】清热解毒。主治痢疾、疮痈肿毒、胎毒、牙痛。

【用法用量】内服：煎汤，3～12g。外用：适量，煎水洗或捣敷。

【化学成分】苦瓜藤含有多种化学成分，包括三萜类、黄酮类、多糖等。

【药理研究】①抗氧化。②抗菌。

【注意事项】苦瓜藤和夹竹桃都有较强的利尿作用，一起食用后可能会使尿量增多。苦瓜藤结合豆腐一同食用可能引起结石、缺钙、血压不稳等症状。

【古籍记载】

清代《陆川本草》记载：苦瓜藤"治小儿胎毒。"

【现代应用】

①药用。

临床上用常苦瓜藤一握，红痢煎水服，白痢煎酒服的方法治疗红白痢疾；苦瓜藤适量捣敷，或煎水洗，用以治疗疮毒；用苦瓜茎适量煎水洗，治疗小儿胎毒。

②食用。

凉拌。苦瓜藤洗净切丝，放入沸水锅中烫熟，加入适量配料及调味品，装盘淋上酱汁即可食用，有很好的清热利尿作用。

清炒。把嫩苦瓜藤洗净切段，放入沸水锅中烫熟，油锅烧热倒入苦瓜藤翻炒加入少许盐、味精炒匀即可食用，适合水肿患者。

【贮藏】置阴凉通风干燥处。

- 中医药应用
- 中医药视频课
- 中医药数据库
- 中医药精选书

微信扫码

第八章　动物类药用资源

鹿茸血

【来源】本品为鹿科动物梅花鹿或马鹿的雄鹿茸血。

【性味归经】味甘、咸，性温。归肝、肾经。

【功能主治】补肾壮阳，强筋健骨，调冲固带，生精益髓，托疮生肌。主治肾虚腰痛、阳痿早泄、宫冷不孕、崩漏带下、肺痿吐血、心悸失眠、疮疡不敛。

【用法用量】烊化，内服 1～3g。

【化学成分】本品含有丰富的必需氨基酸、磷脂、矿物质、胶原蛋白、蛋白聚糖、硫酸软骨素、硫酸葡萄糖胺、透明质酸、核苷酸、生长激素等。

【药理研究】①抗肿瘤。②抗心衰。③抗氧化。④降血压。⑤修复创伤。

【毒理研究】毒理研究发现鹿茸血无明显毒性和致突变作用。

【注意事项】鹿茸血为血肉有情之品，性温热，阴虚火旺体质者忌服。

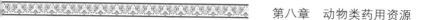
【古籍记载】

清代《惠直堂方》有鹿茸血入方剂的记载："牛膝（去头尾）3 斤分作九分。听制。一分用补骨脂一两，巴戟肉一两，黄酒 3 斤，煎至斤半，将汁泡牛膝拌透晒干，俟汁尽为度，其 2 味渣不用。一分用川椒一两，狗脊一两，亦用酒煎，如上法；一分用肉苁蓉三两，洗净去甲，制如上法；一分用蛇床子、覆盆子各一两五钱，制如上法；一分用紫梢花，天门冬各四两，制如上法；一分用五加皮，菟丝子各一两，制如上法；一分用熟地、五味各一两，制如上法；一分用天雄 2 枚切片，用童便 10 碗，煎汁 2 碗，拌晒，制如上法；一分用小茴香一两，煎汁 1 碗，鹿茸血尖一两，研末，入小茴香汁，拌牛膝晒干，效以补精神，强腰膝。"

【现代应用】

药用。

临床上含鹿茸血的中成药常见有茸血安神丸，载于《国家中成药标准汇编内科心系分册》，功效主治为滋阴补肾，生精壮阳，主治肾虚腰痛，失眠健忘，性功能减退，阳痿遗精，老年痴呆等。此外，有多种鹿茸血医药制品，如鹿茸血精、鹿茸血胶囊、茸血酒等，并广泛用于治疗心肌衰弱、体弱、头昏、头痛、腰背痛、失眠、多梦、心悸、食欲不振、虚汗、阳痿、早泄及全身无力等证，亦可用于治疗血液病如血小板减少症、白细胞减少症、再生障碍性贫血、化学药物引起的中毒性贫血等证。

鹿皮

【来源】 本品为鹿科动物梅花鹿或马鹿的全身皮。宰鹿后，割取全身皮，刮净毛作药用。

【性味归经】味咸，性温。归肝、肾经。

【功能主治】补气固精，强筋壮骨。主治腰酸耳鸣、头昏目眩、身体瘦弱、虚弱久嗽、痰中带血、虚喘气短、妇女经血不调、崩漏、带下。

【用法用量】内服：9~12g；外用：烧灰调涂。

【化学成分】鹿皮含有丰富的胶原蛋白、多糖和氨基酸以及钠、锰、镁、钾、钙、铁、硒、铜和锌等微量元素。

【毒理研究】具有较高的食用安全性。鹿皮胶未见急性毒性与亚慢性毒性、遗传毒性以及致畸性。

【古籍记载】

①唐代《千金方》记载鹿皮入方剂："煅落铁屑，狗颊车连齿骨（炙），虎粪，鹿皮（合毛烧灰）各等分，主治一切漏。"

②明代《本草纲目》记载："一切漏疮，鹿皮合毛烧灰和猪脂纳之，日五六易，愈乃止。"

【现代应用】鹿皮在中医临床上主要用于治疗肾虚腰酸、身体瘦弱、妇女经血不调、崩漏带下等证。

【贮藏】置阴凉干燥处，防潮。

鹿肉

【来源】本品为鹿科动物梅花鹿或马鹿的肉。

【性味归经】味甘，性温。归脾、肾经。

【功能主治】益气助阳，养血祛风。主治虚劳羸瘦、阳痿、腰脊酸痛、中风口噤。

【用法用量】内服：煮食、煎汤或熬膏，适量。外用：适量，捣敷。

【化学成分】梅花鹿或马鹿的肉含水分75.76%，粗蛋白质

19.77%，粗脂肪 1.92%，灰分 1.13%。

【药理研究】鹿肉具有高蛋白、低脂肪、低胆固醇、易消化等特点。鹿肉还含有能提高人体代谢和增强抵抗力的强壮滋补物质。补五脏，调血脉。治虚劳羸瘦、产后无乳。

【注意事项】上焦有痰热，胃家有火，阴虚火旺吐血者慎服。

【古籍记载】

①西汉《名医别录》记载鹿肉："补中，强五脏，益气力。生者疗口僻，割，薄之。"

②唐代《食疗本草》记载鹿肉："补虚羸瘦弱，利五脏，调血脉。"

③宋代《圣济总录》记载丁香散："丁香半两，鹿肉（干者）半两，紫草一分。"

④宋代《寿亲养老新书》记载："鹿肉四两。洗，切，用水三碗煮，入五味作腥，任意食之。"治产后乳无汁。

⑤明代《本草纲目》记载："邵氏言鹿之一身皆益人，或煮或蒸或脯，同酒食之良。大抵鹿乃纯阳之物，能通督脉，故其肉、角有益无损。"

⑥明代《臞仙活人方》记载鹿羹用"鹿肉不拘多少"。

【不良反应】鹿肉不可同雉肉、菰蒲、鲍鱼、虾共食，发恶疮。鲇鱼不可合鹿肉食，令人筋甲缩。鹿肉能动痼疾，不可合野鸡、野猪肉食，令人生癞。

鹿血

【来源】本品为鹿科动物梅花鹿或马鹿的干燥血。全年均可采收，取健康鹿血，干燥，粉碎。

【性味归经】味甘、咸，性温。归肝、肾经。

【功能主治】补虚养血，止血止带。常用于精血不足、腰痛、阳痿遗精、血虚心悸、失眠、肺痿咳血、鼻衄、崩漏带下。

【用法用量】烊化后内服 3～6g；多入丸、散、酒剂。

【化学成分】鹿血有机物占 16%～17%，其中主要有蛋白质，含白蛋白及球蛋白，特别是 γ－球蛋白含量较高。

【药理研究】①对血压的影响：给麻醉猫静脉注射鹿血制剂，能使猫血压降低 34%～37%。②抗创伤。③抗缺氧、抗疲劳。

【注意事项】阴虚火旺者慎用。

【古籍记载】

①唐代《千金方》记载鹿血："生血，治痈肿。"

②明代《痘疹仁端录》记载鹿血入方剂鹿血保命汤："厚朴二钱，人参三钱，丁香三钱，鹿血三钱，佛袈纱（紫河车，水，酒浸，去衣，焙干）五钱，黄芪五钱，山药一钱。"

③明代《本草纲目》记载："干鹿血，炒枯，将酒淬熏二三次，仍用酒淬半杯和服之"，治鼻血时作；亦可"大补虚损，益精血，解痘毒、药毒"。

④明代《食物本草》记载鹿血功效："诸气痛欲危者，饮之。"

⑤清代《本草新编》记载："鹿血，滚酒调，热服。"调血脉，止腰痛。

⑥清代《医林纂要》记载鹿血："行血祛瘀，续绝除伤，与山羊血同而性较中和。"

【现代应用】

药用。

临床上含鹿血的中成药有益血生胶囊，载于《中国药典》。

处方：阿胶 21g，龟甲胶 21g，鹿角胶 21g，鹿血 21g，牛髓 36g，紫河车 14g，鹿茸 4g，茯苓 36g，黄芪（蜜制）29g，当归 21g，熟地黄 21g，制何首乌 14g，炒山楂 21g，炒鸡内金 14g，大黄（酒制）7g，白芍 29g，党参 21g，白术（麸炒）21g，大枣 14g，炒麦芽 21g，知母（盐制）7g，花生衣 4g。功效：健脾补肾，生血填精，主治脾肾两虚，精血不足所致的面色无华，眩晕气短、体倦乏力、腰膝酸软；缺铁性贫血、慢性再生障碍性贫血见上述证候者。《四川中药志》记载："鹿心血，研细兑酒服。"治老人心悸、失眠。口服鹿血对失血性贫血有明显的补血作用；对抗癌药物环磷酰胺所致的骨髓抑制有明显的增长血细胞及血小板的作用；对盐酸苯肼溶血性贫血有保护作用。鹿血具有延缓衰老、增强免疫、补血、抗缺氧抗疲劳、补肾益精、中枢神经抑制等药理作用。有相关研究报道鹿血晶能迅速升高血小板计数且无不良反应。

【贮藏】置通风阴凉干燥处，密闭保存。

🦌 鹿骨

【来源】本品为鹿科动物梅花鹿或马鹿的干燥骨骼。为不规则块状。表面淡黄白色；断面不整齐，灰白色，中间空，靠骨壁一面为蜂窝状。气微腥。

【性味归经】味甘，性温。归肾经。

【功能主治】补虚羸，强筋骨，除风湿，止泻痢，生肌敛疮。主治虚劳骨弱、风湿痹痛、泻痢、瘰疬、疮毒。

【用法用量】内服:15~30g,入煎剂或酒浸服。或烧存性为末，每次 5~10g。外用：适量，煅存性，研末撒。

【化学成分】鹿骨含有丰富的蛋白质、磷脂质、骨胶原、维生素和矿物质。

【药理研究】现代研究将其制成鹿骨胶进行临床应用，主要用于治疗久病体弱、精髓不足、贫血、风湿四肢疼痛及筋骨冷痹等，可补血，助阳，驱寒祛湿，解疼痛。

【毒理研究】毒理研究发现鹿骨无明显毒性和致突变作用。

【古籍记载】

①西汉《名医别录》："安胎，下气。"

②唐代《千金要方》："主内虚，续绝伤，补骨，可作酒。"

③唐代《新修本草》："主虚劳，可为酒。主风虚，补骨髓。"

④唐代《外台秘要》引《延年秘录》记载鹿骨入方剂合枸杞根酿酒："枸杞根（切）1石5斗，鹿骨1具（炙，碎）。"

⑤明代《本草纲目》："烧灰水服，主小儿洞泄下痢。"

【现代应用】

药用。

临床上含鹿骨的中成药有加味天麻胶囊，载于《卫生部药品标准中药成方制剂第二册》。功效主治：温肾益精，强筋壮骨，养血活血，祛风渗湿。主治筋骨挛痛、四肢麻木、腰膝酸软、小便余沥、月经不调、少腹冷痛。

【贮藏】置通风干燥处，防潮，防蛀。

微信扫码

· 中医药应用 · 中医药视频课
· 中医药数据库 · 中医药精选书

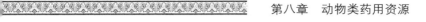

鹿齿

【来源】本品为鹿科动物梅花鹿或马鹿的牙齿。

【性味归经】味咸，性平。归心、肝经。

【功能主治】散结解毒止痛。主治鼠瘘疮毒、心腹痛、散瘀血。

【用法用量】外用：适量，水磨涂。

【药理研究】具有行血消肿的作用。主治鼠瘘（淋巴结核）、疮疡、心腹痛等症状。

【古籍记载】

①唐代《新修本草》："主留血气，鼠瘘，心腹痛。"

②明代《本草蒙筌》："理鼠瘘，攻疮毒，水磨湿涂。"

【贮藏】阴凉干燥处防霉防蛀。

鹿胆

【来源】本品为鹿科动物梅花鹿或马鹿肝管末端的膨大部分。

【性味归经】味甘，性寒。归心、肝经。

【功能主治】解毒消肿。主治痈疽疮毒。

【用法用量】外用：适量，涂敷。

【化学成分】含胆酸、脱氧胆酸。

【古籍记载】

明代《本草纲目》："消散肿毒。"

【贮藏】阴干或鲜用。

鹿筋

【来源】本品为鹿科鹿属动物梅花鹿或马鹿四肢的肌腱。杀鹿后，取四肢，抽出鹿筋，鲜用或阴干。

【性味归经】味咸、性温。归肝、肾经。

【功能主治】补肝肾，强筋骨。主治手足无力、劳损绝伤、转筋。

【用法用量】内服：煎汤或煮食，30～60g。

【化学成分】本品中含有睾丸酮、雌二醇等性激素，以及脯氨酸、甘氨酸等多种氨基酸，钠、铁、锰、锌等多种无机元素。

【药理研究】①抗炎镇痛。②免疫调节。③抗骨质疏松。

【毒理研究】毒理研究发现鹿筋无明显毒性和致突变作用。

【注意事项】湿热体质者慎用。

【古籍记载】

①清代《医方易简》记载鹿筋入方剂补药酒："鹿筋八两，蕲蛇二条，虎骨胶一两，鹿胶一两（炒珠），饭党三两，杞子五钱，乳香一钱，五加皮五钱（盐炒），防风三钱，当归二两，熟地四两，茯苓五钱，木瓜五钱（盐炒），松节四钱，没药一钱，木香二钱，白芷三钱，羌活三钱，天麻三钱，牛膝五钱（盐炒），杜仲五钱，白术六钱（土炒），香附三钱，川芎三钱，川乌三钱，炙草三钱，饭芪三两，红枣四两，核桃肉三两"，主治跌打刀伤各症，身体虚弱及年老体弱者。

②唐代《新修本草》："主劳损续绝。"

③唐代《外台秘要》："鹿筋渍之，索紧，令大如弹丸，持筋端吞之，候至鲠处，徐徐引之，鲠着筋出。"

④清代《本经逢原》："大壮筋骨，食之令人不畏寒冷。"

⑤清代《本草求真》："补阳。"

【现代应用】

①药用。

治风湿关节痛，手足无力及脚转筋。

②食用。

松茸烩鹿筋：鹿筋 150g，松茸 200g，菜心 150g，浓汤 300g，黄灯笼辣椒 10g，酸菜 20g，野山椒 10g，姜片、葱段、香菜根、芹菜秆、精盐、味精、鸡粉、白糖、料酒、湿生粉、色拉油各适量。内服：煎汤或煮食。

凤足炖鹿筋：干鹿筋 100g，肥鸡爪 200g，火腿片 25g，蘑菇片 50g，料酒、精盐、味精、葱段、姜片、鸡汤各适量。鹿筋先用冷水洗净捞起，盛入瓦钵内，加入沸水浸泡至水冷后，再换沸水。反复换沸水多次，待鹿筋胀发后才能使用（约 2 天）。然后把鹿筋修净，切成手指条状，下锅加姜片、葱段、料酒、清水，将鹿筋煨透后取出，放入炖盅内。鸡脚用水烫透，脱去黄皮衣，斩去爪尖，拆去大骨，下沸水锅焯一下，捞出洗净放炖盅内，面上放火腿片、蘑菇，加入鸡汤、料酒、姜片、葱段，上笼蒸至鹿筋熟烂，滗出原汁加入味精、精盐搅匀倒入盅内，再上笼蒸约半小时取出即成。

此菜以名贵的滋补健身、强筋骨、祛风湿的鹿筋与补气血、强筋骨的鸡爪为主料，配以补气益胃的蘑菇。其功在补气养血、滋阴填精、强筋骨、壮腰膝，常可作为精血不足、食少羸瘦、病后体虚、产后血虚以及腰膝酸痛、屈伸不利或风湿关节痹痛、肾精亏虚等病患者的辅助食疗菜肴使用。

【贮藏】置阴凉干燥处，防蛀。

羚羊肉

【来源】本品为牛科动物赛加羚羊的肉。

【性味归经】味甘，性平。归肝、肾经。

【功能主治】柔筋利骨，祛风解毒。主治中风筋骨强急、恶疮、毒蛇咬伤。

【用法用量】内服：适量，炙熟浸酒。

【化学成分】本品富含蛋白质、脂肪、碳水化合物和多种无机盐及维生素。

【毒理研究】毒理研究发现羚羊肉无明显毒性和致突变作用。

【古籍记载】

①唐代《本草纲目拾遗》："主蛇咬，恶疮。"

②唐代《食疗本草》记载羚羊肉配伍五味子："和五味子炒之，投酒中经宿，饮之，治筋骨急强、中风。"

③清代《食物考》："柔筋和骨。"

【贮藏】鲜用或焙干。

羚羊血

【来源】本品为牛科动物赛加羚羊的血。本品为紫红色至紫黑色的粉末或不规则的碎块及粉末。体轻，质脆，气微腥，味咸。

【性味归经】味甘、咸，性平。归肝、脾和肾经。

【功能主治】清热解毒，定惊息风，疏肝散血，清热去火。主治乳腺增生、乳腺炎、乳腺结核、乳腺结节、乳腺纤维瘤等。

【用法用量】内服，适量。

【化学成分】含有多种无机盐及维生素。

【古籍记载】

清代《医宗金鉴》记载羚羊血入方剂混元膏："羚羊血五钱，没药五钱，漏芦三钱，红花三钱，大黄二钱，麝香三钱，升麻三钱，白及五钱，生栀子二钱，甘草二钱，明雄黄五钱，白蔹三钱。"

【贮藏】置阴凉干燥处，防潮。

鳖肉

【来源】本品为鳖科动物中华鳖或山瑞鳖的肉。本品呈大小不等的块状，呈肉红色。质地柔软，有腥味。

【性味归经】味甘，性平。归肝、肾经。

【功能主治】滋阴补肾，清退虚热。主治虚劳羸瘦、骨蒸痨热；久疟、久痢、崩漏、带下、癥瘕、瘰疬。

【用法用量】内服：煮食 250~500g ；或入丸剂。

【化学成分】鳖肉主要含动物胶、碘质、维生素。

【药理研究】①抗衰老。②滋阴补虚。③治疗不育症。

【毒理研究】幼鳖有毒。

【注意事项】脾胃阳虚及孕妇慎服。幼鳖有毒，忌服。恶矾石。忌苋菜、鸡子。

【古籍记载】

①西汉《名医别录》："鳖肉，味甘，治伤中、益气、补不足。"

②唐代《食疗本草》："主妇人漏下，羸瘦。中春食之美，夏日有少腥气。"

③唐代《本草纲目拾遗》："主热气湿痹，腹中激热。细擘五味煮食之，当微泄。"

④清代《随息居饮食谱》："滋肝肾之阴，清虚劳之热。主脱肛、

崩带、瘰疬、癥瘕。"

【现代应用】

食用。

《滋补食谱精选》:"鳖乃滋补良品,且补不碍胃,适宜弱体强壮。"《广西药用动物》:"鳖肉能滋阴补肾。主治骨蒸痨热、妇女干病。"

《彝医动物药》:"团鱼 1 只,配鸽子 1 只,加魔芋炖服。"亦治妇女干病。

《广西药用动物》:"鳖 1 个(500g 重),去内脏,加水煲烂,用柠檬代替盐蘸吃,连汤服。"治全身浮肿。

《贵州中医验方》:"团鱼 1 个,去肝、肠,用猪油炖,入盐少许服。"治久疟不愈。

甲鱼枸杞百合汤:甲鱼 500g,莲子 60g,芡实 60g,枸杞子 20g,百合 30g,米酒 15g,盐、味精、香菜各适量。先将莲子、芡实、枸杞子、百合洗净,甲鱼去肠杂洗净,切成小块。将上述原料共入锅中,加清水,大火煮沸,加入米酒和盐,改小火煮约 3 个小时,至鳖肉熟烂,调入味精、香菜即可。此食疗方能够补脾益肾、滋阴祛湿,对于肾阴虚导致的遗精滑精、阳强易举、早泄等有改善效果。

鳖肉滋阴汤:鳖肉 800g,生地黄 25g,知母、百部各 10g,地骨皮 15g,料酒、精盐、白糖、葱、姜各适量。老鳖揭去背壳,将鳖斩成块,放入清水锅中,烧开后捞出洗净。锅中放鳖肉,加入清水,放入料酒、盐、白糖、葱、姜,用旺火烧沸后,改用文火炖至六成熟时,加入装有百部、地骨皮、生地黄、知母(均洗净)的纱布袋,继续炖至鳖肉熟烂。

鳖肉具有大补肝肾之阴、潜敛浮阳的功效，并配以滋阴清热，凉血润燥，下气止咳的生地黄、知母、百部、地骨皮，共组成滋补强壮的药膳食疗方。肺结核病人和五心烦热、夜间盗汗、骨蒸潮热的阴虚病人，都可以用鳖肉滋阴汤进行食疗。

【不良反应】吃完鸡蛋后吃鳖肉容易导致食物中毒。鳖肉本身性滋腻，患有感冒或体内寒湿的人一般都不要吃，由于其性味咸平，孕妇和新产妇不宜食用。

【贮藏】幼鳖有毒。

🔲 鳖血

【来源】本品为鳖科动物中华鳖或山瑞鳖的新鲜血液。本品为暗红色至紫黑色的粉末或不规则的碎块及粉末。体轻，质脆，气微腥，味咸。

【性味归经】味甘、咸，性平。归肝经。

【功能主治】滋阴清热，活血通络。主治虚劳潮热、阴虚低热、胁痛、口眼歪斜、脱肛。

【用法用量】内服：鲜饮，20~100mL；或入丸剂。外用：鲜血涂敷。

【化学成分】含有多种无机盐及维生素。

【药理研究】①抗癌。②免疫调节。③治疗骨关节结核。

【毒理研究】毒理研究发现鳖血无明显毒性和致突变作用。

【注意事项】需要去通过国家检疫的商户购买，以免出现感染寄生虫的情况。不可过量食用鳖血，易出现消化不良等副作用。服用鳖血的时候要注意忌口，不能吃太油腻的食物，否则会影响药物的效果。

【古籍记载】

①东晋《肘后备急方》："鳖血调乌头末涂之,待正则即揭去",治中风口㖞。

②唐代《药性论》："鳖头血涂脱肛。"

③宋代《小儿卫生总微论方》记载鳖血入方剂鳖血煎丸："吴茱萸、胡黄连(锉碎,用鳖血浸1宿,同吴茱萸炒令干焦,去茱萸不用)、白芜荑仁、柴胡(去芦)各等分。"主治小儿诸疳。

④清代《外科方外奇方》记载鳖血入方剂漏管内消丸："刺猬皮(炙)五钱,真象皮五钱,甘草节(鳖血拌,炒燥)一两,赤小豆(晒)二两,赤芍(炒)一两,松花(焙)一两,炙甲片二钱,象牙屑(晒)二两,黄明胶(蛤粉炒)二两,银花(炒)七钱。"主治痈疽发背,疮痔成漏。

【现代应用】

药用。

治疗骨关节结核。《现代实用中药》："生饮,用于结核潮热有效。"将鳖用生理盐水洗净,以无菌操作切断其单侧颈动脉(避免损伤气管),放血入无菌试管中,分离血清,置2~4g于冰箱中备用。用时以无菌注射器吸取鳖血清2mL,加0.25%普鲁卡因0.5mL,肾上腺素0.1mL(预防血清过敏反应),肌肉注射,每日1次。注射前后使患者保持绝对安静。一般注射血清3次以上,局部肿胀疼痛即见消失,瘘孔愈合,肢体功能障碍恢复正常或得到明显改善。

【不良反应】脾虚者服用会引起腹泻便溏、虚不受补的症状。过量服用会引起消化不良。

【贮藏】置阴凉干燥处,防潮。

麝香壳

【来源】本品为鹿科动物原麝及同属雄性动物的香囊的外层皮。将香腺囊对剖，取去麝香，剩下的外壳，干燥后即成。

　本品多顺剖成 2 瓣或 4 瓣，基部相连；厚 3~5mm，内表面有一层棕红色薄膜，称"油皮"，中层称"银皮"。质坚韧，有浓厚的麝香气味。以身干、个大、香气浓者为佳。

【性味归经】味辛，性温。归脾经。

【功能主治】通经入络，解毒消肿。主治痈疽、疔疮、无名肿毒。

【用法用量】内服：入散剂，1.5~2.5g。外用：适量，研末调敷；或入膏药敷贴。

【化学成分】含水分 22.56％，灰分 3.62％（其中含钾、钠、钙、镁、铁、氯、硫酸根、磷酸根等），含氮化合物（其中含碳酸铵）等。

【药理研究】治疗智力障碍。麝香壳注射液穴位注射对脑膜炎后遗症与缺氧后遗症引起的脑智力发育不全有一定疗效。

【毒理研究】毒理研究发现麝香壳无明显毒性和致突变作用。

【注意事项】气血虚者禁服。

【古籍记载】

①汉代《神农本草经》记载："味辛，性温。主辟恶气，杀鬼精物、温疟、蛊毒、痫痓、去三虫。久服除邪，不梦寤魇寐。"

②西汉《名医别录》记载："无毒。主治诸凶邪鬼气、中恶、心腹暴痛胀急、痞满、风毒、妇人产难、堕胎、去面目中肤翳。"

③明代《本草蒙筌》记载："味辛，气温。无毒。辟蛇虺，诛蛔虫，蛊疰痫至总却；杀鬼精，驱疫瘴，胀急痞满咸消；催生堕胎，通关利窍。除恍惚惊怖，镇心安神；疗痈肿疮疽，蚀脓逐血。

吐风痰不梦寤魇寐，点目疾去翳膜泪眵。"

【现代应用】

药用。

治疗疮红肿：麝香壳、苍耳虫、冰片。共为末，麻油调涂。

治痈疽久烂：麝香壳、花蕊石、龙骨、蛤粉、冰片、银朱，共为末，外涂。

治乳痈发背：麝香银皮，和冰片外贴。

治疮疖硬痛：麝香壳、水宽菜、地胆、猪胆汁、赤芍、黄丹。共熬膏，贴患处。

【贮藏】置阴凉干燥处，防潮。

驴毛

【来源】本品为马科动物驴的毛。取驴毛，洗净，晾干。

【性味归经】味辛、涩，性平。归肝经。

【功能主治】祛风。主治头风、小儿中风。

【用法用量】内服：炒焦研末，每次 3~6g；或浸酒。

【化学成分】角蛋白，占毛干总量的 85%~90%，此外还有微量元素、脂质、色素及水。

【药理研究】祛风，如头风、小儿中风、小儿解颅、历节风。

【毒理研究】毒理研究发现驴毛无明显毒性和致突变作用。

【注意事项】忌陈仓米、麦等。

【古籍记载】

①唐代《千金方》记载驴毛入方剂二物驴毛散："驴毛一把（背前交脊上会中拔取），麝香二豆大。上以乳汁和，铜器中微火煎令焦熟出，末之。小儿不能饮，以乳汁和之，苇筒贮，泻著咽中，

然后饮乳，令人服"，主治少小新生中风。

②唐代《食疗本草》："驴毛一斤炒令黄,投一斗酒中,渍三日,空心细细饮,使醉,覆卧取汗,明日更依前服。"治头中一切风。

【贮藏】置阴凉干燥处。

驴肉

【来源】本品为马科驴属动物驴的肉。将驴宰杀后，取肉，鲜用或冷藏。

【性味归经】味甘、酸，性平。归心、肝经。

【功能主治】补血益气。主治劳损、风眩、心烦。

【用法用量】内服：煮食，适量。

【化学成分】驴肉中含有赖氨酸、天门冬氨酸和谷氨酸等氨基酸，脂肪酸中有棕榈酸和油酸，其含量分别为 33.2%、29.6%，还有亚油酸、棕榈油酸、硬脂酸、肉豆蔻酸、花生四烯酸；驴肉中还含有矿物质，含量最高的是钾，其次为磷、钠和镁。

【药理研究】抗氧化。

【毒理研究】毒理研究发现驴肉无明显毒性和致突变作用。

【注意事项】《饮食须知》记载："与荆芥茶相反，同食杀人。同凫茈食，令人筋急，多食动风，脂肥尤甚，屡试屡验。凡驴无故自死者、疫死者、乏力病者，并有毒，忌食。疥癞及破烂瘦损者，食之生疔肿。妊妇食之，令子难产。勿同猪肉食，伤气。"《本草省常》记载驴肉："动风发痼疾，多食泄泻，同猪肉食成霍乱，同荸荠食成筋急病。孕妇忌之。"

【古籍记载】

①明代《本草纲目》记载："补血，治远年劳损；煮之空心饮,

疗痔引虫。"

②唐代《千金方》记载:"味酸,平,无毒,主风狂,愁忧不乐,能安心气。"

③五代《日华子本草》记载:"驴肉解心烦,止风狂,酿酒治一切风。"

④元代《饮膳正要》记载:"野驴,食之能治风眩。"

【现代应用】

①药用。

驴肉肉质细、滑、嫩,口感香、咸、正,营养全面、味道独具特色,具有补气养血、健脑安神、强筋通络的保健功效。

②食用。

肉营养价值高,美味可口;营养学家发现,驴肉具有"二高二低"的特点:高蛋白、高氨基酸;低脂肪、低胆固醇。驴肉的胆固醇含量低于牛肉和猪肉,其氨基酸、不饱和脂肪酸、微量元素的含量均高于后者。驴肉肌纤维较细,是很好的营养品。

【不良反应】阴虚血热者慎服。

【贮藏】置通风干燥处,防腐、防霉、防虫蛀。

驴皮

【来源】本品为马科动物驴的整张干燥皮或鲜皮。将驴宰杀后,剥取皮,去掉筋膜、油脂,晾干,或鲜用。

【性味归经】味甘,性平。归肺、肝、肾经。

【功能主治】补血滋阴,润燥,止血。主治面色萎黄、眩晕心悸、肌痿无力、心烦不眠、虚风内动、肺燥咳嗽、劳嗽咳血、吐血尿血、便血崩漏、妊娠胎漏。

【用法用量】一般作为生产阿胶的原料，不直接入药。

【化学成分】主要含蛋白质约33%，含脂肪约2%，含矿物质约0.5%。

【药理研究】①补血。②抗癌。③抗疲劳。④抗衰老。⑤增强记忆力。

【毒理研究】毒理研究发现驴皮无明显毒性和致突变作用。

【注意事项】脾胃虚弱、消化不良者慎服。

【古籍记载】

①明代《本草纲目》记载："煎胶食之，治一切风毒，骨节痛，呻吟不止。和酒服更良其生皮，覆疟疾人，良（孟诜）。煎胶食，主鼻洪吐血，肠风血痢，崩中带下。"

②元代《饮膳正要》记载："治中风，手足不遂，骨节烦疼，心燥，口眼面目斜。乌驴皮（一张，洗净）上件，蒸熟，细切如条，于豉汁中，入五味，调和匀，煮过，空心食之。"

【现代应用】

①药用。

临床上常使用驴皮熬制阿胶，治疗血虚病证。将驴皮浸泡去毛，切块洗净，分次水煎，滤过，合并滤液，后浓缩至稠膏状，冷凝，切块，晾干，即得阿胶。

《神农本草经》记载："主心腹内崩，劳极洒洒如疟状，腰腹痛，四肢酸疼，女子下血。安胎。久服轻身益气。"

《食疗本草》记载："治一切风毒骨节痛，呻吟不止者，消和酒服。"阿胶具有良好的改善贫血、抗疲劳等作用。

②食用。

阿胶糕：阿胶糕是以阿胶、核桃仁、黑芝麻等为主要原料，添加冰糖、黄酒等辅料，经原料处理、配料、熬制、冷却、切片而成的块状或片状即食产品。因其具有方便即食、口味多样等特点受到女性及中老年人喜爱。目前，根据功能和主产地差异开发出多个品种，如甘肃兰州的百合阿胶糕、山东东阿的桃花阿胶糕。

阿胶固体饮料：阿胶固体饮料是以阿胶为主要原料，经过提取、浓缩、配制、灌装等主要工艺制成的产品，是一款具有抗氧化、增强免疫力等生理活性的保健食品。该产品生产工艺较为简单，饮用方便快捷，口感较佳。

【不良反应】阴虚血热者慎服。

【贮藏】置通风干燥处，防腐、防霉、防虫蛀。

驴头

【来源】本品为马科驴属动物驴的头。将驴宰杀后，割下头颅，洗净去毛，鲜用。

【性味归经】味甘，性平。归心、脾、肝、肾经。

【功能主治】祛风止痉，解毒生津。主治中风头眩、风瘫、消渴、黄疸。

【用法用量】内服：适量，煮食。

【化学成分】驴头中含蛋白质、脂肪、钙、磷、铁。

【毒理研究】毒理研究发现驴头无明显毒性，适量食用。

【注意事项】避免和猪肉、杏鲍菇同时使用。

【古籍记载】

①唐代《千金方》："头烧却毛，煮取汁，以浸曲酿酒，甚治大风动摇不休者。"

②唐代《食疗本草》："煮头汁，令服二三升，治多年消渴。"

③唐代《食医心镜》："乌驴头一枚，洗如法，蒸令极熟，细切，更于豉汁内煮，着五味调，点少酥食"，治中风头眩，心肺浮热，手足无力，筋骨烦疼，言语謇涩，一身动摇。

④唐代《外台秘要》引《集验方》："驴头一枚。煮熟，以姜韭啖之，并随多少饮汁"，治黄疸百药不瘥者。

⑤五代《日华子本草》："头汁，洗头风，风屑。"

【贮藏】置通风干燥处。

驴乳

【来源】本品为马科驴属动物驴的乳汁。雌性驴生产后，挤出乳汁，鲜用或冷藏。

【性味归经】味甘，性寒。归心、肝、脾、肾经。

【功能主治】清热解毒，润燥止渴。主治黄疸、小儿惊痫、风热赤眼、消渴。

【用法用量】内服：煮沸，200~600mL。外用：点眼；或浸泡或涂搽。

【化学成分】本品中含水分90.12%，酪蛋白0.79%，清蛋白1.06%，脂肪1.37%，乳糖6.19%，灰分0.47%。驴乳还含有乳脂、乳蛋白、尿素氮、溶菌酶等。

【药理研究】①提高免疫力。②抗菌。③消炎、镇痛。④抗疲劳。⑤抗氧化。⑥抗肿瘤。⑦护肝。

【毒理研究】驴乳无明显毒性，适量即可。

【注意事项】唐代《新修本草》："多服使痢。"

【古籍记载】

①唐代《千金方》记载驴乳入方剂二乳饮："驴乳一升，猪

乳二升，上二味相和，煎至半升，不计时候，服半匙"，治重舌口中涎出。

②唐代《广利方》记载："黑驴乳，食上暖服三大合，日再服"，治心热风痫。

③唐代《食疗本草》记载："驴乳三升。热服之"，治卒心痛，绞结连腰脐。

④北宋《太平圣惠方》记载驴乳入方剂灌耳麝香乳汁："麝香三分（细研），绿矾半两（细研），米醋少许，驴乳汁二合。"

⑤宋代《小儿卫生总微论方》："取驴乳汁，少少与服"，治婴小热黄胎疸。

⑥明代《本草纲目》记载："频热饮之，治气郁，解小儿热毒。不生痘疹；浸黄连取汁，点风热赤眼。"

⑦清代《本草纲目拾遗》记载："主蜘蛛咬，以物盛浸之。"

【现代应用】

药用。

《中华本草（维吾尔族药卷）》记载："驴乳，三级湿、二级寒，味甘。功能主治为生湿生寒，清热退烧，消炎解毒，清肺止咳，愈合肺疮，止血愈伤，利尿通淋。"主治干热性或胆液质性疾病，如发热、消耗性伤寒、结膜炎、咽喉炎、牙周炎、肺热咳嗽、肺部疮疡、咳血、肠道溃疡、尿道疮疡等。内服：10~30mL。外用：适量。本品一般新鲜单用，热服，根据病情可以与砂糖、西黄芪胶、葫芦子仁油、甘草膏等药物同服。外用可入敷剂、滴剂、漱口、灌肠剂等。使用注意：本品对寒性、湿性或湿寒性体质者有害。

【贮藏】－18℃冷冻。

驴蹄

【来源】本品为马科驴属动物驴的蹄甲。将驴宰杀后，剁下蹄甲，洗净，晾干或烘干。

【性味归经】味甘，性平。归肝、脾、肾经。

【功能主治】解毒消肿。主治痈疽疮疡。

【用法用量】内服：煎汤，15~30g；或入丸剂。外用：适量，烧灰调敷或干掺。

【化学成分】主要含角蛋白。

【药理研究】临床研究表明驴蹄粉对消化性溃疡的疗效优于甲氰咪胍或丙谷胺。用五肽胃泌素测定胃酸分泌功能，证明驴蹄粉对胃酸分泌无明显影响，其抗溃疡机制有待进一步研究。

【毒理研究】毒理研究尚未发现驴蹄的明显毒性。

【古籍记载】

①东晋《肘后备急方》记载："白驴蹄二分（蒸），大黄四分，绿豆三分（末），砒霜二分，光明砂半分，雄黄二分。捣蜜丸如梧子。发日平旦冷水服二丸。七日内忌油"，治疟。

②宋代《简要济众方》记载："驴蹄不计多少，烧灰研，以生油和敷于头骨缝上，以差为度"，治小儿解颅不合。

③明代《证治准绳·疡医》记载："驴蹄（细切，炒）一两，荞麦面一两，白盐半两，草乌四钱（去皮）。上为末，水调作饼子，慢火炙黄，出火毒，研。米醋调成膏，用白纸摊贴患处，毒自毛窍而出，其肿自退"，治诸般肿毒。

【现代应用】

①药用。

驴蹄有解毒消肿的功效与作用，对治疗痈疽疮疡有良好的效果。

《中药大辞典》《中华本草》等现代典籍记载："驴蹄，味甘，性平；功能主治：解毒消肿。主痈疽疮疡。"

②食用。

本品可以做成红烧驴蹄、驴蹄汤、香辣驴蹄。

【贮藏】置通风干燥处。

马皮

【来源】本品为马科马属动物马的皮。宰杀后取皮，去毛，晾干。

【性味归经】味酸、咸，性平。

【功能主治】杀虫止痒。主治秃疮、癣。

【用法用量】外用：适量，烧灰调敷。

【化学成分】马皮含有丰富的脂肪酸、油酸。

【古籍记载】

①唐代《食疗本草》记载："赤马皮临产铺之，令产母坐上，催生。"

②北宋《太平圣惠方》记载："以赤马皮、白马蹄烧灰，和腊猪脂敷之。"

③明代《滇南本草》记载："烧灰调油搽铜钱牛皮癣。"

【贮藏】置通风干燥处。

马肉

【来源】本品为马科马属动物马的肉。宰杀后剥去皮，除去内脏，取肉鲜用。

【性味归经】味甘、酸，性微寒。归肝、脾经。

【功能主治】强筋壮骨。主治寒热痿痹、筋骨无力、疮毒。

【用法用量】内服：煮食，适量。外用：煮汁洗；或研末调敷。

【化学成分】马肉中主要包括水分(70%)、蛋白质(24.4%)、脂肪(4.70%)、碳水化合物(0.9%)等。

【药理研究】本品具有扩张血管，促进血液循环，降低血压的作用，能预防老年人的心肌梗死。马脂的质量优于牛、羊、猪脂，不饱和脂肪酸中的亚油酸和亚麻酸具有很高的生物学价值，可溶解胆固醇，避免其在血管壁沉积，对预防动脉粥样硬化、高血压等具有良好作用。用马肉汤洗头会治疗斑秃，预防白发。如果常食用马心，可防止记忆力减退和预防神经衰弱。

【注意事项】

①南朝《雷公炮炙论》："马自死，肉不可食。五月勿食，伤神。"

②唐代《千金要方》："下利者，食马肉必加剧。"

③唐代《食疗本草》："不与仓米同食，必卒得恶，十有九死，不与姜同食，生气嗽。其肉多著浸洗，方煮得烂熟，兼去血尽，始可煮炙。肥者亦然，不尔毒不出。""患疮人切不得食，加增难瘥。"

④五代《日华子本草》："此肉只堪煮，余食难消。不可多食。忌苍耳、生姜。"

⑤元代《饮食须知》："妊妇食之，令子过月难产。乳妇食之，令子疳瘦。食马肉毒发而心闷者，饮芦根汁，或嚼杏仁，或煎甘

草汤解之。"

本品对热性体质者或胆液质性体质者有害。不宜与大米（粳米）、猪肉同食。忌生姜、苍耳。

【古籍记载】

①西汉《名医别录》："主热下气，长筋，强腰脊，壮健强志，轻身不饥。"

②唐代《兵部手集方》："马肉煮烂，汁洗，干脯亦得。"治豌豆疮毒。

③北宋《太平圣惠方》："马肉煮汁洗。"治头疮白秃。

【现代应用】中华本草（维吾尔族药卷）记载："马肉，二级干热。功能主治：生干生热，强心壮胆，强筋健肌，调整气质，增强性欲，除脓愈疡，止泻止痢，祛斑生辉，燥湿除癣，消炎退肿。"主治心虚胆怯、关节炎、面瘫、肢体颤抖、性欲减退、体质失调、肠道脓疡、新旧腹泻、肤表斑点、各种癣证、痔疮不退。本品可入肉汤、膳食剂、散剂、软膏、敷剂等。本品对热性气质者或胆液质性气质者有害，矫正药为石榴汁或去皮酸奶。

临床上含马肉的中成药有复方皂矾丸，载于《中国药典》，处方为：皂矾，西洋参，海马，肉桂，大枣，核桃仁。复方皂矾胶囊，载于《新药转正标准84册》，处方为：皂矾，西洋参，海马，肉桂，大枣（去核），核桃仁。复方皂矾片，载于《新药转正标准第82册》，处方为：皂矾，西洋参，海马，肉桂，大枣（去核），核桃仁，功效主治均为：温肾健脾，益气养阴，生血止血。

【贮藏】风干或冷藏。

马骨

【来源】本品为马科马属动物马的骨骼。宰杀后剥去皮，除去内脏及肉，留下骨骼，晾干。

【性味归经】味甘，性微寒。归脾、肾经。

【功能主治】醒神，解毒敛疮。主治嗜睡、头疮、耳疮、臁疮、阴疮、痈疽。

【用法用量】内服：烧灰，入丸、散，每次 1~2g，每日 3 次。外用：烧灰研末，调敷。

【化学成分】马骨主要成分：水分含量 63.1%，脂肪含量 9.3%，蛋白质 13.6%，钙含量 4.6%。

【药理研究】①抗氧化。②抑菌。③防治骨质疏松症和骨质增生症。

【注意事项】梁代《本草经集注》："马骨伤人，有毒。"

【古籍记载】

①汉代《华佗神医秘传》："马骨烧灰，香油调敷。"治小儿耳疮。

②东晋《肘后备急方》："马头骨灰末，水服方寸匕，日三夜一。"治人喜睡。

③唐代《食疗本草》："小儿患头疮，烧马骨作灰，和醋敷。亦治身上疮。"

④唐代《千金要方》："取马骨烧灰，敷乳上，饮儿。"治小儿夜啼不已。

⑤五代《日华子本草》："头骨烧灰，敷头耳疮佳。"

⑥北宋《太平圣惠方》："马头骨灰一两，铁粉一两，朱砂

半两（研，水飞过），龙脑半分。上药，同研令匀，炼蜜和为丸，如梧桐子大。每服五丸，以竹叶温汤下，食后服。"治胆热多眠。

【贮藏】置通风干燥处。

马鬃

【来源】本品为马科马属动物马的鬃毛或尾毛。剪取鬃秘中尾毛，洗净，晾干。

【性味归经】味涩，性平。归心、肺经。

【功能主治】止血止带，解毒敛疮。主治崩漏、带下、痈疮。

【用法用量】内服：烧灰研末，入丸、散，1~3g。外用：烧灰研末敷。

【古籍记载】

①西汉《名医别录》："主女子崩中赤白。又，马毛主小儿惊痫。"

②唐代《千金方》记载马鬃入方剂白马牦散："白马牦二两，龟甲四两，鳖甲十八铢，牡蛎一两十八铢。上四味，治下筛。空心酒下方寸匕，日三服，加至一匕半。"治带下。

③北宋《太平圣惠方》记载马鬃入方剂马毛散："马毛一两（烧为粉），赤茯苓二两，牡蛎一两（烧为粉），鳖甲一两半（涂醋炙令黄，去裙）。上件药，捣细罗为散。每于食前以温酒调下二钱。"治妇人漏下赤白，久不止，成黑。

④宋代《圣济总录》记载马鬃入方剂马尾散："白马尾一团（如鸡卵大，急火烧）。上一味，碾末。酒服一字，渐至半钱匕，日夜三服。勿令病人知。"治风癔咽喉作声，言语謇涩。

【贮藏】置通风干燥处。

驹胞衣

【来源】本品为马科马属动物马的胎盘。雌马产驹时收集胎盘，鲜用或烘干。

【性味归经】味咸，性温。归肝、肾经。

【功能主治】温肾益精，补血行血。主治月经不调、闭经、崩漏、带下、风湿痹痛。

【用法用量】内服：煅存性研末，每次9g；或煮食。

【古籍记载】

明代《本草纲目》引《孙天仁集效方》："驹胞衣，煅存性为末。每服三钱，入麝香少许，空腹新汲水下。"治妇人天癸不通。

【现代应用】

药用。

《中华本草》记载："驹胞衣，味咸，性温。功能主治：补血行血。主风湿疼痛、妇女经血异常。"

《彝医动物药》引《明代彝医书》："马胎衣，煮吃。"治妇女下身不净。

《彝医动物药》："取马流产之胚胎，洗净，切烂，酒浸密封1~2月。每服药酒30g左右。亦可将鲜品煮吃。"治风湿关节疼痛、腰痛、肩痛、乏力、心累。

【贮藏】置通风干燥处。

野猪胆

【来源】本品为猪科猪属动物野猪的胆或胆汁。常年均可捕捉，捕杀后，剥皮，剖腹，取出猪胆，鲜用或烘干。

【性味归经】味苦，性寒。归肺、肝、胆经。

【功能主治】清热镇惊，解毒生肌。主治癫痫、小儿疳积、产后风、目赤肿痛、疗疮肿毒、烧烫伤。

【用法用量】内服：研末或取汁冲，1~3g。外用：适量，涂敷。

【化学成分】野猪胆要包括胆汁酸类、胆红素类等物质。

【药理研究】①镇咳、平喘。②消炎、抗过敏。③抑菌。

【毒理研究】大剂量抑制心脏及神经，对神经、肌肉有直接的毒性作用。

【注意事项】猪胆有毒不能过量吃。肝肾功能衰竭者慎服。

【古籍记载】

①唐代《食疗本草》："治恶热毒邪气。"

②明代《本草纲目》："主癫痫，小儿诸疳。"

【现代应用】

药用。

《吉林中草药》："野猪胆汁捣葱白，敷患处"，治疗疮恶肿；"取鲜野猪胆一个，套手指上，至愈为度"，治瘰疬；"黄柏30g，研极细末，野猪胆汁调涂患处"，治水火烫伤；"野猪胆汁一盅，热酒冲服，日服二次"，治小便不通。

《广西药用动物》："野猪胆一个，研末。每次服0.9g，加黄酒溶解服。"治产后风。

《青藏高原药物图鉴》："治眼炎症，疮疡热毒，生肌。"

《内蒙古药用动物》："清热。"

【贮藏】置通风干燥处，防潮。

野猪血

【来源】本品为猪科动物野猪的血。捕杀后，取血置容器内，鲜用或煮成块，晒干。

【性味归经】味甘、咸，性平。

【功能主治】解毒，和胃。主治中毒性肝脏损害、胃溃疡、胃痉挛。

【用法用量】内服：煮成块，晒干，研细末，3~6g。

【化学成分】本品富含维生素 B_2、维生素 C、蛋白质、铁、磷、钙等营养成分。

【注意事项】高胆固醇血症、肝病、高血压、冠心病患者应少食；凡有病期间忌食；患有上消化道出血者忌食。

【贮藏】置通风干燥处。

野猪齿

【来源】本品为猪科猪属动物野猪的牙齿。捕杀后，取出牙齿，晾干。上牙长 30～36 厘米，下牙小于 15 厘米，有些类似海象牙，质地较粗糙。

【性味归经】味咸，性平。归肾经。

【功能主治】解毒。主治蛇虫咬伤。

【用法用量】内服：烧灰，研末，3~6g。

【古籍记载】

唐代《食疗本草》："主蛇毒。"

【贮藏】置阴凉干燥通风处。

猪毛

【来源】本品为猪科猪属动物猪的毛。宰杀后，刮下猪毛，洗净，晒干。

【性味归经】味涩，性平。归肺、脾、肝经。

【功能主治】止血敛疮。主治崩漏、烧烫伤。

【用法用量】内服：煅炭，研末，酒冲，3~9g。外用：适量，煅炭，油调涂。

【古籍记载】

①明代《本草纲目》记载："猪毛（烧灰）三钱，以黑豆一碗，好酒一碗半，煮一碗，调服。"治赤白崩中。

②明代《袖珍方》："猪毛烧灰，麻油调涂。"治汤火伤。

③北宋《太平圣惠方》记载："猪毛烧灰，细研，以猪脂和敷之。"治头赤秃。

【现代应用】

药用。

治疗烧烫伤：取猪毛4两，香油1斤，石蜡4两。将香油熬开后，加入猪毛，不断搅拌；待猪毛全溶后，加入石蜡，搅匀。继续加热，至一定程度时，取1滴药汁滴于水面上，观察油滴变化，如油滴在水面上立刻形成一薄层油蜡膜且边缘整齐时，即可取下，用纱布过滤，贮于容器中冷却即成膏状。用时先作创面消毒，而后涂以药膏，每日或间日换药1次。

【贮藏】密封置阴凉通风干燥处。

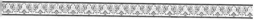

猪肤

【来源】本品为猪科猪属动物猪的皮肤。宰杀后，刮去猪毛，剥取皮肤，洗净，鲜用或冷藏。

【性味归经】味甘，性凉。归肾经。

【功能主治】清热养阴，利咽，止血。主治少阴客热下痢、咽痛、吐血、衄血、月经不调、崩漏。

【用法用量】内服：煎汤或煮食，50~100g。

【化学成分】《中华本草》等文献记载猪肤含水分46%，蛋白质26.4%，脂肪22.7%，灰分0.6%及硫酸皮肤素等。

【药理研究】①抗氧化。②促细胞增殖。③抗疲劳。

【毒理研究】毒理研究发现猪肤无明显毒性和致突变作用。

【注意事项】湿热、痰滞内蕴者慎服。

【古籍记载】

①元代《汤液本草》记载："入足少阴经。"

②明代《本草纲目》记载："治少阴下痢、咽痛。"

【现代应用】

①药用。

猪肤汤：选取猪肤一斤。做法：以水一斗，煮取五升，去滓，加白蜜一升，白粉五合，熬香，和令相得，温分六服。特点：治少阴病，下利、咽痛、胸满、心烦。猪肤滋肾水，清虚热，润肺燥，利咽喉；白蜜甘寒润肺，清降虚火；白粉即白米粉，甘缓和中，补脾止利，三者合用共奏滋肾润燥补脾之功效。现代临床表明猪肤汤可治疗慢性咽炎、慢性唇炎、失音等少阴病以及老年性皮肤瘙痒、湿疹等。

试用猪皮移植烧伤创面：曾在 6 例Ⅲ度烧伤的创面上试用，烧伤总面积 60%～95%，其中Ⅲ度烧伤面积占 15%～80%，猪皮植皮面积 2%～50%。结果 5 例生长良好，1 例存活月余，对烧伤创面能起保护作用，无不良反应。

生物工程角膜：有研究将猪皮胶原蛋白制成生物工程角膜，能有效改善视障人士的角膜厚度和曲率。

②食用。

猪皮蹄筋大枣汤：猪皮 100g，大枣 10 枚，猪蹄筋 15g。做法：将猪皮洗净切块，大枣去核，猪蹄筋先用清水泡软，几味同煮，饮汤食皮筋。可以改善贫血、白细胞减少症。

猪皮续断汤：鲜猪皮 200g，续断 50g。做法：取鲜猪皮洗净去毛、去脂、切小块，放入蒸锅内，加生姜 15g，黄酒 100g，取续断煎浓汁加入锅内煮至猪皮烂为度。可以延缓骨质疏松的发生并减轻骨关节疼痛。

猪肤红枣羹：猪皮 50g，加水适量，炖成稠黏羹汤，红枣 250g，另用慢火煮透，以表面无褶皱为度，然后放入猪皮汤，加水、冰糖适量，可治疗月经崩漏之气虚证。

【贮藏】置于冰箱中冷藏储存，保存时间不超过 3 周。

猪脑

【来源】本品为猪科猪属动物猪的脑髓。宰杀后，除去毛及内脏，剖开头颅，取出脑髓部分，鲜用或冷藏备用。

【性味归经】味甘，性寒。归心、脑、肝、肾经。

【功能主治】补益脑髓、疏风、润泽生肌。主治头痛、眩晕、失眠、手足皲裂、痈肿、冻疮。

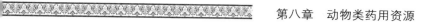

【用法用量】内服：炖食或煎汤，适量；或作丸。外用：适量，涂敷。

【化学成分】猪脑含有脑磷脂、卵磷脂、脑活素等。

【药理研究】①有促进大脑功能恢复的作用。②对心血管系统的作用。从猪脑中提取的脑钠素有扩血管和降血压作用。③利尿和消肿作用。④降血脂作用。⑤能促进胰岛素的基础分泌，但对葡萄糖诱发的胰岛素分泌有抑制作用。⑥滋补强壮作用。

【注意事项】将猪脑高温煮熟、煮透后再吃；有性功能障碍的人应该忌食，男性最好少食；腹泻、阴虚火旺、痰热咳嗽、便溏腹泻、素有内热盛及痰湿重者均不宜食用；高胆固醇者及冠心病患者、高血压或动脉硬化所致的头晕头痛者不宜食用。

【古籍记载】

①清代《本草从新》记载："损男子阳道。"

②唐代《千金要方》记载："损男子阳道，临房不能行事。"

③西汉《名医别录》记载："主风眩、脑鸣及冻疮。"

④明代《本草纲目》记载："主痈肿，涂纸上贴之，干则易。治手足皲裂出血，以酒化洗并涂之。"

【现代应用】

食物。

天麻炖猪脑。材料：猪脑 2 个 (120g)，野生天麻片 30g，桂圆 10g，姜片 20g，葱结 20g，清汤 600g，盐 1/3 茶匙，味精 1/4 茶匙，料酒 1 茶匙，胡椒粉 1/4 茶匙。做法：猪脑剔去血筋、焯水，与天麻、桂圆、姜片、葱段放入锅内，注入料酒、清汤，放入蒸笼内旺火加热 1 小时，调味。汤清味鲜，猪脑色白，质地嫩口，养生保健。

小麦红枣猪脑汤。材料：猪脑 100g，小麦 30g，枣 20g，白砂糖 20g，黄酒 5g。做法：①小麦洗净，滤干；②红枣用温水浸泡片刻，洗净；③猪脑挑去血筋，洗净；④将小麦倒入锅内，加水，小火先煮半小时；⑤再入猪脑、红枣，待沸后，加白糖、黄酒；⑥继续炖半小时即可。本品适用于心焦烦躁、头晕目眩、失眠、多汗等证。

【不良反应】猪脑胆固醇含量较高，大量摄入容易引起动脉硬化等心脑血管疾病；猪脑脂肪含量较高容易导致肥胖；猪脑含嘌呤，摄入过多易导致尿酸增高，引发痛风。

【贮藏】密封后冷藏。

猪心

【来源】本品为猪科猪属动物猪的心脏。宰杀后，剖腹取心，洗净鲜用或冷藏。

【性味归经】味甘、咸，性平。归心经。

【功能主治】养心安神，镇惊。主治惊悸怔忡，自汗，失眠，神志恍惚，癫、狂、痫。

【用法用量】内服：煮食，适量；或入丸剂。

【化学成分】猪心含心钠素、辅酶 Q_{10} 和细胞色素 C。

【药理研究】①舒张血管和降低血压。②保护肾脏。③可加强细胞呼吸作用，改善细胞代谢、脂代谢和糖代谢。④抗氧化。⑤解毒。⑥抗肿瘤。

【毒理研究】毒理研究发现猪心无明显毒性和致突变作用。

【注意事项】《本草图经》记载："不可多食，能耗心气。不与吴茱萸合食。"

【古籍记载】

①明代《本草纲目》记载猪心："甘咸，平，无毒。"

②唐代《千金要方》记载猪心："平，无毒，主虚悸气逆，妇人产后中风，聚血气惊恐。"

③明代《证治要诀》记载猪心可治心虚多汗不睡者，"猪心1个，带血破开，用人参、当归各二两，转入猪心中煮熟，去二味药，只吃猪心。"也可治嗽血、吐血，"猪心1个，竹片切开，勿令相杂，以沉香末一钱重，半夏七个，入在缝中，纸裹，蘸小便内令湿，煨熟取出，去半夏，只吃猪心。"

④北宋《太平圣惠方》有猪心羹的记载："猪心一枚（细切），枸杞菜半斤（切），葱白五茎（切）。上以豉二合，用水两大盏半，煎取汁两盏，去豉，入猪心等并五味料物作羹食。"用于治疗风邪癫痫，忧恚虚悸，及产后中风病恍惚。

⑤清代《医门补要》有猪心丸的记载："猪心一个（不下水，切片，焙脆，研末），甘遂二钱，石菖蒲一钱半。为末。用贝母三钱煎汤作丸。每日以生铁落二两，煎汤送下。虚人小儿须服少许。"治疗痰火入心发狂。

【现代应用】

①药用。

临床上常用猪心配合其他药物作为食疗方，例如琥珀党参炖猪心汤、柏子仁肉桂炖猪心汤、桂枝薤白炖猪心汤等，治疗心悸、气短、眩晕、乏力等病证。猪心可与甘草、白花蛇舌草等药物组合为一种治疗冠心病的中药方剂，用于调节机体神经系统，通过脏腑吸收药物，刺激各细胞活性，提高细胞的兴奋性，进而达到促进血液循环的目的。

②外用。

将猪心包膜去除结缔组织层、去除浆膜层、冻干定型、辐照灭菌，制备成一种性能可控的口腔生物膜，它可根据临床需求选择不同厚度。当缺口小、恢复快时，选择薄款口腔胶原膜；当缺口大、恢复慢时，选择复合胶原膜；既能起到物理屏障的作用，又能诱导组织再生。

③食用。

猪心可通过浸卤水、煮制、冷却等生产工艺加工为酱卤猪心，其成品色泽均匀、金黄，香味浓郁悠长，味道鲜香，口感绵软，滋味纯正，口味独特，风味十足，工艺简单，生产周期短，生产效率高，利于大规模生产。猪心经过搅碎、重组、调味等步骤加工为猪心肉饼，其饱和脂肪酸含量低，营养价值高。

【不良反应】切记不可过量食用，易耗心气。

【贮藏】冷藏。

猪肺

【来源】本品为猪科猪属动物猪的肺。宰杀后，取出肺，洗净鲜用或冷藏。

【性味归经】味甘，性平。归心经。

【功能主治】补肺止咳，止血。主治肺虚咳嗽、咯血。

【用法用量】内服：煮食、煎汤，适量；或入丸剂。

【化学成分】猪肺含有大量人体所必需的营养成分，包括蛋白质、脂肪、钙、磷、铁、烟酸以及维生素 B_1、维生素 B_2 等。

【药理研究】①对肺的作用：猪肺灌洗液中可制取肺表面活性物质。动物试验和临床试验均表明从猪肺中提取的活性物质对呼吸窘迫综合征有显著疗效。②其他作用。从猪肺中提取的两种生物活性多肽，均可使周身血管扩张，血压下降；从猪肺提取的神经营养因子对体外培养的胚胎睫状神经原有保护作用，并能提高其胆碱乙酸转移酶的活性。

【毒理研究】毒理研究发现猪肺无明显毒性和致突变作用。

【注意事项】《本草图经》记载："不与白花菜合食，令人气滞，发霍乱。"

【古籍记载】

①明代《本草纲目》记载："甘，微寒，无毒；疗肺虚咳嗽，又治肺虚嗽血。"

②清代《本草求原》记录猪肺："甘，寒。"

③明代《本草药性大全》记载猪肺可治："肺咳声连。"

④清代《随息居饮食谱》记载："猪肺治肺痿、咳血、上消诸证。"

⑤明代《普济方》有猪肺治人无声（音哑）的记载："猪肺一个，生姜数片，煮熟切作片子，白及二十文，研为末，点尽猪肺吃。"

⑥清代《续回生集》有治脑漏的记载："猪肺一个，水制净，入口用椒，照人年纪每岁三颗，煮熟食之。"

【贮藏】冷藏。

猪肝

【来源】本品为猪科猪属动物猪的肝脏。宰杀后，剖腹取肝，鲜用或冷藏。

【性味归经】味甘、苦，性温。归脾、胃、肝经。

【功能主治】养肝明目，补气健脾。主治肝虚目昏、夜盲、疳眼、脾胃虚弱、小儿疳积、脚气浮肿、水肿、久痢脱肛、带下。

【用法用量】内服：煮食或煎汤，60~150g，或入丸、散；外用：适量敷贴。

【化学成分】100g 猪肝里含蛋白质 21.3g，脂肪 4.5g，碳水化合物 1.4g，钙 11.0mg，磷 270.0mg，铁 25.0mg，锌 5.78mg，硫胺素 0.4mg，核黄素 2.11mg。

【药理研究】①对肝脏的作用。从乳猪肝中提取的肝细胞生长因子（HGF），具有刺激肝细胞生长和促进肝细胞 DNA 合成的作用。②抗肿瘤。

【毒理研究】毒理研究发现猪肝无明显毒性和致突变作用。

【古籍记载】

①唐代《千金要方》有猪肝丸的记载："猪肝一斤（熬令干），黄连、乌梅肉、阿胶各二两，胡粉七棋子。上五味末之，蜜丸如梧子，酒服二十丸，日三，亦可散服方寸匕。"用于治疗下痢肠滑。

②北宋《太平圣惠方》有猪肝羹的记载："猪肝一具（细切，去筋膜），葱白一握（去须，切），鸡子三枚。上以豉汁中煮作羹，临熟，打破鸡子，投在内食之。"治疗肝脏虚弱，远视无力。

③南宋《仁斋直指方》记载雀盲散："雄猪肝一叶（竹刀破开），蚌粉（如无，以夜明砂代）三钱（为末），蚌粉纳肝中，麻线扎，米泔煮七分熟，又别蘸蚌粉细嚼，以汁送下。"可治疗遇夜目不能视。

【现代应用】

①药用。

目前，从猪肝脏中可以提取和制备肝素、猪肝酯酶、卵磷脂、肝水解肽等生化药剂，因此猪肝具有较重要的药用价值。还可从乳猪肝中提取超氧化物歧化酶，具有抗衰老、调节免疫、血脂、抗辐射、美容等功效。

②食用。

猪肝属于日常常见的食材，具有补血明目的功效，不同类型的烹饪方法对猪肝的含水率和失重率均有一定程度的影响。

藏猪肝具有高蛋白、低脂肪的特点，所含矿物元素极为丰富。其中，铁元素含量高达 179.72mg/kg，锌元素含量达 35.92mg/kg，同时，藏猪肝中的鲜味氨基酸含量高，尤其是赖氨酸含量较为丰富，故可开发补铁、补锌产品，还可开发赖氨酸补品。

【不良反应】患者使用时应该考虑自身的身体情况，适量食用。

【贮藏】冷藏。

猪胰

【来源】本品为猪科猪属动物猪的胰脏。宰杀后，剖腹，取出胰脏，洗净鲜用或冷藏备用。

【性味归经】味甘，性平。

【功能主治】益肺止咳，健脾止痢，通乳润燥。主治肺痿咳嗽、肺胀喘急、咯血、脾虚下痢、乳汁不通、手足皲裂、不孕、糖尿病。

【用法用量】内服：适量，煮食或煎汤。外用：捣涂。

【化学成分】猪胰中含胰高血糖素、胰岛素、胰酶等各种酶。

【药理研究】①抗炎消肿。②强心。使心收缩力增强，心率加快，心血输出量及冠脉流量增加。

【毒理研究】毒理研究发现猪胰无明显毒性和致突变作用。

【注意事项】《本草图经》记载："多食之损阳。"

【古籍记载】

①北宋《太平圣惠方》有猪胰酒的记载："猪胰三具(细切)，大枣五十枚(去核)；上二味，以无灰酒五升，浸经三日。每服，不计时候，温服一小盏。"用于治疗肺气喘急、睡卧不安，兼治经年嗽病。

②清代《寿世青编》有猪胰片的记载："猪胰切片，煮熟，蘸苡仁末，空心服；如肺痈，米饮调下。"治疗肺损伤、嗽血咯血、肺痈。

【现代应用】

药用。

《本经逢原》言猪胰"同胡黄连等药，治霉疮"。现代临床报道，猪胰可治疗慢性气管炎。将猪胰绞碎，在 60℃下减压干燥，加少量甘油，搅匀，再加淀粉制成丸剂，每丸 5g，含鲜猪胰 1g；早晚各服 2 丸，中午服 1 丸，10 天为 1 个疗程。该药不仅对单纯型、喘息型气管炎有较好疗效，且对合并肺气肿者亦有疗效。猪胰中含有胰高血糖素，临床作用是通过促进肝糖原的分解以及促使糖异生，从而稳定血糖水平。猪胰中的胰酶主要作为助消化药，用于治疗消化不良、食欲不振及肝胆胰疾患引起的消化障碍。

【不良反应】切记不可多食。患者使用时应该考虑自身的身体情况，酌情使用。

【贮藏】冷藏。

猪蹄

【来源】本品为猪科猪属动物猪的蹄。宰杀后，刮去猪毛，剁下脚爪，洗净鲜用。

【性味归经】味甘、咸，性平。归胃经。

【功能主治】补气血，润肌肤，通乳汁，托疮毒。主治虚伤羸瘦、产后乳少、面皱少华、痈疽疮毒。

【用法用量】内服：煎汤或煮食，适量。外用：煎汤洗。

【化学成分】猪蹄含有较多的蛋白质、脂肪和碳水化合物，以及丰富的钙、磷、镁、铁及维生素 A、维生素 D、维生素 E、维生素 K 等成分。

【药理研究】①催乳。②抗炎、抑菌。

【毒理研究】毒理研究发现猪蹄无明显毒性和致突变作用。

【注意事项】猪蹄含脂肪量高，胃肠消化功能减弱的老年人不可过多食用；患有肝脏疾病、动脉硬化及高血压的患者应少食或不食。

【古籍记载】

①北宋《太平圣惠方》记载："大猪蹄一枚，上以水二升，清浆水一升，煮令烂如胶，夜用涂面，晓以水洗之，面皮光急矣。"

②唐代《经效产宝》记载："猪蹄一只，治如常，白米半升，上煮令烂，取肉切，投米煮粥，着盐、酱、葱白、椒、姜，和食之。或者，母猪蹄二只（切），通草六两，以绵裹，煮作羹食之。"

【现代应用】

药用。

《本草图经》言猪蹄可"主行妇人乳脉，滑肌肤，去寒热"。猪蹄含有丰富的甘氨酸，其存在于人体脊髓的中间神经元，能够抑制脊髓运动神经元和中间神经元的兴奋，对于调整神经功能活性有积极作用。另外，猪蹄中含有的胶原蛋白经烹饪后转化为明胶，其可增强细胞生理代谢，有效地改善皮肤组织细胞的储水功能，保持皮肤细胞湿润的状态，防治皮肤过早出现褶皱，延缓皮肤衰老。猪蹄适用于出现经常性的四肢麻木、四肢疲乏、腿部抽筋、消化道出血、失血性休克等患者食用，有一定的辅助疗效，大手术后及重病恢复期间的老人也适合食用。猪蹄还有通乳之功，可用于产妇产后缺乳。

【不良反应】患者使用时应该考虑自身的身体情况，酌情使用。

【贮藏】置干燥处或冷藏。

牦牛角

【来源】本品为牛科牛属动物牦牛的角。

【性味归经】味酸、咸，性凉。归心、肝、胃经。

【功能主治】清热解毒，凉血息风。主治高热惊痫、血热出血等病证。

【用法用量】内服：锉碎先煎，15~30g，亦可锉末冲服。

【化学成分】传统藏药牦牛角中含钾、钠、镁、铁等16种矿物质，有常量、微量元素和多种氨基酸。

【药理研究】①治疗惊痫。②清心。③凉血息风。④治疗血热出血。

【注意事项】脾胃虚寒者禁用。

【古籍记载】

①明代《本草纲目》记载："酸、咸、凉，无毒。治惊痫热毒，诸血病。"

②清代《医林纂要》记载："牦牛，甘，温。功用略同牛肉。"

【现代应用】

药用。

牦牛角性凉，味咸、酸。牦牛角无毒，能够镇静，镇痉，解热，清心。并且还对高热神昏有非常好的治疗作用，如果有惊狂热毒病证，可以佩戴牦牛角手串。此外，对痈疡吐血、斑疹、衄血有很好的治疗作用。

【不良反应】脾胃虚弱者慎用。

【贮藏】阴干或低温烘干。

牛肉

【来源】本品为牛科野牛属动物黄牛或水牛的肉。宰牛时取肉，鲜用或冷藏。

【性味归经】甘，水牛肉性凉，黄牛肉性温。

【功能主治】补脾胃，益气血。主治脾胃虚弱、气血不足、虚劳羸瘦、腰膝酸软、消渴、吐泻、水肿。

【用法用量】内服：煮食或煎汁，适量，或入丸剂。外用：生裹或丸摩。

【化学成分】每 100g 约含有蛋白质 20.1g，脂肪 10.2g，维生素 B_1 0.07mg，维生素 B_2 0.15mg，钙 7mg，磷 170mg，铁 0.9mg，含胆甾醇 125mg，以及多种人体必需氨基酸。黄牛肉含三碘甲腺氨酸（Ts），甲状腺素（T4），胆甾醇。水牛肉含有甘氨酸轭合物、磺胺甲氧哒嗪。

【药理研究】①提高免疫力。②抗氧化。

【毒理研究】无明显毒性和致突变作用。

【注意事项】牛自死、病死者，禁食其肉。

【古籍记载】

元代《饮膳正要》记载："脾胃久冷，不思饮食。牛肉五斤（去脂膜，切作大片），胡椒五钱，荜茇五钱，陈皮二钱（去白），草果二钱,缩砂二钱,良姜二钱。上为细末,生姜汁五合,葱汁一合,盐四两,同肉拌匀,腌二日,取出焙干作脯,任意食之。"

【现代应用】

①药用。

临床报道有治疗带状疱疹选用新鲜生牛肉(带血为佳),洗净切片,厚2~3mm,外敷患处,日更换2次,忌食辛辣。水牛肉能安胎补血;黄牛肉补气,与绵黄芪同功。

②食用。

牛肉是高蛋白、低脂肪、低胆固醇的食材,并含有很多矿物质和维生素,而且牛肉蛋白质、氨基酸的组成比猪肉更适合人体吸收,所以多用于病后的恢复和损伤组织的修复。牛肉里也含有非常丰富的铁,铁是造血所不可缺少的元素。

【不良反应】患者使用时应该考虑自身的身体情况,酌情使用。

【贮藏】冷藏。

牛骨

【来源】本品为牛科野牛属动物黄牛或水牛的骨骼。宰牛时或加工牛肉时留下的骨骼,去净残肉,烘干或晾干备用。

【性味归经】味甘,性温。无毒。

【功能主治】蠲痹,解毒。主治关节炎、泻痢、疳疮。

【用法用量】内服:烧存性入散剂,3~5g。外用:烧存性调敷。

【化学成分】牛骨中有丰富的钙质。其有机成分为多种蛋白质,如骨胶原。牛骨的脂肪含量为12%~20%,构成脂肪的脂肪段,主要是棕榈酸、硬脂酸及油酸。牛骨的脂肪常集中在骨的髓部。

【药理研究】①骨诱导。牛骨形成蛋白具有很强的成骨诱导

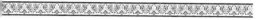

活性作用。②抗肿瘤。

【毒理研究】牛骨无明显毒性和致突变作用。

【古籍记载】

①明代《本草纲目》中记载牛骨治水谷痢疾："牛骨灰同六月六日曲 (炒) 等分，为末，饮服方寸匕。"

②唐代《千金方中》中记载牛骨治鼻中生疮："烧牛、狗骨灰，以腊月猪脂和敷之。"

【现代应用】

①药用。

《中华本草》记载："牛骨，味甘无毒，主治蠲痹，解毒，主治关节炎，泻痢。"

②食用。

牛骨是一种常见的补钙材料,营养丰富,它含有骨胶原、脂肪、钙、钾、铁等成分，一般多用于煲汤。经常喝牛骨汤可以为人体补充丰富的钙质，促进骨骼的生长发育，达到强身健体的目的。

【不良反应】患者使用时应该考虑自身的身体情况,酌情使用。

【贮藏】置阴凉通风干燥处。

牛髓

【来源】本品为牛科野牛属动物黄牛或水牛属动物水牛的骨髓。宰牛加工食品时，收集有髓腔的骨骼，敲取骨髓，鲜用。

【性味归经】味甘，性温。归肾、心、脾经。

【功能主治】补肾填髓，润肺，止血，止带。主治精血亏损、虚劳羸弱、消渴、吐衄、便血、崩漏、带下。

【用法用量】内服：煎汤、熬膏，适量。补虚宜酒冲，治吐血崩带宜烧灰。外用：涂搽。

【化学成分】黄牛髓每 100g 含蛋白质 0.5g，脂肪 95.8g，灰分 0.3g，硫胺素微量，核黄素 0.01mg，盐酸 0.05mg。另含有脂肪酸：月桂酸 0.1%，肉豆蔻酸 2.6%，棕榈酸 32.3%，硬脂酸 15.5%，十四烯酸 0.7%，十六烯酸 3.0%，油酸 43.2%，亚油酸 2.6% 等。还含有肽类。

【药理研究】止痛。从牛骨髓提取的七肽能抑制分解脑啡肽的酶（氨基肽酶、二肽基氨基肽酶和血管紧张素转化酶），因此有止痛作用。

【毒理研究】牛髓无明显毒性和致突变作用。

【注意事项】对牛髓过敏者需禁用。

【古籍记载】

①唐代《食疗本草》治瘦病："（牛）髓，和地黄汁、白蜜，作煎服之。"

②清代《虚劳心传》治虚损："黄牛脊髓（腿髓全用弥佳，去筋膜捣烂，八两），山药（蒸，研细末，八两），炼白蜜（八两）。共捣匀，入瓷器内，隔汤煎，一炷香为度。空心用鸡子大一块，白汤调服。"

③明代《万病回春》治瘫痪："熟牛骨内髓一碗，炼熟蜜一斤。二味滤过，入炒面一斤，炒干姜末三两。四味搅匀，丸如弹子大。一日服三四丸，细嚼酒下。"

④明代《古今医统》治皮肤枯燥如鱼鳞："牛骨髓、真酥油各等分。上二味合炼一处，以净瓷器贮之。每日空心用三匙，热酒调服，不饮酒者蜜汤调。"

【现代应用】

①药用。

从牛骨髓中提取的七肽能抑制分解脑啡肽的酶，具有止痛作用；牛髓还具有壮阳壮腰作用，能强精益气，提高精液质量，增强精子活力。

补肾虚：症状为"热"，主要有腰酸、燥热、盗汗、虚汗、头晕、耳鸣等的肾阴虚症状。

强筋：强筋、通络，解除疲劳和调理腰膝酸软。

壮骨：含有丰富的钙，能刺激骨基质和骨细胞生长，使钙盐在骨组织中沉积。

养颜护肤：具有增强皮肤张力、消除皱纹的功效。

养阴补虚：补虚损，益精气，润肺补肾，用于肺肾阴虚。适用于久病体虚者。

②食用。

牛髓有治疗精髓亏虚，肢体痿弱，肌肉瘦削，皮肤松弛，腰膝酸软，遗精盗汗，精血亏虚，皮肤干燥，肺肾亏虚，咳嗽日久不愈，虚劳羸瘦，命门火衰，下元亏损，面色苍白，目眩耳鸣，畏寒肢冷，夜尿频多的功效。

【不良反应】患者使用时应该考虑自身的身体情况，酌情使用。

【贮藏】冷藏。

牛齿

【来源】本品为牛科野牛属动物黄牛或水牛的牙齿。宰牛时从口中取下牙齿，洗净，晾干。

【性味归经】味涩，性凉。归心包经。

【功能主治】镇惊，固齿，解毒。主治小儿痫病、牙齿动摇、发背恶疮。

【用法用量】内服：1~3g，入丸、散。外用：研末搽；或烧灰调敷。

【化学成分】黄牛牙齿釉质含无机物95%以上，有机物占比不足2%。

【药理研究】①解热。②镇静。③抗惊厥。

【毒理研究】毒理研究发现牛齿无明显毒性和致突变作用。

【古籍记载】

①北宋《证类本草》固牙齿："牛齿二十枚，固济瓶中，煅令通赤，取细研为末。水一盏，末二钱匕，煎令热，含浸牙齿，冷即吐却，永坚牢。"

②北宋《圣济总录》治发背疮肿痛："水牛牙齿（煅赤）、太阴玄精石各一分，乳香一钱（研）。上三味，捣研为末，每用绯绢量疮大小剪，以津唾调药，摊绢上贴之。"

【现代应用】《中药大辞典》记录，牛齿具有镇惊、固齿之功效，还有治疗小儿癫痫的作用。

【不良反应】患者使用时应该考虑自身的身体情况，酌情使用。

【贮藏】冷藏。

牛肝

【来源】本品为牛科野牛属动物黄牛或水牛的肝脏。宰牛时剖腹取肝脏，洗净，鲜用或烘干。

【性味归经】味甘，性平。

【功能主治】补肝，养血，明目。主治虚劳羸瘦、血虚萎黄、青盲雀目、惊痫。

【用法用量】内服：煮食；或入丸、散。

【化学成分】黄牛的肝脏每 100g 含有蛋白质 18.9g，碳水化合物 9g，脂肪 2.6g，灰分 0.9g，以及钙 13mg。磷 400mg，铁 9mg，硫胺素 0.39mg，核黄素 2.3mg，烟酸 16.2mg，抗坏血酸 18mg，维生素 A。此外，含有各种酶、磷脂、高度不饱和脂肪酸、二十碳四烯酸、胆甾醇，以及肝糖原等。牛肝还含有棕榈酸视黄酯，胆绿素还原酶。

【药理研究】①保肝作用。②抗肿瘤作用。

【毒理研究】牛肝无明显毒性和致突变作用。

【注意事项】高胆固醇血症、高血压和冠心病患者应少食。

【古籍记载】

①北宋《太平圣惠方》记载治青盲积年不瘥："黄牛肝一具（细切，曝干），土瓜根三两，羚羊角屑一两，蕤仁一两（汤浸，去赤皮），细辛一两，车前子二两。上药，捣细罗为散，空心以温酒调下二钱。"

②明代《普济方》记载治小儿惊痫："青牛肝一具，细取薄切，以水洗漉出沥干，以五味酱醋食之。"

③唐代《古今录验方》记载治妇人阴痒："有虫取牛肝，截五寸，绳头纳阴中，半日虫入肝，出之。"

【现代应用】

①药用。

《中华本草》记载，牛肝的功效包括解毒、护肝明目、补血等，主治血虚萎黄，虚劳羸瘦，青盲，雀目。

②食用。

肝是体内最大的毒物中转站和解毒器官，所以买回的鲜肝不要急于烹调，应把肝放在水龙头下冲洗 10 分钟，然后放在水中浸泡 30 分钟。烹调时间不能太短，至少应该在急火中炒 5 分钟以上，使肝完全变成灰褐色，看不到血丝才好；治疗贫血配菠菜最好。肝脏富含铁，在西方国家可能是最受欢迎的内脏。有多种肝类，其中，以小牛肝的品质及风味最佳。除了公牛肝通常用于煨菜及做砂锅菜之外，所有的肝类都可以油炸或烤，但是采用煎炒的方式才最能保存肝脏的湿润。羊肝的腥味比小牛肝大，肉质较不嫩，在中东的烹调法是串在铁叉上烧烤。猪肝的腥味也很大，但广受熟食店欢迎，通常会做成肝酱。

【不良反应】一般人群均可食用，每次约 50g。

【贮藏】冷藏。

牛肾

【来源】本品为牛科野牛属动物黄牛或水牛的肾脏。宰牛时剖腹取肾脏，鲜用或冷藏。

牛肾属于有沟多乳头肾，相邻肾叶仅中部合并，肾表面以沟分开，每一肾叶仍保留独立的肾乳头。

【性味归经】味甘、咸，性平。

【功能主治】补肾益精，强腰膝，止痹痛。主治虚劳肾亏、阳痿气乏、腰膝酸软、湿痹疼痛。

【用法用量】内服：煮食。

【化学成分】每 100g 牛肾含蛋白质 12.8g，碳水化合物 0.3g，脂肪 3.7g，灰分 0.9g，钙 17mg，磷 198mg，铁 11.4mg，硫胺素 0.34mg，核黄素 1.75mg，烟酸 5.1mg，维生素 C 6mg，维生素 A 340IU。

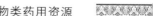

【药理研究】升血压。

【毒理研究】毒理研究发现牛肾无明显毒性和致突变作用。

【注意事项】高血脂患者，痰湿体质、特禀体质、阴虚体质、瘀血体质等人群不适合食用牛肾。

【古籍记载】

宋代《太平圣惠方》："治五劳七伤，阳痿气乏，牛肾一枚（去筋膜，细切），阳起石四两（布裹），粳米二合。以水五大盏，煮阳起石，取二盏，去石，下米及肾，着五味、葱白等煮作粥，空腹食之。"

【现代应用】

①药用。

临床上用牛肾、人参、肉苁蓉、当归、女贞子、鹿茸、墨旱莲、桑葚、枸杞子、麝香制成的九味参蓉胶囊治疗阴阳两虚引起的头晕耳鸣，失眠多梦，心悸气短，畏寒肢冷，潮热汗出，腰膝酸软。由生晒参、牛肾、驴肾、狗肾、黄毛鹿茸制成的参茸三肾胶囊用于治疗肾阳不足引起的神倦乏力、腰酸腿软、耳鸣自汗。由人参 40g，鹿茸 40g，鹿肾 13.3g，牛肾 13.3g，海狗肾 13.3g，黄芪 120g，当归 40g，肉苁蓉 13.3g，阳起石 40g，枸杞子 240g，杜仲 80g，附片 60g，菟丝子 80g，熟地黄 80g，淫羊藿 160g，韭菜子 40g 制成的参茸强肾口服液具有补肾壮阳，填精益髓之功效。用于治疗肾阳不足，精血亏损而致的肢倦神疲，眩晕健忘，阳痿早泄，不育不孕，腰膝冷痛。

②食用。

牛肾具有丰富的营养价值，牛肾含有丰富的维生素、营养元素和矿物质，其中，蛋白质、钙、铁等营养元素成分都较为丰富，还可以治疗贫血。吃牛肾可以起到补肾固精的作用，可以治疗由肾虚导致的腰酸腿软乏力、耳聋耳鸣、阳痿早泄、勃起功能障碍等。

【不良反应】患者使用时应该考虑自身的身体情况，酌情使用。

【贮藏】冷藏。

牛鞭

【来源】本品为牛科野牛属动物黄牛或水牛的阴茎和睾丸。杀雄牛后，割取阴茎和睾丸，除去残肉及油脂，整形后风干或低温干燥。

【性味归经】味甘、咸，性热。

【功能主治】补肾壮阳，散寒止痛。主治肾虚阳痿、遗精、宫寒不孕、遗尿、耳鸣、腰膝酸软、疝气。

【用法用量】内服：炖煮，1具；或入丸、散；或浸酒。

【化学成分】本品含多种氨基酸。

【药理研究】①壮阳。②延缓衰老。③提升人体免疫力。

【毒理研究】毒理研究发现牛鞭无明显毒性和致突变作用。

【书籍记载】

①《实用中医内科学》中记载治阳痿："牛鞭一根，韭菜子25g，淫羊藿15g，菟丝子15g。将牛鞭置于瓦上文火焙干，磨细，淫羊藿加少许羊油，在文火上用铁锅炒黄（不要炒焦），再加菟丝子、韭菜子磨成细末。将上药共和调匀。每晚黄酒冲服1匙，或将工匙粉和用蜂蜜成丸，用黄酒冲服。"

②《实用中医内科学》中记载治遗尿："取牛鞭一条（鲜、干均可），浸泡洗净后切碎，加少许食盐炖烂，连汤一次服完。"

【现代应用】

①药用。

《中药大辞典》《中华本草》等现代典籍记载牛鞭性热，归肝经、肾经，具有补肾壮阳，益气生精的作用，用于治疗男性肾阳亏虚所致的阳痿、遗精、性欲低下等。

②食用。

作为医药滋补品的牛鞭，其功效和作用主要在于治疗男性阳痿早泄，能补肾壮阳，固本培元。牛鞭食用方法有炖汤、烤肉、煎炸等。牛鞭属于大热的食物，南瓜性温，同食容易引起消化不良。

【不良反应】患者使用时应该考虑自身的身体情况，酌情使用。

【贮藏】冷冻。

牛筋

【来源】本品为牛科野牛属动物黄牛或水牛属动物水牛的蹄筋。宰牛加工牛肉时取下蹄筋，洗净，鲜用或烘干。

【性味归经】味甘，性凉。

【功能与主治】补肝强筋，祛风湿，利尿。主治筋脉劳伤、风热体倦、腹胀、小便不利。

【用法用量】内服：适量，煮食。

【化学成分】每 100g 牛蹄筋含有蛋白质 30.2g，脂肪 0.3g，灰分 0.2g。

【药理研究】改善骨髓抑制。

【毒理研究】牛筋无明显毒性和致突变作用。

【古籍记载】

①清代《本草从新》记载："补肝强筋，益气力，健腰膝，

长足力，续绝伤。"

②清代《药性考》："牛筋多食令人生内刺。"

【现代应用】牛筋为牛脚掌部位的块状的筋腱，大约和拳头一样大小。其中含有丰富的蛋白质及胶原蛋白，脂肪含量较少，且不含胆固醇，含钾、钙、镁、铁、锌、硒，含钠、磷较多，具有较丰富的营养作用，对人体健康有益，具有活络筋骨、温补肾阳及美容养颜等功效。①活络筋骨：牛蹄筋补血活血作用较强，可有效活络筋骨，改善股骨头坏死的症状，对于患者有强壮筋骨的作用，有利于后期康复。②温补肾阳：牛蹄筋还具有温补肾阳的功效。牛蹄筋味甘性温，可入脾经和肾经，有温补肾阳的功效。对肾脏健康有好处，有助于改善肾阳虚的症状。③美容养颜：牛蹄筋中含有丰富的胶原蛋白，脂肪含量非常低，并且不含胆固醇。食用后可增强细胞生理代谢功能，补充皮肤所需的胶原蛋白，使皮肤更有弹性。有助于消除细纹，延缓皮肤衰老。

【不良反应】患者使用时应该考虑自身的身体情况,酌情使用。

【贮藏】冷藏。

牛蹄

【来源】本品为牛科野牛属动物黄牛或水牛属动物水牛的蹄。宰牛时取下蹄部，洗净，鲜用。

【性味归经】味甘，性凉。

【功能主治】清热止血，利水消肿。主治风热、崩漏、水肿、小便涩少。

【用法用量】内服：煮食，适量。

【药理研究】①人体组织是由细胞和胶原纤维构成的。如果人体缺乏胶原纤维，容易发生癌症或者境界瘤。如果人体缺乏胶原纤维，那么韧带就会松弛，容易发生内脏下垂、痔疮、疝气。如果人体缺乏胶原纤维，那么骨质就会疏松，容易发生骨质增生或者关节炎。由于人体自己不能生产胶原纤维，而牛蹄筋含有大量的胶原纤维，因此牛蹄筋是人类补充胶原纤维的重要途径。②活络筋骨：中医认为牛蹄筋有益气补虚，温胃和中的作用，因此患者食用牛蹄筋能补血活血，活络筋骨。牛蹄筋能增强细胞生理代谢功能，对股骨头坏死者有良好的强筋壮骨作用，利于患者的康复。③温阳补肾：牛蹄筋味甘，性温，入脾、肾经，有益气补虚，温补肾阳的作用。

【毒理研究】毒理研究发现牛蹄无明显毒性和致突变作用。

【注意事项】虚寒者慎服。《食疗本草》："头蹄，患冷人不可食。"《食经》："患冷人勿食蹄中巨筋，多食令人生肉刺。"

【古籍记载】

唐代《食医心镜》："治气浮水肿，腹肚胀满，小便涩少。水牛蹄一只（汤洗，去毛），如食法，隔夜煮令烂熟，取汁作羹；蹄切，空心饱食。"

【现代应用】牛蹄具有美容保健作用，能增强细胞生理代谢，使皮肤富有弹性和韧性，延缓皮肤的衰老；还可以补肾生髓，养血通脉。适用于再生障碍性贫血，白细胞减少，血小板减少及其他骨髓造血功能减退等疾病的辅助治疗。同时，牛蹄中的牛蹄甲有定惊安神、敛疮的功效，主要用于治疗癫痫、小儿夜啼、疔疮。烧灰研末配水内服，或煅烧之后，配合香油或者植物油调和后，在患处涂抹。

【不良反应】患者使用时应该考虑自身的身体情况，酌情使用。

【贮藏】置阴凉通风干燥处或冷藏。

羊皮

【来源】本品为牛科动物山羊或绵羊的皮，宰羊时剥取外皮，鲜用或烘干。

【性味归经】味甘，性温。归肺、脾、大肠经。

【功能主治】补虚，祛瘀，消肿。主治虚劳羸弱、肺脾气虚、跌打肿痛、蛊毒下血。

【用法用量】内服：适量，作羹；或烧存性研末，每次 6～9g。外用：适量，敷。

【化学成分】山羊或绵羊的皮含水分、蛋白质、脂肪及无机物等。

【药理研究】①抗炎。②抗氧化。③促进创面愈合。

【毒理研究】毒理研究发现羊皮无明显毒性和致突变作用。

【古籍记载】

①唐代《食疗本草》记载羊皮："去毛，煮羹：补虚劳。煮作臛食之：去一切风，治肺中虚风。"

②明代《本草纲目》记载："干皮烧服，治蛊毒下血。"

③元代《饮膳正要》记载具有补中益气功效的食疗方羊皮面："羊皮（二个，洗净，煮软），羊舌（二个，熟羊腰子四个，熟，各切如甲叶），蘑菇（一斤，洗净），糟姜（四两，各切如甲叶）。上件，用好肉酽汤或清汁，下胡椒一两，盐、醋调和。"

【现代应用】

①药用。

本品主要用于虚劳羸弱、肺脾气虚等证。临床上常可用羊皮配合其他药物，治疗虚劳病证如患者久病虚劳，治肺脾气虚病证如咳嗽、气喘、咯痰、食少、腹胀、便溏。

②食用。

羊皮面：羊皮作为食物，最早记载于《食疗本草》，元代《饮膳正要》中有记载由羊皮、羊舌、蘑菇、生姜等为材料制成的羊皮面，有补中益气的功效。

大蒜炒羊皮：将羊肉块上的羊皮连同附着的肥肉脂肪一起切开，冷水入电饭煲，加蒜瓣、生姜，炖煮一小时左右；捞出羊皮，沥干汤汁，用少量盐提前腌制入味；依次加入红辣椒、蒜白、蒜叶、蒜瓣、生姜炒熟。大蒜具有抗炎、杀菌、免疫调节、保护心血管等药理作用，配合羊皮能够增强羊皮抗氧化、清除自由基的功效。

③医用敷料。

临床常使用羊皮敷料作为烧伤创面覆盖物或预防褥疮、压疮。将绵羊宰杀剥皮，剔净羊毛，用肥皂水洗干净后加入磷酸缓冲液，漂洗后置于新洁尔灭溶液浸泡，然后放入甲醛溶液中固定 2 小时后洗涤干净，制备成的脱细胞羊皮敷料能够有效预防伤口感染、缩短伤口愈合时间。

【贮藏】置阴凉通风干燥处。

🔲 羊肉

【来源】本品为牛科动物山羊或绵羊的肉，宰羊时剥取外皮，取肉鲜用。

【性味归经】味甘，性热。归脾、胃、肾经。

【功能主治】温中健脾，补肾壮阳，益气养血。主治食少反胃，久痢；虚劳羸弱，腰膝酸软，阳痿，寒疝，产后虚羸少气，缺乳。

【用法用量】内服：煮食或煎汤，每次 120～250g。

【化学成分】山羊或绵羊的肉，因羊的种类、年龄、营养状况、躯体部位等而有差异。以瘦肉为例，含水分 68%，蛋白质 17.3%，脂肪 13.6%，碳水化合物 0.5% 等。

【药理研究】①补充人体微量元素。②抗肿瘤。③抗炎、促进大脑发育、预防心血管疾病等。

【毒理研究】目前尚未有毒性及致突变作用的相关报道。

【注意事项】须注意肝病患者忌服羊肉。羊肉甘温大热，过多食用可能会加重病情。羊肉不应与部分食材同服，如西瓜、南瓜等。

【古籍记载】

①汉代《名医别录》记载："主缓中，治乳瘕积，及头脑大风汗出，虚劳寒冷，补中益气，安心止惊。"

②唐代《千金要方》记载："主暖中止痛，利产妇。"

③唐代《外台秘要》记载："治胃寒下痢，羊肉一片，莨菪子末一两。和，以绵裹之纳下部。"

④宋代《养老奉亲书》记载："治老人虚损羸，瘦羊肉二斤，黄芪（生），人参（去芦头）、白茯苓各一两，枣五枚，粳米二合。先将羊肉去脂皮，取精者肉，留四两切细，余一斤十二两，以水五大盏，并黄芪等，煎取汁三盏，去滓，入米煮粥，临熟，下切了生肉，更煮，入五味调和，空心食之。"

⑤元代《御药院方》所载药方代谷丸治脾胃久虚，全不思食："精羊肉（去筋膜，薄批切）三斤，陈皮三分，小椒二分，葱十根。先以水高肉二指，同煮水尽，去陈皮等，只取肉慢火焙干；次入人参（去芦头）、神曲（炒）、大麦蘖（炒）各二两。上同为细末，

用生姜面糊为丸，如梧桐子大。每服五七十丸，不拘时候，温酒或米饮送下。"

⑥清代《寿世青编》记载："治下焦虚冷，小便频数，羊肉四两，羊肺一具，细切，入盐、豉，煮作羹，空心食。"

【现代应用】

①药用。

羊肉性热，归脾、胃、肾经，可以温中暖肾，益气补虚。主要用于治疗脾胃虚寒、腰膝酸软、虚劳羸瘦等。

②食用。

羊肉汤：羊肉作为食物的历史悠久，元代《饮膳正要》中详细描绘了羊肉的各种吃法。我国甘肃、宁夏、陕西、山东、山西等地均有冬日食用羊肉汤的饮食习惯，临床常辅以当归、生姜制成当归生姜羊肉汤。当归具有补血活血、调经止痛、润肠通便的作用，与羊肉同用，可以增强羊肉补虚之力。生姜温中散寒，既助羊肉散寒暖胃，又可祛除羊肉的膻味。《金匮要略·妇人产后病脉证并治》记载："产后腹中痛，当归生姜羊肉汤主之；并治腹中寒疝，虚劳不足。"现代常用于治疗女性痛经及产后腹痛。

羊肉粥：产妇于产后七日服用羊肉粥，有补益气血，滋补强壮之功效。选用精羊肉200g，粳米100g，生地黄50g，桂皮1g，其余调料适量。做法：先将生地黄切片加适量清水，煎煮两次，取50mL地黄液并滤过备用。将事先切好的羊肉与粳米一起放入锅中煮。待粥成后，兑入地黄药液及桂皮末。

【不良反应】切记不要过量服用，容易导致腹部疼痛、呕吐等不良反应。患者使用时应该考虑自身的身体情况，酌情使用。

【贮藏】置阴凉通风干燥处。

羊骨

【来源】本品为牛科动物山羊或绵羊的骨骼，宰羊时取骨骼鲜用，或冷藏、烘干。

【性味归经】味甘，性温。归肾经。

【功能主治】补肾，强筋骨，止血。主治虚劳羸瘦、腰膝无力、筋骨挛痛、耳聋、齿摇、膏淋、白浊、久泻久痢、月经过多、鼻衄、便血。

【用法用量】内服，一具。

【化学成分】山羊中绵羊的骨骼因部位、年龄等不同，骨的化学组成亦有差别。其中，变化最大的是水分与脂类。骨质中含有无机物，其中一半以上是磷酸钙，还含少量碳酸钙、磷酸镁和微量的氟、钠、钾、铁、铝等。

【药理研究】①抗氧化。②调节免疫。③骨诱生。④降血压。⑤抗菌。

【毒理研究】目前尚未有毒性及致突变作用的相关记载。

【注意事项】素体火盛者慎用。

【古籍记载】

①西汉《名医别录》记载："脊骨，主虚劳，寒中，羸瘦。"

②唐代《新修本草》记载："头骨，疗风眩，瘦疾。"

③北宋《太平圣惠方》有羊骨入方剂的记载："治虚损羸瘦乏力，益精气。羊连尾脊骨一握，肉苁蓉一两（酒浸一宿），菟丝子一分（酒浸三日，曝干，别捣末），葱白三茎（去须，切），粳米三合。上细锉碎脊骨，水九大盏，煎取三盏，去滓，将骨汁入米并苁蓉等煮粥，欲熟，入葱、五味调和，候熟，即入菟丝子末

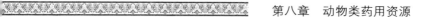

及酒三合，搅转，空腹食之。"

④明代《普济方》记载羊胫灰散："治小儿洞泄下痢不瘥，乳食全少，羊胫骨（烧灰）、鹿角（烧灰）各一两。上研为末，炼蜜和丸，如梧桐子大。每服以热水化下三丸，日三四服，量儿大小加减。"

【现代应用】

①药用。

羊骨具有促进新生骨再生、加速骨折愈合的功效，临床上使用羊骨胶原肽治疗骨折及骨质疏松。羊骨也可以配伍其他药物，治疗虚劳病证如耳聋、齿摇、膏淋、白浊等证。羊骨具有止血作用，可用于治疗月经过多。

②食用。

羊骨汤：羊骨汤最早出自唐代孙思邈所著的《备急千金要方》，主要治疗虚劳失精、神疲多睡、视力减退。《备急千金要方》记载："羊骨（一具），饴糖（半斤），生地白术（各三斤），大枣（二十枚），桑皮，浓朴（各一两）。上十五味咀，以水五斗，煮羊骨，取汁三斗，去骨，煮药约取八升，下饴令烊，平旦服一升，后旦服一升。"现代经过简化改良后已经成为一道十分常见的美食。现代研究表明羊骨汤中富含钙、磷等多种微量元素，长期服用能够强壮筋骨、改善视力。

羊骨胶原多肽口服液：利用羊骨为原料进行酶解，开发的羊骨胶原多肽口服液，可直接被肠道吸收，进入血液，达到皮肤、肝脏、肾脏等身体各个部位。具有低致敏性、抗氧化、抗疲劳、增强免疫力、促进矿物质吸收、延缓皮肤衰老、促进骨骼生成等作用。

【贮藏】置阴凉通风干燥处。

羊脂

【来源】本品为牛科动物山羊或绵羊的脂肪油，宰羊时取腹部脂肪，置锅内煎熬，滤出油脂，冷却。本品呈均匀脂状，白色，触之松软细腻，有微弱的特殊羊膻味。入口即化。

【性味归经】味甘，性温。归心、脾、肾经。

【功能主治】补虚，润燥，祛风，解毒。主治虚劳羸瘦、久痢、口干便秘、肌肤皲皱、痿痹、赤丹肿毒、疮癣疮疡、烧烫伤、冻伤。

【用法用量】内服：烊化冲服，30～60g，或煮粥，或入煎剂。外用：适量，熬膏敷。

【化学成分】山羊或绵羊的脂肪油，羊脂以甘油酯为主，含饱和脂肪酸等。

【药理研究】①保护心脑血管。具有降血脂、抗动脉粥样硬化、抗血栓的功效。②辅助增效。研究表明羊脂与淫羊藿一同炮制具有辅助增效的作用。

【毒理研究】目前尚未有毒性及致突变作用的相关记载。

【注意事项】外感未解及痰热内盛者禁服。

【古籍记载】

明代《普济方》记载羊脂粥："治半身不遂，中风。羊脂，入粳米、葱白、姜、椒、豉煮粥，日食一具。"

【现代应用】

①药用。

羊脂油内服可补虚润燥，能够治疗久病虚损，形体羸瘦。其中所含的油脂类成分有润肠通便的功效。外用能够治疗皮肤干燥及手足皲裂，具有一定的美容效果。

②食用。

羊脂油中含 16 种脂肪酸，包括不饱和脂肪酸 9 种，占 54.48％，主要为油酸（34.45％）、反式 9- 十八碳烯酸（10.16％），还有少量的亚油酸（1.37％）；饱和脂肪酸有 7 种，占 40.13％，主要为棕榈酸（21.59％）、硬脂酸（13.49％）、肉豆蔻酸（2.15％）。炒菜时加入适量羊脂油能够起到补充人体日常所需营养成分，并且有抗血栓、保护心脑血管的作用。

③作炮制辅料。

羊脂常与淫羊藿一同炮制，起到辅助增效的作用。羊脂能促进淫羊藿黄酮苷元的吸收，其所含的脂肪酸成分能够起到表面活性剂作用。作为黄酮苷元的载体促进苷元的吸收，体现增效作用。

【不良反应】外感未解及痰热内盛者服用后可能加重病情。

【贮藏】置阴凉通风干燥处。

羊脑

【来源】本品为牛科动物山羊或绵羊的脑髓，宰羊时剖开盖骨取脑髓鲜用，或冷藏。山羊的新鲜或冰冻脑剔除血块及部分脑膜绞碎后，加丙酮脱脂，分取沉淀物，压滤、干燥、粉碎、灭菌，得到黄褐色粉末，气腥膻，味微咸。

【性味归经】味甘，性温。归心、肝、肾经。

【功能主治】补虚健脑，润肤。主治体虚头昏、皮肤皲裂、筋伤骨折。

【用法用量】内服：适量；外用：适量。

【化学成分】山羊或绵羊的脑，羊脑含丰富的抗坏血酸、核黄素、烟酸、硫胺素、卵磷脂、脑苷脂、蛋白质、脂肪，以及钙、磷、铁等。

【药理研究】①促进神经胶质细胞成熟。②降血压。③利尿消肿。④降血脂。⑤降血糖。⑥抑制生长激素分泌。

【毒理研究】临床未见毒性和致突变作用相关报道。

【注意事项】不宜多食。

【古籍记载】

①明代《本草纲目》记载："山羊脑，养筋；绵羊脑，治头脑昏晕。"

②宋代《圣济总录》记载羊脑："治风寒入脑，头疼久不愈者。"

③唐代《千金要方》就有羊脑入方剂的记载："治四肢骨碎，筋伤蹉跌，羊脑一两，胡桃脂、发灰、胡粉各半两。上四味捣和如膏敷，生布裹之。"

④唐代《古今录验方》记载其治疗肉刺："好薄刮之，以新酒、醋和羊脑敷之，一宿洗去，常以绵裹之。"

⑤元代《瑞竹堂方》记载："治小儿丹瘤，绵羊脑子（生用）、朴硝。上二味，调匀，贴于瘤上。"

【现代应用】

①药用。

临床上常可配合其他药物，治疗虚损病证如体虚引起的头昏；羊脑捣碎敷于患处也可治疗筋伤骨折。将羊脑混入面脂手膏制成护肤品，具有滋润皮肤的功效。

②食用。

清汤羊脑：用料：羊肉汤 500mL，羊脑 1 个，枸杞适量，盐 2g，胡椒粉 2g，青菜适量。做法：羊脑放入锅中焯水，去掉浮沫杂质。将焯好的羊脑同煮好的羊肉汤一起放入炒锅里，加入适量的盐和胡椒粉调味，放入适量的枸杞煮 2 分钟即可。羊脑含有丰富的抗坏血酸，脂肪中包括多种物质，如卵磷脂、脑苷等，是很好的冬季进补佳品。枸杞子可调节机体免疫功能，能有效抑制肿瘤生长和细胞突变，具有延缓衰老、抗脂肪肝、调节血脂和血糖、促进造血功能等方面的作用。

天麻旗参炖羊脑：取新鲜羊脑一个、天麻、旗参、川芎、黄芪、羊骨汤、味精、食盐、鸡精、胡椒粉各适量。用清水漂洗羊脑，剔净血筋，放姜葱水中滚过，使之略为凝结并去除异味；川芎和黄芪配清水煮成药汤待用；将羊脑放进炖盅，加入天麻片、旗参片、味精、鸡精、食盐、胡椒粉，倒入适量川芎、黄芪汤和羊骨汤，加盖上笼，旺火约蒸 1 小时取出即成。羊脑主治体虚头昏，配合补气之旗参和治疗头痛的天麻，能够缓解由体虚引起的头昏、头痛。

【不良反应】不宜多食，多食生热。同酒服用可能引发中风。

【贮藏】置阴凉通风干燥处。

🔲 山羊角

【来源】牛科动物山羊的角。四季均可采收，宰杀羊时，锯取其角，晒干。

【性味归经】味咸，性寒。归肝、心经。

【功能主治】清热，镇惊，明目，解毒。主治小儿惊痫、高热神昏、风热头痛、烦躁失眠、惊悸、青盲、痈肿疮毒。

【用法用量】内服：煎汤，30～50g；或外用适量。

【化学成分】山羊角含氨基酸、多肽、角蛋白、甾族化合物、苷类、磷脂类物质及无机元素。

【药理研究】①解热。②抗惊厥。③镇静。④镇痛。⑤抗病毒。

【毒理研究】毒理研究发现山羊角无明显毒性和致突变作用。

【注意事项】不宜大量服用，有抑制中枢神经系统作用。

【书籍记载】

①唐代《药性论》记载："大寒。"

②明代《赤水玄珠》记载其能治耳内脓汁不干："山羊角，烧存性，为末。每次二三分入（耳）内，日二次。"

③《吉林中草药》记载羊角治疗小儿惊痫："山羊角，烧焦研末。每次 15g，日服 2 次。"

④《内蒙古药用动物》记载羊角能够治疗妇人胎衣不下："青羊角、藏羚角、赤小豆、硇砂各 3g。共为细末。日服 3~5 次，每次 0.6g，用酒冲服。"

【现代应用】《中药大辞典》《中华本草》等现代典籍记载"山羊角，味咸，性寒，功能主治为清热，镇惊，散瘀止痛"。主要用于治疗小儿发热惊痫、头痛、产后腹痛、痛经等证。现代药理研究证实山羊角具有解热、抗惊厥、镇静的功效。临床上可以替代羚羊角，治疗小儿惊痫及高热神昏。《本草新编》记载山羊角"专活死血"，明山羊角还可治疗血瘀引起的痛经及产后腹痛。山羊角还有一定的扩张血管的功效，能够治疗高血压引起的头痛。

【不良反应】切记不要过量使用，可能抑制中枢系统。患者使用时应该考虑自身的身体情况，酌情使用。

【贮藏】置阴凉通风干燥处。

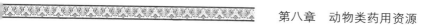

山羊肉

【来源】本品为牛科动物青羊、北山羊及盘羊的肉。

　　绵羊肉肌肉呈暗红色，肉纤维细而软，肌肉间夹有白色脂肪，脂肪较硬且脆。山羊肉肉色较绵羊肉淡，有皮下脂肪，只在腹部有较多的脂肪，肉有膻味。

【性味归经】味甘，性热。归肾经。

【功能主治】补虚损，助肾阳，壮筋骨。主治虚劳内伤、筋骨痹弱、腰脊酸软、阳痿精寒、赤白带下、宫冷不孕。

【用法用量】内服：煮食。

【化学成分】山羊肉中蛋白质含量为 18.8%～21.4%，高于其他畜肉。

【药理研究】山羊肉药理活性研究同"羊肉"。

【注意事项】热病时疫患者禁服，孕妇慎服。

【古籍记载】

　　①宋代《本草图经》记载："益人，兼主冷劳，山岚疟痢，妇人赤白带下。"

　　②元代《日用本草》记载："疗筋骨急强，虚劳。益气，利产妇。"

　　③明代《本草汇言》记载："大补虚劳，脱力内伤，筋骨痹弱。又治男子精寒髓乏，阳事不振，或妇人积年淋带，腰脊痿软，血冷不育等证，用酒煮烂，和椒、盐作脯食。"

【现代应用】

　　①药用。

　　临床上常可用山羊肉配合其他药物，治疗虚损类病证如虚劳内伤，腰酸骨软，治妇科疾病如白带当中混有血丝或血性白带、

455

不孕症等；此外，山羊肉还可补益肾阳，治疗男子阳痿。

②食用。

红烧山羊肉：山羊肉肉质鲜嫩、味道鲜美，营养价值高，肥而不膻，富含人体多种必需氨基酸，胆固醇和脂肪含量低。山羊肉可祛寒助暖，具有滋阴壮阳、补虚强体、提高人体免疫力之功效。目前，已开发出红烧山羊肉罐头等特色产品。该产品方便食用，口感较佳，是冬季补养佳品。

羊肉炖萝卜：羊肉炖萝卜是一道传统美食，口感独特，营养丰富。萝卜含丰富的维生素 C 和微量元素锌，有助于提高机体的免疫力，提高抗病能力；萝卜中的芥子油能促进胃肠蠕动，增加食欲，帮助消化；萝卜中还含有木质素，能提高巨噬细胞的活力，吞噬癌细胞。此外，萝卜所含的多种酶，能分解致癌的亚硝酸铵，具有防癌作用。山羊肉营养丰富，对肺结核、气管炎、哮喘、贫血、产后气血两虚、腹部冷痛、体虚畏寒、营养不良、腰膝酸软、阳痿早泄以及一切虚寒病证均有很大益处。二者共用，能起到温中补虚，调和脾肾的作用。

【不良反应】热病时疫患者服用后易加重病情。

【贮藏】置阴凉通风干燥处。

山羊血

【来源】本品为牛科动物山羊的干燥血块，冬季宰杀羊时，收集羊血，晒至半干，切成小块，干燥。

本品呈不规则的块状，大小不等。表面黑褐色或紫褐色，凹凸不平，微有光泽。体轻，质坚脆，易折断，断面常夹有羊毛。气微腥，味微咸。

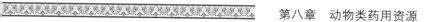

【性味归经】味咸、甘，性温。归心、肝经。

【功能主治】活血散瘀，止痛接骨。主治跌仆损伤、骨折、筋骨疼痛、吐血、衄血、咯血、便血、尿血、崩漏下血、月经不调、难产、痈肿疮疖。

【用法用量】内服 1 ~ 3g，鲜血 30 ~ 50g，或研细粉。

【化学成分】本品含多种蛋白质、少量脂类 (磷脂和胆甾醇)、葡萄糖及无机盐等。

【药理研究】①营养作用。②山羊血中富含多种人体必需氨基酸。③促创伤愈合。④抗炎。⑤抗癌。

【注意事项】有上消化道出血状况的人群忌食。

【古籍记载】

①明代《本草汇言》记载："行血活血散血。如人苦受杖打，血凝垂死；跌扑内损，血胀垂绝；或内伤脏腑筋骨膜络；外损血脉，破裂皮肉，色变气将绝者。用一二厘，温酒调化，灌入喉中。"

②清代《药性考》记载："疗跌扑损伤，咯、吐、呕、衄、便、溺、崩 (诸血)，止血消瘀，和酒服良。"

③清代《随息居饮食谱》记载："破瘀生新，疗跌仆损伤，筋骨疼痛，吐衄，瘀停诸病。"

【现代应用】

①药用。

临床上常可用山羊血治疗各类出血病证如吐血、衄血、呕血、咯血、便血、尿血、崩漏下血。山羊血中含有的羊血多肽具有降血压、抗氧化、抗菌和增强免疫力等多种生物活性，对动脉硬化有预防作用。

②食用。

血浆蛋白粉：血浆蛋白粉是优质的高蛋白原料，具有高蛋白、营养全面、适口性好、消化率高、富含免疫物质等特点。

食品补充剂：山羊血中富含血红素铁，对于缺铁性贫血患者，可以为机体补充血红素铁，促进血红蛋白生成，从而预防和缓解缺铁性贫血。山羊血中富含有维生素 A，维生素 A 能够为视网膜感光物质提供原料，能够缓解视力疲劳和提高视力水平。

食品着色剂：羊血中含有的血红蛋白是一种天然红色素，亚硝基血红蛋白可代替亚硝酸盐起发色作用，避免其形成致癌物质亚硝胺；也可代替胭脂红等人工合成色素，染色的同时能够提高食品营养价值。

粉汤羊血：本品为关中名小吃，口感鲜香美味。开胃的同时还具有活血、补血、清肝排毒、清利肺气的功效。

【不良反应】阴虚血热者慎服。

【贮藏】置阴凉通风干燥处，防毒。

微信扫码

• 中医药应用
• 中医药视频课
• 中医药数据库
• 中医药精选书

第九章　其他类药用资源

桂木（桂枝木）

【来源】本品为樟科植物肉桂的干燥枝条。

【性味归经】味甘，性温。归心、肺、膀胱经。

【功能主治】发汗解肌，温通经脉，助阳化气，调和营卫。主治风寒感冒、寒凝血滞诸痛证、痰饮、蓄水证、心悸等。

【用法用量】3~10g。

【贮藏】木箱装，置通风干燥处。

桂枝尖

【来源】本品为樟科植物肉桂的干燥嫩枝的枝梢。春、夏二季采收，除去叶，截取枝梢，晒干，或切片晒干。

【性味归经】味甘、辛，性温。归心、肺、膀胱经。

【功能主治】发汗解肌，温通经脉，助阳化气，平冲降气。主治感冒。

【用法用量】内服：煎汤，3~6g；或入丸、散。

【注意事项】温热病、阴虚阳盛证、血证患者及孕妇忌服。

【现代应用】

药用。

桂枝尖可用于治疗慢性肾炎，配伍白术、茯苓、大腹皮、泽泻、川楝子，有健脾益气利水的功效。

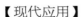 紫苏梗

【来源】本品为唇形科植物紫苏的干燥茎。秋季果实成熟后采割，除去杂质，晒干，或趁鲜切片，晒干。本品呈方柱形，四棱钝圆，长短不一，直径 0.5～1.5cm。表面紫棕色或暗紫色，四面有纵沟和细纵纹，节部稍膨大，有对生的枝痕和叶痕。体轻，质硬，断面裂片状。切片厚 2～5mm，常呈斜长方形，木部黄白色，射线细密，呈放射状，髓部白色，疏松或脱落。气微香，味淡。

【性味归经】味淡、辛，性温。归肺、脾经。

【功能主治】理气宽中，止痛，安胎。主治胸膈痞闷、胃脘疼痛、嗳气呕吐、胎动不安。

【用法用量】水煎服，5～10g。

【化学成分】紫苏梗中含有多种化学成分，包括酚酸类、苯丙酸类、黄酮类、萜类、芳香族等。

【药理研究】①抗氧化。②抗衰老。③抗炎。④促进结肠平滑肌收缩。

【注意事项】紫苏梗属于发散风寒药，药性偏温，患风热感冒的人应注意避免使用。

【古籍记载】

①宋代《本草图经》载："苏，紫苏也，旧不著所出州土，今处处有之，叶下紫色而气甚。夏采茎叶，秋采实。"

②宋代《圣济总录》记载苏橘汤："治伤寒胸中痞满，心腹气滞，不思饮食，紫苏茎（锉）一两，陈橘皮（汤浸去白，焙）二两，赤茯苓（去黑皮）一两半，大腹皮（锉）、旋覆花各一两，半夏（汤洗七遍，焙）半两。上六味，细切如麻豆大，每服五钱匕，水一盏半，入生姜一分（拍碎），枣三枚（擘破），同煎至七分，去滓，温服。"

【现代应用】

①药用。

临床上常将紫苏梗配伍其他药物，发挥其理气宽中、止痛、安胎的作用。如：配伍蒜头连皮、老姜皮、冬瓜皮治疗水肿、蟹中毒；配伍陈皮、生姜治疗胸膈痞闷、呃逆；配伍苎麻根治疗孕妇胎动不安。配伍桑白皮、赤茯苓、桂心、炒枳壳、独活、木香等治消渴后遍身浮肿，心膈不利；配伍陈皮、香附、莱菔子、半夏、生姜治疗胸腹胀闷，恶心呕吐；治疗慢性咽炎可用紫苏梗和旋覆花疏肝利肺；治疗风热犯肺型咳嗽可将桑叶、菊花配以紫苏梗以增强辛散透表之力。

②食用。

研究发现，紫苏梗中蛋白含量丰富，尤其是油用紫苏类型，显著高于常见青饲及牧草；蛋白中氨基酸种类齐全，必需氨基酸含量较高，是优良的蛋白质来源；紫苏梗粗脂肪含量不高，但脂肪酸种类丰富；紫苏梗中 β - 胡萝卜素及维生素 C 含量均较高，是营养价值较高的食品原料。

【不良反应】紫苏梗中含有大量的草酸，大量使用可能会刺激胃肠道黏膜，出现腹痛、恶心等症状；如果长期大量使用紫苏梗，还可能诱发泌尿系统结石。

【贮藏】置干燥处。

 荆芥穗

【来源】本品为唇形科植物荆芥的干燥花穗。夏、秋二季花开到顶、穗绿时采摘，除去杂质，晒干。

【药性归经】味辛，性微温。归肺、肝经。

【功能主治】解表散风，透疹，消疮。主治感冒、头痛、麻疹、风疹、疮疡初起。

【用法用量】内服：煎汤，5～10g，不宜久煎。

【化学成分】荆芥穗中含有多种化学成分，如薄荷酮、胡椒荷酮、β－蒎烯、橙皮苷、木犀草素等。

【药理研究】①调节免疫。②抗病毒。③抗癌。④抗炎。

【注意事项】表虚自汗，阴虚者禁用。

【古籍记载】

①宋代《圣济总录》有荆芥穗入方剂的记载："用于经血不止：乌龙尾（炒烟尽）、荆芥穗各半两。为末。每服二钱，茶下。"

②宋代《本草衍义》记载："用于咽膈不利，疏风壅，涎唾多：牛蒡子（微炒）、荆芥穗各一两，炙甘草半两，为末。食后汤服二钱，当缓缓取效。"

【现代应用】

①药用。

1963 年版至 2000 年版《中国药典》中，荆芥穗均被列于荆芥药材项下，自 2005 年版《中国药典》开始分别收载荆芥和荆芥穗 2 种药材。

主要治疗感冒风寒、发热恶寒、无汗、头痛、身痛等，常与防风相须为用。但也可配辛凉解表药或清热解毒药治疗感冒风热、发热恶寒、目赤咽痛等证，如薄荷、菊花、桑叶、银花等。能助麻疹透发，常与薄荷、蝉衣、牛蒡子等配合应用。荆芥又常用于疮疡初起有表证者，可配伍防风、银花、连翘、赤芍等，既退寒热，又消痈肿。荆芥穗炒炭还可用于止血。

②食用。

荆芥穗泡水后，用泡好的荆芥汁液与其他食材混在一起制作主食或进行蒸煮，有明显的解热作用。

【不良反应】切记不要过量使用，容易导致腹部发冷、疼痛、呕吐等不良反应。患者使用时应该考虑自身的身体情况，酌情使用。

【贮藏】置阴凉干燥处。

连翘心

【来源】本品为木犀科植物连翘的干燥成熟种子。秋季果实熟透时采收，取心，晒干。

【性味归经】味苦，性微寒。归心经。

【功能主治】清心安神。主治发热烦躁、夜不安眠。

【用法用量】水煎服，3~9g。

【化学成分】连翘心的主要化学成分有三萜皂苷、连翘脂素、芦丁、槲皮素、异槲皮苷、阿魏酸、橙皮苷等。

【药理研究】①抗炎。②抗氧化。③调节免疫。④抗癌。⑤抗肝纤维化。

【贮藏】置干燥处。

大麻漆

【来源】本品为五加科植物锈毛五叶参的根皮。春、秋季采挖，洗净，剥取树皮，晒干。

【性味归经】味苦，性凉。归膀胱经。

【功能主治】祛风湿，散瘀血，利小便。主治风湿痹痛、跌仆损伤、淋证。

【用法用量】内服，煎汤，6~9g。

木瓜核

【来源】本品为蔷薇科植物皱皮木瓜的种子。9~10月间采收，将成熟的果实剖开，取出种子，鲜用或晒干。

【性味归经】味酸、苦，性温。归心、大肠经。

【功能主治】祛湿舒筋。主治霍乱、烦躁气急。

【用法用量】内服：适量，生嚼。

【注意事项】孕妇慎用。

【古籍记载】

明代《本草纲目》："治霍乱烦躁气急，每嚼七粒，温水咽之。"

狗脊毛

【来源】本品为蚌壳蕨科植物金毛狗脊根茎上的细柔毛。全年可采，秋冬季较佳，除去杂质，干燥。本品为金黄色长柔毛，有光泽，长0.3~2cm，质柔软，手捻易碎。气微，味淡。

【性味归经】味苦，性凉。归心、大肠经。

【功能主治】收敛止血。主治疮疡出血、痔疮下血、外伤出血。

【用法用量】外用适量。

【化学成分】狗脊毛中化合物包括植物油类（三酰基甘油）、有机酸类、有机酸酯类、生物碱类、黄酮类、多酚类、糖苷类等，三酰基甘油可能为主要药效成分。

【贮藏】置干燥处。

佩兰梗

【来源】本品为菊科植物佩兰的新鲜或干燥老茎。夏、秋二季采割，除去杂质，鲜用或晒干。

【性味归经】味辛，性平。归脾、胃、肺经。

【功能主治】通气，利湿浊。主治暑湿、胸脘痞闷、恶心呕吐。

【用法用量】6~9g。

【贮藏】置干燥处。

豆蔻衣

【来源】本品为姜科植物白豆蔻的干燥成熟果壳。多已破碎或呈半圆形。表面黄白色至淡黄棕色或微紫棕色，质光滑，有隆起的纵纹。完整者可见3条较深的纵向槽纹，顶部及基部均具浅棕色绒毛，质轻而脆。

【性味归经】味辛，性微温，归肺、脾、胃经。

【功能主治】补脑养肝，燥湿健胃，消散寒气，益精壮阳。主治脑弱健忘、肝虚精少、食欲不振、精少阳痿、寒盛脾衰。

【用法用量】水煎服，1.5~4.5g。

【贮藏】置密闭容器内。

花椒目

【来源】本品为芸香科植物青椒或花椒的干燥成熟种子。秋季果实成熟时采收，除去果皮和杂质，干燥。

【性味归经】味苦、辛，性温。有小毒。归脾、胃、肾经。

【功能主治】利水，消肿，逐饮。主治痰饮喘咳、水肿、小便不利。

【用法用量】内服：煎汤 3~6g；研末吞服，1.5g。外用：适量，研末，醋调敷。

【注意事项】阴虚火旺者忌服。

【现代应用】

药用。

花椒目可治脾胃寒证，对于脾胃虚寒导致的脘腹冷痛、呕吐等，可以配伍干姜、党参等一同使用。对于寒湿中阻导致的腹痛吐泻等，可以配伍苍术、厚朴等一同使用；还可治疗蛔虫病腹痛、湿疹瘙痒、阴痒等疾病，对于虫积腹痛、手足厥冷等，配伍乌梅、黄柏等一同使用；对于湿疹瘙痒，妇人阴痒等，可以配伍苦参、黄柏等一同使用。本品对多种皮肤真菌均有一定的抑制作用。现代应用此药，可以用来治疗绦虫病、顽癣、胆道蛔虫症、真菌性阴道炎、支气管哮喘、牙痛等多种疾病。

【不良反应】辛热燥烈，用量不宜过大，久服也容易伤阳助火。

【贮藏】置通风干燥处。

沉香曲

【来源】本品为沉香等多种药末和神曲糊制成的曲剂。

【性味归经】味苦，性温。归肝、肺、胃经。

【功能主治】理气化滞，和胃止呕。主治胸闷腹胀，肝胃不和，呕吐吞酸。

【用法用量】内服：煎汤，6～15g。

【化学成分】沉香曲中含有羌活醇、异欧前胡素、木香烃内酯和去氢木香内酯等化学成分。

【药理研究】①保护肝脏。②缓解炎症反应。③抑制结核分枝杆菌。

【注意事项】阴虚内热者慎服。

【书籍记载】

《饮片新参》："理脾胃气，止痛泻，消胀满。"

【现代应用】

药用。

现代临床多用沉香曲治疗肝胃不和、胃脘痛之胁肋胀痛，以及寒湿困脾、中焦郁结之消化性溃疡等，亦可用于治疗慢性胃炎、胃下垂、食管平滑肌瘤等。多与半夏、陈皮等配伍使用。

【贮藏】置通风干燥处，防霉，防蛀。

薤白头

【来源】本品为百合科植物小根蒜的干燥鳞茎。

【性味归经】味辛、微苦，性温。归肺、胃、大肠经。

【功能主治】理气宽胸，通阳，散结。主治胸痹心痛彻背、脘痞不舒、干呕、泻痢后重、痰饮咳喘、疮疖。

【用法用量】内服：煎汤，5～10g。

【注意事项】本品加工时，不宜久蒸、久煮，晒干，以防腐烂。

【古籍记载】

①唐代《千金翼方》记载："薤白，心病宜食之，利产妇。"

②五代《日华子本草》记载："煮食耐寒，调中补不足，止久痢冷泻，肥健人。"

【贮藏】置干燥处，宜在30℃以下保存，防霉蛀。

南瓜瓤

【来源】本品为葫芦科植物南瓜的果瓤。

【性味归经】味甘，性凉。归脾经。

【功能主治】解毒，敛疮。主治痈肿疮毒，烫伤，创伤。

【用法用量】内服：适量，捣汁。外用：捣敷。

【书籍记载】

①清代《慈航活人书》记载："伏月收老南瓜瓤连子，装入瓶内，愈久愈佳。凡遇汤火伤者，以此敷之。"

②清代《随息居饮食谱》记载："南瓜瓤敷之。晚收南瓜，浸盐卤中备用"。

③《岭南草药志》记载："南瓜瓤捣敷伤眼，连敷十二小时左右。"

【贮藏】置阴凉通风处干燥。

南瓜蒂

【来源】本品为葫芦科植物南瓜的干燥带有部分果皮的果梗基部。

【性味归经】味苦，性寒。

【功能主治】安胎，解毒。主治胎动不安，外用治痈肿、痔疮、烫伤。

【用法用量】水煎服，30～60g；研末吞服 0.5～15g；外敷适量。

【化学成分】南瓜蒂含有多种化学成分，包括四萜类、挥发性成分、有机酸类等。

【药理研究】①安胎。《当代中医大家临床用药经验实录》中用南瓜蒂治流产，取其益肾补气、壮胎元之力。常用老南瓜蒂 30~60g，煎水代茶，予以患者产前数月服之，每治一个病人需数斤之多。凡育龄妇女有流产史 2~3 次以上者，南瓜蒂（鲜者佳）3 枚，当归 15g，川芎 15g，白芍 15g，熟地 20g，黄芪 20g，白术 15g，桑寄生 15g。水煎服，怀胎 3~7 月间，每月煎服 2 剂。②利水。治晚期血吸虫病腹水。有研究报道，以带柄的南瓜蒂置于瓦上焙焦存性，研末吞服，每次 0.5g 左右，每日三次，连服 2～3 周，服药期间禁盐。③消瘀、解毒。治乳头生疮、溃烂疼痛，取南瓜蒂一个放在新瓦片上，置炭火上烤焦成炭后，研末过筛，加入香油，调成糊状，涂敷患处，每天 1～2 次，3～5 天可愈。治脐湿，南瓜蒂适量，置于新瓦片上焙干，研极细末，即成南瓜蒂散，将药敷于脐中，以盖满脐部为度，再以纱布包扎固定，每日换药 1 次，治疗 3～5 次可痊愈。

【毒理研究】南瓜蒂有明显毒性和致突变作用。

【注意事项】南瓜蒂的服用应有剂量控制。

【古籍记载】清代《本草纲目拾遗》记载："凡瓜熟皆蒂落，唯南瓜其蒂坚牢不可脱。昔人曾用以入保胎药用，大妙。盖东方甲乙木属肝，生气也，其味酸，胎必借肝血滋养，胎欲堕则腹酸，肝气离也。南瓜色黄味甘，中央脾土之精，能生肝气，益肝血，固有保胎之效。"

【现代应用】

①药用。

在《岭南药用植物图志》中有验方,治骨鲠喉:"南瓜蒂灰、血余灰、片糖各适量,米糊丸服。"

在《民族医药报验方汇编》中记载,治牙疼:"老南瓜蒂一个,浸入盐水内,三日后取出,挂在屋檐下阴干。牙痛时,取一小片,切成圆形,轻轻地嵌在齿缝之处,收效甚速。"

②食用。

某项研究以茉莉花、南瓜蒂、苦丁茶等制备出了"南瓜蒂安胎茉莉花茶",并于 2016 年获得专利。该发明做出的茉莉花茶滋味醇和,品质较佳,具有安胎的保健功效,适用于孕妇。

【不良反应】切记不要过量使用,容易出现头晕眼花、腹泻、呕吐等症状。患者使用时应该考虑自身的身体情况,酌情使用。

【贮藏】置干燥处,防蛀。

瓜蒌子霜

【来源】本品为葫芦科植物瓜蒌或双边瓜蒌的干燥成熟种子的炮制加工品。

【性味归经】味甘,性寒。归肺、胃、大肠经。

【功能主治】润肺化痰,滑肠通便。主治燥咳痰黏、肠燥便秘。

【用法用量】内服,煎汤 9~15g,或入丸、散。

【注意事项】不宜与乌头类中药同用。

【贮藏】置阴凉干燥处,防霉,防蛀。

人参芦头

【来源】本品为五加科植物人参干燥根茎（芦头）的加工炮制品。

【性味归经】味甘、微苦，性温。归胃、脾、肺、肾经。

【功能主治】升阳举陷。主治气虚下陷导致的久泻、脱肛。

【用法用量】水煎服，3~9g。

【药理研究】抗心律失常。

【注意事项】不宜与藜芦、五灵脂同用。

【贮藏】置阴凉干燥处，密闭保存，防蛀。

西洋参须

【来源】本品为五加科植物西洋参的干燥支根和须根。系栽培品，秋季采挖，洗净，晒干或低温干燥。

【性味归经】味甘、微苦，性凉。归心、肺、肾经。

【功能主治】补气养阴，清热生津。主治气虚阴亏、内热、咳喘、虚热烦躁、消渴、口燥咽干。

【用法用量】3~6g，另煎兑服。

【注意事项】不宜与藜芦同用。

【贮藏】置阴凉干燥处，密闭，防蛀。

五倍子苗

【来源】本品为漆树科植物盐肤木的幼嫩枝苗。春季采收，晒干或鲜用。

【性味归经】味酸，性微温。归肺经。

【功能主治】解毒利咽。主治咽痛喉痹。

【用法用量】内服：研磨入丸剂。

【古籍记载】

宋代《履巉岩本草》："治咽喉痛，发声不出，不以多少，晒干为细末，入百药煎，冷水丸如弹子大。每服1丸噙化。"

【贮藏】置阴凉通风处干燥。

莲子房

【来源】本品为睡莲科植物莲的成熟花托。

【性味归经】苦涩，性温。入肝经。

【功能主治】消瘀，止血。烧炭可增强止血效果。

【用法用量】水煎服5~10g，或研末烧炭，外敷适量。

【贮藏】置阴凉通风处干燥。

莲子肉

【来源】本品为睡莲科植物莲的干燥成熟种子。秋季果实成熟时采割莲房，取出果实，除去果皮，干燥。以个大、饱满者为佳。

【性味归经】味甘、涩，性平。归脾、肾、心经。

【功能主治】补脾止泻，益肾涩精，养心安神。主治脾虚久泻、遗精带下、心悸失眠。

【用法用量】水煎服，6~15g。

【注意事项】实热积滞、中满痞胀或大便秘结者慎用。

【古籍记载】

明代《本草纲目》中记载莲子肉："交心肾，厚肠胃，固精气，强筋骨，补虚损，利耳目，除寒湿，止脾泻、久痢、赤白浊，女人带下崩中诸血病。"

【贮藏】置干燥处，防蛀。

大麦苗

【来源】本品为禾本科植物大麦的幼苗。冬季采集，鲜用或晒干。

【性味归经】味甘、辛，性寒。

【功能主治】利湿退黄，护肤敛疮。主治黄疸、小便不利、皮肤皲裂、冻疮。

【用法用量】内服：煎汤，30～60g；或捣汁。外用：适量，煎水洗。

【化学成分】大麦苗中化学成分丰富。文献报道其主要含有黄酮类、酚酸类等成分。

【药理研究】①降血脂和血糖。②抗肿瘤。③抗氧化。

【毒理研究】暂无研究表明大麦苗有明显毒性和致突变作用。

【古籍记载】宋代《太平圣惠方》记载大麦苗治消渴："兔骨（一具炙微黄，捣碎），大麦苗（二斤切），上以水一斗。煮取汁五升。每服一小盏。"

【现代应用】

①药用。

《伤寒类要》：治诸黄，利小便，杵汁日日服。

②食用。

大麦苗粉：以幼嫩大麦叶为原料，通过干燥、粉碎等技术制成大麦干粉，分装成小包，可直接冲水饮用。

大麦汁饮品：大麦苗可直接榨汁饮用，最大限度地利用原有的营养成分。为提高大麦汁风味，也可添加酸奶、果汁、蜂蜜等配料。大麦苗还可制作成发酵饮品。

保健产品添加剂：大麦苗可作为其他保健产品的添加成分，以提高产品品质。某项研究在配制一种平卧菊三七复合制剂的过程中，添加了 5%~10% 的大麦苗以及其他药用物质，制备出了一种天然、安全，可治痛风、肿胀等多种症状的健康制剂。

大麦苗面类食品：将大麦苗磨粉、榨汁，也可添加到蛋糕、面包、面粉等产品中，或与其他谷类配合做大麦苗粥。把粉碎的大麦苗作为天然色素及植物纤维补充剂加入面粉中，提高了面粉的营养价值。在面条中加入超微绿茶粉和超微大麦苗粉，开发出了一种色泽翠绿、口味独特并具有保健功能的面条新产品。

【贮藏】置阴凉通风干燥处。

分心木

【来源】本品为胡桃科植物胡桃果核的干燥木质隔膜。秋季果实成熟时采收，除去果皮和种子，晒干。

【性味归经】味苦、涩，性平。归脾、肾经。

【功能主治】补肾涩精。主治肾虚遗精、滑精、遗尿、尿血、带下、泻痢。

【用法用量】水煎服，10~15g。

【化学成分】分心木中化学成分丰富。文献报道有黄酮类、酚酸类、生物碱类、皂苷类等。

【药理研究】①抗氧化。②抗肿瘤。③降血糖。④抗菌。⑤抗炎。⑥镇静催眠。

【毒理研究】暂无研究表明分心木有明显毒性和致突变作用。

【书籍记载】

①清代《本草再新》记载："健脾固肾。"

②晚清名医陈念祖评论："收涩精气。"

③《山西中药志》记载：分心木"利尿清热。治淋病尿血，暑热泻痢。"

【现代应用】

①药用。

分心木治疗良性前列腺增生，有患者用分心木连续泡服 7 天后，前列腺症状明显改善且没有严重并发症发生。

②食用。

保健茶：分心木降脂保健茶能降低高脂血症模型小鼠血清甘油三酯和胆固醇。

凉茶饮料：分心木、金银花和甘草的复合凉茶饮料，口感清爽，具有清热利湿的功效。

【贮藏】置通风干燥处，防蛀。

巴豆壳

【来源】本品为大戟科植物巴豆的种皮。8~9 月采收种子时，剥取种皮，鲜用或晒干用。

【性味归经】味辛，性温。归大肠经。

【功能主治】温中消积，解毒杀虫。主治泄泻、痢疾、腹部胀痛、瘰疬痰核。

【用法用量】内服：适量，烧灰存性，入丸、散。外用：适量，捣敷。

【注意事项】无寒实积滞、孕妇及体弱者忌服。

【古籍记载】

①金代《宣明论》记载胜金膏,治一切泄泻痢不已,胃脉浮滑,赤白疼痛不已者:"巴豆皮、楮实叶同烧存性,等分,为末,熔蜡丸,如绿豆大。每服三四十丸,米饮下。"

②元代《世医得效方》记载巴豆壳治痢频脱肛:"黑色生壳,巴豆壳烧灰,芭蕉自然汁煮,入朴硝少许,洗软,用真清油点三滴,放三角,白矾煅过研烂,真龙骨少许同研,掺肛头,用芭蕉叶托上,勿令便去。"

【现代应用】巴豆壳卷烟吸入法治疗粘连性肠梗阻;巴豆皮烟预防术后肠粘连。

冬瓜瓤

【来源】本品为葫芦科植物冬瓜的果瓤。食用冬瓜时,收集瓜瓤鲜用。

【性味归经】味甘、性平。归肺、膀胱经。

【功能主治】清热止渴,利水消肿。主治热病烦渴、消渴、淋证、水肿、痈肿。

【用法用量】内服:煎汤,30～60g;或绞汁。外用:适量,煎水洗。

【古籍记载】

①宋代《圣济总录》卷九十五有滑石汤的记载:"滑石一两半,茅根三分,车前子三分,天门冬(去心,焙)一两,冬瓜瓤一两,葳蕤子(淘去浮者,煮令芽出,晒干,微炒)一两。"

②宋代《圣济总录》卷一六八记载黄连饮:"黄连(去须)半两,冬瓜瓤一分,治水肿烦渴,小便赤涩,冬瓜白瓤,不限多少。

上以水煮令熟，和汁淡食之。"

③宋代《太平圣惠方》记载冬瓜瓤治消渴热，或心神烦乱："冬瓜瓤一两。曝干捣碎，以水一中盏，煎至六分，去滓温服。"

西瓜

【来源】本品为葫芦科植物西瓜的果瓤。夏季采收成熟果实，一般鲜用。

【性味归经】味甘，性寒。归心、胃、膀胱经。

【功能主治】清热除烦，解暑生津，利尿。主治暑热烦渴、热盛津伤、小便不利、喉痹、口疮。

【用法用量】内服：取汁饮，适量；或作水果食。

【化学成分】西瓜含瓜氨酸、α 氨基－β－（1－咪唑基）丙酸、丙氨酸、α－氨基丁酸等氨基酸。

【药理研究】利尿作用。瓜肉中的瓜氨酸及精氨酸部分能增进大鼠肝中的尿素形成，可利尿。

【注意事项】中寒湿盛者忌服。

【古籍记载】

①明代《本草纲目》记载："西瓜、甜瓜，皆属生冷，世俗以为醍醐灌顶，甘露洒心，取其一时之快，不知其伤脾助湿之害也。"

②清代《本经逢原》记载："能引心包之热，从小肠、膀胱下泄。能解太阳、阳明中暍及热病大渴，故有天生白虎汤之称。而春夏伏气发瘟热病，觅得来年收藏者啖之，如汤沃雪。缘是世医常以治冬时伤寒坏病烦渴，从未见其得愈者，良由不达天时，不明郁发之故尔。"

③元代《日用本草》记载："消暑热，解烦渴，宽中下气，利小水，治血痢。"

【现代应用】

①药用。

临床上常联合其他药物，治疗复发性口腔溃疡；涂抹治疗失禁相关性皮炎。

②食用。

西瓜含有多种维生素、糖类、钙、磷、铁等物质，具有清热解暑、消食健脾、利尿补益、镇静安神等功效，对高血压、肾炎、便秘、红眼病、牙周炎等疾病有良好的防治作用。

胡桃壳

【来源】本品为胡桃科植物胡桃成熟果实的内果皮。于果实成熟时采收，取其核壳，晒干。

【性味归经】味苦、涩，性平。归心、肝经。

【功能主治】止血，止痢，散结消痈，杀虫止痒。主治妇女崩漏、痛经、久痢、疟母、乳痈、疥癣、鹅掌风。

【用法用量】内服：煎汤，9~15g；或煅存性研末，3~6g。外用：适量，煎水洗。

【化学成分】胡桃壳（内皮）含抗艾滋病病毒及肿瘤的多糖。

【古籍记载】

①明代《本草纲目》记载："烧存性，入下血、崩中药。"

②清代《本经逢原》记载："烧灰存性，治乳痈。"

③清代《本草求原》记载："通郁结。"

【贮藏】置阴凉处。

墨

【来源】本品为松烟和入胶汁、香料等加工制成。

【性味归经】味辛，性平。归心、肝、肾经。

【功能主治】止血，消肿。主治吐血、衄血、崩中漏下、血痢、痈肿发背。

【用法用量】内服：磨汁，3～9g；或入丸、散。外用：磨，汁涂。

【注意事项】热病初起、衄血者慎服。

【古籍记载】

①清代《本经逢原》记载："墨，止吐衄血逆上行，或生藕汁，或莱菔汁，或鲜地黄自然汁磨服即止。但勿用干地黄和水捣磨。柏叶汁、村蕉汁咸非所宜，往往止截后有瘀、积之患。"

②清代《本草再新》记载："平肝润肺，除风热，止咳嗽，生津解渴。"

酒糟

【来源】本品为高粱、大麦、米等酿酒后剩余的残渣。

【性味归经】味甘，辛，性温。

【功能主治】活血止痛，温中散寒。主治伤折瘀滞疼痛、冻疮、风寒湿痹、蛇虫咬伤、蜂蜇。

【用法用量】内服：炖温或煎汤，适量。外用：适量，敷。

【化学成分】酒糟因制酒原料及方法的不同，所含成分亦异，其分离酒液的酒糟中尚含相当量的乙醇，若经蒸吊烧酒后，乙醇的含量极少。

【古籍记载】

①清代《本草纲目拾遗》："主温中冷气,消食杀腥,去草菜毒,润皮肤,调脏腑。"

②五代《日华子本草》："仆损瘀血,浸洗冻疮,敷蛇、蜂叮毒。"

③明代《本草纲目》："能活血行经止痛,故治伤折有功。"

④宋代《圣济总录》记载糟米涂方："治伤折,恶血不散疼痛。酒糟二斤,糯米半斤。上二味相和,酒煮稀稠得所,取出乘温涂患处,外封裹之,日再易。"

神曲

【来源】本品为辣蓼、青蒿、杏仁等药加入面粉或麸皮混合后,经发酵而成的曲剂。

【性味归经】味甘、辛,性温;无毒。归脾、胃经。

【功能主治】健脾和胃,消食化积。主治饮食停滞、消化不良、脘腹胀满、食欲不振、呕吐泻痢。

【用法用量】内服:煎汤,10～15g;或入丸、散。

【化学成分】神曲为酵母制剂,含酵母菌、淀粉酶、维生素B复合体、麦角甾醇、蛋白质及脂肪、挥发油等。

【药理研究】本品含多量酵母菌和B族维生素。干酵母菌中也含多种B族维生素,可增进食欲,维持正常消化机能。

【毒理研究】未见明显副作用。

【注意事项】脾阴不足、胃火盛及孕妇慎服。

【古籍记载】

明代《本草纲目》："消食下气,除痰逆霍乱泻痢胀满。闪挫腰痛者,煅过淬酒温服有效,妇人产后欲回乳者,炒研酒服二钱,

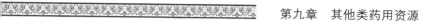

日二。"

【现代应用】神曲配伍山楂、麦芽：神曲主消谷积，麦芽主消面积，山楂主消肉积。三者伍用，有行气开胃之功，可消面、肉、谷积。

神曲配伍陈皮：神曲健脾和胃、消食调中；陈皮燥湿健脾、理气和中。二者伍用，其消积导滞、理气和中之功效增强，用于治疗饮食积滞、胃失和降之食少纳呆、嗳腐吞酸、腹胀腹痛等。

【贮藏】置通风干燥处。

黄明胶

【来源】本品为牛科动物黄牛的皮制成的胶。

【性味归经】味甘，性平。归肺、大肠经。

【功能主治】滋阴润燥，养血止血，活血消肿，解毒。主治虚劳肺痿、咳嗽咯血、吐衄、崩漏、下痢便血、跌仆损伤、痈疽疮毒、烧烫伤。

【用法用量】内服：水酒烊冲，3～9g；或入丸、散。外用：烊化涂。

【化学成分】牛科动物黄牛的皮经长时间水煮，则皮中的胶原变成黄明胶。牛皮的胶原含氮18.6％，也含一些糖。

【药理研究】①补血。②抗疲劳。③修复胃黏膜。

【古籍记载】

①明代《本草纲目》记载："治吐血、衄血、下血、血淋，下痢，妊妇胎动血下，风湿走疰疼痛，跌扑损伤，汤火灼疮，一切痈疽肿毒，活血止痛，润燥，利大小肠。"

②清代《医林纂要》记载："补肺清金，滋阴养血，行水，

利大肠。"

【贮藏】密闭，置阴凉干燥处，防潮。

鹿皮胶

【来源】鹿皮胶是以鹿皮为原料，少量明矾为辅料，经过十几道工序制作而成。

【性味归经】味咸，性温。无毒性。归肝、肾经。

【功能主治】补气，涩虚滑。主治妇女白带异常、血崩不止、肾虚滑精；可涂一切疮。

【化学成分】鹿皮胶中总氨基酸含量为 75.45%。鹿皮胶中脂肪酸共含有 22 种，主要有棕榈酸、棕榈油酸、油酸及亚油酸等。

【药理研究】①补血。②免疫调节。③抗疲劳。④壮阳。

【毒理研究】鹿皮胶未见急性毒性与亚慢性毒性、遗传毒性以及致畸性作用。

【古籍记载】

明代《本草纲目》："一切漏疮，烧灰和猪脂纳之，日五六易，愈乃止。"

鹿骨胶

【来源】本品为鹿骨经煎煮浓缩制成固体胶。

【性味归经】味甘，性温。归肝、肾经。

【功能主治】补虚，强筋骨。主治久病体弱，精髓不足，贫血，风湿四肢疼痛及筋骨冷痹，肾虚腰痛，行步艰难。

【用法用量】每日 1～2 次，每次 3～9g。温开水或黄酒化服。

【药理研究】本品可提高小鼠耐缺氧、耐寒和耐高温能力，具有抗疲劳作用。不仅能对抗免疫抑制小鼠外周血白细胞减少及免疫器官重量的减轻，而且能增强正常和免疫抑制小鼠网状内皮系统的吞噬功能。

【贮藏】密闭，置阴凉干燥处。

龟甲胶

【来源】本品为龟科乌龟属动物乌龟等的甲壳熬成的固体胶块。

【性状】本品呈长方形或方形的扁块，深褐色，质硬而脆，断面光亮，对光照射时呈半透明状。气微腥，味淡。

【主要产地】主产于湖北、安徽、湖南、江苏、浙江等地。

【性味归经】味咸、甘，性凉。归肝、肾、心经。

【功能主治】滋阴，养血，止血。主治阴虚潮热、骨蒸盗汗、腰膝酸软、血虚萎黄、崩漏带下。

【用法用量】内服：烊化，3～15g。

【化学成分】本品含有胶原蛋白，含有丰富的氨基酸，如赖氨酸、苏氨酸、天冬氨酸、蛋氨酸、甘氨酸等。

【药理研究】①升高白细胞数量。②补血。

【毒理研究】正常剂量下未见明显毒副作用，但应注意其不适用人群（痰湿、湿热体质人群应忌用）及其毒副作用（大剂量、长时间服用可能出现腹泻、腹痛等胃肠道反应）。

【注意事项】痰湿、湿热体质人群应忌用。《本草从新》："恶沙参。"《得配本草》："脾胃虚寒，真精冷滑，二者禁用。"《四川中药志》1960年版："阳虚胃弱及消化不良者忌用。"

【古籍记载】

①清代《医林纂要》："滋补养肺。"

②清代《得配本草》："镇肾中之火,收孤阳之汗,安欲脱之阴,伏冲任之气。"

【现代应用】龟甲胶治疗围绝经期失眠。

【贮藏】密闭,置阴凉干燥处。

鳖甲胶

【来源】本品为爬行纲龟鳖目鳖科中华鳖,以背甲熬制成的膏。

【性味归经】味微甘、咸,性微寒。归肺、肝、肾经。

【功能主治】滋阴退热,软坚散结。主治阴虚潮热,虚劳咳嗽、久疟、疟母、痔核肿痛、血虚经闭。

【用法用量】内服:3～9g。用开水或黄酒化服;或入丸剂。

【化学成分】主要成分为蛋白质,有 15 种氨基酸。此外,还含钾、钠、钙、镁、磷等金属元素。

【药理研究】①补血。②提高抵抗力。③缓解高脂血症证候。④治疗血虚闭经。⑤滋阴、除骨蒸潮热。

【毒理研究】暂无研究表明鳖甲胶有明显毒性和致突变作用。

【注意事项】脾胃虚寒、食减便溏及孕妇忌服。

【书籍记载】

①《现代实用中药》记载:"滋阴补血,为滋养解热上血药。"

②《四川中药志》:"滋阴补血,润肺消结。治虚劳咳血。"

【现代应用】

药用。

鳖甲胶主要用于治疗患者出现的久疟不愈的症状。有滋阴潜阳、益肾强骨、养血补心、补血活血的功效，可以用于治疗阴虚潮热、骨蒸盗汗、腰膝酸软、血虚萎黄、崩漏带下，也可以用于治疗阴虚阳亢及阴虚火旺引起的头晕目眩、潮热、盗汗以及热病后津液不足造成的咽干、口渴。另外，还可以治疗痔核肿痛。

【不良反应】部分人群服本品后会出现过敏反应，长期大量服用会造成肝肾功能损害。

【贮藏】密闭，置阴凉干燥处。

鹿角胶

【来源】本品为鹿角经水煎煮、浓缩制成的固体胶。

【性状】本品呈扁方形块或丁状。黄棕色或红棕色，半透明，有的上部有黄白色泡沫层。质脆，易碎，断面光亮。气微腥，味微甜。

【性味归经】味甘，性温。归肾、肝经。

【功能主治】温补肝肾，益精养血。主治肝肾不足所致的腰膝酸冷、阳痿遗精、虚劳羸瘦、崩漏下血、便血尿血、阴疽肿痛。

【用法用量】内服：3～6g，烊化兑服。

【贮藏】密闭保存。

鹿茸胶

【来源】本品为鹿科动物梅花鹿或马鹿的雄鹿未骨化而带茸毛的幼角煎熬而成的胶块。

【性味归经】味甘、咸，性温。入肝、肾经。

【功能主治】补血，益精。主治肾气不足，虚劳羸瘦，腰痛，阴疽，男子阳痿、滑精，妇女子宫虚冷、崩漏、带下。

【用法用量】每服2～3钱，用黄酒或白水炖化服。

【化学成分】本品的主要成分有氨基酸、微量金属元素、磷脂类。

【药理研究】①抗癌。②提高免疫力。

【注意事项】阴虚阳亢者忌服。胶质药物不容易消化，如果服用过量，容易产生胃结石。

【书籍记载】

《北京市中药成方选集》："将鹿茸切块，洗净，煎七昼夜，加黄酒32两，冰糖32两，收胶。主治四肢无力，腰膝酸软，肾虚阳痿，妇女崩漏带下。"

【现代应用】

①药用。

鹿茸胶一般具有强筋骨、益精血、温肾阳等功效，可将鹿茸胶与蜂蜜、牛奶配伍，煮粥食用。鹿茸胶主要成分为鹿茸，通常用于治疗腰脊冷痛、耳聋耳鸣、眩晕、畏寒神疲、肾阳不足等病证。

②食用。

鹿茸胶炖汤：鹿茸胶6g，粳米100g，将粳米煮成粥，再将鹿茸胶打入热粥中溶化，加白糖适量。

鹿茸胶泡酒：鹿茸胶是大补的药品。鹿茸胶泡酒具有活血化瘀、解毒、补肾壮阳的功效。

【不良反应】鹿茸属于一种滋补性的中药，一次性服用太多，有可能会出现腹部疼痛、恶心呕吐、吐血等不良反应。

【贮藏】密闭，置阴凉干燥处。

松香

【来源】本品为松科植物华山松及其同属植物树干中取得的

油树脂，经蒸馏除去挥发油后的遗留物。

【性味归经】味苦、甘，性温。归肝、脾、肺经。

【功能主治】燥湿，生肌止痛。主治湿痹痛，外治痈疽疥癣、湿疮、金疮出血。

【用法用量】4.5～9g。外用适量，入膏药或研末掺敷患处。

【化学成分】松香主要由树脂酸组成，另外，还含有少量的脂肪酸和中性物质。主要化学成分有海松酸、山达海松酸、长叶松酸、异海松酸、去氢枞酸、枞酸、新枞酸。

【药理研究】①对胃肠平滑肌的抑制和解痉。②镇咳祛痰作用。③降压。④治疗银屑病、皮肤病。⑤防脱发。

【毒理研究】主要副作用为食欲减退、恶心、呕吐，少数病人有腹泻等胃肠道反应；精神症状表现为头昏、精神萎靡、嗜睡；个别病人出现梦游样活动。

【注意事项】血虚者、内热实火者禁服。不可久服。未经严格炮制，不可服。

【古籍记载】

①梁代《本草经集注》："采炼松脂法，并在服食方中，以桑灰汁或酒煮软，挼，纳寒水中数十过，白滑则可用。其有自流出者，乃胜于凿树及煮用膏也。"

②明代《本草纲目》："松脂则又树之津液精华也。在土不朽，流脂日久，变为琥珀，宜其可辟谷延龄。"

【现代应用】

①药用。

治疗银屑病、黄水疮、血栓性脉管炎、慢性气管炎。

②化工原料。

松香是重要的化工原料，广泛应用于肥皂、造纸、油漆、橡胶等行业。

③食用。

松香泡酒：具有缓解牙痛的功效，另外，对于皮肤部位的损伤也有一定的治疗效果。松香的味道比较苦，属温性，还具有祛风湿的作用，可以有效改善痛经、跌仆损伤等症状，松香是可以单独泡酒的，也能够和川芎等药物搭配使用，可以改善风寒湿邪侵袭导致的症状。

【不良反应】松香的副作用是导致患者出现恶心、呕吐、腹绞痛的情况发生。松香中含有松香酸和树脂烃等多种成分，可能会对局部产生一定的刺激，大量服用后可能会导致中枢神经出现兴奋和麻痹。

【贮藏】置阴凉干燥处，防火。

琥珀

【来源】本品为古代松科植物的树脂埋藏地下经年久转化而成。

【性味归经】味甘，性平。归心、肝、膀胱经。

【功能主治】安神镇惊，活血利尿。主治心神不安、心悸失眠、惊风抽搐、癫痫、小便不利、尿血、尿痛、产后瘀血阻滞腹痛、金疮损伤等。

【注意】阴虚内热及无瘀滞者慎用。

【用法用量】研末，1～3g；或入丸、散。

【注意事项】无瘀滞者慎服。

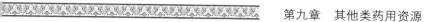

【贮藏】置阴凉干燥处。

桃胶

【来源】本品为蔷薇科植物桃或山桃树皮中分泌出来的树脂。

【性味归经】味苦，性平。入大肠、膀胱经。

【功能主治】利尿通淋。用于石淋、血淋、痢疾。

【用法用量】15～30g，或入丸、散剂。

【化学成分】桃胶主要成分为半乳糖、鼠李糖、α-葡萄糖醛酸、碳水化合物、脂肪和蛋白质等。

【药理研究】①润肠通便。②增强体质。③美容养颜。④降血糖。

【注意事项】避免过量服用。糖尿病患者忌用。

【古籍记载】

明代《本草纲目》记载："桃茂盛时，以刀割树皮，久则有胶溢出，采收，以桑灰汤浸过，曝干用。"

【现代应用】

①药用。

桃胶是一种用途十分广泛的天然多糖类胶，在食品工业上非常有望替代阿拉伯胶，无毒副作用，安全有效，临床应用前景广泛，有很好的药用价值。

②食用。

桃胶甜品：桃胶西米露、桃胶炖奶、桃胶炖奶等。

【不良反应】部分人群服用后易胃痛。

【贮藏】置阴凉干燥处。

杏胶

【来源】本品为杏树树干中采集的树脂，混入杏肉加工制成的一种胶状物。

【性味归经】味苦，性温。入肝、心、胃经。

【功能主治】止渴生津，清热解毒。主治跌仆损伤。

【用法用量】1.5～3g。外用适量。

【贮藏】置阴凉干燥处。

微信扫码

· 中医药应用 · 中医药视频课
· 中医药数据库 · 中医药精选书

图书在版编目（CIP）数据

药用资源拾遗 / 苗明三，王慧森，周文婷主编 . — 太原：山西科学技术出版社，2024.6

ISBN 978-7-5377-6391-2

Ⅰ . ①药… Ⅱ . ①苗… ②王… ③周… Ⅲ . ①中药资源—研究 Ⅳ . ① R282

中国国家版本馆 CIP 数据核字（2024）第 055431 号

药用资源拾遗
YAOYONG ZIYUAN SHIYI

出　版　人	阎文凯	
主　　　编	苗明三　　王慧森　　周文婷	
责 任 编 辑	王　璇	
封 面 设 计	吕雁军	

出 版 发 行　山西出版传媒集团·山西科学技术出版社
　　　　　　　地址：太原市建设南路 21 号　邮编　030012
编辑部电话　0351-4922135
发行部电话　0351-4922121
经　　　销　各地新华书店
印　　　刷　山西万佳印业有限公司

开　　　本	880mm×1230mm　　1/32	
印　　　张	16.25	
字　　　数	485 千字	
版　　　次	2024 年 6 月第 1 版	
印　　　次	2024 年 6 月山西第 1 次印刷	
书　　　号	ISBN 978-7-5377-6391-2	
定　　　价	98.00 元	

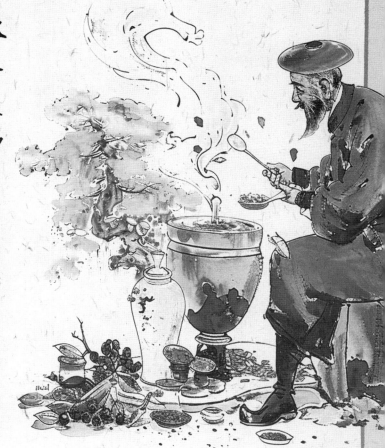

解读药用奥秘

传承千年智慧

『码』上开始

城市与区域规划研究

本期执行主编　伍　江　唐　燕

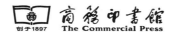

创于1897　商务印书馆
The Commercial Press

图书在版编目（CIP）数据

城市与区域规划研究. 第 14 卷. 第 1 期：总第 37 期/伍江，唐燕主编. —北京：商务印书馆，2022
ISBN 978－7－100－21139－0

Ⅰ. ①城… Ⅱ. ①伍… ②唐… Ⅲ. ①城市规划—研究—丛刊②区域规划—研究—丛刊 Ⅳ. ①TU984－55②TU982－55

中国版本图书馆 CIP 数据核字（2022）第 076282 号

城市与区域规划研究

本期执行主编 伍 江 唐 燕

商 务 印 书 馆 出 版
（北京王府井大街 36 号邮政编码 100710）
商 务 印 书 馆 发 行
北京新华印刷有限公司印刷
ISBN 978－7－100－21139－0

2022 年 8 月第 1 版　　　开本 787×1092　1/16
2022 年 8 月北京第 1 次印刷　　印张 15¼

定价：86.00 元

主编导读
Editor's Introduction

It is of great and profound significance to carry out urban regeneration, boost improvement of urban restructuring and its quality, and transform the mode of urban development and construction, in that it can help to elevate the quality of urban development in an all-round way, meet people's growing needs for a better life and promote sustainable and healthy development of economy and society. This issue focuses on "urban regeneration", mainly exploring such major issues as institutional supply, planning strategies and implementation mechanisms in the process.

The Special Articles in this issue discusses about two "pain points" in our urban regeneration (where to find the motivation and fund as well as how to achieve industrial upgrading), seeking for institutional supply paths to escape the motivation and incentive dilemma as well as for ways of urban regeneration driven by manufacturing industry. The paper entitled "The Institutional Supply and Motivation Mechanism of Urban Regeneration in China" by TANG Yan, YIN Xiaoyong, and LIU Silu compares the strengths and weaknesses of three urban regeneration projections (value-added type-balanced type-input type) and puts forward an urban regeneration institutional framework with the four dimensions of "Multiple Stakeholders-Capital Source-Physical Space-Operation Service" and specific policy recommendations. The paper entitled "Research on New York City's Planning Innovation in Its Urban Regeneration in the Context of the Rise of Urban Manufacturing Industry" by LI Shanshan and WU Jiang, based on the investigation

实施城市更新行动，推动城市结构调整优化和品质提升，转变城市开发建设方式，对于全面提升城市发展质量、不断满足人民日益增长的美好生活需要、促进经济社会持续健康发展，具有重要而深远的意义。本期聚焦"城市更新"，探讨城市更新中的制度供给、规划策略、实施机制等关键议题。

"特约专稿"直面当前我国城市更新中"动力与资金哪里来"和"产业如何升级"两大"痛点"，探索破解动力和红利困境的制度供给路径以及都市型制造业驱动下的城市更新。唐燕、殷小勇、刘思璐"我国城市更新制度供给与动力再造"，比较了"增值型—平衡型—投入型"三类城市更新项目动力强弱，从"主体—资金—空间—运维"四个维度提出激发城市更新动能的制度供给框架和相关政策建议。李珊珊、伍江"都市制造业兴起背景下纽约城市更新中的规划创新研究"，基于对纽约三个不同场景的规划实践案例考察，从产

of renewal planning practices in three different renewal scenarios, summarizes different innovation measures, in terms of industry types, supporting policies and land use patterns, for urban regeneration and planning driven by the rise of urban manufacturing industry.

The Feature Articles in this issue reveals the "value"-to-"practice" operating mechanism of urban regeneration. The paper entitled "Value Reconstruction and Path Selection of Urban Regeneration" by ZENG Peng and LI Jinxuan, based on the philosophical origin and intension speculation of the "value" concept, suggests that spatial value reconstruction driven by urban regeneration mainly consists of magnitude increase and decrease, land reorganization, and redistribution among multiple subjects, and thus the choice of urban regeneration paths is the game result of the differentiated spatial value perception among multiple subjects. The paper entitled "Research on the Identification and Renewal of Urban Stock Construction Land – Taking Fuliang County as an Example" by ZHU Yingying and MA Wenjing, based on the practice of Fuliang, builds a judgement method and index system for urban low-efficiency land from three aspects: physical space, economic vitality, and facilities and environment. The paper entitled "The Reduction Strategy for Rural Industrial Land in Southern Jiangsu from the Perspective of Performance–A Case Study of Wujiang District" by YE Xiaojun, PENG Peng, FANG Xiaolu et al. explores a performance evaluation index system for rural industrial land reduction at the micro-parcel level and proposes to construct a four-in-one strategic framework of rural industrial land reduction in southern Jiangsu, that is, "performance-orientation, industrial governance, space management and control, and rights and interests protection". The paper entitled "The Morphological Logic in the Renewal Process of the Industrial Zone–A Case Study on Chengdu Eastern Suburb" by DENG Ke and WEN Yanbo analyzes the changes of urban landscape and the morphological logic during the renewal process of Chengdu Eastern Suburb Industrial Zone and reveals the remarkable characteristics of

业内容、支撑政策和土地利用形态上总结了都市制造业驱动下的城市更新规划创新手段。

"学术文章"集中揭示了城市更新从"价值理念"到"实践做法"的运作机制。曾鹏、李晋轩"城市更新的价值重构与路径选择",立足对"空间价值"的哲学溯源和内涵思辨,提出城市更新引发的空间价值重构主要包括量级上的增减、地块间的重组、主体间的再分配,城市更新的路径选择则是多元主体差异化空间价值观的博弈结果;祝颖盈、马文晶"城镇存量建设用地的识别与更新研究——以浮梁县为例",结合浮梁县的更新实践,从物质空间、经济活力、设施环境三方面,构建了城镇低效用地的判断方法与指标体系;叶小军、彭芃、方晓璐等"绩效视角下苏南乡村工业用地减量化策略——以吴江区为例",探索微观宗地层面的工业用地减量绩效评价指标体系,明确了绩效主导、产业治理、空间管控、权益保障"四位一体"的苏南乡村工业用地减量化策略框架;邓可、文彦博"工业区更新进程中的形态逻辑——以成都东郊为例",分析了成都东郊更新改造过程城市景观的改变及其形态逻辑,揭示出以经济为导向、资本为龙头的城市规划与开发的显著特征;张媛媛、王国恩、黄经南"新中国成立以来我

economic-oriented and capital-led urban planning and development. The paper entitled "Rural Land System Changes and Rural Planning Trends Since the Founding of New China" by ZHANG Yuanyuan, WANG Guo'en, and HUANG Jingnan illustrates that our rural planning has undergone three transformations, from the technical work to the policy instruments and then to the governing measures, and reveals a development tendency of rural planning that is composed of "multiple participatory planning", "intensive planning", "flexible planning" and "Living-Production-Ecology planning". The paper entitled "Analysis of the Voting Dilemma of Urban Village Transformation in Guangzhou from the Perspective of Gaming Behavior" by LIANG Xiaowei, YUAN Qifeng, LI Yulong et al. demonstrates that changes in voting subjects in different stages result in the emergence of new gaming relations, thus leading to the voting dilemma. The paper entitled "Urban Renewal Under Interactive Governance–An Empirical Analysis on Old Village Reconstruction in Shunde District, Foshan City" by BAI Rui and WENG Zhenhao depicts the multi-player game under interactive governance among the state, market and investors, constrained by the high-level macro context and the demands of residents at the bottom. The paper entitled "Inversion and Redesign of Urban Public Space–A Reflection on Urban Space Design in the Post-COVID-19 Pandemic Era" by LIU Wan points out that, on account of the social process from the outbreak of the COVID-19 pandemic to the routine pandemic prevention and control, an inversion of urban public space is taking place and is promoting a deep segmentation of urban space, and thus there is a need for the redesign of public space. The paper entitled "Daily Life and Regeneration Paradigm of Living Streets in Old City Historical Blocks" by LI Hao, GAO Han, and ZHAO Yuanchen, taking Anju Lane, Sanxue Street, Xi'an, as an example, explores the mechanism of space production and daily life and reveals the internal reasons and external representations of the alienation of living streets in historical districts so as to construct a regeneration paradigm of

国农村土地制度变迁与乡村规划趋势", 说明我国乡村规划经历了从技术性工作到政策工具再到治理手段的方向转变, 探讨了多元参与规划、集约规划、弹性规划、三生规划等乡村规划发展趋势; 梁小薇、袁奇峰、黎羽龙等 "博弈视角下广州市城中村改造过程中的表决困局辨析", 发现广州城中村不同更新改造阶段的表决主体转换会导致新的博弈关系, 并由此成为导致表决困局的主要原因; 白锐、翁镇豪 "互动式治理下的城市更新——基于顺德旧村改造的实证分析", 刻画了在高层语境与底层诉求的双重约束下, 互动式治理中政府、居民、投资商等的多方博弈路径; 刘宛 "公共空间反转与再设计——对后疫情时代城市设计的思考", 针对新冠肺炎疫情从暴发到防控常态化的社会过程, 指出疫情之下的城市公共空间悄然发生反转, 带来城市空间的深度分割, 并据此提出公共空间的再设计建议; 李昊、高晗、赵苑辰 "日常生活与城市历史街区生活性街道更新范式", 以西安三学街安居巷为例探究空间生产与日常生活的作用机制, 揭示历史街区生活性街道异化的内在原因和外在表征, 并提出历史街区生活性街道的更新范式; 苏清木、朱苑薇、陈世明 "台湾社区营造的经验与启示——以

living streets in historical districts. The paper entitled "Experience and Enlightenment of Community Building in Taiwan — A Case Study of Yintong Community in Tainan City" by SU Qingmu, ZHU Yuanwei, and CHEN Shiming, taking Yintong Community in Tainan City as an example, explores the ways to promote the endogenous "training" and "vitalization" of communities and establishes an overall framework for community building from the five perspectives of "people", "culture", "land", "production", and "landscape". The paper entitled "Research on the Working Mechanism of Delegated Community Planners — Taking Jianguomen Sub-District, Dongcheng District, Beijing as an Example" by ZHANG Xiaowei, PENG Si, and XU Renfei analyzes and summarizes the work of delegated planners in the Jianguomen Sub-District and puts forward suggestions for the improvement of their work. The paper entitled "Beijing's Medical Function Renewal Policy and Its Market Response from the Perspective of Non-Capital-Function-Redistribution" by WANG Jili finds that the renewal of non-profit medical institutions in Beijing is consistent with the policy orientation, while the response of for-profit medical institutions toward the policy leaves much to be desired. The paper entitled "Research on the Supply-Demand Matching Relationship of Urban Public Services of Chongqing Under the Background of Population Mobility" by YUE Wenjing and DONG Jihong summarizes four match types between population migration and public service supply in Chongqing and points out that there is a spatial imbalance between the population distribution and the layout of public service facilities in the central urban area.

Published in Students' Forum of this issue is the paper entitled "Reflection on Territorial and Spatial Planning Construction — Precondition, Foundation, Guarantee, and Support" by ZUO Wei, which, starting from the hotly debated issue, "the evolution of spatial planning system", analyzes the territorial and spatial planning system from four aspects: precondition, foundation, guarantee, and support.

台南市银同社区为例"以台南市银同社区为例，探讨社区的内生"培力"与"造人"举措，建构了面向"人""文""地""产""景"的社区营造整体框架；张晓为、彭斯、许任飞"社区责任规划师工作机制研究——以北京东城建国门街道为例"，梳理了北京责任规划师的工作机制，并对如何完善责任规划师的工作框架提出具体建议；王吉力"疏解视角下北京医疗功能更新政策与市场响应"发现在北京"非首都功能疏解"背景下，非营利性医疗机构的更新与疏解政策的导向一致性较好，而营利性医疗机构的更新对疏解政策的响应有待提升；岳文静、董继红"人口流动背景下重庆城市公共服务供需匹配关系研究"，分析总结重庆市域人口流动与公共服务供给的四类匹配特征，指出中心城区的人口分布与公共服务设施布局存在失衡。

"研究生论坛"刊登左为"对国土空间规划构建的思考——前提、基础、保障与支撑"，从当前广受关注的"空间规划体系变革"议题出发，辨析了国土空间规划体系的工作前提、基础、保障与支撑。

城市与区域规划研究

目 次 ［第14卷 第1期 （总第37期）2022］

Journal of Urban and Regional Planning

CONTENTS [Vol.14, No.1, Series No.37, 2022]

Editor's Introduction

Special Articles

Feature Articles

Students' Forum

我国城市更新制度供给与动力再造

唐　燕　殷小勇　刘思璐

The Institutional Supply and Motivation Mechanism of Urban Regeneration in China

TANG Yan, YIN Xiaoyong, LIU Silu
(School of Architecture, Tsinghua University, Beijing 100084, China)

Abstract Facing the ecological constraints and limited land resources for urban development in the era of stock-based regeneration, Beijing, Shanghai, Shenzhen, etc., have proposed reduction-planning-oriented development goals. Influenced by this, due to the restrictions on increasing building scale, urban regeneration is generally confronted with such challenges as insufficient value-added incentive, lack of motivation for participation, and lack of funding sources, thus caught in the dilemma where "Rent Gap" and "Pareto Optimality" are not applicable for project implementation. Based on the analysis of motivation and incentive of different types of urban regeneration projects, such as comprehensive renovation and demolition and reconstruction, as well as "value-added type-balanced type-input type", this paper explores how to generate space appreciation and rationally distributed benefits through institutional improvements, and puts forward a 4S urban regeneration institutional framework with four dimensions of "Multiple Stakeholders-Capital Source-Physical Space-Operation Service" and specific policy recommendations for institutional supply, so as to provide references for institutional innovation and policy improvement of urban regeneration in the context of reduction planning in China.

Keywords stock-based regeneration; reduction planning; institution; motivation; incentive

作者简介

唐燕、殷小勇（通讯作者）、刘思璐，清华大学建筑学院。

摘　要　针对存量更新时代城市发展的生态底线约束和用地资源要求，北京、上海、深圳等地相继提出"减量规划"发展目标。受此影响，城市更新由于建设规模增加受限而普遍面临增值红利不足、主体参与动力缺失、资金来源匮乏等挑战，进而陷入"租差"和"帕累托最优"不适用的项目落地困境。文章在分析综合整治—拆除重建、增值型—平衡型—投入型等不同类型城市更新项目的动力强弱基础上，探讨如何通过制度建设来提升空间增值和合理分配改造收益，并尝试建构基于主体—资金—空间—运维的4S城市更新制度分析框架，从四个维度提出相关政策建议，为减量规划导向下的城市更新制度创新和政策完善提供参考。

关键词　存量更新；减量规划；制度；动力；红利

为回应城市发展模式逐步从增量扩张转向存量提质的新时期诉求，2021年发布的《中华人民共和国国民经济和社会发展第十四个五年规划和2035年远景目标纲要》中明确提出"实施城市更新行动"的战略部署。北京、上海、深圳等超大城市，自2018年以来先后推出"减量规划"和"减量发展"的城市建设理念与要求，尝试在控制乃至降低城市建设规模（用地规模或建筑规模）的同时，通过城市更新推动城市的功能结构优化和空间品质提升。这使得过去普遍借助提高建设容量来平衡改造成本、形成收益红利、激发市场等主体参与动力的城市更新传统做法变得难以为继，如何在减量发展时期创造合理的更新动力和红利以有序推进城市更新的健康与可持续发展，成为当下社会各界广泛关注的焦点话题。

针对减量发展背景下城市更新普遍存在的增值红利不足、资金来源匮乏、主体参与动力欠缺等痛点，本文分析了综合整治—拆除重建、增值型—平衡型—投入型等不同类别城市更新项目的动力强弱情况，探讨通过制度建设来"创造增值收益"和"合理分配改造利益"的潜在路径，进而从主体（multiple stakeholders）—资金（capital source）—空间（physical space）—运维（operation service）四个维度建构城市更新制度建设的 4S 分析框架并提出具体政策改进建议，为减量规划导向下的城市更新发展提供思路和措施参照。

1 减量规划下的城市更新动力问题：租差与帕累托最优困境

"减量发展"是新常态下城市发展的新要求（刘红梅等，2015）。2014 年国土资源部出台《关于推进土地节约集约利用的指导意见》（国土资发〔2014〕119 号），正式提出"实施建设用地总量控制和减量化战略"。上海市明确以"五量调控"（总量锁定、增量递减、存量优化、流量增效、质量提高）为总体目标的减量发展实施机制（王克强等，2016）；深圳市推进"建设用地的减量增长"规划建设模式，并积极引导特区内用地实现"零增长"甚至"负增长"；北京提出用地规模、建筑规模、人口规模的"三减"要求，实行当下最为严格的建设规模管控制度（唐燕、刘畅，2021），按照"框定总量、限定容量、盘活存量、做优增量、提高质量"的原则，重点推进集体建设用地腾退减量和低效建设用地的存量盘活（李强等，2018）。减量发展的规划约束、疏解整治的现实要求与有机更新的方法手段，三者共同构成了北京城市更新推进城市发展"减量提质"的关键实施背景（图1）。

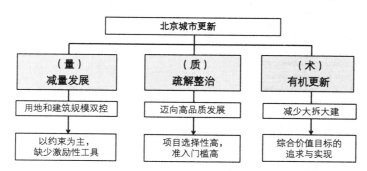

图 1 减量规划导向下的北京城市更新运作环境

资料来源：唐燕、张璐（2021a）。

在城市空间利用由增量、存量到减量发展的转型逻辑下（陈宏胜等，2015），城市更新成为城市内涵式发展的有效手段。租差和帕累托最优等理论从经济学视角解释了城市更新的动力来源问题，认为资本获利是城市更新的核心驱动，即当预期收益可以满足投资期待时，城市更新便会被推动发生。这种"有利有更新，无利无更新"的理论逻辑，将城市更新的动机机制转化为了基本的"成本—收益"判定问题。然而，减量规划造成城市更新中的空间增量红利被不断缩窄（吕海虹，2021），预期收益的大幅缩减以及通过既有空间创造收益的长期投资要求和运作风险等，降低了市场、居民等各方主体参与更新的积极性（黄军林，2019），甚至引发"改不起、推不动、变不了"的现实困境，亦使得依靠政府公共资金投入的更新改造常常占据主流，从源头上制约着城市更新实践的长期、稳定和持续推进。

1.1 租差困境：资本逻辑的单一性问题

租差（Smith，1979）是现状土地利用的"实际地租"和建设条件改善后预期能获得的"潜在地租"的差值，常用于分析城市更新发生的原因。在地块建设初期，通常实际地租与潜在地租一致，之后随着城市环境和基础设施的改善，潜在地租逐渐提高；而相对应的是，建筑老化需要投入人力和资金进行维修，导致实际地租下降或者相较于潜在地租增长缓慢（丁寿颐，2019），由此产生的两者差距即资本的利润空间（租差）。据此，当地块的租差扩大到足以支付城市更新所需的各项成本，并且能产生所有投资者都满意的收益时（宋伟轩等，2017），城市更新行为便会发生。因此，现阶段社会资本参与的城市更新在我国长期集中在能产生较高租差收益、以拆除重建等为主的更新实践中（唐燕、刘畅，2021）；而诸多推进环境提升、设施完善、生活保障等公共目标导向下的更新改造，虽能满足"人"的发展需求但不能创造大量资本利润，存在租差不足甚至"负租差"等情况，导致更新驱动乏力或过度依赖公共投资。租差理论认为城市更新的本质是创造更多的土地租金（郭旭等，2020），但也因此被诟病过于强调"资本逻辑"而忽视了"社会逻辑"，仅关注资本在城市更新中的主导作用而缺乏对"人"的需求和主导能力的考量（宋伟轩等，2017），这为遵循社会逻辑，通过主动的制度和政策供给来推进城市更新提供了行动和解释的空间。

1.2 帕累托最优悖论：成本投入与收益分配不匹配

帕累托最优（Ng，1979）理论认为，当多个主体分配定量资源时，会形成多种分配方案，如果对某一种方案存在着一种调整策略，使得原方案经过调整后，能让至少一个人受益的同时不让其他人受到损失，那么这种调整策略就称为"帕累托改进"；而随着调整策略的完善，在没有人收益损失的前提下让其他人收益达到最高即达到"帕累托最优"。城市更新中的帕累托最优要求更新能保障没有主体利益受损，并在此基础上相关主体能获得最大收益。从公平角度来看，城市更新各主体间的收益分配应主要取决于其投入占比，因此按照帕累托最优原则，这需要重点关注不同主体对于改造成本的分摊情况以及更新收益的合理分配状况。但主体关系复杂、信息不对称等原因，常常造成不同主体间的增值收益与成本投入难以实现有效匹配，更新协商的诸多博弈结果没有出现"正和"，而是"零和"甚至"负和"状况（张杰等，2008）。投入与收益的这种不匹配打破了帕累托最优的实现可能，造成城市更新难以持续。例如在一些城市公共空间的更新改造中，周边居民和企业获得环境效能提升却没有付出任何成本，政府投入成本却未能收获应有的"受损"补偿和平衡，因而通过制度设计调整城市更新中的责权关系成为落实"帕累托改进"的重要举措。

2　城市更新动力来源的两个关键点：空间增值与利益分配

对租差和帕累托最优理论的分析表明，强化城市更新动力的核心工作涉及两方面（图2）：一是创造空间的增值收益，二是实现合理的利益分配，从而达成资本逻辑和社会逻辑的整合、成本投入和收益分配的匹配。这两者中，推动更新产生足够的收益是动力激发的基础，这既包括采取措施直接提高空间价值，也包括借助降低成本来扩大收入等做法。合理的收益分配则是更新过程实现公平公正的成本分担和利益共享的重要保证，也是激发相关主体形成内生参与动力的重要手段。概括起来，在我国城市更新政策尚不完善、制度顶层设计亦明显不足的当前，创新的制度供给是提高存量空间附加值以激发城市更新红利，以及优化收益分配来增强主体参与意愿的重要路径，也是摆脱城市更新中的容积率依赖、推进减量模式下城市空间提质的关键任务。

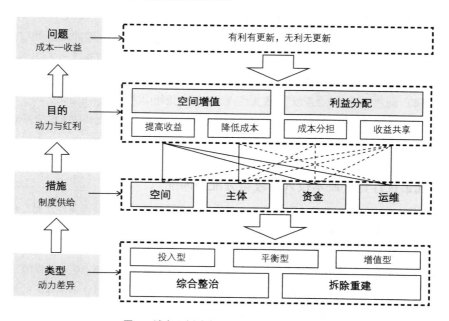

图2　城市更新动力与红利的制度供给框架

城市更新实践在我国呈现出改造类型多样化、参与主体多元化、改造方式灵活化等特点（周显坤，2017），具有不同动力基础的城市更新项目需要差异化的制度设计来助力更新项目的落地实施。从改造力度来看，依据拆建程度、投入成本、空间形态等情况，可将城市更新简要划分为拆除重建和综合整治两大类（王世福等，2018），其中拆除重建项目通常具有更显著的潜力来形成和获取租差，综合整治类项目的空间增值则颇具挑战性（图 3）。2021 年 8 月住房和城乡建设部发布《关于在实施城市更新行动中防止大拆大建问题的通知》，明确提出要"严格控制大规模拆除、大规模增减、大规模搬迁"的城市更新行为，否定了以过度房地产化的开发建设方式进行城市更新的做法，鼓励倡导推行"小规模、渐进式有机更新和微改造"。在此背景下，如何引导城市更新实践逐步由"开发思维"转向"经营思维"，推动市场导向下的城市更新不再片面追求拆除重建和规模扩张带来的短期效益，换而使用循序渐进、小规模改造的更新方式提升城市建成环境的综合效益变得越来越重要。

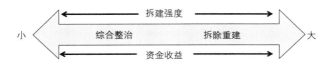

图 3　综合整治与拆除重建的城市更新动力差异

从更新驱动的强弱来看，有学者指出城市更新项目还可划分为增值型—平衡型（渐进型）—投入型（责任型）三类，其各自对应的城市建设管控方向和重点亦有所不同（图 4）（唐燕，2021，2022）。其中，增值型更新动力最为强劲，通常由开发商和产权主体结成"增长联盟"共同推进，此类更新管

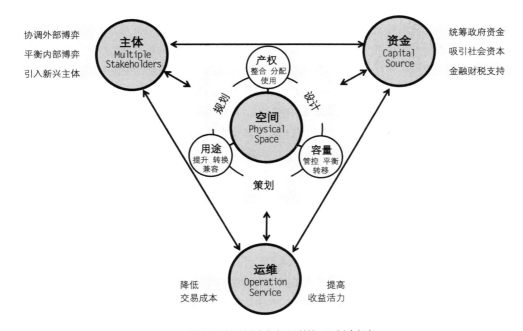

图 4　激发城市更新动力与红利的 4S 制度框架

控的关键在于如何合理分配增值收益，避免高强度改造等引发的负外部性问题，确保地区可持续发展；投入型更新以老旧小区改造、危旧楼改建等民生类项目为代表，受制于资金、人力和时间的大量投入，经济回报缺失或资金回收周期长等现实挑战，这类更新亟须激励性政策的帮扶，通过政府、社会组织等的多方扶持来实现空间改善和保障公共物品供给，通过社区培育提升在地居民的参与和出资意识，通过空间运营吸引市场主体加入等；平衡型更新是产权方通过购买服务对建成环境持续进行修缮维护的更新活动，它是通过修修补补和物业维护等对城市空间老化施加的一种持续性改善工作，管控上需要政府对物业管理、社区治理、公共维修基金使用等进行建章立制，保障空间渐进修补的切实开展并满足动态变化所需。

3　制度供给激发动力和红利：主体—资金—空间—运维的 4S 制度分析框架

　　城市更新以建成物质空间的整治或迭代为基础，涉及的工作内容广泛且关系复杂，既强调结果能促进城市社会经济等领域的整体优化，又强调过程中的多元主体共治（唐燕，2019）。因此，针对城市更新流程中人—财—物—事等全要素综合考量，从主体—资金—空间—运维四个维度提供制度保障，构建城市更新的 4S 制度分析框架，是探索激发城市更新红利与动力的积极做法（图 4）。在这个框架中，空间作为城市更新的物质载体，是红利与动力产生的核心，也是落实不同主体诉求、推进多元资金投入并获利、推动长效运维的具体作用对象；主体、资金和运维同为城市更新红利与动力产生的关键抓手，三者互为支撑、相互促进，可有效结成规则合力来推动城市更新活动的开展。主体、资金和运维的紧密联系表现在：不同资金来源离不开多元主体的分别投入，创造资金收益则是诸多主体的共同目标之一；长效运维是产生资金收益的重要手段，而资金保障则是运维开展的基本前提；主体博弈达成利益平衡，既是更新责任合理分配和可持续资金来源的保障，也是实现高效运维的重要条件等。

3.1　关于主体的政策供给

　　围绕主体的城市更新政策供给，可以从协调外部博弈、平衡内部博弈、引入新兴主体等方面来激发主体积极性并合理分配更新成本和收益（图 5），以解决当前城市更新中的参与主体单一问题（唐燕、张璐，2021b）。发达国家和地区的城市更新实践表明，政府可采用多种制度措施来优化更新过程中多方博弈的内外部关系平衡（表 1）。从我国实际来看，红利不足导致城市更新主体的参与动力薄弱问题普遍存在，如老旧街区改造等由于资金投入难以产生可观的经济回报，造成主体动力不足并陷入进退两难的境地，做好"成本—利益"的合理分配成为主体政策供给的关键。

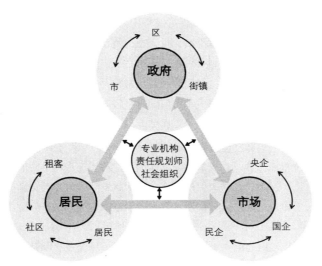

图 5　城市更新主体的内部与外部博弈

表 1　发达国家和地区城市更新多方博弈的平衡措施

目标	国家	举措	形式	具体内容
协调外部博弈	英国	推动多元主体参与及合作	"城市挑战"策略（中央基金）	提高各方积极性与促成合作：中央政府设立"城市挑战"基金，各地方政府与其他公共部门、私有部门、当地社区及志愿者组织等组成联合团体进行基金竞争，获胜者可用所得基金发展其共同策划的城市更新项目
			"城市自豪"运动（搭建平台）	搭建多元共治平台：地方政府协会组织发起，搭建平台吸收公共机构、私人机构与志愿者组织等多元主体加入城市更新
平衡内部博弈	英国	权力下放机制	地方邻里规划	多方赋权的邻里规划：规定社区、第三方组织等在地方和社区公共服务与开发建设方面拥有一定的自主决策权，包括社区建设挑战权、邻里规划权、社区建设权、社区土地再开发权等
	德国	推进社区共同参与	"社会整合"策略	成立邻里评委会：通过居民赋权和交流协商巩固邻里关系，从公共政策和公共参与两方面确保稳定的参与主体
引入新兴主体	美国	建立自主更新团体	商业改良区	结成多主体联盟：社区居民和商业团体自发形成联盟，雇佣专业人员协助运作，负责辖区内城市更新的活动和资金运作
	德国	引导社会参与主体加入	国际建筑展	活动组织激发主体参与：政府组织活动，提供资金并授权私营公司负责城市更新项目，自主开展方案设计、资金分配和统筹协调等工作
	日本	成立政府独立主导主体	都市再生机构	建立政府专门机构：作为行政独立法人，负责制定都市更新的推动框架、负责协助都市更新的各项工作

资料来源：根据曾文菁（2021）、易晓峰（2009）、田莉等（2021）整理。

（1）协调外部博弈。在更新主体的外部博弈过程中，优化分配机制以达成政府统筹、居民响应、市场参与的城市更新多元共治，对于综合整治、投入型更新项目的推进开展尤为重要。城市更新的核心利益主体包括政府—居民—市场，其利益诉求呈现对立统一的互动关系。三方共同诉求通常包括资产增值、回报获取、环境改善等，但各主体间的利益也常常存在"此消彼长"的对立关系，如拆除重建类城市更新中的土地出让金是开发商的成本，但同时是政府的收益；拆迁补偿款是政府的成本，但同时是居民的收益等。因此，为推动市场主导、居民主导、政府主导等多类型更新模式的齐头并进，政策创新需帮助平衡和协调三方的外部博弈关系，对市场获利少的更新项目应探索如何借助协议出让、地价减免、税收优惠、持有运营等方式吸引市场主体加入；对居民被动等待的更新项目，可倡导物业权利人自主申请更新改造、发起社区动员与社区营造等来激发产权人参与更新的动力和意愿；对于政府承担责任过多的更新项目，可通过公私合作、鼓励产权方出资等方式来分解压力和实现多方共赢。

（2）平衡内部博弈。利益诉求、权责关系以及行为习惯的个体差异，也导致政府、居民、市场三方的主体内部，即不同层级政府之间、不同居民之间及不同市场企业之间存在着内部博弈。通过政策建设来设定城市更新的参与角色要求、架构精细化的更新工作流程及程序、明确主体冲突解决的方法和路径，有助于平衡更新主体的内部关系和推进更新实践的有序开展。在市、区、街道/乡镇等不同层级政府（含派出机构）围绕行政权限、任务与责任分配等进行的内部博弈中，赋予区级政府更多城市更新管理的行政审批和财务决策权等成为新趋势。基于此，市级政府将主要发挥制定管理规则、协调部门行动、决策重大事项和开展评估监管等作用；区级政府则侧重发挥具体实施、精细管控和监督维护等作用；街道/乡镇需充分对接基层，重点协调居民权益和应对居民诉求等。在更新中，居民由于获益和受损情况、个体更新预期等存在差异而形成内部博弈，也常常导致意见不一致下的更新行动难以达成，故而建立相对明晰的补偿或收益标准、推动民主决策、确立可操作的争端解决方案等成为政策供给的急需领域。从市场方来看，不同开发企业会因争夺红利高的更新项目运作权而形成内部博弈，需要不断建立和完善公平公正的市场竞争机制，协调发挥不同企业在不同规模、不同类别城市更新项目中的作用，调动市场参与城市更新的积极性并保障企业主体应有的权利。

（3）引入新兴主体。近年来社区规划师、高校师生、社会组织、志愿者、其他专业机构等角色参与城市更新的行为在我国逐渐增多，成为政府、市场、居民之外需不断鼓励、培育和引入的重要更新参与主体。制度供给应有序引导这些新兴主体的参与，发挥他们在专业指导、协调沟通和主动实践上的积极作用，必要时赋予其相应的法定工作地位（赵燕菁、宋涛，2021）。北京的责任规划师、上海的社区规划师制度已经成为连接政府和居民的重要桥梁，通过沟通协商来落实政府规划意图和满足居民诉求（唐燕、张璐，2021b）；专业的监管平台、评估机构、咨询机构等能协助提高城市更新决策的科学性，减少信息不对等造成的利益失衡；高校师生实践团体、艺术家、志愿者等社会组织等正在通过丰富多元的特色化途径服务、参与和推动着城市更新的落地实施，激发"自下而上"的城市更新动力。

3.2 关于资金的制度供给

资金的投入与产出效率是决定更新项目动力与红利的关键。政府资金、社会资金和金融财税手段并存的多元资金保障模式在世界各地均有应用（表2），但当前我国城市更新工作的开展仍普遍面临资金来源不足、投入途径单一等挑战，如诸多责任类、公益类或形象提升类的更新项目主要依靠政府投资；社会资本参与不够且缺少政策吸引；相关金融、财税激励措施尚未完全建立；居民出资和缴费意识不强等。减量背景下，城市更新项目面临投资周期变长、成本投入大、资金回收慢等问题，亟待在制度建设中探索能够有效帮助"降低更新成本"和"增大收益来源"的资金吸引途径。

表2 发达国家和地区的城市更新资金举措

类型	国家	举措	资金形式	具体内容
政府资金	美国	专项拨款支持	联邦基金	向私人开发商和投资者提供公共资金资助，以公共资金为杠杆撬动私人投资
			社区发展拨款计划	按照"应得利益计划"和"非应得利益计划"，向不同类型的更新项目分别提供70%和30%左右的资金支持
	英国	财政奖励支持	城市发展基金	主要用于支持旧城改造中的基础设施更新，可通过利润分成和低息贷款方式支持社会主体参与更新
		整合部门资金	综合更新预算	将不同部门分头负责的多个城市更新基金加以整合，针对性地为城市发展公司等机构提供资金
社会资金	美国	撬动市场注资	商业改良区	由社会主体申报形成商业改良区，通过向区内的企业和居民进行募款、申请捐赠以及自营项目运营获得收益，用于城市更新支出
	日本	吸引民间资金	不动产证券化	创新不动产金融商品，对外发行不动产证券，向大众开放认购
金融财税	美国	抵押融资支持	税收增值筹款	利用再开发后的土地增值收益作为城市再开发的资金抵押支出
		创新金融产品	公共融资	贷款和抵押担保、税金减免、债券融资、不动产投资信托基金等
	英国	税收支持	社区基础设施税	地方政府对新开发项目征税，用于支持地区发展所需的基础设施建设
			社区信托	通过社区信托机构筹募社区改造资金，提供债务减免和法律支持

资料来源：根据任荣荣、高洪玮（2021），田莉等（2021），王俊豪（2006），方伟等（2021）整理。

（1）优化政府资金使用。政府通过设立专项资金、财政拨款等方式促进城市更新的立项与实施，是我国城市更新资金来源的一个重要渠道[①]，以此自上而下地推动老旧小区改造、街道整治、微空间提升等更新行动的落地。但是以政府专项资金为依托的项目推进，在不同部门资金来源的整合使用上还缺少有效的机制支持和弹性管理，很多时候存在僵化的"专款专用"、公众诉求与资金使用错位等情况。因此，制度保障的关键在于如何充分发挥市区两级财政资金的"撬动"和"整合"作用，通过政府注资吸引市场等其他更多主体的出资与合作，探索以政府授权、特许经营、政府与社会资本合作（PPP）等融资模式推进更新项目实施。

（2）吸引社会多方出资。强化居民出资一方面需按照"谁受益、谁出资"的原则合理落实居民出资责任，完善居住类更新项目的共有资金筹集和相关管理制度，保障空间日常维护与修缮费用的落实；另一方面可通过产权确认、面积补偿等推动公共住房产权调整与租售制度改革（唐燕，2020），借助住房成套化改造、变租为售等政策加大居民出资意愿。减量发展使得通过增加容积率吸引市场参与城市更新的路径被"掐断"，造成社会资本介入成本高、风险大、周期长、收益薄，需要建立相应的市场激励政策。通过地价优惠、政策补贴、主体授权、合作运营等方式支持市场主体参与更新改造，有助于建构从投入到产出收回的全过程资金循环系统。打破"就项目论项目"的孤立思维也是吸引市场资金投入的重要手段，在更大空间范围内通过资源调配、肥瘦搭配、新旧结合、片区统筹等来实现多类型更新项目的资金供给，并探索"以奖代补"等途径鼓励社会资本参与养老、托育等社会服务类项目的更新。

（3）加大金融财税支持。金融财税制度是解决城市更新资金不足问题的重要探索领域，可以多措并举，如探索通过税收减免、稳定经营收益权等方式保障更新主体的运营收益；通过金融机构的长期低息贷款支持、灵活的质押担保与资金退出方式等降低资金投入压力；加大金融产品支持范围，以股权融资、债券融资等多种形式出台用于拆迁安置、土地整备、建设施工等全周期的城市更新基金产品；研究更新项目的资产证券化方式，推行类不动产投资信托基金（类 REITs）、资产证券化（ABS）等项目运作为投资退出提供渠道等。特别是对于民生保障型的更新工作，要有序引导国家政策性银行提供长周期、低成本的贷款支持。更新主体以空间经营收益权融资的做法，在目前尚未形成运营权质押融资类的成熟金融产品，未来需要清晰界定可供抵押融资的经营权使用边界，完善审批流程，解决足额资产抵押、高担保费用等硬性要求（吴志强等，2021）。

3.3　关于空间的制度供给

空间优化及品质提升是激发城市更新红利的核心手段：有序的产权重组能促进空间资源的高效配置；建设容量的合理投放和必要提升是产生经济收益和维护社会公平的重要措施；用途优化则能盘活存量空间（实现再利用）并有效提高空间附加值。然而，现阶段我国存量空间中产权处置的纷繁复杂、建筑规模与管理规范的僵化约束、土地用途转变的流程与成本制约等，都阻碍了城市更新工作的顺利开展。因此，空间优化需要通过产权—容量—用途的制度支撑来加以保障，其实质是解决城市存量低效空间的"谁来用、用多少、怎么用"问题。要达成项目落地和"用实用好"空间等更新综合目标，城市更新还应借助科学的策划—规划—设计过程，推进空间的精细化、高水平设计和活化利用（图6）。

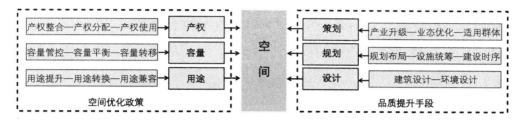

图6　城市更新空间制度供给框架

（1）优化产权—容量—用途规制。为破解产权调整困难、功能变更复杂、空间普遍不足、设施配套困难等问题，制度建设重点在于：①在产权方面，存量房屋/土地的权属构成复杂、边界不清晰，以及因历史原因长期未获得有效处置的产权遗留等问题，使得好的更新构想常常因无法取得产权处置权或难以达成产权归拢、分割或变更的共识而搁浅，因此产权确定上可采用重新确权、政府收储、产权置换等途径明确用地（建筑）产权关系；产权分配上需合理保障原产权人的土地发展权（赋予其自主更新改造权限），以及探索通过协议出让、土地租赁、作价入股等方式重新调配产权的可能；产权使用上可优化土地产权的期限和类型设定，推行以"年租制"代替土地出让来减少更新改造的一次性投入等举措。②在容量方面，减量时代的最大挑战是缺少建设"规模"支撑，因此有限的建设容量需要精细化的空间调配与使用引导，如何合理分配城市开发建设容量资源、如何建立容积率转移及奖励机制、如何形成跨地区的开发联动或更新合作等急需明确。立足城市空间的整体效益保障，制度建设可推行城市开发强度分区以确定不同地区容积率增加、保持或减少的管理要求，实现区位条件与开发容量的有效匹配，或借助容积率转移和奖励、新旧地区容量搭配等方式统筹建设需求，激发公益性建设行为（如奖励补足公共设施和公共空间的改造）和帮助平衡改造成本等。③在用途方面，存量空间的功能/用途管理缺乏高效的变更机制。土地用途转变的繁琐审批流程以及因用途转变可能带来的地价等成本支出，使得许多更新意愿望而却步或带来空间的非正式使用。以弹性灵活的用途管控为核心，制度供给应能满足建成空间在业态升级、用途转换或功能混合（兼容）上的客观需求，突破现有的用途管制严格、功能建设单一、规证办理和工商注册手续衔接不畅等一系列问题，通过形成功能兼容正负面清单[②]、明确功能混合比例要求、简化规划审核流程以及合理设定功能转变的地价缴纳要求、不动产登记方式等，来提高土地利用的综合升级。

（2）通过策划—规划—设计提高空间附加值。"好的"或"差的"设计会直接影响空间增值已成为社会共识，西班牙毕尔巴鄂的古根海姆博物馆和我国景德镇的陶溪川等成功案例都表明好的设计可以全面提升空间价值，乃至成为激发更大区域整体进步的关键"触媒"或"旗舰"项目。1999年英国城市工作组向政府提交的《走向城市复兴》研究报告，强调"好的设计"可以"使城市生活更具魅力"，并提出 105 条建议（彭特，2016），推崇用策划、规划、设计等手段推动城市更新（表 3）。城市更新用好策划—规划—设计手段，不仅能全面强化项目特色和彰显建设品质，还能通过有效的"空间生产"来实现物质载体增值和激发更新红利：科学的策划有助于寻找到可促使空间盘活的适宜产业业态、功能内容和使用群体等；合理的规划能帮助统筹和协调区域关系，梳理建设时序与改造方式，确定存量空间利用的规划布局及设施配置要求等；优质的设计可以充分挖掘空间特点与特色，传承历史文化资源，创造个性化的场所吸引力，提升功能活力并保障项目运作。相关制度供给应避免流水线、低品质、仓促上马的规划设计生产方式，强化方案比选和公众决策等环节，出台与更新实践相配备的新规范和新标准，为优秀项目匹配设计支持和专项经费等，推进建筑和环境品质的高质量发展。

表 3　1999 年英国城市工作组提出的部分城市更新建议

类型	工作重点	具体建议（编号+内容）
策划	通过策划简化规划	43：以加强策划的方式简化地方性的发展规划，使得城市规划更加灵活变通
规划	住宅需求规划	57~62：根据城市住房需求，在循环利用的棕地上开发更多新的住宅项目
	绿色交通规划	10、12、13：减少私家车出行，逐渐增加步行、自行车和公共交通工具出行比重；优先建设步行/自行车/公共交通设施并确保线路的联通
		19、20：针对新的城市住宅区发展项目，设定每户住宅限一个停车位的标准
	保障规划实施	41、42：制定具体详细的城市规划政策指南；确保城市规划在区域空间战略、地方发展框架和规划决策中的贯彻实施；加强区域规划指南的实施力度
		47：将社区更新规划转变为更加变通和目标更加明确的区域计划
设计	强调竞赛比选	6：所有重要区域更新项目都应当以设计竞赛的形式确定方案，城市更新资金都应分配出相应的比例来满足此类竞赛的公共支出；所有重要的公共建筑需举办相应的设计竞赛
	强化城市设计	7：发展并实施全国性的城市设计框架，通过土地利用规划和公共资金引导来传播关键性的设计准则并建立一系列实践指南
		8：采用整合的方式来对不同类型城市社区完成以设计为导向的区域更新

资料来源：根据彭特（2016）整理。

3.4　关于运维的制度供给

　　减量规划正在迫使一些传统的短周期、重资产更新项目逐步转向"建设+运营+维护"的长周期、重运营模式。更新建设阶段可获得的红利减少甚至出现负盈利的现状，需通过高效运维形成的长期收益来加以平衡。英国在 20 世纪 80 年代开始推行企业区（Enterprise Zone）政策，将城市衰败地区划入企业区，通过政府管理创新和空间运营支持复兴与发展（表 4）。我国相应的制度供给一方面需要借助简政放权等改革，优化政府的组织管理以降低更新项目实施的交易成本，提升运作效率；另一方面需要为富于活力的持续经营（包括渐进微盈利）提供使用权限等方面的政策保障。

表 4　英国企业区的运维政策

手段	策略	政策内容
政府管理	权力下放	由地方理事会或开发公司托管，赋予其征用和强制性购买土地、规划权等权利
	简化流程	减少政府对统计信息的要求；雇主无需向工业培训委员会提供信息
	优先支持	区内公司的申请事项优先处理，并且放宽标准
空间运营	灵活使用	制定简化的规划方案，区分允许用途和禁止用途，简化功能管控；赋予特定土地用途自动开发权，对于符合规划的项目免除规划许可申报程序
	持续维护	将企业所得税合理反馈企业，用于工业和商业建筑修缮；免费对雇主进行培训

资料来源：根据 Jones et al.（2003）、张艳（2006）整理。

（1）优化政府管理，降低更新项目运作的交易成本。交易成本是除直接生产成本、间接外部成本外的城市更新项目总成本的重要构成内容。更新过程耗费的交易成本包括资金、人力、物力和时间成本等，主要用于沟通多元主体（具有有限理性和机会主义倾向）、获取必要信息、协调复杂利益诉求及完成规划管理流程等。我国政府近年推动的简政放权、优化营商环境等变革是通过制度创新降低管理流程交易成本的有效尝试。由于城市更新运作的"程序性"政策供给在很多城市长期不足，需要借鉴深圳、广州等地做法，对不同类型城市更新项目由谁发起申请、如何立项、如何编制规划、怎样纳入年度计划、如何审批和建设等作出清晰规定并合理精简环节，这样政府、业主抑或开发商参与和发起城市更新行动都将变得途径更加清晰和更加有据可依。跨部门政策对接与管理实施不通畅带来的执照申请和项目审批困境等[③]，需要强化部门之间的协同与合作，破除条块分割管理带来的更新阻力。此外，信息不对称及由此引发的行为不确定亦是推高交易成本的关键，制度供给应通过搭建信息公开和公众参与平台实现信息透明化。为避免不同利益主体谈判的冲突和协调困难，在制度层面明确协商谈判的秩序、规则和流程，并适时引入专业力量促进共识结果的达成也不可或缺。

（2）优化空间运营提高项目收益与活力。城市更新的运维涉及项目运作的统筹管理以及对建成空间的持续维护和修缮等。运营体系缺失、维护主体不清、经费保障不力等空间更新中的运作、维护、管理后继乏力问题，已经成为诸多更新项目的生存挑战。明确空间运作维护的责任主体、引入企业提供专业化的运维服务等是未来发展方向，但如何确定主体、如何创造运营经费来源、如何吸引专业管理团队入驻等，仍然需要持续的制度设计支持，包括推进专业化运作、引入市场力量、提供技术平台支持、完善物业管理、创新街巷长负责制、鼓励居民志愿经营和维护等。寻找新的功能需求点开展专业化的空间运营有助于实现城市更新的空间获利，制度供给应从激发业态活力、保障使用权限（租用年限、使用权持有等）、培育长期收益等方面给予保障。北京等城市已经通过明确产业准入门槛、提供新兴产业优惠制度等措施推动城市功能和空间运营的转型升级；通过引进专业化运营团队接管物业或产业空间的管理运作，来产生可靠的后期运营收入反哺前期改造投入；通过在历史街区、文创园区、公共空间等更新区域引入艺术展览、文化活动等来增强空间吸引力，实现空间运营模式的多样化。

4　制度供给激发动力和红利：各地实践探索

城市更新制度建设聚焦更新实施过程中的痛点问题，不仅可以为破解城市更新深层次障碍提供法治保障，也是激发城市更新动力和创造城市更新红利的重要路径。各地城市对更新制度建设的探索正在如火如荼地进行，探索和积累了富有推广价值的实用经验与做法。具体来看，深圳、上海、广州等地纷纷建章立制（表5～8），将"城市更新管理办法"逐步升级为"城市更新条例"，配以配套法规、规范性文件、技术标准等细化管控要求，不断建设形成粗细有度、刚弹结合的城市更新制度保障和动力激发体系。

在主体方面，《上海市城市更新条例》聚焦激励物业权利人、国有企业等多元主体参与，遴选更新统筹主体，建立社区规划师制度等举措，对于调节利益/成本分配、减少交易成本具有明显的动力激励作用（表5）。

表5　通过主体政策激发城市更新动力与红利的实践探索

政策导向		政策文件	政策内容	创造增值收益		调节利益/成本分配
				增加收入	减少成本	
主体	遴选更新统筹主体	《上海市城市更新条例》（上海，2021）	（明确更新统筹主体）针对区域范围内的更新活动，建立更新统筹主体遴选机制；更新区域内的城市更新活动，由更新统筹主体统筹开展	o	+	++
	激励多元主体参与		（物权人自主更新）零星更新项目可由物业权利人自行实施，也可采取与市场主体合作的方式	++	+	++
			（加大国企参与）鼓励国有企业通过自主更新、向市场释放存量土地等方式参与更新活动	o	+	++
	引导新兴主体参与		（社区规划师制度）发挥社区规划师在城市更新中的技术咨询服务、公众沟通协调等作用	o	+	+

注：++表示可激发较强动力，+表示可激发一定动力，o表示与激发动力关系不显著。

在资金方面，《关于引入社会资本参与老旧小区改造的意见》（北京）、《北京市人民政府关于实施城市更新行动的指导意见》、《天津市老旧房屋老旧小区改造提升和城市更新实施方案》、《广州市城市更新条例》等围绕吸引多元资金投入、扩大项目收益来源等措施，一方面提出以财政补贴、物业补助、更新基金等方式吸引市场主体参与；另一方面针对经营权转让、开发权转移等提供支持以扩大收益获得途径，对增加收益、减少成本以及调节利益/成本分配均具有较强的激励作用（表6）。

表6 通过资金政策激发城市更新动力与红利的实践探索

政策导向		政策文件	政策内容	创造增值收益		调节利益/成本分配
				增加收入	减少成本	
资金	吸引多元资金投入	《关于引入社会资本参与老旧小区改造的意见》（北京，2021）	（**多种方式引入社会资本参与**）加大财税和金融支持：推行财政补贴、物业补助、更新基金、税费减免等；存量资源统筹利用；简化审批和监督管理	++	++	++
		广州	（**城市更新基金**）成立2 000亿元城市更新基金，统筹运作城市更新的资金投入	o	o	+
	扩大项目收益来源	《北京市人民政府关于实施城市更新行动的指导意见》（北京，2021）	（**经营权收益**）规定经营性服务设施可按所有权和经营权相分离的方式，经业主同意和区政府认定后，将经营权让渡给相关专业机构	++	o	++
		《天津市老旧房屋老旧小区改造提升和城市更新实施方案》（天津，2021）	（**片区资源统筹支持**）提出城市更新项目的公共停车场、充电桩、能源站等配套公共服务设施可由实施主体负责运营	+	o	++
		《广州市城市更新条例》（广州，2021）	（**开发权转移**）因用地和规划条件限制无法实现盈亏平衡的城市更新项目，在满足一定条件时可进行开发权价值转移	++	o	++

注：++表示可激发较强动力，+表示可激发一定动力，o表示与激发动力关系不显著。

在空间方面，《关于加强容积率管理全面推进土地资源高质量利用的实施细则》（上海）、《关于非居住存量房屋改建为保障性租赁住房的指导意见》（天津）、《上海市城市更新条例》、《关于推进城市更新工作的意见》（青岛）等聚焦弹性的规划管控制度提供，探索了优化容积率投放、鼓励用地功能混合等措施，对增加收益、降低成本的激励作用较强；提出了有关产权确认、转移与变更的政策创新，有助于降低更新成本、优化利益的合理分配（表7）。

在运维方面，围绕主体意见不一致而造成的高协商成本问题，《上海市城市更新条例》和《深圳经济特区城市更新条例》分别针对"产权人垄断"现象提出"调解+决定+申请执行""个别征收+行政诉讼"的政策规定，来破解城市更新的"动拆迁难题"。围绕提高运营收益，《广州市城市更新税收指引》明确了详细的城市更新税费减免细则，成都提出了业态兼容规定，从降低更新成本出发助力更新产业的长效运维（表8）。

表7　通过空间政策激发城市更新动力与红利的实践探索

政策导向		政策文件	政策内容	创造增值收益		调节利益/成本分配
				增加收入	减少成本	
空间	弹性规划管控	《关于加强容积率管理全面推进土地资源高质量利用的实施细则》（上海，2020）	（容积率差别化管理）分区分类引导开发强度管控；物权人开展更新活动提供公共要素的，给予建筑面积奖励	++	o	++
		《关于非居住存量房屋改建为保障性租赁住房的指导意见》（天津，2021）	（用地功能混合）闲置和低效利用的商业办公、旅馆、厂房、仓储、科研教育等非居住存量房屋，经区政府组织联合审查认定后，允许改建为保障性租赁住房	+	o	o
		《上海市城市更新条例》（上海，2021）	（推动试点创新）针对浦东新区设立特别规定，可创新存量产业用地盘活、低效用地退出机制，增加混合产业用地供给，探索不同产业用地类型合理转换	+	+	+
	产权确认与转移	《关于推进城市更新工作的意见》（青岛，2021年）	（产权认定）通过政府确认、多个原土地使用权人联合等方式明确实施主体	o	o	++
		《上海市城市更新条例》（上海，2021）	（产权归集）可以通过有偿回购承租权、房屋置换等方式，归集公有房屋承租权实施更新	o	++	++

注：++表示可激发较强动力，+表示可激发一定动力，o表示与激发动力关系不显著。

表8　通过运维政策激发城市更新动力与红利的实践探索

政策导向		政策文件	政策内容	创造增值收益		调节利益/成本分配
				增加收入	减少成本	
运维	降低交易成本	《上海市城市更新条例》（上海，2021）	（优化审批流程）经认定的区域更新方案，办理立项、土地、规划、建设等手续时，相关部门按照"放管服"改革以及优化营商环境的要求进行审批	o	+	o
			（解决产权人垄断）公有旧住房拆除重建和成套改造时，公房承租人拒不搬迁的，可采用"调解+决定+申请执行"方式执行	o	++	+

续表

政策导向		政策文件	政策内容	创造增值收益		调节利益/成本分配
				增加收入	减少成本	
运维	降低交易成本	《深圳经济特区城市更新条例》（深圳，2020）	（**解决产权人垄断**）针对拆迁难题，提出"个别征收＋行政诉讼"的处置方案	o	＋＋	＋
		《广州市城市更新条例》（广州，2021）	（**用地管理**）从土地整备、土地整合、异地平衡、土地置换、留用地统筹利用、三旧用地审批、土地供应及出让金计收等方面推动更新实施	＋	＋	o
	提高运营收益	《广州市城市更新税收指引》（广州，2021）	（**税费减免**）从全税种、全周期角度明确广州城市更新过程涉及的相关税费及其减免政策	o	＋	＋
		《成都市城市有机更新实施办法》（成都，2020）	（**业态兼容**）利用既有建筑发展新产业、新业态、新商业，可进行用途兼容使用	＋	＋	o

注：＋＋表示可激发较强动力，＋表示可激发一定动力，o 表示与激发动力关系不显著。

5 结论

综上所述，城市更新是一项复杂的系统工程，涉及城市发展模式和社会治理手段的深刻变革，其不仅是对城市空间的重新利用和再次塑造，也是对城市发展红利进行再产生、利益进行再分配的过程。减量时期的城市更新常常因为资本逻辑的单一性而陷入租差困境，或由于成本投入与收益分配的不匹配而导致帕累托最优悖论，造成城市更新红利与动力的不足，因此，需要统筹构建主体—资金—空间—运维相互支撑的 4S 制度分析框架体系，来推动城市更新活动的持续开展并深化社会治理体系创新。

概括起来，统筹不同主体的权责关系和利益诉求，推动多元主体广泛参与城市更新的要点在于有效平衡政府、市场和居民等的利益关系，激发不同层级政府的能动性，发挥市场作用，尊重不同居民诉求，构建共建共治共享的城市更新治理格局。吸引多元资金投入，创新成本—收益平衡机制的要点在于如何优化资金投入与收益分配的关系，建立支持性金融政策和财税手段，多途径撬动政府、市场、居民等不同主体的出资意愿。综合运用产权—容量—用途机制激励更新行动的要点在于如何优化产权使用方式、调整空间容量投放模式、完善土地用途与建筑功能，综合发挥策划、规划和设计对城市空间品质提升的推动作用。最后，立足全周期运维，创造持续收益、激发空间活力的要点在于如何建立"建设＋运营＋维护"的长周期运维模式，通过空间运营获益平衡改造投入，保障城市空间的持续维护与功能活化。

在各地百花齐放的更新实践探索中，城市更新制度建设需要持续协调各部门的职权关系，统筹不同政策指引，协同各类规范要求，通过系统性的研究整合来打通更新各环节的制度壁垒，形成政策合力推动城市更新的高效和有序运行。

致谢

本文受北京卓越青年科学家项目"北京城乡土地利用优化的理论、规划方法和技术体系研究"（JJWZYJH01201910003010）、国家自然科学基金项目"多源数据融合的城市高温脆弱性空间识别与城市设计策略应对"（51978363）、北京市社会科学基金项目"首都城市更新制度建设与治理策略研究"（19GLB034）资助。

注释

① 这些政府公共资金在北京包括：城管委负责拨款的口袋公园建设、街道整治提升等资金；住建委拨款的住房改造资金；环境办拨款的环境改善资金；以及来自农委和财政局的乡村建设资金等。

② 2021 年北京市《建设项目规划使用性质正面和负面清单》中，按照鼓励疏解非首都功能，鼓励补齐地区配套短板，鼓励完善地区公共服务设施，鼓励加强职住平衡的原则，明确了首都功能核心区，首都功能核心区以外的中心城区，城市副中心，中轴线及其延长线、长安街及其延长线，顺义、大兴、亦庄、昌平、房山等新城五类区域差异化的功能指引正面清单和负面清单。

③ 当前，对城市更新不同环节和不同对象进行决策或管理的政府职能部门之间常常缺乏联合与互动，各级政府、各职能部门间工作缺少统筹，难以形成有效合力助推更新项目落地。

参考文献

[1] JONES C, DUNES N, MARTIN D. The property market impact of British enterprise zones[J]. Journal of Property Research, 2003(4): 343-369.

[2] NG Y. Welfare economics[M]. Macmillan Education UK, 1979: 30-58.

[3] SMITH N. Toward a theory of gentrification a back to the city movement by capital, not people[J]. Journal of the American Planning Association, 1979, 45(4): 538-548.

[4] 陈宏胜, 王兴平, 国子健. 规划的流变——对增量规划、存量规划、减量规划的思考[J]. 现代城市研究, 2015(9): 44-48.

[5] 丁寿颐. "租差"理论视角的城市更新制度——以广州为例[J]. 城市规划, 2019, 43(12): 69-77.

[6] 方伟, 迟龙, 王雅琪. 英国社区自主更新模式对广州老旧小区改造的启示——以拜克墙（Byker Wall）社区更新为例[C]//面向高质量发展的空间治理——2020 中国城市规划年会论文集(02 城市更新), 北京: 中国建筑工业出版社, 2021: 899-907.

[7] 郭旭, 严雅琦, 田莉. 产权重构、土地租金与珠三角存量建设用地再开发——一个理论分析框架与实证[J]. 城市规划, 2020, 44(6): 98-105.

[8] 黄军林. 产权激励——面向城市空间资源再配置的空间治理创新[J]. 城市规划, 2019, 43(12): 78-87.

[9] 李强, 王子鑫, 王弘月, 等. 北京市建设用地减量发展的实施路径与模式研究[J]. 地理与地理信息科学, 2018, 34(5): 86-91.

[10] 刘红梅, 孟鹏, 马克星, 等. 经济发达地区建设用地减量化研究——基于"经济新常态下土地利用方式转变与建设用地减量化研讨会"的思考[J]. 中国土地科学, 2015, 29(12): 11-17.

[11] 吕海虹. 在政策中探寻更新改造动力机制: 对上海、深圳等城市更新相关办法的解读与思考[J]. 北京规划建设, 2021(4): 47-49.

[12] 彭特. 城市设计及英国城市复兴[M]. 孙璐, 李晨光, 徐苗, 等译. 武汉: 华中科技大学出版社, 2016.

[13] 任荣荣, 高洪玮. 美英日城市更新的投融资模式特点与经验启示[J]. 宏观经济研究, 2021(8): 168-175.

[14] 宋伟轩, 刘春卉, 汪毅, 等. 基于"租差"理论的城市居住空间中产阶层化研究——以南京内城为例[J]. 地理学报, 2017, 72(12): 2115-2130.

[15] 唐燕. 城市更新制度建设: 广州、深圳、上海的比较[M]. 北京: 清华大学出版社, 2019.

[16] 唐燕. 老旧小区改造的资金挑战与多元资本参与路径创建[J]. 北京规划建设, 2020(6): 79-82.

[17] 唐燕. "尺度—管控—要素"多维适配的城市更新制度建设.中国城市规划[EB/OL]. (2021-02-23) [2021-11-26]. https://mp.weixin.qq.com/s/xEmcY_1Zv-TORZhlEJfQ5A.

[18] 唐燕. 我国城市更新制度建设的关键维度与策略解析[J]. 国际城市规划, 2022, 37(1): 1-8.

[19] 唐燕, 刘畅. 存量更新与减量规划导向下的北京市控规变革[J]. 规划师, 2021, 37(18): 5-10.

[20] 唐燕, 张璐. 北京街区更新的制度探索与政策优化[J]. 时代建筑, 2021a(4): 28-35.

[21] 唐燕, 张璐. 从精英规划走向多元共治: 北京责任规划师的制度建设与实践进展[J/OL]. 国际城市规划: 1-16. (2021b-04-16)[2022-04-14]. http://kns.cnki.net/kcms/detail/11.5583.TU.2.

[22] 田莉, 姚之浩, 梁印龙, 等. 城市更新与空间治理[M]. 北京: 清华大学出版社, 2021.

[23] 王俊豪. 英国公用事业的民营化改革及其经验教训[J]. 公共管理学报, 2006(1): 65-70+78+110.

[24] 王克强, 马克星, 刘红梅. 上海市建设用地减量化运作机制研究[J]. 中国土地科学, 2016, 30(5): 3-12.

[25] 王世福, 张晓阳, 费彦. 城市更新中的管治困境与创新策略思考[J]. 城乡规划, 2018(4): 14-21+32.

[26] 吴志强, 伍江, 张佳丽, 等. "城镇老旧小区更新改造的实施机制"学术笔谈[J]. 城市规划学刊, 2021(3): 1-10.

[27] 易晓峰. 合作与权力下放: 1980 年代以来英国城市复兴的组织手段[J]. 国际城市规划, 2009, 24(3): 59-64.

[28] 曾文菁. 共建共治共享的城市更新治理模式探究[C]//面向高质量发展的空间治理——2021 中国城市规划年会论文集(02 城市更新). 北京: 中国建筑工业出版社, 2021: 624-631.

[29] 张杰, 庞骏, 朱金华. 旧城更新拆迁博弈中的帕累托最优悖论解析[J]. 规划师, 2008(9): 84-88.

[30] 张艳. 英国企业区建设实践及对我国的借鉴意义[J]. 现代城市研究, 2006(4): 40-44.

[31] 赵燕菁, 宋涛. 城市更新的财务平衡分析——模式与实践[J]. 城市规划, 2021, 45(9): 53-61.

[32] 周显坤. 城市更新区规划制度之研究[D]. 北京: 清华大学, 2017.

[欢迎引用]

唐燕, 殷小勇, 刘思璐. 我国城市更新制度供给与动力再造[J]. 城市与区域规划研究, 2022, 14(1): 1-19.

TANG Y, YIN X Y, LIU S L. The institutional supply and motivation mechanism of urban regeneration in China[J]. Journal of Urban and Regional Planning, 2022, 14(1): 1-19.

都市制造业兴起背景下纽约城市更新中的规划创新研究

李珊珊　伍　江

Research on New York City's Planning Innovation in Its Urban Regeneration in the Context of the Rise of Urban Manufacturing Industry

LI Shanshan[1], WU Jiang[2,3]

(1. School of Art and Design, Shanghai Institute of Technology, Shanghai 201418, China; 2. Research Institute for Elaborated Urban Management, Tongji University, Shanghai 200092, China; 3. Shanghai Key Laboratory of Urban Regeneration and Space Optimization Technology, Shanghai 200092, China)

Abstract In the context of the return of urban manufacturing industry to the central areas of big cities worldwide, the emerging urban manufacturing industry shows new spatial characteristics, presenting possibilities for the mixed development of productive space and living space, leading to planning innovation in land use models. This research examines the planning innovation in New York City's Urban Regeneration Program driven by new urban manufacturing industry in three regeneration scenarios. Based on the empirical analysis of the three renewal planning practices in different renewal scenarios, this paper summarizes the differentiated strategies for planning innovation promoted by new urban manufacturing industry under three different scenarios in terms of industry types, supporting policies and land use patterns. This paper tries to provide a new idea for urban regeneration of high-density cities' central urban areas of China.

Keywords new urban manufacturing; urban regeneration; planning innovation; land mixed-use

作者简介

李珊珊，上海应用技术大学艺术与设计学院；
伍江（通讯作者），同济大学超大城市精细化治理研究院，上海市城市更新及其空间优化技术重点实验室。

摘　要　在都市制造业在全球大城市中心城区回归背景下，新兴都市制造业呈现出新的空间特征，带来生产与生活混合发展的可能，导致城市更新规划在土地利用模式上出现创新。文章考察了新都市制造业推动的纽约城市更新在三种更新场景中的规划创新趋势特征，基于对不同更新场景下三个更新规划实践的实证分析，总结了不同场景下新都市制造业推动的规划创新在制造产业内容、支撑政策和土地利用形态方面的差异化策略。这将为我国高密度城市中心城的城市更新提供新发展思路。

关键词　新都市制造业；城市更新；规划创新；土地混合利用

1　引言

20世纪下半叶开始，全球大城市先后经历工业城市向后工业城市的结构性转型，并伴生普遍的去工业化城市更新实践。近年来，以纽约、伦敦为代表的产业能级较高的全球性大城市中，小型都市制造业作为一股新兴的地方产业力量开始显露活力，并受到政府、企业家和研究者们的高度重视（Sassen，2009；Ferm and Edward，2017；Wolf-Powers et al.，2016）。此类产业满足大城市个性化的消费需求，提供就近的生产服务，聚焦本地经济内容，与社区联系紧密，被认为对于都市生活繁荣、社区振兴和科技创新具有正向促进作用（Helper et al.，2012；Grodach et al.，2017）。新兴都市制造产业在空间上呈现出新特征，其健康发展对城市规划创新提出需求。纽约政府从规划层面积极回应新都市制造业的空间发展需求，将都市制造空间发展纳入多种更新场景中，展现出多模式的规划创新实践，这些实践为我国大城市的城市更新提供了新思路。

2 新都市制造业与城市更新的规划创新

2.1 新都市制造业的定义及类型

近年来，以纽约、伦敦为代表的产业能级较高的全球性大城市中，一种聚焦利基市场、规模较小、污染较低、产品附加值更高的都市制造产业逐渐浮现，因为该产业多数为雇佣人数少于 20 人的中小型公司，因此也被称为"小型都市制造业"（Small Urban Manufacturings，SUMs）（Mistry and Byron，2011）（表 1）。这种新兴的都市制造业既包含先进制造也涵盖传统制造，并形成产品设计、技术开发、加工制造、营销管理和技术服务闭环（李珊珊、钟晓华，2020）。有学者将新都市制造业的内容分为"BAGS""BITES""BOTS"的 3B 产业。相较于传统制造，新都市制造业产品中技术和设计等知识含量更高，常常表现为高交互和高科技属性（Friedman and Byron，2012）（表 2、表 3）。

表 1　2007 年美国大城市制造业雇佣人数少于 20 人的公司数量和占比

城市	雇佣人数少于 20 人的制造业公司数量（个）	占城市制造业总量的比例（%）
纽约	5 488	82.8
洛杉矶	4 914	80.3
圣地亚哥	906	74.7
费城	696	73.6
圣何塞	688	71.7
圣安东尼奥	616	71.2
菲尼克斯	1 117	68.7
芝加哥	1 498	68.6
休斯敦	1 752	67.9
达拉斯	886	67.2

资料来源：根据 Mistry and Byron（2011）整理。

表 2　新都市制造业的 3B 产业分类及特征

类型	BAGS	BITES	BOTS
产业门类	耐用品或市场工艺品，如服装、家居、珠宝类	食品和饮品，其常追求手工/传统生产工艺进行生产	基于技术或者嵌入高科技的产品，如机器人建造、硬件制造、"可穿戴"科技等
特征（高科技/高交互）	高交互，有时会表现为高科技	高交互	高科技

资料来源：根据 Friedman and Byron（2012）、Wolf-Powers et al.（2016）整理。

表 3　新都市制造业基本特点

传统制造业	新都市制造业
高污染、低附加值	低污染、高附加值
大规模生产	小规模、利基产品
劳动力密集	知识和工艺密集
全球大型企业	地方性中小企业
劳动力价格敏感	空间临近性敏感

2.2　新都市制造业的空间性特征

第一，空间临近性需求增强。首先，都市制造业因为依托大都市特有的人才、物流、信息、资金和技术等要素资源，因此具有极强的空间临近性需求（Hatuka et al.，2017）；其次，从服务内容上，都市制造业常常是为都市第三产业如设计产业、文化产业等提供生产服务，临近性意味着，产品和服务可以实现"及时性的生产"（just-in-time production）（Ferm and Jones，2015）；最后，中心城的区位，意味着都市生产和其他信息网络的快速交叉互动，是最有助于其创新发展的环境（Miller and Chloe，2017）。

第二，单一生产单位的空间规模变小。20 人以下的都市制造业在城市中的广泛出现，对于小规模工业空间的需求正在增长，单一权属的大型工厂空间已不适合当前都市制造业的空间需求。根据纽约规划局的调研，当前都市制造空间普遍需要少于 300 平方米的中小型空间单位。

第三，与其他功能空间的临避要求减弱。由于技术革新和生产轻质化，新都市制造的生产更加"清洁"，对其功能临避的要求降低。同时，"轻"型制造降低了对建筑地面层的依赖。很多制造活动并不一定需要在传统的大层高、高荷载的地面层进行。在空间层高和楼板承载力足够的情况下，小型定制加工制造和先进制造完全可以做到在非地面层进行。

第四，空间活动的内容更复合。都市制造空间普遍呈现为内部生产、服务、研发等活动的共存，很多小型制造空间实际上兼顾了生产、办公、会议、展览甚至售卖等活动内容，呈现出功能的复合性（表 4）。

表 4　当代都市制造业的空间需求

	穿戴产品（BAGS）	先进制造（BOTS）	食品和饮品制造（BITS）
概述	高品质定制、利基产品	利用先进技术进行生产的企业	面包厂、咖啡厂、啤酒厂
规模	20～500m²	50～500m²	200～1 000m²

续表

	穿戴产品（BAGS）	先进制造（BOTS）	食品和饮品制造（BITS）
地面层	非必须（除非有重型机器）	非必须（除非有重型机器）	需要
空间特征	灵活空间	灵活空间（类办公）	大空间、大层高
基础设施	高用电负荷 需要通风口/排气口	高用电负荷	高用电负荷 需要通风口/排气口 专业管道/制冷设备
气味/噪声/交通影响	较小	较小	有一定气味，影响较小

2.3 面向生产空间与生活空间再混合的城市更新规划议题浮现

新都市制造业的空间特征对去工业城市更新模式和以功能分区为主的土地利用模式提出挑战（Ferm and Jones，2015；Hatuka et al.，2017）。20 世纪初，出于工业时代生产活动污染较大，对生活质量造成较大影响的考虑，纽约第一个引入综合性分区决议，工业和居住功能分区出现。随着 1933 年《雅典宪章》的颁布，功能分区的理念进一步成为城市规划的纲领理念，并践行于后来乃至当下世界多个城市的规划和建设中。20 世纪 60 年代后，对现代城市规划功能分区的批评和功能混合的呼吁相继出现，西方土地混合利用呈现出由"促进实现功能混合"到"促进实现可持续多维效应"的优化提升特征（陈阳，2021）。但欧美城市的混合利用普遍聚焦于居住、商业和其他服务经济、城市设施的混合发展，对"生产空间"和"生活空间"的混合保持谨慎态度。在美国关于"精明增长"的表述中，工业空间往往被作为一种低效且不受欢迎的空间。但新都市制造业的出现正在改变此传统论述。有学者指出，美国的"精明增长"理论中缺少了对城市生产性工业用地的规划，基于当前都市制造业的新发展特征，城市需要将"城市生产性工业用地的规划"议题引入到精明增长规划的策略体系中（Leigh and Hoelzel，2012）。

在上述背景下，一些全球大城市正在调整其全面去工业化的土地政策，以更新规划引领推进都市制造业在中心城区的混合发展。其中尤其以较先发现都市制造业复兴现象的纽约为代表。本文首先概述纽约近期城市更新在三种不同更新场景中的规划创新趋势特征，其后结合对三个近期规划实践的实证研究，分析城市规划如何通过土地混合利用模式创新、土地混合利用政策创新和土地混合利用形态创新，将推动新型制造空间发展的目标融入城市更新规划中，进而推动城市更新模式的不断创新。

3 新都市制造业推动下纽约城市更新规划创新实践

3.1 背景：从自下而上的产业聚集到自上而下的政策创新

2000年后，从美国西海岸发起的"创客运动"（maker movement）向纽约蔓延，带来"制造"的文化复兴。研究机构发现城市去工业遗留下的本地制造业开始出现增长并呈现新的生产特征。纽约的"制造复兴"现象因普拉特社区发展研究中心等一些机构对布鲁克林海军造船厂的产业聚集现象的研究而受到更广泛重视（Kimball and Romano，2012；Pratt Center，2013）。2010年后，基于政府支持，纽约新型制造空间的局部实践试点开始出现，并取得很好的社会和经济效应。城市政府开始逐渐加大对布鲁克林海军造船厂、布鲁克林陆军码头等城市工业物业的投资，重新修缮空置的工业建筑，引入都市制造商进驻。2015年，在多方呼吁推动下，纽约市长颁布《促进纽约中心城的现代产业发展的十条行动计划》（下文简称《十条计划》），标志城市的工业政策全面转向，明确提出要为制定纽约市创新街区规划框架，以适应现代都市工业的空间发展需求。《十条计划》颁布之后，都市产业发展成为其中重要更新要素，被纳入城市更新的规划考量中，并推动了多种更新场景中的规划创新。

3.2 基于三种更新场景的规划创新趋势

整体来看，纽约在融合新制造产业发展的更新规划中，呈现三种不同更新场景下差异化发展策略，且均提出适应性的规划创新策略，分别为：面向商住街区发展的更新场景、面向创意产业发展的更新场景以及面向都市工业产业发展的更新场景。

3.2.1 面向商住街区发展的更新场景

（1）第一阶段：单一功能目标的更新。在城市更新的早期阶段，基于功能分区的现代城市规划理念，不同分区内通常表现为土地用途和功能相对单一的发展模式。该规划理念进一步演变为区划（zoning）的规划工具，广泛地应用于现代城市更新的土地调整规划中。在具体的更新项目中，则表现为以单一功能（居住、商业、办公）为目标，进行单一用地、单一主体为主的早期房地产开发模式。

（2）第二阶段：居住和商业的混合开发。随着城市更新理念的不断发展，早期单一功能目标、大规模、单一开发主体的更新模式向着功能混合、小规模和多元主体协商的方向转变（丁凡、伍江，2017）。在具体的功能规划中，增加更多的功能要素内容，表现为居住和商业的混合发展、居住人群的社会混合和将更多城市层面的公共设施建设下沉到居住型社区的更新中（Bromley et al.，2005）。但工业街区在向居住类街区的"转型更新"过程中，倾向于完全去工业化。

（3）新阶段：增加多类型地方产业内容，推动新制造空间嵌入式发展。城市传统的工业街区在向商住街区转型前，因产业基因遗留、工业建筑租金较低、空间灵活、区位优良，更新前已成为城市小微都市产业发展的摇篮。小型都市制造业作为既有社区经济重要构成部分，具有推动本地产业发展、加强新的和既有的经济要素、强化商业活力等作用（Curran，2010）。如果采用一刀切的去工业化城市更新模式，那更新前街区已培育出的丰富多元且具有艺术和文化特征的产业生态将会受到破坏，在地的重要文化基因也随之被铲除。基于此，纽约近期城市更新将"小微产业"和"新型制造空间"作为要素纳入更新规划，推动小型制造空间在此类混合居住型社区的嵌入式发展。

3.2.2 面向创意产业发展的更新场景

（1）创新街区 1.0 模式：文化创意型街区。向创意产业发展的更新，主要指原本以工业生产为主的工业街区向文化创意、科技、传媒等新经济街区转型。该更新模式萌发于欧美一些国家由艺术家推动的自下而上的实践中，典型案例是纽约曼哈顿 Soho 街区。随着全球城市将"创意城市"（Florida，2005）作为一项城市发展策略，推动城市文化人群、文化创意空间的建设，并制定从经济促进、社群促进到空间发展的多种引导措施。有组织的商业化更新开始将"文化艺术社区"作为一种开发形式，将咖啡店、艺术馆等文化类的体验式商业和城市日益增长的广告、媒体、设计等文化类办公业态结合，成为创意办公街区更新的 1.0 模式（Zukin，1989）。

（2）创新街区 2.0 模式：科技创新型街区。2008 年后，随着全球城市的"创新经济"转向，全球城市创新经济的快速增长，创新类企业从原本郊区产业园区向中心城区聚集（许凯等，2020）。创新经济街区作为基于传统的工业区更新的一种模式，其功能聚焦创新创业和创意经济，已经成为当前"创新"导向之下城市老工业用地、工业滨水区更新的重要目标，由此带来文化艺术、体验商业、科技企业结合的创新经济街区 2.0 模式的出现（Zukin，2020）。2008 年后，纽约政府在住宅地产之外，加强了对于科技、传媒、广告等产业的引进和扶持力度，积极推进一些传统工业街区向创新街区的更新转型，典型的案例是布鲁克林的 Dumbo 街区。

（3）创新街区 3.0 模式："文化+科技+制造"超级混合街区。现有创新街区普遍将经济内容锁定于知识经济领域，即使出现一定的制造内容，更多是高科技的前端研发，多元都市制造产业发展相对缺少考虑。城市政府认识到，新兴的都市制造产业已经成为城市新经济的重要组成部分，需要被纳入创意办公街区的更新中，由此推动融合文化艺术、科技企业、都市制造企业的创意办公街区 3.0 模式的出现。纽约在推进创意办公导向的街区更新中，城市增加对都市制造空间和轻工业用地的考虑，力图通过规划创新来推动此类更新中创意办公空间和新制造空间的协同发展。

3.2.3 面向都市工业产业发展的更新场景

（1）早期阶段：封闭都市产业园区。早期都市工业产业发展的更新主要以发展工业产业为目标，空间上多呈现为城市集中划定的工业园区，与城市生活区域相对分离。此类工业园区在规划早期分布于城市外围，以发展传统工业和服务于城市的基础工业为主。随着城市扩张，很多工业园区成为中心城区的重要构成部分。纽约政府将城市中原本产业集中发展的就地工业园划定为 15 片集中的产业经济区（IBZ），政府承诺通过税收抵免来支持工业企业发展，并承诺保留其工业用地属性不变，其目标是为城市工业土地建立保护红线。

（2）第二阶段：投机开发与消极开发并存。随着城市开发的空间扩张和新产业的不断涌现，纽约的工业园区普遍呈现出严格开发管制区域消极更新和边缘宽松管制区域投机式更新两种状态。表现为用地的弱约束之下，投机性更新频现，从原本的工业街区转变为办公楼宇甚至居住公寓，完全失去工业内容；而在强用地约束下，开发主体消极更新状态，导致区域土地利用效率低，基础设施落后，已经不适应当前都市产业的空间需求，进而限制了城市产业发展（The New York City Council，2014）。

（3）新阶段：建设现代都市制造产业空间，作为传统园区和城区的过渡空间。都市制造业正在全球城市中快速增长，随着科技产业的发展，工业产业也在发展迭代，城市需要更新其对生产空间的定义和性能要求。否则，陈旧的工业用地认识和管理制度，将限制住生产空间的革新和发展需求。现代都市制造业成为介于楼宇经济和传统工业之间的重要缓冲区域，形成兼顾多类型产业发展和土地高效利用的新路线。纽约市正通过调整工业用地规划法规和制定规划引导策略来支撑多类型都市产业发展，以推动传统制造和都市工业的协同发展，形成多样和公平的 21 世纪全球城市经济系统。

4　规划创新的策略与做法对比：三种更新场景下三个规划实践的考察

4.1　案例概述

对应上述三种更新场景，选择纽约近期的三个规划实践进行研究。在这三个规划实践中，均出现了对于都市制造业和新型制造空间的考量（表 5）。

表 5　三个更新案例概况

	戈瓦纳斯社区	北威廉斯堡产业经济区	北布鲁克林产业经济区
区位	布鲁克林戈瓦纳斯运河两岸，步行可达布鲁克林市中心	北布鲁克林靠近东河水岸，地铁交通便捷，10 分钟到曼哈顿中城	布鲁克林新城运河南侧，南侧区域地铁交通便捷，半小时可达曼哈顿中城
周边	周边为纽约市较为高端的居住社区，且紧邻区域商业主街（布鲁克林 4 大道）	周边为正在开发的滨河高层居住塔楼和居住、商业、工业混合发展的威廉斯堡居住/商业混合街区	北侧是皇后区的产业经济街区。其南侧社区，如东威廉斯堡、绿点已经成为城市中受欢迎的居住场所和夜生活目的地
现状	现状为居住、工业企业和本地商业组成的多元化社区。目前有着多样的艺术和文化格局，包括各种艺术家和工匠、文化教育机构、非营利组织在此街区聚集	区域内建筑大多是低层现代工业建筑。工业活动包括玻璃制品制造、啤酒生产、塑料袋制造、金属冲压及各种建筑施工相关活动。近几年多个创意办公改造项目出现	纽约第三大产业经济区，包含多种建筑活动，既有如废物转运、发电、沸水处理等城市基础工业，也有制造、物流等传统工业。边缘区的都市工业蓬勃发展

4.1.1　面向商住街区发展的更新案例：《戈瓦纳斯：一个可持续的包容、多用途社区规划》

戈瓦纳斯（Gowanus）是一个位于纽约布鲁克林的居住、工业和办公组成的多元化社区。2010 年后，该社区的整个更新被推上日程，规划部门进行长期的调查研究和社区协商。2018 年 6 月，纽约市规划局发布《戈瓦纳斯：一个可持续的包容、多用途社区规划》草案，与之前多数此类规划完全去工业不同，规划提出建设一个居住、商业和工业的功能混合的城市社区。明确提出延续小微制造空间在社区中嵌入式混合发展的空间分布形态的规划目标，鼓励基于开发地块的"居住+轻制造"混合开发，实现新制造空间的开发地块内部嵌入式发展。规划部门将部分更新区域用地改为混合用地，允许居住和工业兼容，为居住和工业的混合提供土地政策的合法性。另外，规划提出混合利用强化区（Enhanced Mixed Use）特殊区划政策，在该特殊区划范围内，开发商保留和开发一定规模的轻制造、艺术、文化、维修类小型文化及生产空间可以不计入容积率（表6、图1）。

表6 《戈瓦纳斯：一个可持续的包容、多用途社区规划》更新前后的土地性质调整

（其中运河廊道区和混合利用强化区均采用了居住/工业混合用地）

规划分区	现状用地属性	现状功能	变更后用地属性	变更后功能
运河廊道区	M1、M2、M2	工业	M1/R7	工业、商业、居住
混合利用强化区	M1、M2、M2	工业	M1/R6、M1/R7、C4	工业、商业、办公、居住
工业、商业区	M1、M2	工业	M1	工业、商业、居住
居住区	R6	居住	R6	商业、居住

资料来源：纽约市规划局。

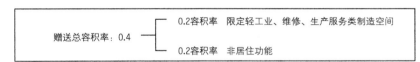

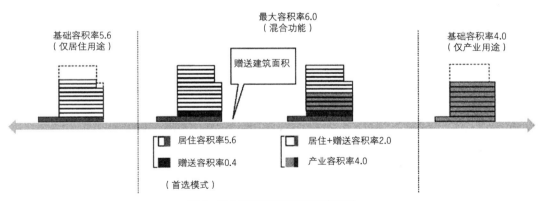

图1 混合利用强化区的容积率奖励

注：图中展示了混合利用强化区根据更新功能不同对同一用地的四种容积率管理情况。左右侧均为单一功能无容积率奖励的情况；左侧为完全居住用途时，最大容积率限制为5.6；右侧为完全产业用途时，最大容积率限制为4.0。中间两图为混合功能下政策赠送建筑面积后最大容积率可达6.0，中间左图为居住容积率5.6和赠送容积率0.4的定向功能容积率奖励；中间右图为产业容积率4.0，居住容积率1.6和赠送容积率0.4的定向功能容积率奖励。

资料来源：纽约市规划局。

4.1.2　面向创意产业发展的更新：《北威廉斯堡产业经济区补充规划》

北威廉斯堡产业经济区位于纽约布鲁克林北部滨水街区，对岸是曼哈顿中城，2005 年被划定为产业经济区。2000 年后，此街区承接了大量从曼哈顿溢出的创意产业，出现创意经济和体验商业的快速发展，伴随大量都市制造业流失。2016 年，纽约市规划局对该创意经济街区增加新的补充规划，鼓励都市产业和创意经济的协同发展。纽约市规划局在传统的工业片区布鲁克林威廉斯堡滨水划定六个街区为经济强化区（Enhanced Business Areas），规划鼓励轻工业用地进行适合现代都市产业发展的产业类办公空间开发，在划定区域内建设一定开发量的工业空间时，可获得相应的容积率奖励。

4.1.3　面向工业产业发展的更新：《北布鲁克林工业和创新规划》

北布鲁克林产业经济区是纽约第三大产业经济区，区域已经形成服务于城市和区域的工业产业集群，但区域内部用地效率低，已出现多类型都市制造业聚集，但空间设施不足，缺少有序规划，产业发展受到空间条件制约。2018 年 12 月，纽约市规划局公布《北布鲁克林工业和创新规划》草案，希望以北布鲁克林产业经济区作为试点，调整工业用地法规，支撑该区域的都市产业发展。规划划定了核心重工业街区和外围的产业发展区域。核心重工业街区仍然保留其工业制造业特色和卡车货运的便捷，而在城市社区外围区域，探索适合现代研发和制造产业发展的工业街区。在该规划中，纽约的规划管理部门和设计机构开始探索不同类型产业在纵向混合的"垂直制造空间"新类型，以兼顾传统制造业、新都市制造业、创意产业的空间需求，以实现土地的集约化利用（图 2）。

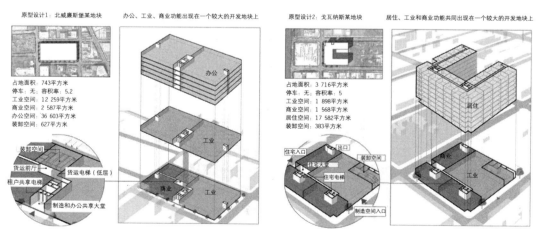

图 2　"办公＋工业＋商业"和"居住＋工业＋商业"的新建筑原型

资料来源：纽约市规划局。

4.2　差异化的规划策略与实施路径研究

本文主要从三个方面考察三个规划的创新策略和实施路径：①功能与内容：混合开发目标下，不同场景下规划引导发展的差异化都市制造业内容；②配套政策：鼓励混合开发的不同配套土地政策和空间引导政策等；③形态创新：以建筑类型创新支撑土地，差异化的混合利用模式在建筑形态上的体现。

4.2.1 功能上，更新规划根据场景不同，引导发展差异化的制造产业内容

戈瓦纳斯的更新规划是以发展高品质商住街区为目标，产业发展不是该街区的核心目标，而是作为一种推动居住社区活力提升的功能元素出现，因此，规划希望提供的是一种小规模的、嵌入式的发展方式，其主要的制造类空间内容为创客空间、维修服务、打印服务、小型工坊、艺术工作室等与社区生活联系紧密的小微产业。在北威廉斯堡产业经济区补充规划中，整个街区聚焦城市新经济的发展，希望在当前以创意办公和休闲商业为主的街区中，仍然结合中、小规模新制造空间的混合发展。规划鼓励建设的制造空间内容包含共享工厂、制造类孵化器、服装制造、影视制作等与科技和文化创意产业有密切关系的制造类企业和产品。北布鲁克林产业经济区是以产业发展为目标的城市核心工业街区，更新规划兼顾传统制造和多类型新制造的规模化协同发展。鼓励产业内容包含食品制造、饮品制造、木材加工、金属加工、共享工厂、制造类孵化器、服装制造、影视制作、先进制造等多类型都市制造业。

4.2.2 配套政策上，以容积率补贴和多渠道政策，推动工业和其他功能混合开发的实现

为鼓励基于开发地块上的居住和制造的混合开发,戈瓦纳斯规划将部分工业用地转型为兼容用地,来兼容居住和工业空间两种功能并存。采用特殊区划,以容积率赠予方式鼓励制造空间开发。北威廉斯堡产业经济区补充规划中该街区因为仍然是工业用地性质,规划首先对轻工业用地的开发强度进行提升并调整工业用地的开发指标,降低货车停车、装卸空间的指标要求,鼓励阁楼式的产业空间建设。另外,同样采用特殊区划作为工具,以更大力度的容积率补贴方式鼓励制造空间开发。在北布鲁克林工业街区的更新规划中,规划对工业用地的开发强度进行提升并调整工业用地的开发指标,降低货车停车、装卸空间的指标要求,鼓励传统的低密度厂房向高强度的工业阁楼式建筑更新（表7）。

4.2.3 土地利用形态上，推动不同类型的垂直混合建筑原型创新

基于地块内混合开发原则,三个街区的更新规划中都提出垂直混合的建筑类型创新,但制造空间的分布和占比有所不同。在商居街区的"居住+轻工业+商业"混合建筑类型中,基于现有容积率5.6,通过容积率赠予0.2～0.4的容积率,制造空间在建筑中的占比为3%～6%,分布于建筑一层局部。在创意产业街区的"创意办公+轻工业+商业"混合建筑类型中,按照目前政策细则,奖励容积率为0.8,综合容积率为4.8,制造空间在建筑中占比约为17%,优先分布于建筑一层和低层区域。在工业街区的"垂直制造"混合建筑类型中,目前并没有相应的容积率奖励政策,更多是公共部门主导的开发模式构建。基于目前作为样板的布鲁克林海军造船厂提出的指标,制造空间是主要功能,75%是制造空间,20%为创意办公室,5%是服务和设施空间,主要分布于建筑的中低层（表8）。

表 7   三种更新场景中规划创新策略比较

更新场景	商居街区	创意产业街区	工业街区
更新目标调整混合发展	建立居住+商业+轻工业混合街区鼓励老工业用地发展一种混合开发的更新模式	聚焦新经济的发展。区域主要聚焦创意产业和创意经济的发展，同时希望增加轻型制造的企业进入并带动地方就业	保护城市传统工业，鼓励新兴制造业创新发展，限制非产业用途的开发
混合发展的功能构成	以居住为主，小微制造产业空间的嵌入式发展	以创意办公为主，结合中小规模新制造空间的混合发展	兼顾传统制造和多类型新制造的规模化协同发展
典型制造产业内容	创客空间、维修服务、打印服务、小型工坊、艺术工作室等与社区生活联系紧密的小微产业	共享工厂、制造类孵化器、服装制造、影视制作等与科技和文化创意产业有密切关系的制造类企业和产品	食品制造、饮品制造、木材加工、金属加工、共享工厂、制造类孵化器、服装制造、影视制作、先进制造等多类型都市制造业发展
混合发展的土地利用政策	划定兼容用地，允许居住、工业在同一用地的兼容发展；采用特殊区划，以容积率赠予方式鼓励制造空间开发	提升轻工业用地开发强度；调整工业用地指标（货车停车、装卸空间）；采用特殊区划，以容积率补贴方式鼓励制造空间开发	提升轻工业和重工业的开发强度；调整工业用地指标（货车停车、装卸空间）
混合发展的土地利用形态（建筑类型）	居住+轻工业混合建筑类型	创意办公+轻工业混合建筑类型/阁楼式建筑	传统制造+新制造+创意办公的垂直制造建筑/阁楼式建筑

表 8   三种复合功能的创新建筑类型中制造空间的特征

	居住+轻工业混合建筑	创意办公+轻工业混合建筑	传统制造+新制造+创意办公的垂直制造建筑
空间占比	3%～6%	17%	75%
政策支撑	容积率赠予	容积率奖励	公共补贴
竖向分布	首层	首层和低层区域	首层和中低层

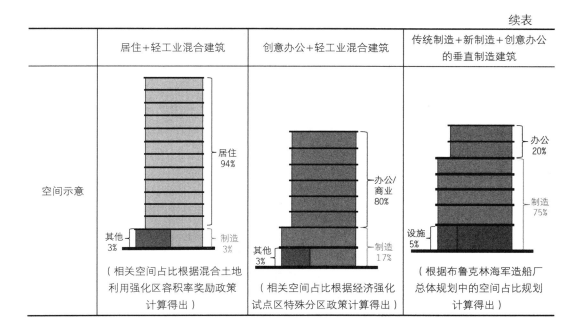

续表

居住+轻工业混合建筑	创意办公+轻工业混合建筑	传统制造+新制造+创意办公的垂直制造建筑
空间示意 居住94% 其他3% 制造3% （相关空间占比根据混合土地利用强化区容积率奖励政策计算得出）	办公/商业80% 其他3% 制造17% （相关空间占比根据经济强化试点区特殊分区政策计算得出）	办公20% 制造75% 设施5% （根据布鲁克林海军造船厂总体规划中的空间占比规划计算得出）

5 结论与启示

都市制造业聚焦利基市场、规模较小、污染较低、产品附加值更高的新产业特征，带来其空间临近性需求增强、单一生产单位的空间规模变小、与其他功能空间的临避要求减弱、空间活动的内容更复合等新空间特征，这对当前以功能分区为主的既有规划模式提出挑战，由此推动面向生产空间与生活空间再混合的规划创新。上文对纽约三个更新规划实践的实证分析证明，都市制造业具有植入不同街区条件下城市更新规划的潜力，这需要更新规划在制造产业内容、支撑政策和土地利用形态方面的差异化策略。现阶段我国各大城市都在积极推进城市产业创新，以纽约为代表的案例研究为我国高密度城市中心城的城市更新提供了新的发展思路。

5.1 城市更新要兼顾城市生活品质和生产能力的提升

在当前我国城市广泛存在地产驱动的城市更新模式，表现为空间环境改善和高品质居住、文化、娱乐空间的供应（易晓峰，2009）。但城市同时是进行经济活动的场所，建立多元、活力的经济系统是高品质城市生活的保障。让城市的综合生产力有全面提升的机会，也是城市更新的重要目的。当前全球城市正面临从地产导向到创新导向转变，这带来研究城市多元经济力量和城市更新双向互动的新契机。纽约实践表明，在创新导向的城市更新中，除了吸引外部大型科技企业和发展总部经济之外，根治地方经济的新都市制造业同样可以与城市更新实现互利融合，作为城市更新的重要内容之一被纳入更新考量，支撑城市生产能力提升、提供多元就业岗位和空间提质增效等城市更新综合性目标的实现。

5.2　以多种场景下的规划创新回应城市多元经济的空间需求

目前我国城市更新中对于都市工业的规划选址多分布于外围郊区和新城新区，中心城中虽然有分布式的创意产业园嵌入，但其主要聚焦创意产业中的"知识生产"部分。纽约的实践呈现出在工业街区、创业产业街区和商住混合街区更新的不同更新场景中，多类型都市制造业具有城市其他功能模块的差异化混合发展的潜力。虽然美国城市与中国大城市在土地、产权和规划模式上存在很多制度性差异，但在更新场景上具有相似性。纽约实践表明，城市更新存在以多场景创新回应城市多元经济的空间需求的新路径。

5.3　规划引领下，将理念调整、政策配套和形态创新通盘考虑，探索我国高密度城市中心城的土地混合利用新路线

在人口聚集、土地资源紧缺的大城市中，土地的集约化利用带来了土地混合利用的需求。在工业化时代，生产和生活空间是分离的，后工业时代的去工业化进一步强化生产空间与生活空间的分离。但当代都市生产的新特征正在打破生产者与消费者、蓝领与白领的边界，生产与生活空间的再次混合成为可能性。纽约实践展示出在强化"土地混合利用"的目标下，规划将规划理念调整、开发政策支持和形态创新探索进行通盘考虑，利用特殊区划、混合用地、容积率奖励等政策工具，支撑混合开发的图纸规划，结合建筑类型的创新，使得土地混合利用的理念真正转化为可实施的空间形态，为我国高密度城市中心城的土地混合利用提供新思路。

致谢

本文受上海市科委"科技创新行动计划"资助课题"城市更新区域三维数字模型技术研究及应用示范"（19DZ1202300）项目资助。

参考文献

[1] AMERICA S G. Made in place, small-scale manufacturing and neighborhood revitalization[EB/OL]. (2017-12-30)[2022-03-15]. https://smartgrowthamerica.org/wp-content/uploads/2017/11/made-in-place-small-scale-manufacturing-neighorhood-revitalization. pdf.

[2] BROMLEY R D F, TALLON A R, THOMAS C J. City centre regeneration through residential development: contributing to sustainability[J]. Urban Studies, 2005, 42(13): 2407-2429.

[3] CURRAN W. In defense of old industrial spaces: manufacturing, creativity and innovation in Williamsburg, Brooklyn[J]. International Journal of Urban and Regional Research, 2010, 34(4): 871-885.

[4] Department of City Planning. North brooklyn industrial and innovation plan[EB/OL]. (2019-10-02)[2021-11-24]. https://citylimits. org/2019/10/02/friction-over-sunset-park-proposal-reflects-deeper-worries-about-industrial-land/.

[5] FERM J A, JONES E. London's industrial land: cause for concern?[J]. 2015. http://discovery.ucl.ac.uk/ 1461419/1/Ferm%20Jones%20London%27s%20Industrial%20Land%20-%20working%20paper%20final%20- 2015. pdf.

[6] FERM J, EDWARD J. Beyond the post-industrial city: valuing and planning for industry in London[J]. Urban Studies, 2017, 54(14): 3380-3398.

[7] FLORIDA R. Cities and the creative class[M]. United Kingdom: Psychology Press, 2005.

[8] FRIEDMAN A, BYRON J. High-tech, high-touch, and manufacturing's triple bottom line[J]. Innovations, 2012(7): 83-95.

[9] GRODACH C, O'CONNOR J, GIBSON C. Manufacturing and cultural production: towards a progressive policy agenda for the cultural economy[J]. City Culture and Society, 2017, 10: 17-25.

[10] HATUKA T, BEN-JOSEPH E, PETERSON S M. Facing forward: trends and challenges in the development of industry in cities[J]. Built Environment, 2017(1): 145-155.

[11] HELPER S, KRUEGER T, WIAL H. Why does manufacturing matter? Which manufacturing matters? A policy framework[J]. Which Manufacturing Matters, 2012.

[12] KIMBALL A H, ROMANO D. Reinventing the Brooklyn Navy Yard: a national model for sustainable urban industrial job creation[J]. WIT Transactions on The Built Environment, 2012, 123: 199-206.

[13] LEIGH N G, HOELZEL N Z. Smart growth's blind side: sustainable cities need productive urban industrial land[J]. Journal of the American Planning Association, 2012, 78(1): 87-103.

[14] MILLER F, CHLOE. The contemporary geographies of craft-based manufacturing[J]. Geography Compass, 2017, 11(4): e12311.

[15] MISTRY N, BYRON J. The federal role in supporting urban manufacturing[EB/OL]. (2011-04-06)[2022-03-15]. https://www.urban.org/sites/default/files/publication/26966/1001536-The-Federal-Role-in-Supporting-Urban-Manufacturing. PDF.

[16] Pratt Center. Brooklyn Navy Yard: an analysis of its economic impact and opportunities for replication[EB/OL]. (2013-12-20)[2022-03-15]. https://prattcenter.net/uploads/0920/1599063430730857/Web_2013_BNY_Full_Report. pdf .

[17] SASSEN S. Cities today: a new frontier for major developments[J]. The Annals of the American Academy, 2009, 626(1): 53-71.

[18] The New York City Council. Engines of opportunity: reinvigorating New York City's manufacturing zones for the 21st century [EB/OL]. (2014-12-20) [2022-03-15]. https://council. nyc. gov/land-use/wp-content/uploads/sites/ 53/2017/05/Engines-of-Opportunity-Full-Report. pdf.

[19] WOLF-POWERS L, SCHROCK G, DOUSSARD M, et al. The maker economy in action: entrepreneurship and supportive ecosystems in Chicago, New York and Portland[EB/OL]. (2016-12-30)[2019-10-03]. https:// fabfoundation.org/resource-folder/pdfs/The＋Maker＋Economy＋in＋Action＋--＋Final＋Report＋w＋Appendices. pdf.

[20] ZUKIN S. Loft living: culture and capital in urban change[M]. New Brunswick, N. J: Rutgers University Press, 1989.

[21] ZUKIN S. The innovation complex: cities, tech, and the new economy[M]. New York: Oxford University Press, 2020.

[22] 陈阳. 土地混合利用路径良性演变机制[J]. 城市规划, 2021, 45(1): 62-71.

[23] 丁凡, 伍江. 城市更新相关概念的演进及在当今的现实意义[J]. 城市规划学刊, 2017(6): 87-95.

[24] 李珊珊, 钟晓华. 新都市制造业驱动下的城市更新实践——以纽约滨水工业地区为例[J/OL]. 国际城市规划. (2020-07-06)[2021-11-19]. https://doi.org/10.19830/j.upi.2020.160.

[25] 许凯, 孙彤宇, 叶磊. 创新街区的产生、特征与相关研究进展[J]. 城市规划学刊, 2020(6): 110-117.

[26] 易晓峰. 从地产导向到文化导向——1980 年代以来的英国城市更新方法[J]. 城市规划, 2009, 33(6): 66-72.

[欢迎引用]

李珊珊, 伍江. 都市制造业兴起背景下纽约城市更新中的规划创新研究[J]. 城市与区域规划研究, 2022, 14(1): 20-34.

LI S. S., WU J. Research on New York city's planning innovation in its urban regeneration in the context of the rise of urban manufacturing industry[J]. Journal of Urban and Regional Planning, 2022, 14(1): 20-34.

城市更新的价值重构与路径选择

曾 鹏 李晋轩

Value Reconstruction and Path Selection of Urban Regeneration

ZENG Peng, LI Jinxuan

(School of Architecture, Tianjin University, Tianjin 300072, China)

Abstract In recent years, urban regeneration has become a regular way to promote sustainable urban development in China. Back to the philosophical origin of the "value" concept, it is believed that "spatial value" includes four dimensions: internally, ontological value, use value, and spiritual value; and externally, location value. From the perspective of "space value", urban regeneration is in essence a systematic reconstruction process of space value reorganization and redistribution. The view of "value reconstruction" further reveals that the differentiation of different urban regeneration paths is derived from the differentiation of the logic of space value reconstruction, and the choice of urban regeneration paths has therefore become the game result of the differentiated "value perception" of multiple subjects. For this reason, it is of great significance to carry out scientific institutional design during urban regeneration, and, meanwhile, the goals of "overall space value enhancement" and "multiple-subject co-governance and sharing" can be achieved through promoting "multi-party dialogue" and "internationalization of externalities".

Keywords urban regeneration; space value; value reconstruction; path selection

摘 要 近年来，城市更新逐渐成为推动我国城市持续发展的常态化行动。文章回归"价值"概念的哲学本源，认为"空间价值"包含内部的本体性价值、使用性价值、精神性价值以及外部的区位性价值共四个维度。在"空间价值"视角下，城市更新在本质上是空间价值重组与再分配的系统性重构过程。价值重构的观点进一步揭示出，不同城市更新路径的分异源自空间价值重构逻辑的分异，城市更新的路径选择因而成为多元主体差异化"空间价值观"的博弈结果。为此，在城市更新行动中进行科学的制度设计具有重要意义，通过促成多方对话和外部性内化，同步实现空间价值整体升维和多元主体共治共享的路径选择目标。

关键词 城市更新；空间价值；价值重构；路径选择

1 引言

近年来，城市更新已成为我国城市内涵式发展转向进程中的常态化行动。城市更新实践的关键环节不再是短期回报实现的一次性的建设，而是长期运营支撑的持续性更新，其重心也逐渐从推动城市空间的整体结构优化向细节品质提升转变，并以优化利用空间存量，实现就业增长、消费扩大、服务提升、治理完善为关键目标[①]。

城市更新实践的增加，同步引发了相关理论研究的热潮。自2010年起，国内学界关于城市更新的研究论文篇数大幅度增长了近3倍（赵亚博等，2019），显著扩展了城市更新研究的覆盖面。但是，已有文献往往偏重于城市更新

作者简介

曾鹏、李晋轩，天津大学建筑学院。

的某一特定领域，主要观点之间因而缺乏关联。例如，针对城市更新的实施过程，既往研究从用地布局（邹兵，2015）、空间营造（李昊，2018）、机制探索（林强，2017；曾鹏、李晋轩，2020a）等不同关注点展开思考，分别倾向于强调规划、设计、治理等环节的核心作用。再如，为解析复杂现实中的规律性，既往研究大量借鉴了制度经济学（赵燕菁，2017；何鹤鸣、张京祥，2017）、空间政治经济学（张京祥、胡毅，2012）、城市社会学（车志晖等，2017）等交叉关联学科的抽象理论，使得针对同一城市现象的诠释落入不同的学科背景与话语体系，各自结论难以组合应用。从表面来看，上述分歧源自对城市更新实施的具体过程与机制的认知有待深化；从根源上看，当前学界在认识论上对于城市更新的本质属性仍缺乏共识，有待基于有效视角进一步解析。

关于"价值"的思辨是哲学领域的经典命题之一。以价值为基本视角审视城市更新问题的突出优势在于，价值概念同时强调了"主体—客体"的双重存在关系，既延续现有研究中对于实体性物质空间（客体）的一贯关注，又将"人"这一主体的现实需求纳入考量，从而更可能洞悉多样化城市更新实践的共性规律。因此，本文以对空间价值的理论认知作为出发点，系统性考察城市更新中的空间价值重构与路径选择博弈过程，以期形成概述城市更新运行本质的一般框架，启发关于全面实施城市更新的更多思考。

2　空间的"价值"范畴

2.1　空间价值的哲学溯源

对"价值"概念哲学本源的思考，是空间价值研究的讨论基点。在哲学界对"价值"概念的历史起源与现实含义的持续探讨中，先后出现了五种、三类主要的体系（李连科，1999），其中，"观念说"认为，价值只存在于人们对事物的评价之中，把价值视为人的观念、精神或主观表达（宋立新、周春山，2010）；"实体论"与"属性论"认为，价值是独立于主体而存在的现象，是事物所固有的或在某些情况下所必然产生的客观属性；"关系论"及其进阶版本"实践论"认为，价值是一种人所特有的"对象性"关系现象，是对主客体相互关系的一种主体性描述，产生于作为主体的"人"按照自身的尺度去认识世界和改造世界的现实活动之中（李德顺，2007）。当前，基于"实践论"观点的价值概念受到学界的普遍认同（宋立新、周春山，2010；李昊，2011），即认为价值存在的基础是社会实践中的"主客体关系"，价值是一定的客体（如事物、行为、过程、结果等）对于主体（即广义的"人"）来说所具有的现实的或可能的意义。

城市中的空间，既作为一种事物的本体而存在，也是其他事物的承载者。依照"实践论"观点可知，空间价值应是特定城市空间所具有的属性同普遍性的"人"的需求之间的一种统一，也即"空间对人的城市生活的意义"。换言之，参考《辞海》对"价值"的定义即"事物的用途或者积极作用"，空间价值可被定义为"空间作为一种资源来满足人的各类需求的能力或程度"（周鹤龙，2016；高万辉、李亚婷，2018）。

2.2 空间价值的内涵思辨

尽管学界对于空间价值的一般性定义能够取得共识，然而，当前不同类型研究中关于空间价值的具体内涵与评判标准仍显多样，缺乏统一认知。周鹤龙（2016）基于人的现实存在与发展主要面对人与自然、人与社会以及人与自我的三种关系，提出城市空间应具有物质使用价值、社会伦理价值和精神审美价值；戴代新和陈语娴（2019）基于文化空间理论，从共时性角度将文化空间价值建构分为物质（physical setting）、活动（activity）和意义（meaning）三个层面；刘曦婷和周向频（2014）从艺术价值、社会价值、历史价值和精神价值四个方面开展了园林遗产空间的价值评价，但有意忽略了对空间的物质属性的价值认知；吴昆（2013）以深圳城中村为例，借助福柯（M. Foucault）关于"异质空间"的理论，以城市新区为镜像识别出城中村所具有的土地资源价值、历史研究价值、社会认知与美学价值；姜安印和谢先树（2010）否定了生态经济学中对空间所做的生态价值与经济价值的区分，不认同空间具有不依赖于人的存在的自身价值，进而提出了空间作为"人类利用的对象"和"人类呵护的对象"的价值二元论。此外，还有林祖锐等（2015）针对村庄空间归纳出历史价值、美学价值、功能价值、技术价值四个维度，吴欣燕（2014）针对历史文化街区空间提出本体价值和表征价值两个维度，李荷和杨培峰（2020）认为自然生态空间具有生态学价值、景观美学价值以及社会文化价值等，不一而足。

综合上述文献的主要观点，结合"实践论"的价值概念认知，本文将城市层面的空间价值进一步拆解为"内部—外部"两种属性的四个维度（表1）。其中，内部价值是空间自身所具有的属性的价值，外部价值是受外界因素影响而间接形成的属性的价值。

表 1 空间价值的四个维度与次级构成

价值维度		次级构成	价值案例
内部	本体性价值	建筑品质	房屋、公共空间、景观等物质环境的质量
		空间容量	容积率、建筑密度、绿地率、层高、层数等
		设施韧性	防洪、排涝、通风、防疫能力等
	使用性价值	功能使用	满足"人"的生产、生活、生态需要的能力
		社会资本	空间使用者的信任、规范、人际关系、公共交往等
		场所认同	在地社群的归属感、安全感、心理舒适性等
	精神性价值	历史沉淀	历史的人、事、物在空间上留下的文化痕迹
		风尚潮流	短期的品牌、口碑、网红、审美倾向等
		其他非物质因素	宗教、信仰、个人经验、政治影响等

续表

价值维度		次级构成	价值案例
外部	区位性价值	外部物质本体	地形、气候、交通网络、周边建筑风貌等
		外部空间使用	公服设施、商业配套等
		外部精神性因素	文化辐射、地标影响等

（1）空间自身所具有的内部价值，包括本体性价值、使用性价值、精神性价值三个维度。本体性价值，是空间自身的"物质性"被评价或欣赏时所形成的价值，如建筑品质、空间容量、设施韧性等，不同空间的本体性价值之间相对均质，易于替换。使用性价值，是空间在"被使用"的过程中所形成的价值，不仅与空间的特定使用功能相关，也受特定使用者的社会关系与场所依恋的影响。精神性价值，囊括了空间因历史、文化、政治等"非物质性"因素而形成的意义与价值，既包括长期的历史沉淀，也包括短期的风尚潮流，不同空间的精神性价值一般具有独特性，彼此之间难以替换。

（2）受周边空间所具有的本体性价值、使用性价值和精神性价值的辐射影响，城市空间也会形成对应的外部价值，统称为区位性价值，这一价值维度可被视为周边其他空间对本空间的使用者所产生的意义。例如，周边增建的公共服务设施能够为特定城市空间带来便捷的配套服务，而周边开展的历史街区保护与开发则有助于特定城市空间受到对应的文化辐射。

需要指出，城市空间价值的内涵与"价格""资本""投资"等城市研究中的惯用概念之间存在一定的关联，但也有相当的差异：首先，空间的"价格"由市场的供需关系决定，仅表征空间作为商品时的交换价值属性，在特定瞬间，地域空间上的空间"价值"增长必然导致空间"价格"的增长，但在历时性的考察视角下，空间"价格"的变动与"空间价值"的变动之间并非直接关联；其次，"资本"强调的是事物参与再生产以产生利润的属性，尽管资本是空间价值产生的源泉之一，但并非所有空间价值都来自于资本，这一过程还与价值主体（即广义的"人"）的需求和认知有关（李荷、杨培峰，2020）；最后，空间价值与"投资"这一行动联系紧密，但由于对投资者的吸引主要源于"投资者对特定空间价值增长的预期"（丁凡、伍江，2020），空间价值本身的多与少并不直接增加空间在城市营销中的吸引力。上述思辨表明，透过空间价值来看待城市更新具有一定的创新性与不可替代性，有助于找到剖析城市更新本质属性的有效视角。

3　空间价值视角下城市更新的本质

3.1　城市更新的本质在于存量空间的价值重构

在城市迭代发展的全过程中，城市更新活动始终与城市的生长、停滞和衰退等运行状态相伴而生

（莫霞，2017），并在不同发展阶段中承担着清除破败、抑制衰退、维持发展等不同的职能。一般认为，当代意义的城市更新实践，集中出现于城市工业化后的快速城市化时期，是近代以来的新生事物（陈珊珊，2020；丁凡、伍江，2017）。

作为一个人为界定的概念，城市更新曾先后经历过多次复杂的内涵转变（董玛力等，2009；丁凡、伍江，2017；李晋轩、曾鹏，2020）。近年来，部分学者观察到多样化城市更新实践中的某种共性，形成一系列论述。例如，王世福、沈爽婷（2015）定义城市更新为"如何在存量维护的基础上容量提升的问题"，丁寿颐（2019）认为城市更新的本质是"创造新的增值收益"，着重强调某种"增值"过程。此外，陈浩等（2010）认为城市更新的本质是"以空间为载体的资源与利益再分配博弈"，岳隽等（2016）强调了城市更新中"既有的利益格局将予以重塑"，何鹤鸣、张京祥（2017）提出城市更新是"以特定产权关系为基础的利益再分配过程"，姚之浩、曾海鹰（2018）认为城市更新要解决"土地产权重构、社会财富分配"等深层次议题，进一步将视角引向价值分配环节。

可以发现，上述文献中反复使用的"利益""收益""容量""财富"等关键词，所指的恰是城市更新的对象物（作为客体的"空间"）之于城市更新的主体（广义的"人"）的价值，也即是"空间价值"的不同侧面或同义化表述。以上研究指出，城市更新能够引发空间的内部或外部价值的持续波动与再分配；换言之，城市更新的本质属性正在于存量空间的价值重构过程。

具体来看，城市更新与城市发展、建设等环节一样，都是在城市尺度上开展的时空确定、多元参与的具体实践。一方面，城市更新实践的影响力不会局限于单一建筑内部，而是会扩展至特定的时间节点的特定城市空间之上，从而影响到周边建成环境的品质、韧性、氛围等诸多方面；另一方面，城市更新实践还会对城市各类人群之间的社会关系产生影响，并干预多元主体在就业和消费等行为中的选择倾向。最终，城市更新实践会导致城市层面上人口、资源、投资等要素的流动与重新配置，引发"人—地"关系的显著改变，同步引发多个维度空间价值的重构。

3.2 城市更新引发空间价值重构的三个环节

局部的城市更新实践，往往会在城市总体层面引发系统性的空间价值重构。在此过程中，价值重构的过程共包括同步发生的三个环节——空间价值的增减、重组与再分配。

3.2.1 空间价值在量级上的增减

城市更新是一种具体的、能动的人类活动，无论是建筑量增加、减少还是不变，无论是涉及空间改造（"租差"实现）还是仅仅提升服务（创造"租差"），城市更新实践总会导致城市建成环境综合容量在经济、社会、环境等维度上的改变（王世福、沈爽婷，2015）。这一过程，体现为单一维度的空间价值在更新前后出现质量或数量上的增长或减少。

对于特定城市空间而言，城市更新过程通过对自身物质本体、空间使用或非物质特性的优化调整，实现对空间使用者需求的更高效满足，进而在量级上改变了空间自身的本体性价值、使用性价值或精神性价值。同时，这一过程的影响力并不会止于空间内部，也会在某些维度上辐射到周边的城市空间，为它们带来外部区位性价值的增长或减少。

3.2.2 空间价值在地块间的重组

作为一种建构在存量物质空间上的城市实践，城市更新能且只能发生在确定的空间区位和特定的时间节点之中。这种时空关系上的唯一性，决定了城市更新无法不与城市整体的迭代发展过程相关联，进而将引发城市中既存或增量的空间价值在不同的地块上重新组合，形成多维空间价值组合的新稳态。

一方面，这种与城市整体的关联存在于城市更新的对象空间与其周边城市空间的外部性影响关系之中，即上文所述的内部空间价值增长所引发的外部空间价值变动过程；另一方面，城市更新还会在更高的城市层面上驱动包括人口、资源、投资在内的各类城市要素的空间流动与重新配置，从而引发空间价值在地块之间的连锁重组反应。

3.2.3 空间价值在主体间的再分配

一般来说，城市更新是包括政府、市场、业主、市民、社会组织在内的多元主体在政策制度所划定的权责边界内，通过趋利性博弈而形成的共同治理过程。在现实中，随着利益相关的多元主体深度介入城市更新的决策过程，增量与存量的空间价值会作为多元博弈中的重要"标的物"而被重新分配，并达到新的稳态。

在再分配的过程中，空间价值不仅会被分配给对特定物质空间拥有产权的新老业主，也会扩张至城市层面的全体城市更新收益或受损者集合。这种价值再配置的方式往往是隐性的，从而时常被决策者或主导型更新主体所忽略，如在城中村更新中，过高容积率的拆除重建会在精神性价值维度损害全体城市居民的利益。

4 空间价值视角下城市更新路径再思考

城市更新会引发空间价值重构，但不同更新路径的价值重构结果又显著不同。因此，为推动多元主体共治共享，引导城市空间价值向有序增值和公平正义的双重目标同步发展，有必要在城市更新治理中基于空间价值视角开展延伸思考。

4.1 城市更新的路径分异表现为价值重构的逻辑分异

尽管统一于空间价值增减、重组与再分配的重构过程，不同城市更新路径之间仍存在着较大的表象差异。既往实践中，一般从开发形式或用地功能等角度划分城市更新路径，如早期的《深圳市城市更新办法》（2009），曾依据开发形式将城市更新划分为拆除重建、功能改变、综合整治等类型，并依据用地功能划分出旧工业区、旧商业区、旧住宅区、城中村及旧屋村等更新对象。然而，面对城市更新治理的现实需求，上述划分方式存在明显不足[②]。

空间价值视角同样有助于认知不同更新路径之间的本质差异，进而为城市更新的路径选择提供决策依据。在具体实践中，无论是依托空间增量、功能增量和社会增量，跨越式重构城市建成环境的增量式更新，还是追求常态化、渐进式、持续性，以微介入手段实现小规模新旧迭代的微更新，不同城市更新实践的路径差异归根到底源自空间价值重构的逻辑差异（表2）。总的来看，各类增量式更新路径中总是存在着本体性价值的显著增长、重组与再分配，但是，由于"新老业主重组引发地域认同消解"或"增量建设导致文脉破坏和风貌损害"等负面情况，增量式更新也常常会导致使用性价值和精神性价值的减少；相比之下，微更新路径中较少出现增量空间价值的重组与再分配，而是强调在空间容量微增、不增甚至减量的同时，基于空间品质、社会、文化等方面的持续提升来实现三个维度内部空间价值的同步增长。

表 2 典型城市更新路径的价值重构逻辑

更新路径		实践案例	本体性价值	使用性价值	精神性价值
增量式更新	传统"大拆大建"	早期的城中村更新、棚户区改造、存量工业用地再开发等	显著增长，重组并再分配	减少	减少
	政府统筹开发	结合产业升级、公服提升或社会保障的片区综合开发	显著增长，重组并再分配	持平或增长	持平或增长
微更新	修补型微更新	立面外拓、加建厨卫、增设电梯、公共领域改造等	显著增长，但不重组或再分配	持平或增长	持平
	营造型微更新	老旧小区治理提升、社区营造等	持平	显著增长，但不重组或再分配	持平或增长
	文化型微更新	历史地段有机更新、存量工业用地"非正式更新"等	持平或增长	持平	显著增长，但不重组或再分配

4.2 更新路径的选择博弈源自多元空间价值观分歧

依照前述"实践论"的哲学观点，空间价值是一种具有"对象性"的主客体关系描述。作为空间价值的评价者，包括政府、市场、业主、市民、社会组织等在内的多元主体可能对同一城市空间产生差异化的价值评判，显示出截然不同的"空间价值观"。作为一个公共利益与私人利益交织、社会福利增进与市场利润追求并存的复杂系统过程（朱一中、王韬，2019），城市更新中的多元空间价值认知很难取得统一（表3）。一般而言，社会组织的空间价值观最可能接近于公共利益优先的评价范式，治理型政府次之，一般市民再次之；市场与业主作为有限产权边界内的资产逐利者，最易形成偏离于公共利益的价值观，也最易在中长期尺度改变自身对于空间价值的评价标准。实践中，当主导性主体过度关注于某一维度的空间价值时，城市空间所具有的其他价值维度将受到忽略，进而诱发极端化的城市更新行动。

表 3 城市更新中多元主体的空间价值认知

价值维度	构成要素	政府	市场	业主	市民	社会组织
本体性价值	建筑品质	○	●	●	-	●
	空间容量	●	●	●	-	●
	设施韧性	○	-	●	-	●
使用性价值	功能使用	●	○	●	○	○
	社会资本	○	-	●	○	●
	场所认同	○	-	●	●	●
精神性价值	历史沉淀	●	○	○	●	●
	风尚潮流	○	●	○	●	●
	其他非物质因素	●	○	○	○	○
区位性价值	外部物质本体	○	●	-	●	○
	外部空间使用	○	●	-	●	●
	外部精神性因素	○	○	-	●	●

注:"●"为非常关注,"○"为一般关注,"-"为较不关注。

城市更新是稀缺存量空间资源的再配置过程。在具体实践中,由于"空间价值观"的天然不同,不同主体一般倾向于差异化的空间价值增值与重构逻辑,从而倾向于选择不同的城市更新路径。例如,在土地权属关系相对复杂的划拨存量工业用地更新案例中,原国企职工对于厂区所承载的精神性价值的评价显著高于其他各方主体,因而更容易接受"非正式更新"的路径(冯立、唐子来,2013);相比之下,企业主义地方政府关注收储再出让过程中使用性价值的转变和本体性价值的增量(曾鹏、李晋轩,2020b),市场(开发商)聚焦区位性价值向本体性价值转化的"租差实现"过程,两方均倾向于通过拆除重建的方式进行增量式更新,从而有意识地忽略"地段中丰富的社会生活和稳定的社会网络"(阳建强,2018)。可见,受"空间价值观"差异的影响,不同城市更新主体以自身价值增值预期为出发点,共同参与趋利性博弈,引发城市更新路径选择的内源性矛盾[③],形成囚徒困境(prisoner's dilemma)。

4.3 路径选择的治理目标应在于价值升维与共治共享

城市更新多元主体的认知差异与利益诉求矛盾集中且难于调和;同时,受限于自身的先验性"空间价值观",特定主体在城市更新路径选择中形成主导性地位后,一般短期内难以实现自发性调整[④]。为此,城市更新的治理过程应主动介入城市更新的路径选择,并通过有效的制度设计来导控多元主体共治共享的实现。

一方面，各个维度空间价值之间在"量"上的不可比性，意味着绝对最优、全面共赢的城市更新路径并不存在。因此，面对多元价值观的固有差异，需要在城市更新治理中主动运用责任规划师等创新机制，促成有效沟通，开展多方对话；通过确认每个主体的投入与收益意愿，共同选择出多元主体之间相对最优、有限多赢的合作模式，以实现空间价值整体升维为最终目标。显然，这种"价值"视角下的多赢，区别于房地产视角下"政府—市场"增长联盟的双赢；城市更新治理中不应仅算本体性价值重构的经济账，还需将其他维度空间价值的增值与合理分配纳入考量。

另一方面，维护公共利益始终是城市更新的关键价值取向，城市更新路径选择的关注重点不应局限于产权业主所享有的物质环境质量，也需更加关注"空间（价值）生产以及空间（价值）分配当中的结构性关系以及比例"（尹稚，2021）。作为重要的导控力量之一，制度设计应在促进共治共享中起到重要作用，并伴随城市发展的阶段演进而不断优化调整。例如，可通过设置外部性内化规则，提前为多元主体选择所潜在引发的正、负外部性设定奖励或惩罚，实现对多元主体自我诉求的共同话语转译，引导多元主体的理性选择，从而避免主导性更新主体（如大型开发商）利用其优势地位而损害公共利益。

5 结语

空间价值重构是城市更新得以实施的关键动力之一。本文基于对"价值"哲学观点的回顾，提出多样化城市更新实践的本质与共性在于空间价值增减、重组与再分配的价值重构过程。本文进一步指出，不同城市更新路径会引发差异化的空间价值重构结果，从而导致具有不同"空间价值观"的多元主体在路径选择中表现出显著的倾向性；城市更新治理应主动介入更新路径的选择过程，并以同步实现空间价值的整体升维和多元主体的共治共享为目标。

本文立足于"空间价值"的认识论创新展开理论建构，所开展的若干初步分析仍有诸多不足。未来，建议进一步在"空间价值"的框架体系下，围绕"人"的中心性视角，探究空间价值整体升维与多元共治的更多具体可行机制，以更加深入地回应我国城市存量发展的方法论需求。

注释

① 以社区更新为例，近年来社区更新的主流从"棚户区改造"转向"老旧小区改造"，更加聚焦空间的非增量型更新（微更新）。其中，相比于拆除重建所带来的住房增量可能"显著降低整个城市住房市场的存量空间价格"这一困境，微更新能够在不增长存量住房套数的情况下，实现存量空间价值的持续增长，以回应城镇化中后期城市人口趋稳的现实。此外，社区更新还可以通过完善住房保障体系促进多层次充分就业，通过创造消费需求支撑城市经济发展，加快形成以国内大循环为主体的新发展格局。

② 以旧住宅区更新为例，促成城中村或棚户区更新的关键在于"对违法建设面积的（部分）合法化认定"或"控规修编中的额外增容"，而促成老旧小区改造的关键则在于"自上而下的地方政府财政补贴"或"自下而上的增量空间收益确权"。可见，尽管以上几条旧住宅区更新路径中都出现了空间价值重构，但不同路径的总体流

程与核心环节明显不同，针对某一路径的理论与经验也难以应用到其他情景上。

③　这一内源性矛盾的显著表现是，主导性主体依照自身"空间价值观"所做出的有利选择，可能会损害其他次要主体的利益，甚至引发整个城市层面的空间价值损害。例如，存量社区的高密度拆建可能会在公服与交通等方面引发公共利益损害，存在空间价值增值分配不均的隐患。

④　以 21 世纪以来我国的城市存量住区更新为例，深圳、广州形成了采用"市场资本主导"方式开展针对城中村的大规模再开发路径，北京、天津形成了以政府试点统筹方式自上而下推动老旧小区改造的路径，而厦门、上海则形成了依赖增量发展权红利引发社区自愿参与的路径。

参考文献

[1] 车志晖, 张沛, 吴淼, 等. 社会资本视域下城市更新可持续推进策略[J]. 规划师, 2017, 33(12): 67-72.

[2] 陈浩, 张京祥, 吴启焰. 转型期城市空间再开发中非均衡博弈的透视——政治经济学的视角[J]. 城市规划学刊, 2010(5): 33-40.

[3] 陈珊珊. 国土空间规划语境下的城市更新规划之"变"[J]. 规划师, 2020, 36(14): 84-88.

[4] 戴代新, 陈语娴. 城市历史公园文化空间价值评估探析——以上海市鲁迅公园为例[J]. 同济大学学报(社会科学版), 2019, 30(3): 52-65.

[5] 丁凡, 伍江. 城市更新相关概念的演进及在当今的现实意义[J]. 城市规划学刊, 2017(6): 87-95.

[6] 丁凡, 伍江. 全球化背景下以大型文化事件引导的城市更新研究[J]. 城市发展研究, 2020, 27(8): 81-88.

[7] 丁寿颐. "租差"理论视角的城市更新制度——以广州为例[J]. 城市规划, 2019, 43(12): 69-77.

[8] 董玛力, 陈田, 王丽艳. 西方城市更新发展历程和政策演变[J]. 人文地理, 2009, 24(5): 42-46.

[9] 冯立, 唐子来. 产权制度视角下的划拨工业用地更新: 以上海市虹口区为例[J]. 城市规划学刊, 2013(5): 23-29.

[10] 高万辉, 李亚婷. 新型城镇化下城市社区公共空间的(社会)服务价值[J]. 经济地理, 2018, 38(3): 92-97+141.

[11] 何鹤鸣, 张京祥. 产权交易的政策干预: 城市存量用地再开发的新制度经济学解析[J]. 经济地理, 2017, 37(2): 7-14.

[12] 姜安印, 谢先树. 空间价值二元化: 区域发展的空间演进特征[J]. 西北师大学报(社会科学版), 2010, 47(1): 95-100.

[13] 李德顺. 价值论[M]. 北京: 中国人民大学出版社, 2007: 79.

[14] 李昊. 物象与意义——社会转型期城市公共空间的价值建构(1978-2008)[D]. 西安: 西安建筑科技大学, 2011.

[15] 李昊. 公共性的旁落与唤醒——基于空间正义的内城街道社区更新治理价值范式[J]. 规划师, 2018, 34(2): 25-30.

[16] 李荷, 杨培峰. 自然生态空间"人本化"营建: 新时代背景下城市更新的规划理念及路径[J]. 城市发展研究, 2020, 27(7): 90-96+132.

[17] 李晋轩, 曾鹏. 新中国城市扩张与更新的制度逻辑解析[J]. 规划师, 2020, 36(17): 77-82+98.

[18] 李连科. 价值哲学引论[M]. 北京: 商务印书馆, 1999: 21-46.

[19] 林强. 城市更新的制度安排与政策反思——以深圳为例[J]. 城市规划, 2017, 41(11): 52-55+71.

[20] 林祖锐, 理南南, 余洋, 等. 太行山区历史文化名村传统街巷的特色及保护策略研究[J]. 工业建筑, 2015, 45(12): 74-78+103.

[21] 刘曦婷, 周向频. 近现代历史园林遗产价值评价研究[J]. 城市规划学刊, 2014(4): 104-110.

[22] 莫霞. 上海城市更新的空间发展谋划[J]. 规划师, 2017, 33(S1): 5-10.

[23] 宋立新, 周春山. 西方城市公共空间价值问题研究进展[J]. 现代城市研究, 2010, 25(12): 90-96.

[24] 王世福, 沈爽婷. 从"三旧改造"到城市更新——广州市成立城市更新局之思考[J]. 城市规划学刊, 2015(3): 22-27.

[25] 吴昆. 城中村空间价值重估——当代中国城市公共空间的另类反思[J]. 装饰, 2013(9): 41-46.

[26] 吴欣燕. 历史文化街区的形态价值评估体系研究[D]. 广州: 华南理工大学, 2014.

[27] 阳建强. 走向持续的城市更新——基于价值取向与复杂系统的理性思考[J]. 城市规划, 2018, 42(6): 68-78.

[28] 姚之浩, 曾海鹰. 1950 年代以来美国城市更新政策工具的演化与规律特征[J]. 国际城市规划, 2018, 33(4): 18-24.

[29] 尹稚. 城市更新不是政府砸钱的城市改造 [EB/OL]. (2021-09-17)[2021-10-01]. https://www.sohu.com/a/490398071_120179484.

[30] 岳隽, 陈小祥, 刘挺. 城市更新中利益调控及其保障机制探析——以深圳市为例[J]. 现代城市研究, 2016(12): 111-116.

[31] 曾鹏, 李晋轩. 存量工业用地更新的政策作用机制与优化路径研究[J]. 现代城市研究, 2020a(7): 67-74.

[32] 曾鹏, 李晋轩. 存量工业用地更新与政策演进的时空响应研究——以天津市中心城区为例[J]. 城市规划, 2020b, 44(4): 43-52+105.

[33] 张京祥, 胡毅. 基于社会空间正义的转型期中国城市更新批判[J]. 规划师, 2012, 28(12): 5-9.

[34] 赵亚博, 臧鹏, 朱雪梅. 国内外城市更新研究的最新进展[J]. 城市发展研究, 2019, 26(10): 42-48.

[35] 赵燕菁. 城市化 2.0 与规划转型——一个两阶段模型的解释[J]. 城市规划, 2017, 41(3): 84-93+116.

[36] 周鹤龙. 地块存量空间价值评估模型构建及其在广州火车站地区改造中的应用[J]. 规划师, 2016, 32(2): 89-95.

[37] 朱一中, 王韬. 剩余权视角下的城市更新政策变迁与实施——以广州为例[J]. 经济地理, 2019, 39(1): 56-63+81.

[38] 邹兵. 增量规划向存量规划转型: 理论解析与实践应对[J]. 城市规划学刊, 2015(5): 12-19.

[欢迎引用]
曾鹏, 李晋轩. 城市更新的价值重构与路径选择[J]. 城市与区域规划研究, 2022, 14(1): 35-45.

ZENG P, LI J X. Value reconstruction and path selection of urban regeneration[J]. Journal of Urban and Regional Planning, 2022, 14(1): 35-45.

城镇存量建设用地的识别与更新研究

——以浮梁县为例

祝颖盈　马文晶

Research on the Identification and Renewal of Urban Stock Construction Land–Taking Fuliang County as an Example

ZHU Yingying, MA Wenjing

(Beijing Tsinghua Tongheng Urban Planning & Design Institute Co., Ltd., Beijing 100085, China)

Abstract With the focus of China's urban and rural development shifting from expansion to quality, the renewal of existing construction land is the key, and it is also an important part of territorial spatial master planning of cities and counties. Previous studies mainly focus on major cities, paying limited attention to ordinary cities and counties. Based on the practice of Fuliang, this paper aims to establish a research framework for the identification and renewal of urban stock construction land, focusing on low-efficiency land and idle or unused land. From the three aspects of physical space, economic vitality, and facilities and environment, combining qualitative and quantitative research methods, this paper tries to build a judgement method and index system for urban low-efficiency land. Considering the uniqueness of Fuliang, this paper lays emphasis on identifying low-efficiency residential land and low-efficiency industrial land and proposes three strategies for the regeneration of the old community and a three-step path for the renewal of inefficient and idle industrial land. For approved but unused land, corresponding policies will be proposed according to the different stages, from approval to land use. This paper goes further to designate key areas and space units for renewal and maintains that the renewal space units should be consistent with the planning and management units of regulatory detailed planning, so as to match

摘　要　我国城乡建设重点已由扩张转向高质量发展，存量建设用地更新是其中关键，也是市县国土空间总体规划中的重要内容。既有研究多偏重大城市，对广大普通市县的研究还相对不足。文章建立了城镇存量建设用地识别与更新的研究框架，重点关注低效用地与闲置未利用土地。文章从物质空间、经济活力、设施环境三个方面，定性定量相结合，构建城镇低效用地的判断方法与指标体系，针对浮梁具体情况，重点识别低效居住用地、低效产业用地，提出老旧小区更新策略分为改造、整治、保留三类，提出低效及闲置产业用地更新的三步路径；对于批而未用，根据批地至用地的不同阶段提出相应政策；进一步地，划定更新重点区域和更新空间单元，建议更新空间单元与控规的规划管理单元范围一致，对接专项规划和详细规划。文章旨在提升用地质量，优化建设空间，为存量更新的落地实施与政策制定提供有益参考。

关键词　城镇存量建设用地；存量更新；低效用地；闲置土地；市县国土空间总体规划

1　研究背景与研究意义

1.1　国土空间规划背景下的城镇存量建设用地更新工作

城市更新经过不断的实践经验总结和问题反思，其概念和内涵逐渐从大规模拆除改造向渐进式更新，从注重城

作者简介

祝颖盈、马文晶，北京清华同衡规划设计研究院有限公司。

specialized and detailed planning. In all, the research aims to improve the quality of land use, optimize the construction space, and provide a useful reference for the implementation and policy-making of stock land renewal.

Keywords urban stock construction land; stock renewal; inefficient land; idle land; territorial spatial master planning of cities and counties

市物质环境的改造向关注城市经济、文化、社会更新以及实现城市复兴的综合方向发展。十九大报告、中央城市工作会议报告、中央城镇化工作会议报告等系列文件均指明，我国已由高速增长阶段转向高质量发展阶段，应重视存量空间资源的开发利用，从外延式扩张向内涵式提升转变（表1）。

许多学者从规划体系、管理制度、项目实践等多角度对城市更新新趋势进行了探讨：比较研究了城市更新制度建设走在前沿的广州、深圳、上海，分析三地在城市更新的机构设置、管理举措、规划变革、空间管控等方面的异同（唐燕、杨东，2018）；选择更新历程久、制度相对成熟、经验较为丰富的法、德、日、英、美五国为研究对象，从法规体系、管理体系、计划体系和运作体系四个观察维度开展比较研究，提出我国城市更新体系建构的思路，包括主干法＋配套法的独立法规体系、中央＋基层为核心的管理体系、顶层统筹＋基层落实的计划体系、公共利益与城市竞争力并重的运作体系（刘迪等，2021）；提出国土空间规划视角下的城市更新主要聚焦棚户区（城中村）、老旧住宅小区、存量工业厂房场地、商场办公楼等公共建筑的更新改造（栾景亮，2021）；探索低效用地设立标准和方法，采用多因素综合评价法，综合评价安阳城市低效用地（裴海平、梁辉，2019）。这些为本文研究国土空间背景下低效与闲置用地的更新提供了思路和借鉴。

对于存量建设用地更新，既有研究偏重大城市，在用地类型上多聚焦工业用地，对广大普通市县，对居住用地、闲置未利用土地等的研究还相对不足。而由于城市发展阶段和建设管理水平的局限，利用不充分、不合理的用地情况普遍存在。浮梁有历史悠久、建设层积的老县城，有发展地方特色产业、承接重要功能的产业园，有因各种原因造成的土地批而未用，存量用地类型多样、复杂，具有研究典型性。以浮梁为例，探索城镇存量更新，进行低效与闲置用地识别、更新制度探讨和规划实践研究，有其现实意义与可借鉴性。

表 1　存量建设用地相关文件

颁布时间	文件名称
1999 年	《闲置土地处理办法》（国土资源部令第 5 号）
2004 年	《国务院关于深化改革严格土地管理的决定》（国发〔2004〕28 号） 《关于开展全国城镇存量建设用地使用情况专项调查工作的紧急通知》（国土资电发〔2004〕78 号）
2007 年	《关于加大闲置土地处置力度的通知》（国土资电发〔2007〕36 号）
2008 年	《国务院关于促进节约集约用地的通知》（国发〔2008〕3 号） 《关于开展开发区土地集约利用评价工作的通知》（国土资发〔2008〕145 号）
2012 年	《国土资源部关于严格执行土地使用标准大力促进节约集约用地的通知》（国土资发〔2012〕132 号） 《闲置土地处置办法（修订）》（国土资源部令第 53 号）
2014 年	《节约集约利用土地规定》（国土资源部令第 61 号） 《关于推进土地节约集约利用的指导意见》（国土资发〔2014〕119 号）
2016 年	《关于深入推进城镇低效用地再开发的指导意见（试行）》（国土资发〔2016〕147 号）
2018 年	《关于健全建设用地"增存挂钩"机制的通知》（自然资规〔2018〕1 号） 《城乡建设用地增减挂钩节余指标跨省域调剂实施办法》（自然资规〔2018〕4 号）
2019 年	《关于进一步规范储备土地抵押融资加快批而未供土地处置有关问题的通知》（自然资办发〔2019〕3 号） 《产业用地政策实施工作指引（2019 年版）》（自然资办发〔2019〕31 号）

1.2　存量更新工作对象的概念界定

进入国土空间规划时代，从土地利用的角度来看，存量建设用地（表 2）更新的重点是低效用地与闲置用地，通过各种方式促进土地使用效率和效益的"双效"提升。

表 2　存量建设用地相关概念

名词	来源规章	释义
城镇存量建设用地	《关于开展全国城镇存量建设用地情况专项调查工作的紧急通知》（2004）	主要包括闲置土地、空闲土地、批而未供土地三类
闲置土地	《闲置土地处置办法（修订）》（2012）	国有建设用地使用权人超过国有建设用地使用权有偿使用合同或者划拨决定书约定、规定的动工开发日期满一年未动工开发的国有建设用地，已动工开发但开发建设用地面积占应动工开发建设用地总面积不足 1/3 或者已投资额占总投资额不足 25%，中止开发建设满一年的国有建设用地，也可以认定为闲置土地

名词	来源规章	释义
城镇低效用地	《关于深入推进城镇低效用地再开发的指导意见（试行）》（2016）	经第二次全国土地调查已确定为建设用地中的布局散乱、利用粗放、用途不合理、建筑危旧的城镇存量建设用地，权属清晰、不存在争议。国家产业政策规定的禁止类、淘汰类产业用地；不符合安全生产和环保要求的用地；"退二进三"产业用地；布局散乱、设施落后，规划确定改造的老城区、城中村、棚户区、老工业区等，可列入改造开发范围

本文的存量建设用地是指利用不充分不合理的城镇建设用地及闲置未利用土地（表3）。

表3　城镇存量建设用地更新研究对象

存量建设用地更新研究对象		城镇存量建设用地
低效用地（布局散乱、利用粗放、用途不合理、建筑危旧）	低效居住用地	老旧小区、城中村
	低效公共管理与公共服务用地	低效公服设施
	低效商业服务业用地	低效商业设施
	低效工矿、仓储用地	低效产业园区、老旧厂区
其他存量建设用地	批而未供土地	批而未供土地
	供而未用土地（包括闲置土地）	供而未用土地（包括闲置土地）
	不符合规划的历史遗留建设用地	历史遗留建设用地

2　城镇存量建设用地的判断方法与指标体系

城镇存量建设用地包括低效用地以及包含闲置土地在内的批而未用土地。其中低效用地包括低效居住用地（老旧小区、城中村、城边村等）、低效公共服务用地、低效商业服务用地、低效产业用地等。低效用地评价体系需反映出建设品质、土地利用效率及效益、未来计划等，故从物质空间、经济活力、设施环境三个方面，根据不同用地类型，分别构建城镇低效用地判定的指标体系（图1、表4）。如居住用地应侧重考虑建筑质量、设施水平等建设品质指标，商业用地应侧重考虑出租率、营业额等经济活力指标（裴海平、梁辉，2019）。

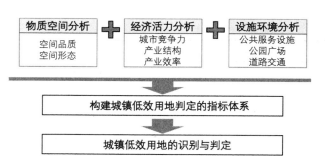

图 1   城镇低效用地判定指标体系

表 4   各类低效用地判定指标

建设用地类型	存量更新对象	参考指标		参考评分权重
居住用地	老旧小区、城中村、城边村	物质空间	建筑质量、容积率、建筑密度	0.6～0.7
		社区活力	人口密度	0.1～0.2
		设施环境	环境品质及基础设施	0.2
		其他	未来计划	定性判断
公共管理与公共服务用地	低效公共服务用地	物质空间	建筑质量、容积率、建筑密度	0.7
		设施环境	环境品质及基础设施	0.3
		其他	未来计划	定性判断
商业服务业用地	低效商业服务用地	物质空间	建筑质量、容积率、建筑密度	0.3～0.4
		经济活力	商业地价实现度、地均产出效益	0.4～0.5
		设施环境	环境品质及基础设施	0.1～0.2
		其他	未来计划	定性判断
工矿、仓储用地	园区低效工业用地（低效工业园区）；零散低效工业用地及老旧厂区	物质空间	建筑质量、容积率、建筑密度	0.3
		经济活力	地均固定资产投资、地均产值、单位工业增加值能耗	0.6
		设施环境	环境品质及基础设施	0.1
		其他	未来计划及产业政策	定性判断
其他建设用地（交通运输用地、公用设施用地、绿地与开敞空间用地）	其他低效用地	物质空间	建筑质量、容积率、建筑密度	0.4
		设施环境	基础设施	0.2
		其他	建设情况	0.4
			未来计划	定性判断

针对浮梁县具体情况，提出以下三类作为浮梁城镇存量建设用地更新的主要工作对象，分别是：①老旧小区及城中村；②园区低效工业用地（低效工业园区）及零散低效工业用地（包括老旧厂区）；③批而未用土地。

3　低效居住用地的识别与更新策略

3.1　低效居住用地识别

低效居住用地识别的重点在于建设情况、居住人口、设施环境，主要从房屋建筑质量、土地利用强度、人口密度、环境状况等角度构建指标体系（裴海平、梁辉，2019），建筑质量、容积率、建筑密度等代表物质空间品质的指标占65%的权重。结合浮梁实际情况，构建低效居住用地判定的指标体系（表5），对中心城区居住用地进行打分[①]，识别老旧小区。结合实地调研，居住用地中建筑质量、环境品质特别差的，临时建筑及违法建筑，以及未来已有明确项目计划的，可判断为低效居住用地。

表5　低效居住用地判定指标体系

现状建设用地类型	城市更新对象	指标	指标内涵	参考评分权重
居住用地	低效居住用地（老旧小区、城中村、城边村）	建筑质量	居住房屋的建筑质量情况（好、中、差）	0.25（质量极差的可定性判断）
		容积率[②]	建筑总面积/用地面积	0.2
		建筑密度	建筑基底总面积/用地面积	0.2
		人口密度	常住人口/用地面积	0.15
		环境品质及基础设施	绿化等环境品质，水电路等基础设施配套程度	0.2（品质极差的可定性判断）
		未来计划	是否考虑拆迁、改造	定性判断

3.2　浮梁低效居住用地更新策略

浮梁中心城区低效居住用地的更新策略分为改造、整治、保留三类。

改造是指拆除重建、功能置换，针对现状建筑质量和环境整体较差、存在安全隐患的地区以及规划明确重建的居住用地。在尊重原有城市肌理的基础上，按照规划的功能和要求重新建设。老旧小区及城中村已有安置方案的，按计划进行。如浮梁中心城区城市更新重点大石口片区和三贤湖片区的城中村。

整治是指综合提升，针对功能不完善、公共服务设施短缺、建筑质量和整体环境相对较差的地区。通过完善配套服务设施，改善空间环境品质（优化内部交通、改善基础设施、增加小型绿地广场开敞空间、增加座椅等景观小品），整治建筑风貌（局部拆除建筑、改善沿街立面）等方式，提升地区的综合环境和生活便利度。微更新是综合提升的一种方式，老旧小区和城中村改造应尊重当地居民意愿，优先采用微更新的方式提升建设品质（陈敏，2020；易盼昕，2020）。可借鉴上海社区微更新计划及社区规划师制度，由区级政府、社区街道及居委会进行组织引导，社区公众及团体作为决策主体，专家及社会规划师给予技术支持，进行以功能提升、环境整治为导向的公共空间、居住空间微更新（陈敏，2020）。

保留针对新近开发，环境和设施配套符合各项规范标准的居住用地。基本保留原有建筑和空间格局，只作简单的环境整理，禁止私自搭建和新建各类构筑物。

4　低效产业用地的识别与更新路径

4.1　浮梁产业空间现状及问题

浮梁目前有 2 个省级工业园区和若干工业基地。全县现状工业用地 1 682.3 公顷，其中城镇工业用地 1 425.5 公顷，入园比例 77%，高于景德镇市平均水平（56%）。2018 年工业增加值地耗为 27.8 公顷/亿元，远高于景德镇市（10.0 公顷/亿元）与全国（7.2 公顷/亿元）。2018 年工业用地效益为 429.3 万元/公顷，远低于景德镇市（880.6 万元/公顷）与全国（1 388.9 万元/公顷）平均水平。此外，浮梁县境内的三线企业大部分处于停产倒闭、用地闲置状态。因此，浮梁现状工业地耗较高，工业用地效率较低，存在批而未供、供而未用、用而未尽、开发低效的问题，存量用地盘活潜力较大，土地利用效率亟待提高。

4.2　低效产业用地识别

低效产业用地识别除了物质空间、设施环境、产业政策等因素外，重点在于经济效益与能源消耗，主要从地均投资、地均产值（裴海平、梁辉，2019）、工业增加值能耗等代表经济活力的指标构建评价体系，此三项占 60%的权重。结合浮梁实际情况，构建低效工矿、仓储用地判定的指标体系（表 6），对城镇产业用地进行打分，识别园区低效产业用地、零散低效产业用地及老旧厂区。

根据低效产业用地判定指标体系，基于现有数据（工业园区收回低效闲置企业明细表、工业园区企业台账等），梳理出陶瓷工业园区低效用地面积 103 公顷，三龙工业园区、洪源工业基地低效使用及供而未用面积分别为 86 公顷、160 公顷；零散低效工业用地面积 197 公顷；老旧厂区（三线企业为主）面积 176 公顷。合计约占工业用地总量的 35%。

表6 低效产业用地判定指标体系

现状建设 用地类型	城市更新 对象	指标	指标内涵	参考评分 权重
工矿、仓储 用地	园区低效产业用地（低效产业园区）； 零散低效产业用地及老旧厂区	建筑质量	建筑质量情况，好、中、差	0.1
		容积率	建筑总面积/用地面积	0.1
		建筑密度	建筑基底总面积/用地面积	0.1
		地均固定资产投资	企业固定资产总额（万元）/用地面积（公顷）	0.25
		地均产值	企业当年产值（万元）/用地面积（公顷）	0.25
		单位工业增加值 能耗	能耗（吨标煤）/工业增加值（万元）	0.1
		环境品质及基础 设施	水电路等基础设施配套程度	0.1
		未来计划及产业 政策	业态类型是否符合未来发展，与上位规划已明确的功能是否有冲突； 国家产业政策规定的禁止类、淘汰类产业用地，不符合安全生产和环保要求的用地，"退二进三"产业用地	定性 判断

注：（1）老旧厂区特指有价值特色、有工业遗存的历史厂区；评价老旧厂区还应关注建筑年代、建构筑物风貌。

（2）"容积率""单位工业增加值能耗"参考《江西省企业投资工业项目"标准地"工作指引（试行）》、《江西省建设用地指标》（2018）等文件对各类产业用地合理的容积率区间及其单位工业增加值能耗的要求，对不达指导性指标要求的企业判断为低效产业用地进行赋值。

（3）"地均固定资产投资""地均产值"参考《江西省人民政府办公厅印发关于进一步推进工业园区节约集约用地若干措施的通知》《江西省企业投资工业项目"标准地"工作指引（试行）》等文件中对各类产业项目地均投入与产出的要求，对不达指导性指标要求的企业判断为低效产业用地进行赋值。

4.3 浮梁低效及闲置产业用地更新路径

对于产业用地，除了物质空间的更新，经济活力的综合提升更显重要。综合借鉴前沿地区实践经验和规章制度[③]（图2、图3），尝试构建操作性强、松紧适度的工业用地监管机制。

（1）摸底调查，建数据库。全面掌握用地现状与开发潜力，建立产业用地监管数据库，尤其应明确城镇低效及闲置产业用地，并与不动产登记数据库衔接。各工业园区应建立节约集约用地动态监控数据库，加大低效及闲置用地清理处置力度。

（2）编制专项规划，细化实施方案。明确目标任务、规模布局、开发时序、资金筹措、保障措施等内容；明确拟再开发地块的土地房屋产权资料、控制性详细规划、产业转移及搬迁安置方案、实施主体及再开发方式、投资及经济社会效益评估等内容。这里涉及三项工作重点。

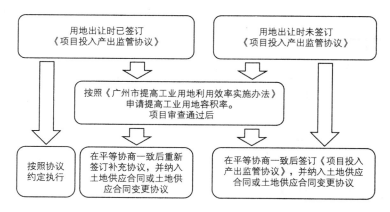

图 2　存量工业用地监管工作流程

资料来源：根据《广州市工业用地产业监管工作指引》（2021）整理。

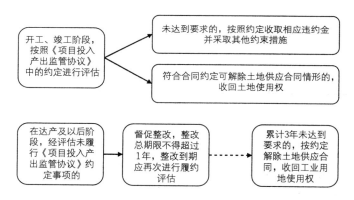

图 3　工业用地评估奖惩流程

资料来源：根据《广州市工业用地产业监管工作指引》（2021）整理。

一是产业用地签订监管协议，约定投入产出。低效产业用地、新增或重新出让的产业用地，签订《项目投入产出监管协议》，明确开工、竣工、投产、达产时间和税收产出率、投资强度、土地产出率等关联条件[④]。

二是加大闲置产业用地清理处置力度。已交地的工业项目，未动工开发满一年的，依法征缴土地闲置费；未动工开发满两年的，依法予以收回。对已开工建设但未达到控制标准的闲置用地、闲置厂房，允许企业通过招商引资进行合作开发，或与工业园区管委会共同招商、共同开发。

三是明确城镇低效产业用地再开发方式，包括协商收回、鼓励流转、协议置换、合作经营、自行开发等方式，从实施主体来说主要有政府收储和原土地使用权人自主开发两种。政府收储适用于：①规划为城市基础设施、公益性公共服务设施，商品住宅、商住混合用地的城镇低效产业用地，收储后重新出让或划拨；②摸底调查后符合收储条件的城镇低效产业用地（如：原土地使用权人因自身原因终止项目建设，提出退还土地申请；符合合同约定可解除土地供应合同情形的），规划仍作为产业功能的，收储后可重新出让。原土地使用权人自主开发时，改变土地用途的，按新规划用途办理用地协议出让手续，土地使用权人补交土地出让金；暂不改变土地用途的，督促整改，通过产业用房分割转让、提高产值等方式提高产业用地使用效率，并进行定期评估。

（3）加强项目实施评估。项目实施后，对项目产生的经济效益、社会效益、生态效益进行评估，形成实施评估报告；定期对实施项目进行督查考核。新增或重新出让的产业用地，在约定的考核周期对《项目投入产出监管协议》约定事项的履行情况组织评估。低效产业用地督促整改，整改到期后对《项目投入产出监管协议》约定事项进行履约评估；过渡期后仍未达到《项目投入产出监管协议》中要求的，收回土地使用权。根据评估结果，进行奖惩。

此外，对以浮梁三线企业为代表的老旧厂区进行详细调研，工业建筑与场地环境保存较好的建议申报工业遗产，以工业遗产的标准进行保护利用。可结合浮梁全域旅游与乡镇发展规划，对老旧厂区闲置用地进行盘活利用、改造更新，用于发展文化创意和文化旅游（图4）。

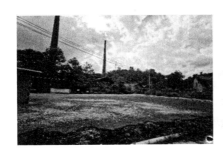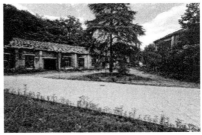

图4 老旧厂区照片

5 批而未用土地的识别与更新路径

5.1 批而未用土地识别

批而未用土地通过用地审批和利用情况进行综合判断，其更新应加强对具体情况的识别，结合所处阶段和实际情况分类处理。

批而未供用地中，暂无项目、项目取消或调整、有项目意向但土地尚未出让的，视作可更新用地，落实新项目消化用地；已建设但未获得规划许可的用地、未建设但用地拟作为基础设施供地的用地、现实条件难以建设的用地（如无法利用的边角料地块、拆迁未到位的地块、高压走廊占压用地）等，暂不视作可更新用地。

供而未用土地（不含闲置土地）中，抵押融资用地、规划调整用地，视作可更新用地；被道路、高压走廊占压无法继续使用的、督促尽快建设的企业、涉及不开发建设的保留山体、未到约定动工时间等情况的用地，暂不视作可更新用地。闲置土地中，政府有收回或撤押计划的，或规划需要调整的用地，收储后尽快明确新用途；而对于继续持有土地的、督促开工、正在沟通的产业用地，考虑到实际情况，暂不视作可更新用地。

5.2 浮梁批而未用土地的更新路径与政策建议

结合国家与地方规章⑤，提出符合地方情况的措施，加快推进浮梁批而未用土地的处置工作。

首先，调查摸底，建立台账，制订计划。组织开展建设用地普查，建设图、表、数一致的建设用地"批、供、用、查"信息系统。对批而未用土地进行清查，上图入库，建立批而未征、征而未供、供而未用（含闲置土地）三类专项数据库，明确批而未用土地规模、分布、类型、原因、利用方向和盘活时序，对批而未用土地消化情况实行销号式动态管理。强化部门协调与规划衔接，避免由此产生更多的批而未用土地（图 5）。

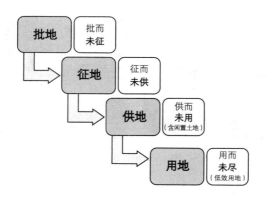

图 5　用地不同阶段示意

进一步地，明确是否继续实施征地或供地，有明确用地计划和落地项目的，尽快落实消化用地，依法推进征地、供地、用地；如因规划、政策调整等原因，不再实施征地或供地的，依法进行用地回收或方案调整，重新考虑规划用途，优先保障民生。

根据批地至用地的不同实施阶段，提出适宜政策：

（1）已批地、不再继续实施征地的：批文有效但不实施征收，农用地转用及土地征收批准未满两年，但因规划、政策调整等原因已不具备供地条件、不再实施征地的，按照法律相关规定，可以变更批准文件，通过直接调整的方式进行处置。批文超期未实施征收，农用地转用及土地征收批准已满两年，但未实施征地补偿安置方案的，批准文件自动失效；部分未实施的，未实施部分自动失效。

（2）已征地、不再继续实施供地的：已实施征地补偿安置方案（因已实施征地，土地所有权已从农村集体经济组织转移到国有，不具备撤回条件），但因规划、政策调整、不具备供地条件的，可由市、县人民政府逐级报省政府调整用地批准文件中的相关批准内容（不采用撤回批准文件方式，而是通过调整用地批准文件中相关批准内容，即不实施农用地转用或未利用地使用的方式进行处置）。

（3）已供地、不再继续实施用地的（包括认定的闲置土地）：属于政府及有关部门的行为造成动工开发延迟的闲置土地，选择以下方式处置：延长动工开发期限；调整土地用途、规划条件；由政府安排临时使用；协议有偿收回国有建设用地使用权；置换土地；根据实际情况规定其他处置方式。其他原因造成的闲置土地，未动工开发满一年的，依法征缴土地闲置费；未动工开发满两年的，依法收回国有建设用地使用权。不属于闲置土地的供而未用土地，根据实际情况，依法进行用地回收或方案调整。

6 更新实施管理

6.1 更新重点区域与时序安排

根据低效及批而未用梳理，提出中心城区更新的重点区域及更新目标（表7）。

表7 更新重点区域

更新重点片区	更新目标	涉及内容
大石口片区	县城品质居住区	低效工业用地，城中村，同时兼顾山体的保护利用
三贤湖片区	景德镇市的城市客厅、对外旅游的一张名片	三贤湖西侧原城中村区域更新为特色商业区和品质居住区；三贤湖公园优化景观设计，全面提升环境品质和配套设施
浮梁县衙及旧城村片区	浮梁旅游的综合服务中心	以保护修缮方式为主，对浮梁县衙及周边、旧城村进行环境品质和旅游服务设施的综合提升
产业片区，包括陶瓷工业园区、三龙工业园区、洪源工业基地、汽配园、湘湖工业基地	用地高效、环境友好、配套完善的新型产业园区	积极开展低效企业及用地的盘点、回收、再利用；引导零散企业入园；全面提升环境品质和配套设施

明确城市更新时序，以配套设施缺失程度、城市空间品质、土地效益为基础，通过现状及规划开发强度、开发成本收益等方面综合确定开发时序。建立更新数据库，规范数据格式，实现权属、空间位置、规模、现状特征等的精细化管理。

6.2 更新空间单元

更新空间单元的划定，应充分考虑与专项规划、详细规划编制的衔接。建议更新空间单元与控规的规划管理单元⑧范围一致。根据更新用地的分布情况、开发难易程度，对规划管理单元进行局部调整，协同划定更新空间单元。

结合生活圈构建，根据每个更新空间单元的具体情况，提出更新措施，注重补短板、强弱项，如调整用地、加密路网、补足设施、增绿提质等，并在规划管理单元图则中增加更新相应内容。

7 结语

存量更新工作旨在挖掘地方价值特色，提升用地质量，优化建设空间，改善民生环境。符合当前许多中国城市的发展阶段，也是市县国土空间总体规划中的重要内容。针对这一复杂性的系统工作，本文以浮梁中心城区的城镇存量建设用地更新工作为例，定性定量相结合，从建设品质、经济活力、设施环境、未来计划、相关政策等角度，建立城镇低效用地的判断方法与指标体系，识别低效居住用地、低效产业用地，综合判断批而未用土地，分别给出有针对性的更新路径、实施策略并与详细规划相衔接。以期在市县国土空间总体规划层面，提出存量更新的规划方法与政策建议，为建设用地的高效使用、存量更新的落地实施与政策制定提供一定的有益参考（表 8）。

表 8 城镇存量建设用地的识别方法与更新策略

城镇存量建设用地（低效用地、批而未用）	识别方法	更新策略与引导
低效居住用地（老旧小区、城中村等）	通过建筑质量、容积率、建筑密度、人口密度、环境品质及基础设施、未来计划等因素，综合判断	改造、整治、保留三类。整治提升，完善社区公共服务设施、市政基础设施、口袋公园建设。如有明确计划，可整体改造、搬迁安置
低效工矿、仓储用地（园区低效产业用地、零散低效产业用地、老旧厂区等）	通过建筑质量、容积率、建筑密度、地均固定资产投资、地均产值、单位工业增加值能耗、环境品质及基础设施、未来计划及产业政策等因素，综合判断	明确协商收回、协议置换、合作经营等再开发方式，加强全流程产业用地监管；老旧厂区关注工业遗存的保护利用，可改造为文化设施、创意园区、文化公园等
批而未用（批而未供、供而未用——包括闲置土地）	通过用地审批和利用情况进行综合判断	明确用地性质、用地阶段、存在问题、建设时序，科学安排消化用地的实施计划。如有改变，收储另行规划

致谢

感谢北京清华同衡规划设计研究院霍晓卫、李庆铭对本研究的帮助！

注释

① 根据景德镇市县协同统计口径，将城区划定实体范围内的城乡建设用地认定为城镇建设用地。

② 参考《城市居住区规划设计标准》（GB50180—2018）中居住街坊用地与建筑控制指标中容积率的建议，对低于或高于合理容积率区间的现状居住用地，考虑为低效居住用地进行赋值。根据建筑气候区划，低层（1～3层）、多层（4～6层）、小高层（7～9层）、高层（10～18层）合理的容积率区间分别为1～1.2、1.3～1.6、1.7～2.1、2.2～2.8。

③ 政策研究参考文件：《广州市工业用地产业监管工作指引》（2021）、《江西省人民政府办公厅印发关于进一步推进工业园区节约集约用地若干措施的通知》（2015）、《南昌市人民政府关于推进城镇低效产业用地再开发促进产业高质量发展的指导意见（试行）》（2019）等。

④ 如根据《江西省人民政府办公厅印发关于进一步推进工业园区节约集约用地若干措施的通知》，国家级开发区（含出口加工区）、省级工业园区新建工业项目平均投资强度原则上分别不低于320万元/亩和260万元/亩，项目达产后亩均税收分别不低于20万元、10万元。

⑤ 政策研究参考文件：《闲置土地处置办法（修订）》（2012）、《自然资源部办公厅关于批而未供土地处置有关问题的通知》（2018）、《江苏省自然资源厅关于规范开展批而未供土地处置工作的意见》（2018）、《江西省消化批而未用土地专项行动方案》（2017）、《青岛市批而未供、供而未用、低效利用土地清理整顿工作方案》（2017）等。

⑥ 控制性详细规划分控规编制单元、规划管理单元、地块三个管理层次。规划管理单元划分原则上要求设施配置尽量内部平衡，面积适度合理，服务人口3万～5万，便于公共服务设施和市政基础设施的自我平衡。宜以主要道路、水系、中心城区规划分区等为边界；尽量与街道或社区的边界一致，以便实施管理。

参考文献

[1] 陈敏. 城市空间微更新之上海实践[J]. 建筑学报, 2020(10): 29-33.

[2] 国土资源部. 闲置土地处置办法(修订) 中华人民共和国国土资源部令第53号[S]. 北京: 国土资源部, 2012.

[3] 江苏省自然资源厅. 关于规范开展批而未供土地处置工作的意见 苏自然资发〔2018〕15号[S]. 江苏: 省自然资源厅, 2018.

[4] 江苏省自然资源厅. 江西省企业投资工业项目"标准地"工作指引(试行) 赣府发(2019)5号[S]. 江西: 省自然资源厅"节地增效"行动领导小组办公室, 2019.

[5] 江西省国土资源厅. 江西省人民政府办公厅印发关于进一步推进工业园区节约集约用地若干措施的通知 145016828/2017-05856 [S]. 江西: 省国土资源厅, 2017.

[6] 江西省国土资源厅. 江西省国土资源厅关于印发《江西省消化批而未用土地专项行动方案》的通知 赣国土资字〔2017〕65号[S]. 江西: 省国土资源厅, 2017.

[7] 刘迪, 唐婧娴, 赵宪峰, 等. 发达国家城市更新体系的比较研究及对我国的启示——以法德日英美五国为例[J]. 国际城市规划, 2021(3): 50-58.

[8]　栾景亮. 国土空间规划视角下的城市更新[J]. 北京规划建设, 2021(1): 5-8.

[9]　裴海平, 梁辉. 基于多因素综合评价法的低效用地认定标准研究——以安阳市为例[J]. 住宅与房地产, 2019(9): 19-20.

[10]　唐燕, 杨东. 城市更新制度建设: 广州、深圳、上海三地比较[J]. 城乡规划, 2018(4): 22-32.

[11]　唐燕. 城市更新制度的转型发展——广州、深圳、上海三地比较[EB/OL]. (2017-08-24)[2018-07-01]. https://zhuanlan.zhihu.com/p/28745402.

[12]　易盼昕. 城中村自组织空间交互模式研究[D]. 广州: 广东工业大学, 2020.

[13]　自然资源部. 自然资源部办公厅关于批而未供土地处置有关问题的通知 自然资办发〔2018〕49 号[S]. 北京: 自然资源部, 2018.

[欢迎引用]

祝颖盈, 马文晶. 城镇存量建设用地的识别与更新研究——以浮梁县为例[J]. 城市与区域规划研究, 2022, 14(1): 46-60.

ZHU Y Y, MA W J. Research on the identification and renewal of urban stock construction land – taking Fuliang county as an example[J]. Journal of Urban and Regional Planning, 2022, 14(1): 46-60.

绩效视角下苏南乡村工业用地减量化策略
——以吴江区为例

叶小军　彭　芃　方晓璐　雷　诚　范凌云

The Reduction Strategy for Rural Industrial Land in Southern Jiangsu from the Perspective of Performance – A Case Study of Wujiang District

YE Xiaojun[1], PENG Peng[2], FANG Xiaolu[1], LEI Cheng[1, 3], FAN Lingyun[4]

(1. School of Architecture, Soochow University, Suzhou 215000, China; 2. Wujiang District Natural Resources and Planning Bureau, Suzhou 215000, China; 3. Soochow University Architecture & Urban Planning Design Institute Co., Ltd, Suzhou 215000, China; 4. School of Architecture and Urban Planning, Suzhou University of Science and Technology, Suzhou 215000, China)

Abstract As a typical example of urban and rural development in the eastern coastal region of China, southern Jiangsu region is enjoying great prosperity in economy, but there is also a large amount of fragmented and inefficient rural industrial land left to be explored and identified to develop effective reduction strategies. From the spatial performance perspective and based on the analysis of related research on the performance evaluation and reduction of industrial land, this paper constructs a performance evaluation index system at the micro-parcel level, carries out an empirical study on Wujiang District, the demonstration zone and Green and Integrated Ecological Development of Yangtze River Delta, and analyses the relationship between the mechanism and performance of rural industrial land. In all, this paper proposes to construct a four-in-one strategic framework of rural industrial

作者简介

叶小军、方晓璐，苏州大学建筑学院；

彭芃，吴江区自然资源和规划局；

雷诚（通讯作者），苏州大学建筑学院，苏州苏大建筑规划设计有限责任公司；

范凌云，苏州科技大学建筑与城市规划学院。

摘　要　苏南地区作为我国东部沿海城乡发展的典型，在区域经济繁荣发展的同时遗留了大量碎片化、低效能的乡村工业用地，亟待探索甄别乡村低效工业用地、推进减量化的有效策略途径。文章基于空间绩效视角，在辨析工业用地绩效评价和减量化相关研究基础上，构建了微观宗地层面的绩效评价指标体系，并以长三角生态绿色一体化发展示范区吴江区为典型案例展开实证研究，解析乡村低效工业用地机理和绩效关联。文章提出构建绩效主导、产业治理、空间管控、权益保障"四位一体"的苏南乡村工业用地减量化策略框架，可助推我国乡村工业减量化转型和振兴政策制定。

关键词　乡村工业用地；绩效评价；减量化；策略；吴江区

改革开放以来，"乡村工业化"成为我国东部沿海城乡地区快速起步的内在动力与空间发展逻辑。其中"苏南模式"作为中国农村经济和农村城市化的典型模式，"村村点火、户户冒烟"的自上而下发展路径降低了工业企业准入门槛，"工业经济和产业空间"主导推动了苏南乡村工业化与城镇化（雷诚等，2019）。"苏南模式"遗留的乡村工业用地量大面广，长期依赖土地投入增产、低效蔓延的粗放增长方式引致产业竞争力低、工业空间碎片化、用地效能低下等一系列棘手问题，导致乡村空间高度破碎化与土地资源配置低效并存（李红波等，2018；苗长虹，1998），也暴露出乡村工业"结构性低效"的深层根源。在城乡融合

land reduction in southern Jiangsu, that is, "performance-orientation, industrial governance, space management and control, and rights and interests protection", which can promote the reduction transformation of rural industry and contribute to the formulation of revitalization policies in China.

Keywords rural industrial land; performance evaluation; reduction; strategy; Wujiang District

战略背景下，"如何有效甄别乡村低效工业用地，合理构建乡村工业用地减量化策略框架，探寻产业升级和空间转型调控路径"，已成为苏南乃至全国城乡转型发展与空间重构的重大议题之一。

为此，本文基于空间绩效视角，利用精准量化的工业用地调查数据，依托可视化的地理信息平台，构建"宗地"层面的绩效评价指标体系。以长三角生态绿色一体化发展示范区——吴江区为实证案例，通过测度乡村工业绩效，划定工业减量类型，探讨苏南乡村工业减量发展的方法与路径，以期为我国乡村工业转型和振兴政策制定提供理论参考。

1　工业用地绩效评价相关研究综述

当前，有关工业用地研究存在重城市、弱乡村的倾向（李红波等，2018）。对乡村工业主要集中在产权制度、效率评价、时空演化特征、作用机制、分配与调整、减量对策研究等方面（Jiang and Ma，2017；郭旭等，2015；李红波等，2018；杨忍等，2018；叶玉瑶等，2014；郑风田等，2011），其研究重要性已日渐凸显，但仍局限于定性描述，减量化相关研究与实践（谷晓坤等，2018）才刚刚起步。

学界学者从效益与效率综合表述的"绩效"（performance）视角展开了定量研究。国外多集中于土地经济效益评价和构建可持续发展评价体系，侧重基地系数、建筑密度等指标（王海滔等，2019）。国内则基于多维度开展工业用地绩效评价，例如，孟鹏等（2014）从土地利用强度、就业吸纳程度、投入产出、生态环境四类指标构建集约评价体系；甄江红等（2004）选取土地利用、投入程度与利用效率等为核心要素对不同类别工业用地进行集约程度评价；周咏馨等（2017）基于责任定位法，定量评价工业用地供给状态绩效，创新评价方向；曾彦（2014）择取投入产出、用地效率、用地结构、可持续发展潜力和生态安全性等指标建构绩效评价理论模型；黄慧明等（2017）选择改造迫切程度与改造难易程度两大影响因素，量化区位情况、生产效益、产权与建设情况、租金租约、污染影响程度等指标对低效工业用地进行绩效评估，并探讨在规划管控的实施应用。常用研究方法包括层次分析法、十八等分法、复合指数法、德尔菲法、熵值法，或运用 Bayes 判别函数（瞿忠琼等，2018），或编制绩效编码（周咏馨等，2017）等。

综观之，绩效评价理论的发展为定量研究苏南乡村工业减量化提供了新视角。工业用地绩效评价综合反映经济、社会和生态等效益，评价内容多聚焦于开发强度、投入产出及经济效益等方面，评价对象更关注宏中观层面"以县域、镇域、园区或片区为评价单元"的工业用地（瞿忠琼等，2018），鲜有涉及微观宗地层面的乡村工业用地绩效评价。因此，本文借绩效评价量化用地使用状态，探讨提高乡村工业用地绩效及减量发展对策，为城乡产业空间转型提供有力支撑。

2　乡村工业用地绩效评价体系构建及评价过程与方法

2.1　评价体系构建

工业用地绩效评价工作的关键在于针对性的指标选取与量化分级（黄慧明等，2017）。基于相关研究及可获数据源情况，通过建立"目标—系统—因素"三级层次框架综合评判现有苏南乡村工业用地绩效：从经济绩效、社会绩效、生态绩效、用地结构绩效四个维度精选指标构建宗地微观层面的评价体系（图 1）；择取产出效率、社会服务、交通条件、生态环境、建筑品质、开发强度及产权情况七个因素作用下的 14 项可量化指标作为具体评价指标（表 1）。

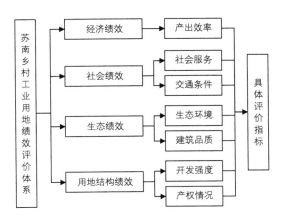

图 1　乡村工业用地绩效评价体系层次框架

表 1　乡村工业用地绩效评价指标体系

评价类别	说　明
产出效率	单位用地面积产生的工业总产值及上缴工业产值，精选地均工业产值、地均工业利税指标来体现
社会服务	从单位面积提供的地均从业人员、基础设施配套水平来考察
交通条件	反映交通便利程度，指工业宗地到达最近主要道路的距离，以道路可达性作为指标
生态环境	指工业宗地周边生态环境对企业发展所产生的影响程度
建筑品质	指工业建筑物的建成年份与建筑质量，量化工业企业表征
开发强度	主要用容积率、建筑密度、建筑系数及用地规模来反映，代表工业用地开发的水平广度和空间强度
产权情况	指工业用地的权属情况，如用地程序合法性、宗地权属类型等。用地程序合法性分为未批先用、少批多用、合法审批，而宗地权属类型包括村民小组、村集体经济组织、乡集体经济组织、国有土地所用权及国有土地使有权等

2.2　评价过程与方法

评价过程包括标准化处理、权重确定和综合绩效累加等步骤。首先，通过指标预处理—数据无量纲化—指标同向化—指标贡献度计算流程对各项原始指标数据进行标准化处理，以便于数据分析处理与比较，避免极端数据指标影响。计算公式如下：

$$X'_{ij} = \frac{X_{ij} - X_{imin}}{X_{imax} - X_{imin}} \tag{1}$$

式（1）中，X_{ij} 和 X'_{ij} 分别为第 i 个指标中 j 地块标准化前后的数值；X_{imax} 和 X_{imin} 则分别表示第 i 个指标中各用地数值的最大值和最小值。

其次，采用主客观结合法确定各项指标权重。具体包括：①采用 AHP 层次分析法分级构建比较矩阵，并邀请城乡规划、人文地理和社会经济等领域 23 位专家打分；②采用 EvaGear 软件的熵值法计算各指标基础权重；③综合两种方法基本权重各占 50% 加权平均，得到综合集成赋权的权重值（表 2）。

在完成上述步骤基础上，采用累加法进行线性加权，得到工业企业的综合绩效评价得分。计算公式如下：

$$A = \sum_{i=1}^{n} W_i C_i \tag{2}$$

式（2）中，$i=1$，2，3，…，n；A 为绩效值；W_i 为指标 i 的权重；C_i 表示指标 i 的贡献度。A 值越高，表示乡村工业用地绩效越高。

表2　乡村工业用地绩效评价指标体系及权重

目标层	系统层	权重	因素层	权重	指标层	权重
苏南乡村工业用地绩效（O）	经济绩效（A1）	0.27	产出效率（B1）	0.27	地均工业产值（C1）	0.12
					地均工业利税（C2）	0.15
	社会绩效（A2）	0.20	社会服务（B2）	0.13	基础设施配套水平（C3）	0.03
					地均从业人员（C4）	0.10
			交通条件（B3）	0.07	道路可达性（C5）	0.07
	生态绩效（A3）	0.15	生态环境（B4）	0.05	建筑外环境（C6）	0.05
			建筑品质（B5）	0.10	建设年代（C7）	0.06
					建筑质量（C8）	0.04
	用地结构绩效（A4）	0.38	开发强度（B6）	0.25	容积率（C9）	0.09
					建筑密度（C10）	0.04
					工业建筑系数（C11）	0.06
					用地规模（C12）	0.06
			产权情况（B7）	0.13	用地程序合法性（C13）	0.05
					宗地权属类型（C14）	0.08

3　实证研究：吴江区乡村工业用地绩效评价

3.1　实证对象概况

苏州吴江区东临上海，西濒太湖，南与嘉兴与湖州接壤，北依苏州主城区，总面积1 237.48平方千米，辖4街道、7建制镇。作为"苏南模式"下的典型城市，20世纪80年代借助上海制造业转移契机，乡村工业蓬勃发展并迅速成为地区重要的经济支柱。据统计，2018年全区已投产工业用地124.36平方千米，生产总值4 270亿元。其中，以集体建设用地为载体的乡村工业，以占全区31%的用地面积仅创造16.9%的工业产值。2019年随着吴江全域纳入长三角生态绿色一体化发展示范区，"绿色经济、可持续发展"的理念对地区产业发展提出了更高要求，倒逼乡村工业空间减量转型。

3.2　数据来源及获取

3.2.1　数据来源

本文数据源自吴江区工业用地调查数据库（2018年）以及各街镇总规、控规与遥感影像（0.3米）

等。其中，工业用地调查数据库包括土地坐落位置、宗地面积、企业产值与税费、从业人员等，数据现势性好。文中还涉及的其他数据主要包括：①街/镇范围，来源于 2019 年 6 月行政区划调整批复文件；②城区、镇区及开发区界线，来源于吴江区"双百"行动、在编国土空间规划；③交通线路图，基于全区道路交通规划，参照百度地图补充完善，并经过 ArcGIS10.4 软件拓扑检查后形成。

3.2.2　数据筛选

研究在剔除位于中心城区、各街镇开发边界及开发区范围内的工业用地后，以位于乡村地域的工业企业用地"宗地"（即各乡村工业企业用地边界）为绩效评价的基本单元。同时利用 2018 年遥感影像和百度地图数据，根据工业企业特征（如占地面积、房顶颜色和形状等）对数据进行信息校核与查漏补缺，最终得到全区乡村工业 4 354 块，总面积 38.45 平方千米，将其按宗地界限录入 ArcGIS 平台统计分析。

3.3　评价结果分析

乡村工业用地具有多重特征，绩效评价需基于多项因子综合分析，以确定减量化时序。基于上文构建的乡村工业用地绩效评价体系，采用 AHP 层次分析法和熵值法各占 50% 对选取的 14 项指标分类赋权，加权打分以判定每个评价图斑的综合绩效程度。结果表示：以百分制计乡村工业用地绩效评价分值，地块绩效分值越低，越适宜规划为近期减量化地块，应尽快进行减量腾退；反之，绩效分值越高，则规划为中远期减量化地块并可适当采取保障措施。

3.3.1　绩效评价结果区间分布

基于被赋予各类指标数据与综合绩效分值的评价图斑，研究主要依据统计误差理论"3σ"法则来划定工业用地的不同效用区间，根据偏离均值 μ 的标准差倍数来反映数据是否合理。标准差 σ 通常反映一组数据个体间的离散程度，其数学意义为一般认为测量值落在一个 σ 内的概率较大（瞿忠琼等，2018）。通过概率比较，划定极差、低效、一般、高效和极优五个不同效用区间类型，结果如下：全区 4 354 块乡村工业宗地中，综合绩效得分在 64.4 以上的有 141 块，视为极优利用；得分在 53.4～64.4 的有 661 块，视为高效利用；得分在 31.4～53.4 的有 2 805 块，视为一般利用；得分在 20.4～31.4 以下的有 742 块，视为低效利用；得分在 20.4 及以下的有 5 块，视为极差利用（表 3、图 2）。

表 3　乡村工业用地绩效评价效用区间

效用区间	评价得分		数量（块）	面积（km²）	占比（%）
极差利用	（0, $\mu-2\sigma$]	（0, 20.4]	5	0.01	0.04
低效利用	（$\mu-2\sigma$, $\mu-\sigma$]	（20.4, 31.4]	742	3.60	9.36
一般利用	（$\mu-\sigma$, $\mu+\sigma$]	（31.4, 53.4]	2 805	25.94	67.46
高效利用	（$\mu+\sigma$, $\mu+2\sigma$]	（53.4, 64.4]	661	6.38	16.59
极优利用	（$\mu+2\sigma$, $+\infty$）	（64.4, $+\infty$）	141	2.52	6.55

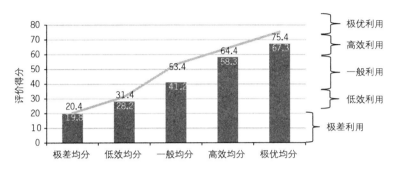

图2 评价结果及区间分布

乡村工业用地绩效评价分值呈偏态型分布特征,且数量较多的宗地效用偏向低分区域,聚集最多的区间是[30.6, 36.5](图3)。属于一般利用的宗地多位于μ-σ区间,接近低效区间值,且低于μ值的宗地占比在一半以上,说明多数乡村工业处于低效边缘,也说明吴江区工业用地空间具备较大减量潜力。进一步通过相关性分析,发现各子系统与绩效均呈现显著相关性($P = 0.001 < 0.05$),且影响程度为经济绩效>社会绩效>用地结构绩效>生态绩效。因此,<u>工业企业的地均工业产值和地均工业利税是造成宗地高效低效差异的关键性指标</u>。

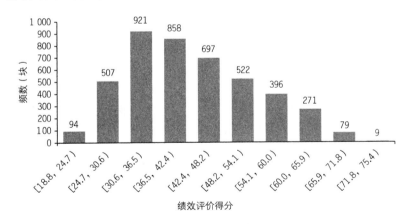

图3 绩效评价得分频数分布

3.3.2 低效工业空间机理成因

从绩效综合评价结果及实地调研来看,吴江区乡村低效工业用地数量和规模在镇域层面呈现出"大分散、小集中"的空间特征。一方面,低效工业用地散布在镇域内各村,"散兵游勇式"外扩特征明显(雷诚等,2019)。其中,震泽镇、黎里镇、盛泽镇低效工业企业数量最多,均达100家以上,且三镇用地规模同样位居前列,可作为"二次开发"重点区域;其余街镇分布较零散,可考虑以高效企业相应指标作为绩效衡量标准，加快宗地减量化。另一方面，低效工业用地长期锁定各村集体组织支持，在村域内形成"厂村共生"利益链，沿村内主要交通干道呈"小集中"特点。

从单项绩效指标评价及回溯分析来看，乡村工业的低效成因在于产业链低端、空间破碎化、产权利益复杂等结构性问题。一是长期以来苏南地区凭借区位和成本优势承接了大量低效能、小规模的工业企业，多位于产业链中低端，未能形成有竞争力的产业集群，"粗放式"发展弊端渐现，亟待加强产业治理和引导；二是经历多轮"三集中"和产业"进园、进镇"规划调控后，规划审批制度不再支持集体土地上工业企业的新建和改扩建，逐步固化了现有乡村工业空间格局，生产规模难以拓展；三是经历多轮土地和物业产权更替，工业企业深刻根植于乡村集体土地上，与村集体形成了土地物业租赁、员工住宿租房、本地村民就业等复杂的利益网络，乡村工业企业更新改造意愿普遍不强，制约了产业转型升级可能性。因此，在减量化政策制定过程中，既要结合工业用地绩效评价结果，也要尊重乡村工业的内生发展路径。

3.3.3　乡村工业减量类型划定

为针对性制定差异化的减量规划措施，笔者根据对工业用地的不同处置方法，结合绩效评价区间及空间改造政策将图斑划分为整治退出型、升级改造型和规范提升型三类。①整治退出型：绩效综合得分最低（小于31.4），普遍用地效能低下，共计745块用地，面积约3.61平方千米，可作为近期重点减量化对象，通过指标腾挪、归并搬迁等方式实现工业功能减量退出。②升级改造型：绩效综合得分适中（介于31.4～53.4），共2 805块用地，面积约25.94平方千米，细分为"二改二"和"二改三"两类，可纳入中期更新改造。其中，"二改二"用地约13.24平方千米，产业有转型升级可能性，改造后用地功能仍为工业；"二改三"用地约12.70平方千米，已不适于工业生产，通过用地功能置换，完善乡村服务配套以推进乡村工业减量化。③规范提升型：绩效综合得分较高（大于53.4），共802块用地，面积约8.90平方千米，纳入远期减量化控制引导，予以保留工业用地属性并不断提升产能（表4）。结合上述分类，以"做实近期，展望远期"为出发点，结合各镇街乡村实际情况、操作难易程度等确定近远期年度减量化目标。

表4　吴江区乡村工业减量化类型划定

档次	评价得分	图斑类型		数量（块）	面积（km²）	占比（%）
极差与低效利用	（0，31.4]	整治退出型		745	3.61	9.40
一般利用	（31.4，53.4]	升级改造型	"二改二"	1 172	13.24	34.45
			"二改三"	1 633	12.70	33.01
高效与极优利用	（53.4，+∞）	规范提升型		802	8.90	23.14

4 苏南乡村工业用地减量化策略框架

基于绩效评价结果分析，反思苏南乡村低效工业用地的减量化困境，本文提出建构绩效主导、产业治理、空间管控、权益保障"四位一体"的减量化策略框架（图4）。基于空间绩效评价体系，推进乡村产业治理体系建设，编制减量更新专项规划、分类整治强化空间管控，保障减量涉及多元主体的权益分配，统筹实现乡村产业振兴和目标。

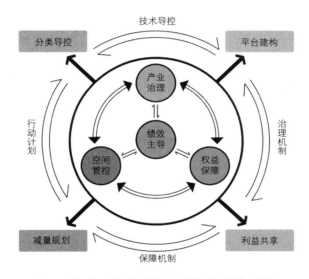

图4 "四位一体"的乡村工业用地减量化策略框架

4.1 产业治理：减量信息联动，部门治理协同

充分结合全区产业治理导向，利用绩效评价可视化信息平台，运用大数据技术搭建"产业空间平台＋土地交易平台"双耦合平台，基于平台信息整合实现"空间规划编制＋部门实施管理"双协同治理，推进产业治理体系和治理能力建设。

首先，产业治理要充分重视基础数据平台建设。既要注重土地利用、道路交通、产业类型、用地规模、建筑质量、周边环境等显性现状资料的收集，又要重视对宗地权属、用地程序、经济产出和社会服务等隐性资料的梳理，同时整合主体意愿调查、对象类型、减量成本等难易度评估数据。全面摸清乡村工业企业数据，以绩效评价为标准，建立减量对象的"一地一档"信息管理源。其次，由政府搭建专门的乡村工业用地交易平台，为低效工业用地减量提供市场化流转服务和指标交易共享，统一收集和发布全区国有和村集体所有产权的低效用地拆迁、流转和租赁等信息。兼顾撤并工业企业用地需求与乡村用地空间供应信息的高效链接，尝试探讨乡村集体工业用地异地置换的具体操作办法。最后，在此基础上，将产业规划、三优三保规划、生态环境保护规划等管控信息集合形成"一张图"，推动空间规划要素在同一张图纸上进行表达和协调，实现城乡空间"一张图"管理（范凌云、雷诚，2015）。强化多部门沟通协调基础上形成统一的"信息联动平台"，以实现自然资源规划、发改经信、环保财税等相关部门的数据共享与交换，提升产业治理能力（图5）。

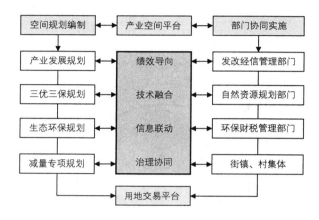

图5　乡村工业用地减量化治理平台构建

4.2　空间管控：减量规划管控，分类引导优化

4.2.1　专项规划编制，规划单元管控

参考我国广州、深圳、佛山等城市更新规划编制和更新单元划定方法，建立适合乡村工业的减量专项规划，形成"街镇—村级"两级规划控制体系。通过规划引导转变经济增长模式，实现跨村域的"镇域"或"区域"主导，突破各村行政壁垒，使得用地空间与用地收益脱离，更好地促进乡村工业空间集聚发展。

在街/镇层面，创新乡村工业用地管理体系。通过设定目标集约工业集聚区，实现镇街及更高层面乡村工业的空间集聚，并在每个镇街设定1~2个工业集聚区，原则上不再新增乡村工业用地，但各村/居可带用地指标入园促进工业转移，以确保乡村工业用地集约、高效利用（图6）。在村域层面，以村域为规划单元统筹减量，有效推进零散低效乡村工业用地升级改造。探讨村庄和保留工业集聚区共生发展模式，从用地、交通、布局、设施、环境等方面推进产村一体化发展，形成生产、生活和生态功能互补（雷诚等，2019）。

4.2.2　分类整治减量，优化空间利用

根据乡村工业用地绩效评价情况和城乡规划管理要求，针对整治退出型、升级改造型、规范提升型三种不同类型乡村工业总体采取差别对待、分类减量策略。

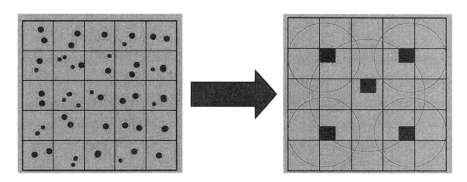

图6 乡村工业集中统筹布局示意

首先，整治退出型近期应严格控制其规模扩张，并通过指标腾挪和迁移归并等方式，实现工业功能的搬迁与退出，需注意迁移归并过程中的各方利益分配问题。整治退出用地由村集体采取统一经营、专业承包、租赁、股份合作等形式，对集体的可利用土地、厂房等各种资源进行合理利用和开发，优先保障服务设施用地供给，实现集体增收的同时改善环境质量（雷诚等，2019）。其次，"二改二"升级改造型重点在于促进产业升级、转型、扩容，鼓励个体企业自主改造，以提高用地产出效率和集约节约水平；"二改三"升级改造型则根据市场需求和减量可实施性，逐步通过用地功能调整及指标收储，腾挪用地指标为城市发展所用，需注意避免大规模"二改三"而造成大量乡村工业外迁或消亡。最后，规范提升型应借助产业结构调整契机，以基础良好的产业用地为基础，集中建设配套完备的集约工业集聚区，将零散分布的工业企业依据产业类型向各街/镇工业集聚区集中，严禁改作其他用途。

4.3 权益保障：多方参与决策，三量挂钩联动

工业用地减量后的关键在于建立合理的补偿机制，确保村集体和村民权益不受损失（雷诚、范凌云，2011）。制定减量化策略应当合理尊重各利益主体诉求，建立多方共同参与的"土地减量决策和利益补偿机制"，推进"存量、增量、减量"三量联动机制。

首先，强化土地相关利益主体参与相关决策的能力，自上而下与自下而上相结合，确保主体的参与权、决策权和知情权（雷诚、范凌云，2011）。量化土地市场经济利益，合理制定鼓励不符合发展要求的乡村工业企业搬迁、淘汰财税优惠及相关安置支持政策。同时，关注减量化对企业、村集体的损益，拓宽减量化土地指标流转收益，研究配套全区统筹下的利益补偿机制。其次，吴江区低效乡村工业用地多位于开发边界和工业用地保障线外，单纯通过"增减挂钩"的减量方式难以实现资金平衡，需要将减量指标与增量、存量指标挂钩，建立三量联动机制，提高减量指标价值和经济收益，吸引资金投入流向。最后，启动试点摸索实施路径。镇街协同各村确定试点，组织编制试点更新单元规划方案，由试点所在镇街组织实施，并研究制定实施配套政策。通过总结点经验，不断完善政策，全面

推广实施区内乡村低效工业减量工作。

5　结语

结合减量化工作实践，本文研究涵盖了三个层次：一是对象识别，构建乡村工业用地绩效评价指标体系，综合运用多种计量方法和信息平台，全面解析了乡村工业用地构成状况；二是成因挖掘，结合苏南地区典型案例的实证研究，综合绩效评价和调研回溯，解析了低效用地机理和成因；三是减量路径，提出"四位一体"的减量化策略框架，建立低效工业用地减量退出相关机制。随着我国城乡规划转向存量规划时代，低效用地减量化研究已成为关注的焦点，空间绩效评价为乡村工业用地减量化发展提供了新思路借鉴，对我国城乡产业转型升级和高质量发展具有理论和实践意义。

致谢

本文受国家自然科学基金项目（52078316，51978432）以及江苏高校哲学社会科学研究重点项目（2018SJDI124）、江苏省自然资源科技项目共同资助。

参考文献

[1] JIANG G, MA W. Agglomeration or dispersion? Industrial land use pattern and its impacts in rural areas from China's township and village enterprises perspective[J]. Journal of Cleaner Production, 2017, 159: 207-219.

[2] 范凌云, 雷诚. 地方城乡规划法制化体系建设思考[J]. 规划师, 2015, 31(12): 19-24.

[3] 谷晓坤, 刘静, 代兵, 等. 大都市郊区工业用地减量化适宜性评价方法与实证[J]. 自然资源学报, 2018, 33(8): 1317-1325.

[4] 郭旭, 赵琪龙, 李广斌. 农村土地产权制度变迁与乡村空间转型——以苏南为例[J]. 城市规划, 2015, 39(8): 75-79.

[5] 黄慧明, 周敏, 吴妮娜. 佛山市顺德区低效工业用地空间绩效评估研究[J]. 规划师, 2017, 33(9): 92-97.

[6] 雷诚, 范凌云. 破解城乡"二元"土地困境的重要议题——关注大都市区"土地配置"问题[J]. 城市规划, 2011, 35(3): 14-16.

[7] 雷诚, 葛思蒙, 范凌云. 苏南"工业村"乡村振兴路径研究[J]. 现代城市研究, 2019(7): 16-25.

[8] 李红波, 吴江国, 张小林, 等. "苏南模式"下乡村工业用地的分布特征及形成机制——以常熟市为例[J]. 经济地理, 2018, 38(1): 152-159.

[9] 孟鹏, 郝晋珉, 周宁, 等. 新型城镇化背景下的工业用地集约利用评价研究——以北京亦庄新城为例[J]. 中国土地科学, 2014, 28(2): 83-89.

[10] 苗长虹. 乡村工业化对中国乡村城市转型的影响[J]. 地理科学, 1998(5): 18-26.

[11] 瞿忠琼, 王晨哲, 高路. 基于节地原则的城镇低效工业用地宗地评价——以江苏省泰州市海陵区为例[J]. 中国土地科学, 2018, 32(11): 50-56.

[12] 王海涛, 陈雪, 雷诚. 苏州市大都市外围地区空间绩效评价及演化机理[J]. 规划师, 2019, 35(18): 5-11.

[13] 杨忍, 陈燕纯, 徐茜. 基于政府力和社会力交互作用视角的半城市化地区工业用地演化特征及其机制研究——以佛山市顺德区为例[J]. 地理科学, 2018, 38(4): 511-521.

[14] 叶玉瑶, 张虹鸥, 吴旗韬, 等. 珠江三角洲村镇产业用地整合的策略、模式与案例分析[J]. 人文地理, 2014, 29(2): 96-100+75.

[15] 曾彦. 低效工业用地退出机制研究[D]. 重庆: 西南大学, 2014.

[16] 甄江红, 成舜, 郭永昌, 等. 包头市工业用地土地集约利用潜力评价初步研究[J]. 经济地理, 2004(2): 250-253.

[17] 郑风田, 程郁, 阮荣平. 从"村庄型公司"到"公司型村庄": 后乡镇企业时代的村企边界及效率分析[J]. 中国农村观察, 2011(6): 31-45+94-95.

[18] 周咏馨, 李恬, 吕玉惠. 基于责任定位法的工业用地集约利用绩效评价——以江苏省盐城市为例[J]. 中国土地科学, 2017, 31(10): 59-68.

[欢迎引用]

叶小军, 彭芃, 方晓璐, 等. 绩效视角下苏南乡村工业用地减量化策略——以吴江区为例[J]. 城市与区域规划研究, 2022, 14(1): 61-73.

YE X J, PENG P, FANG X L, et al. The reduction strategy for rural industrial land in southern Jiangsu from the perspective of performance - a case study of Wujiang District[J]. Journal of Urban and Regional Planning, 2022, 14(1): 61-73.

工业区更新进程中的形态逻辑

——以成都东郊为例

邓　可　文彦博

The Morphological Logic in the Renewal Process of the Industrial Zone – A Case Study on Chengdu Eastern Suburb

DENG Ke[1], WEN Yanbo[2]

(1. School of Architecture, Tsinghua University, Beijing 100084, China; 2. College of Urban and Environmental Sciences, Peking University, Beijing 100871, China)

Abstract Nowadays, the urban form in China is constantly reshaped owing to rapid social and economic development. Among them, the renewal and reconstruction of industrial zones, which is a typical phenomenon in the changing process of urban landscape in recent two decades, reflects the development ways and characteristics of Chinese cities under current social background. With Chengdu Eastern Suburb Industrial Zone as an example, this paper reviews its construction and development process, studies and interprets the changes of urban landscape at different spatial levels, and the morphological logic it follows in the urban renewal process. This kind of urban spatial reconstruction process with Chinese characteristics and its diversified morphological results reveal the remarkable characteristics of economic-oriented and capital-led urban planning and development, reflect the objective law of urban form superimposed based on the needs of the times, and shed light on the future direction of urban industrial heritage inheritance and development.

Keywords urban form; industrial zone; urban renewal; morphological logic; industrial heritage

摘　要　社会经济的快速变迁不断重塑着当今中国的城市形态，其中工业区的更新改造是近 20 年来城市景观变迁过程中较为典型的一类，它集中地反映了中国城市在当今社会背景下的发展方式和特点。文章以成都东郊工业区为例，回溯了其建设发展的历程，研究和解读其更新改造过程中，城市景观在不同空间层级上所发生的改变及其遵循的形态逻辑。此类具有中国当下特征的城市空间重构过程及其多元化的形态结果，揭示了以经济为导向、资本为龙头的城市规划与开发的显著特征，反映了城市形态在时代需求中不断叠加的客观规律，启示了城市工业遗产继承和发展的未来方向。

关键词　城市形态；工业区；城市更新；形态逻辑；工业遗产

1　引言：当代中国城市的快速转型

　　不同的社会制度和经济发展模式决定了城市发展的方式，并由此带来了不同的城市形态和城镇景观。1949 年后的中国，走过一段计划经济下的、对当今中国城市建设和发展都产生了深远影响的工业化道路。20 世纪 50 年代初，为了巩固社会主义政权以及尽快改变国内落后的生产力，国家确立了以发展工业特别是重工业为主要任务的建设目标，并根据不同城市的特性和工业生产占比的差异制定了重点城市建设体系（董鉴泓，2004）（表 1）。在 1953～1957

作者简介
邓可，清华大学建筑学院；
文彦博，北京大学城市与环境学院。

年第一个五年计划阶段，国家实施"一化三改造"①路线，并在苏联的援助下，开始进行156项重点工程②及694个限额以上项目的建设。1964~1980年，在为应对国际"冷战"形势而进行的战备运动——三线③建设期间，中西部地区的工业化再次得到较大程度的提升和发展。新中国前三十年的工业化历程，是国家集中力量进行社会主义建设的初创阶段，在提高国内工业生产力水平的同时，有力地带动了城镇化发展，为中国当今的现代化奠定了重要的物质基础，积累了宝贵的制度经验，同时也使中国传统城市的空间形态和社会结构在此进程中发生了迅速而巨大的改变，大大小小的工业区成为重要的城市构成板块和城市景观类型。

表 1   1952年工业化导向的重点城市建设体系

类别	城市性质	工业特征及其占比	城市
I 类	重点城市	重工业城市（8个）	北京、包头、西安、大同、齐齐哈尔、大冶、兰州、成都
II 类		工业占比较大的改建城市（14个）	吉林、鞍山、抚顺、本溪、沈阳、哈尔滨、太原、武汉、石家庄、邯郸、郑州、洛阳、湛江、乌鲁木齐
III 类		工业占比较小的旧城市（17个）	天津、唐山、大连、长春、佳木斯、上海、青岛、南京、杭州、济南、重庆、昆明、内江、贵阳、广州、湘潭、襄樊
IV 类	一般城市	非工业城市	上述39个城市以外的城市

资料来源：董鉴泓（2014）。

改革开放以来，随着市场经济体制的构建和快速发展，中国的国民经济和产业结构发生了系统性的转型，新兴经济方式不断涌现，社会经济各领域发生了全面性、制度性的改变。20世纪90年代中后期开始，在不断加速和深化的改革进程中，传统国营工业体系受到了前所未有的冲击，大批企业陷入经营困难乃至破产的境地。城市老工业区则成为这些问题的集中地带，又由于它们通常邻近城市核心，成为城市空间和社会发展中的阻碍，让位于新的城市建设和土地供应需求成为必然之势（柴彦威等，2007；王美飞等，2016）。

与此同时，随着城市土地市场的建立和资本的引入，形成了以地价为基础的城市用地功能置换的模式，并在客观上推动了城市老工业区的逐步更新（冯健，2004）。随着政府财政的不断增长以及资本市场的不断壮大，越来越多有条件的城市开始对老工业区进行有计划的整体搬迁和改造，并通常采取"退二进三""腾笼换鸟"④的方式（Ma，2002；阳建强，2008）。这种大规模持续的城市更新，在城市内部和边缘地带引发了激烈的空间重构，使得工业区的城市景观和社会结构逐渐发生从均质化向异质化、多元化的转变。

2　成都东郊工业区建设背景与改造动因：城市建设驱动力的变化

2.1　建设与发展背景

　　成都东郊工业区是新中国重要的工业聚集地，其半个世纪的发展见证了新中国工业化进程中最重要的几个阶段，也经历了 20 世纪末国营经济集体萧条的黯淡岁月。

　　1953 年，作为国家确定的八个重工业城市和三大电子工业基地之一，在国家大力投资下，成都开始进行以机械、电子、仪表工业为主体的工业建设。1954 年，成都市制订了第一版总体规划方案，因旧城以东沿沙河一带自然条件优良，能为生产生活提供充足的水源，同时又靠近成渝铁路，便于物资的运输和仓储，从而被选定为主要工业区[⑤]，次年获中央批复动工建设（图 1、图 2）。在"一五"期间，"156 工程"中有五项被安排在成都东郊，在苏联以及沿海、东北等地区的支援下，包括成都热电厂、锦江电机厂、西南无线电器材厂等重点企业相继破土。同时，配套齐全的工人住宅区也在东郊拔地而起，城市建设初具规模。这促进了成都由传统消费型城市向工业城市的迅速转变，并给城市社会带来了巨变。到 20 世纪 60 年代中期，东郊的工业占地规模达到 16.4 平方千米，2 000 人规模以上企业达160 家，职工 15 万余人[⑥]。

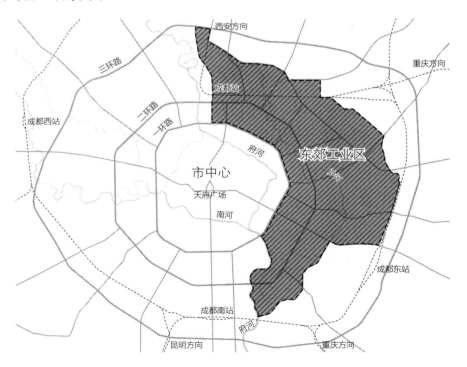

图 1　东郊工业区（研究范围）与今成都市区的空间关系

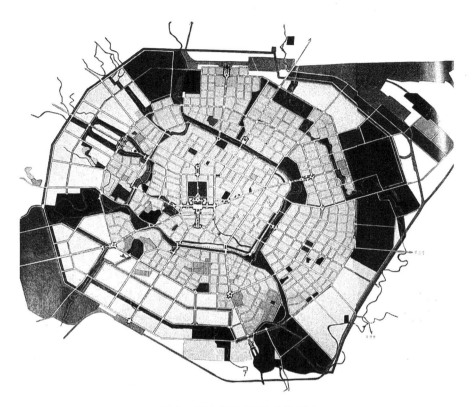

图 2　1954 年版成都市总体规划

资料来源：成都市地方志编纂委员会：《成都市志·城市规划志》，四川辞书出版社，1998 年。

　　此后，东郊工业区羽翼渐丰，百花齐放。60 年代中期至 70 年代，成都作为三线建设的指挥中枢和西南地区的交通枢纽，接纳了大批从中东部地区内迁而来的军工企业，使东郊再次迎来发展高峰，工业结构不断充实。改革开放以后至 90 年代初期，又有一批企业相继落户东郊，一些民营企业、合资企业也诞生在东郊，进一步扩大了东郊的规模，使之达到历史鼎盛。这里先后聚集了 200 多家大中型企业和科研院所，积淀了来自五湖四海的先进技术和生产力，覆盖了机械、电子、医药、食品、冶金、化工等各大门类，工业产值占据全市工业总产值的半壁江山，占全市国有工业的 75%，一度成为成都工业现代化的标杆（黄步瓯，2006；胡跃萍，2008；张迁、姚萍，2011）。90 年代中期以后，随着国家整体经济社会环境的变化，东郊工业区开始走向衰落。

2.2　更新改造的动因

　　2001 年，成都市政府启动东郊工业区结构调整战略，实施"退城入园"⑦，对全市的工业结构进行系统性调整，同时带动东郊的城市更新。在几年时间里，100 余家企业陆续从东郊迁出，疏散到新都、龙泉驿、青白江、金堂等远郊区县，并对企业实施了精简、改制等措施，一些落后的企业则就地破产关停。同时，政府对东郊工业区的原有土地进行了重新定位和规划，并在此后十余年间掀起了城市改造的热潮，使得这一区域的城市形态和景观发生了巨大改变。具体来看，推动东郊工业区更新的因素可分为经济转型和社会转型两个方面，其中经济因素是主导方面。

2.2.1　经济转型因素

大型国有工业企业大多从计划经济体制下走来，生产经营机制弊病迭出，包袱重重，许多企业面临着生产设备老化、工艺滞后、负债率高等问题，成为无法满足新发展需求、无法融入新市场环境的落后产能（李路路，2013）。由于市场需求的不断变化和提升，对当地的产业结构进行整体调整和升级，并对企业的经营机制进行全面改革，成为传统工业城市共同面对的时代课题（王沪宁，1990）。随着各类资本和经济形式相继出现并越发活跃，第三产业特别是房地产业逐渐取代传统工业并成为近 20 年来城市经济发展的重要推力。同时，随着城市土地有偿使用制度的建立和完善，各类社会资本通过竞购的方式取得城市土地的使用权，从而形成以土地价值决定土地开发形态及强度的城市空间演化特点（Ma and Wu，2005），土地财政成为城市政府不可或缺的经济手段。

近年来，成都中心城区建设和更新不断加快，土地开发强度也不断提升，东郊集中连片且效益低下的老旧工业用地，极大地限制了资本的输入和城市经济的发展，也极大地阻碍了城市扩张的方向。在新经济需求的刺激下，东郊工业区的区位潜力和土地价值不断攀升，使之成为城市更新和资本注入的重要目标。特别是 2011 年以来，随着成都规模最大的铁路客运交通枢纽——成都东站的开通，东郊的区位条件和战略地位得到了根本性的提升，加速了其更新的步伐。2017 年，成都市政府又提出"东进，南拓，西控，北改，中优"的发展战略，进一步确立了向包括东郊在内的城市东、南方向发展的目标。这在客观上提升了东郊工业区向商业、商务、居住等资本集中型用地类型转变的区位优势。

2.2.2　社会转型因素

随着大规模城市开发建设，老旧工业区对城市社会产生的负面影响日渐显现，除了生产过程中对城市环境造成的污染和干扰之外，给城市带来的人口压力也与日俱增。2000 年，成都市常住人口数量突破 1 000 万人并逐年快速上涨，到 2018 年已突破 1 600 万人，其中大部分增量都集中在中心城区。东郊工业区的存在，极大制约了城市中心吸纳更多就业、居住的能力，成为城市开发中的贫瘠地带并呈恶性循环之势。

同时，伴随大量工业企业由盛转衰，在"企业办社会"模式下形成的大规模居住区也缺乏维护，基础设施老化过时，人口老龄化不断加剧，社会发展逐渐走进桎梏。20 世纪 90 年代，东郊一度沦为贫困和失业的代名词，"东穷，北乱，南富，西贵"就是那个时代成都城市内部社会分异的真实写照，社会隔离问题日益尖锐。改善这一地区的环境面貌和社会面貌，既关乎成都的经济发展和城市形象，也关乎城市社会的协调与繁荣，是政府需要着手应对的迫在眉睫之事。

3 成都东郊工业区更新进程中的形态逻辑：不同层级的考察

本节对东郊工业区更新进程中城市形态演变的具体方式与过程进行论述，进而展现在有限空间资源和既有形态框架的制约下，新的建设是如何克服具有一定特殊性和复杂性的历史环境的。不同的参与主体在自身利益诉求的驱动下，以不同形式参与到城市更新中，从而产生了客观平衡的形态结果，体现出历史与现实各要素间相互作用的空间逻辑。这种逻辑体现在从宏观到微观的不同层级的城市空间上，它既是城市局部区域城镇景观的重构，也是城市局部与城市整体关系的重组。因此，本节从城市（宏观）、地块（中观）和建筑（微观）三个层级对东郊工业更新过程中的形态现象进行解读。

3.1 形态框架及总体平面格局的原有特征

东郊工业区的规模及其在城市空间中的区位，奠定了其对城市形态的重要影响，也决定了其空间更新的特定方式。工业区建设以前，这里是近郊农村，沙河由北向南从成都平原这片广袤富庶的田野上蜿蜒流过。工业区的路网主要根据旧城区的道路走向并结合沙河的流向进行规划延展。先行在东北郊修筑的建设路、府青路、建设北路以及一、二环路的部分路段等主干路，构成了东郊工业区形态框架的先决要素，并进一步形成以道路、铁路线以及河道为构成要素的、较为规则的形态框架。在用地布局和分配上，各生产企业集中布置在今二环路的外侧，形成了连片的生产区；同时，大部分企业都设置了福利配套的生活区，它们集中布置在今二环路的内侧。由此，在片区中形成了生产功能和生活功能由内及外分布的格局。

因此，整个工业区在土地利用和城镇景观上，以二环路为界呈现出分明的差异。二环路内侧主要按照住宅区的布置方式，道路系统基本沿承了旧城区的棋盘式路网结构，地块大小均等，形状规整，建筑布局多采用周边式或行列式，层数以 3～6 层为主，城市肌理细而密，景观风貌基本为旧城区的延续。而在二环路外侧，根据不同工厂的建设时序以及性质和规模，所划分的地块在大小和形状上的差异较大，道路密度和规则度明显降低，少数几条道路向外发散，承担着过境交通的功能，建筑以低层厂房和办公用房为主，城市肌理粗而广，景观风貌体现出典型的工业特征，并不同程度地混杂着与之毗邻的乡村景观。这种形态框架上的特征及其内部差异将对日后的城市更新方式及其结果产生较大影响（图 3）。

3.2 城市（片区）层面

在东郊企业相继腾退的同时，政府着手对工业区进行了整体规划，并率先进行道路等基础设施网络的覆盖。为了实现高效、经济和环保的平衡，最大化地在工业区原有空间格局和设施的基础上进行改造便成为重要手段。其带来的空间结果的最大特点，就是新的形态框架对于原有形态框架的继承与突破相并存，即适应性改造，主要包括四个方面。

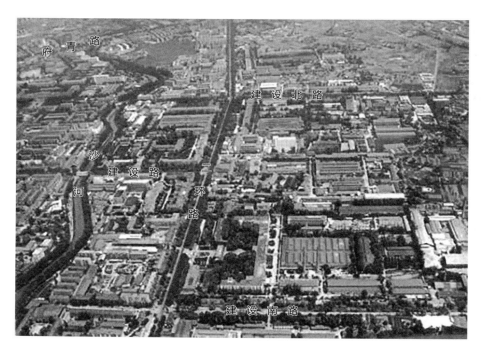

图 3　东郊工业区历史影像（由南向北俯瞰）

资料来源：https://cd.house.qq.com/a/20160913/047059_all.htm。

（1）完善路网

为了加强东郊与旧城区的交通联系以及向城市外围辐射的能力，在原有路网体系上，主要对二环路外侧的道路进行了延展、加密和优化，原来分隔不同企业生产区之间的道路以及部分企业内部道路转化为城市道路体系并加以完善，二仙桥北路、中环路、杉板桥路、崔家店路等几条主要干道被相继打通。同时，规划并相继接入多条地下轨道交通线路，促进了多元化交通格局的完善。

（2）吞并乡村

原本属于近郊乡村的土地被大规模纳入城市建设范围，并被引入城市道路，成为待开发地块。

（3）拆除铁路

东北郊的大型铁路货场和一些原有企业内部的铁路专用线被拆除，并以新的道路和地块代之。

（4）扩大绿化

治理沙河水系，将两岸拓展为 50～100 米宽的滨河绿化景观带，改变了过去河岸被厂房挤占的状况，并在主要节点规划建设了街头绿地、街区公园等中小型绿地十余处。

经过十几年的建设，片区整体的城市形态和景观发生了巨大变化，工业区特征整体消失。在用地类型和开发强度上，以商业、居住类型为主体的高密度用地逐渐取代了此前低密度的工业用地，地块容积率由过去的 1 左右普遍提升至 3~4 乃至更高。在城市肌理上，道路密度显著提升，地块大小趋于均一化，建筑类型和布局方式更丰富，多元化的城市功能和高品质的城市景观逐渐渗透进来，平缓开阔的天际线被鳞次栉比的高层建筑所取代（图4）。

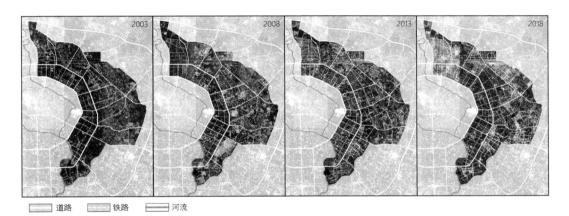

道路　　铁路　　河流

图4　城市（片区）层面的演化

3.3　地块层面

地块是社会资本直接介入城市更新的对象，也是政府对土地进行划分及出让的基本单元，因此，这一层面在工业区更新过程中十分关键，成为影响城市形态发展承上启下的环节。新的城市功能的置换与植入，带来了片区内原有用地属性与现实需求之间的冲突，并引起地块层面的空间重构。同时，由于空间重构需要讲求一定的逻辑和效率，即重构的适应性，使得地块改变的方式又与其原来的特征密切联系。从地块规模、用地类型以及开发强度等三个指标上看，二环路外侧因生产区整体搬迁，其改变较为彻底，最典型的方式是地块切割；而二环路内侧以生活区为主的地块所发生的改变则相对较弱，地块规模相对稳定，除了局部的功能受到置换以外，其余大多延续原有的居住功能；凡是经过更新开发后的地块，其容积率均在原基础上发生显著提高。

（1）切割

这是工业区空间重构中最普遍的情况，一般出现于一个占地规模较大的、原属同一生产单位的用地。由于原地块功能的完全置换和土地腾退，出于土地划分的合理性以及更好地实现交通组织（尤其是遵循近年来所提倡的"小街区，密路网"理念），对原有地块进行拆解均分，即地块切割。从切割的方式上看，由于受到既有物质空间要素的影响，一方面结合了与外围城市道路的组织关系，特别是与高等级道路的连接与通达；另一方面也在一定程度上顺应着原有地块内部的道路或空间划分，因为工厂原本就经过了一定逻辑的空间规划。典型的例子有原成都无缝钢管厂、原成都机车车辆厂、原成都热电厂等。

以原成都无缝钢管厂地块为例，其原有地块被重新切割成二十余个大小不等的新地块进行再开发，主要用地类型置换为居住、商业、公共服务等。在形态上，新的道路格局和地块划分在很大程度上延续了原有地块的内部空间组织：原有的厂房及生产设施均顺应同一方向布置，整体与二环路的走向呈一夹角，而在城市更新中，新开辟的南北向街道则延续了这一特征；同时，旧城区繁华的商业街——东大街延展至此并从原有地块中部穿过，形成横贯东西的城市主干路；其余新设置的东西向道路也对接了二环路内侧原有的道路，从而提升了次级道路的互通度。这样一来，新的城市形态在地块边界的特征上就一定程度地延续了原有工厂的内部空间结构（图5）。

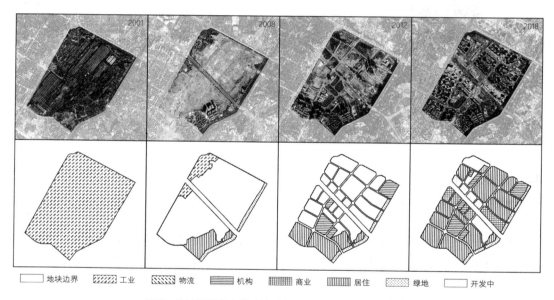

图5　地块层面的演化（原成都无缝钢管厂地块的切割）

（2）合并

与切割相反，有些破碎的地块则互相整合，以形成规模适中、便于利用的新地块。这种情况较少，主要以铁路线的拆除所带来的地块合并为代表，即原本位于铁路线两侧的地块，随着铁路线的拆除而合并成一个地块，如二仙桥一带的地块。此外，这种情况还有可能发生于两个以支路划分开的小型地块之间以及几个相邻的小规模生产企业的地块之间。经过合并，原本破碎化的地块被整合成了一个新的空间利用单元，相比地块切割的情况，其内部空间的重新组织往往更为彻底。

3.4　建筑层面

建筑是地块构成和城市景观的本底要素，是地块属性的直接表征，同时也受到地块改变的直接影响。随着东郊土地性质的转变，在不同参与主体的不同利益诉求之下，建筑通常发生替代和转化等变化。但建筑与地块的改变并不是完全对应的关系：发生切割或合并的地块，其内部的建筑不一定替代或转化，也有可能得以保留；相反，没有发生任何改变的地块内部也可能出现建筑的替代或转化；同一地块内部的不同建筑也可能同时出现多种方式的变化，这取决于原有地块内部建筑的功能和价值以及其在新的土地开发中的定位。总的来看，生产区建筑的拆除较为彻底，生活区中的建筑则较多地保留和延续，因此二环路内、外侧区域的建筑层面的变化情况有着很大的反差。

（1）替代

这种情况最为普遍。工业区中的工业类建筑如厂房、技术用房、库房等均被普遍拆除，转而被商业、居住或公共服务类建筑所取代，景观风貌也随之发生了更新。生活区内的建筑替代则并不彻底，它们往往发生在紧邻二环路、商业价值更高的地段，或者由一个完整的居住地块切割出的小型商业地块内——这些原本属于工厂、使用对象为职工及其家属的住宅或商业类土地被社会资本所购买并进行了重建，替代为新的商品住宅或商业办公建筑。由于资本的逐利需要，替代后的建筑在开发强度和建筑层数上普遍大幅提升，在景观风貌上也与原来整齐统一的院落式小区格局大相径庭，成为一个独立的用地单元，建筑风格也变得丰富。这体现了在一定物质空间的容量之下，资本在城市更新中极力寻求利润空间的导向性力量，并取得了确保盈利和增值的形态结果。

（2）转化

在公众对于东郊集体记忆情感需求的作用下，少数一些被认为有代表价值和保留意义的工厂建筑，获得了文保单位、历史建筑、工业遗产等不同名目的保护地位，其中许多在资本的作用下转化为文化、商业、服务等功能得以重新利用，成为纪念性和文化性的公共空间。如由原红光电子管厂改建的"东郊记忆"园区，是东郊范围内对工业建筑群进行整体保护和转化利用的典型代表，通过引入文创、艺术等产业，对旧厂房进行了功能置换，成为休憩、游览的公共场所，实现了对工业建筑的公益性转化（图6）。此外，一些具有代表性的建筑被独立地保留，有的正在进行改造。如在原成都机车车辆厂部分厂房和轨道设施基础上改造的"中车共享城"产业园区，由原宏明无线电器材厂机修车间改建而成的成都东郊工业文明博物馆，以及暂时空置的原成都量具刃具厂"红楼"[⑥]等（图7）。不过，比起大规模的新旧更替，在功能上实现转化的建筑只是非常有限的一小部分。

（3）延续

在原东郊的生产区的边缘，个别企业由于政策、生产性质和条件等某些特殊的原因而没有搬迁，继续在原址从事生产，如成都卷烟厂。同时，在二环路内侧的生活区内，受到动迁成本等因素的影响，原属各工厂企业的职工住宅区则较大程度地保留，但均实施了"三供一业"[⑦]转轨，住宅及其他房屋在管理上已由原属企业剥离出来，并组建为城市社区，直接归城市政府管辖，基础设施也与市政部门接

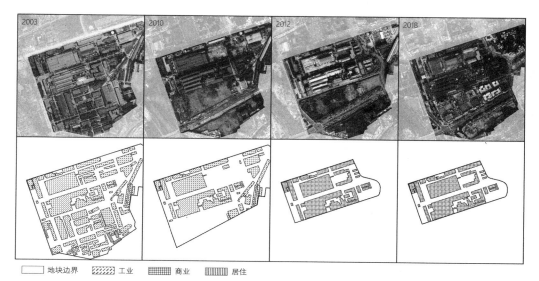

图6 建筑层面的演化（原红光电子管厂建筑的转化）

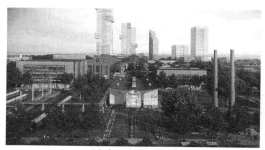

a. "中车共享城"规划效果图

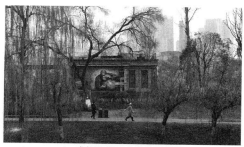

b. 成都东郊工业文明博物馆

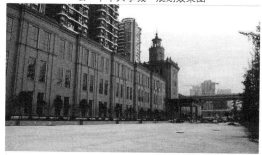

c. 原成都量具刃具厂"红楼"

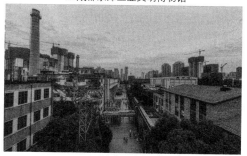

d. "东郊记忆"园区

图7 不同形式的建筑转化

资料来源：http://jcpt.chengdu.gov.cn/qingyangqu/shirenbeilushequ/detail.html?url=/chengdushi/300301/11914172_detail.html；https://www.163.com/dy/article/E4M09BBF0514MG5I.html；https://kuaibao.qq.com/s/20190807A0CABA00?refer=spider；http://baijiahao.baidu.com/s?id=1659764469581743271&wfr=spider&for=pc。

轨。这些大量留存的职工生活区，原本受到赋予它们存在和统一性的单位的统筹和管理，现在与原单位的关联性不再存在，尽管其建筑本身的改变不大，但其景观构成的内在要素和社会结构已逐渐向城市内核趋近和同化，只是在风貌上或多或少地保留着依稀可辨的单位特征（邓可，2019）。近年来，这些老旧住宅区已被列入成都市新一轮"旧改"的重点对象，通过加装电梯、增加绿化及停车设施等手段进行改造。随着城市发展的需要，它们终将会被新的建设所取代。

4 总结

4.1 城市形态：满足时代需求的历史叠加

城市形态和景观的发展反映了一种客观的规律。从文化景观演变的推动机制来看，人类的一切建设活动都是为了实现某种需要而进行的，进而必然产生符合某种特定空间逻辑的景观现象（邓可等，2018）。而人类物质环境的建构形式又同特定时期的社会制度和发展方式直接相关。由于空间资源的有限性，随着城市规模和人口的扩张，新的建设活动越来越受到历史建成环境的影响。为了实现城市的发展，新的建设活动不断地叠加在旧的形态框架基础上，在对历史环境要素的选择和继承中达到平衡。这种现实需求同历史产物的结合所产生的现象，包含了建设活动对历史环境的顺应、突破或者舍弃等多种方式，最终以具有特殊时代特征的城市形态和景观风貌所呈现，体现了人类在不同的现实目的和支配力量下，对环境的不同认知、干预和竞存行为，蕴含着人类发展的基本辩证关系。

"城镇有其生命的历史。它们的发展历程，与其所处区域的文化历史一起，都已被深深地镌刻在其外貌及其建成区的肌理上。一个时代在城镇的土地利用、街道、地块和建筑的格局上刻下自己的烙印，接下来的时代会将其取而代之。城镇的建成区，其功能组织以及城镇景观，就成为城镇发展历程的累积性记录"（康泽恩，2011）。正如康泽恩城镇景观学派的奠基者康泽恩（Conzen M. R. G.）所言，短短几十年间，中国城市与社会发展实现了多次转折，属于不同建设时期的物质环境也在其间完成了多次更替，在历史的叠加中不断发展，成为上述这种辩证关系的印证。

在成都东郊的案例中，作为公共利益平衡者的城市政府和作为市场主体的房地产，在经济优先要求的推动下，在既有形态框架以及物质空间的约束下，成功并高效建立起了以现代居住区和商业区为底色的多功能城市片区并日趋成熟，全面扭转了东郊在城市功能和环境品质上长期落后的局面，革命性地重塑了其城市格局和社会地位，可谓工业区更新中令人瞩目的案例。这是符合当代中国城市发展规律和空间逻辑的客观结果——以经济为导向、资本为龙头的城市建设模式起到了决定性作用，追逐和释放土地的经济价值成为城市更新及转型的核心目标，其结果则是刺激并形成了高投资、高密度、高收益的空间格局和形态，满足了今天这个时代高速增长的物质需要。

4.2　城市工业遗产：作为历史资源的继承与发展

　　东郊工业区景观快速而彻底的更新结果，印证了中国经济发展的强大动力，也使我们不禁审视起那些正在大量消失的工业遗产的继承与发展问题。在新中国工业文化史上举足轻重的东郊工业区，为成都的工业化、城市化和现代化作出了重要贡献，留下了丰富的遗产，其发展和兴盛孕育了几代产业工人，又形成了独具时代特色的集体记忆，成为成都的文化符号。尽管今天的东郊继承了部分可读的历史形态框架和建筑遗存，人们也能在"东郊记忆"这样的工业遗址内游赏，在建设路上那些展现东郊历史的标志牌和雕塑前驻足，但对于东郊历史的系统可追溯性传承的方式和规模尤显不足（图8）。对此，我们发出疑问：在面对新的发展增长需求的同时，作为存量的城市工业遗产有必要获得更大的生存空间吗？

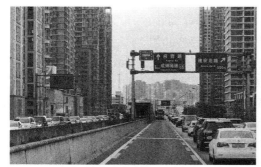 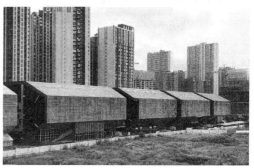

a. 2013年完成高架改造后的二环路东段，两侧的商品住宅从原先工厂及其生活区的土地上拔地而起　　b. 东郊更新开发中的核心地段，四周已是密集、新颖的新建筑

图 8　今日东郊城市风貌

　　答案是肯定的。实现社会转型是城市更新的一个重要方面，对城市公共空间环境的塑造，则是实现社会良性转型和循环的基本物质手段，其存在形式远不止于类似一座遗址公园这样的场所，每一条街道的立面、每一处公共设施的群体组合，都有可能为市民带来更丰富的文化和精神感受。成都东郊的更新模式表明，那些被保留下来的建筑遗存，通过适应性的改造和利用以后，能够得到广大市民的情感认同，能够产生较大的社会价值，实际上，这种文化上的价值比一时的商业价值更可持续。因此，在工业区的更新中应当充分挖掘和利用丰富的历史资源，理解和把握局部与整体、历史与未来的关系，将工业遗产有机地融入新的开发利用之中，将其转化为塑造城市魅力的优势资源，为实现更长远的文化效益发挥作用。

　　如今，面对世界"百年未有之大变局"，处于"双循环"经济模式下的中国，正在经历社会经济发展的新一轮转型，作为一个人口数量庞大的发展中大国，注定还将有一个同历史环境不断碰撞和博弈的长期过程，并不断地伴随着对既有建成环境的审视和重塑。过去一段时期至今，工业区以及其他类型城市片区的更新主要在强有力的政府主导及资本运作下得以推进，并已带来立竿见影的社会经济效益；期待在未来中国的社会和城市发展之路上出现新的增长动力，在历史、现实与未来之间搭建更好的桥梁，使城市开发和城市更新在高效、绿色、传统、多元等方面实现更好的平衡，并带来更加宜业、宜居、宜游的城市形态和城市景观，这在今天这个高举"文化复兴"旗帜的新时代是十分必要的。

注释

① "一化三改造"：指实现社会主义工业化，同时对农业、手工业、资本主义工商业进行社会主义改造。

② 156 项重点工程：史称"156 工程"，主要为工业建设项目。

③ 三线：依据当时国内战略地位所划分的第三道防线，也是最内层防线，主要涉及四川、贵州、云南、湖北、广西、河南、陕西、青海、甘肃等中西部省份。一线为沿海、沿边地区，一线和三线之间的区域为二线。

④ "退二进三""腾笼换鸟"：指腾退第二产业，引进第三产业，实现工业区土地的功能置换。

⑤ 除东郊外，在西郊还规划有规模较小的工业区。

⑥ 中国人民政治协商会议成都市成华区委员会学习文史委员会编：《激情岁月：成都东郊工业史话》，2009 年。

⑦ "退城入园"：指将工业企业退出城市中心区，迁入工业园区。

⑧ "红楼"：建于 20 世纪 50 年代，为原成都量具刃具厂主楼，参照苏联的设计图建造，初为米黄色，后改饰红色，遂得此名，现已被列为四川省文物保护单位。

⑨ "三供一业"：指供水、供电、供气及物业管理。

参考文献

[1] MA L J C. Urban transformation in China, 1949-2000: a review and research agenda[J]. Environment and Planning A, 2002(34): 1545-1569.

[2] MA L, WU F. Restructuring the Chinese city: changing society, economy and space[M]. London: Routledge, 2005.

[3] 柴彦威, 陈零极, 张纯. 单位制度变迁: 透视中国城市转型的重要视角[J]. 世界地理研究, 2007, 16(2): 60-69.

[4] 邓可. 单位空间演化的形态学研究——以三线企业东方红机械厂为例[J]. 城市发展研究, 2019, 26(11): 41-49.

[5] 邓可, 宋峰, 史艳慧. 文化景观视角下的历史性城市景观[J]. 风景园林, 2018, 25(11): 96-99.

[6] 董鉴泓. 中国城市建设史[M]. 北京: 中国建筑工业出版社, 2004.

[7] 冯健. 转型期中国城市内部空间重构[M]. 北京: 科学出版社, 2004.

[8] 胡跃萍. 成都市成华区工业遗产保护与再利用研究[D]. 成都: 西南交通大学, 2008.

[9] 黄步瓯. 成都东郊工业区旧工业建筑改造性再利用模式浅析[D]. 成都: 西南交通大学, 2006.

[10] 康泽恩. 城镇平面格局分析: 诺森伯兰郡安尼克案例研究[M]. 宋峰, 许立言, 侯安阳, 等译. 北京: 中国建筑工业出版社, 2011.

[11] 李路路. "单位制"的变迁与研究[J]. 吉林大学社会科学学报, 2013, 53(1): 11-14.

[12] 王沪宁. 社会资源总量与社会调控: 中国意义[J]. 复旦学报(社会科学版), 1990(4): 2-11＋35.

[13] 王美飞, 邵宁宁, 何丹. 城市旧工业区转型研究的进展与评述[J]. 城乡规划, 2016(1): 16-23.

[14] 阳建强. 老工业城市的转型与更新改造[J]. 城市发展研究, 2008(S1): 132-135.

[15] 张迁, 姚萍. 成都东郊工业区城市综合更新策略研究[J]. 山西建筑, 2011, 37(15): 4-6.

[欢迎引用]

邓可, 文彦博. 工业区更新进程中的形态逻辑——以成都东郊为例[J]. 城市与区域规划研究, 2022, 14(1): 74-88.

DENG K, WEN Y B. The morphological logic in the renewal process of the industrial zone-a case study on Chengdu eastern suburb [J]. Journal of Urban and Regional Planning, 2022, 14(1): 74-88.

新中国成立以来我国农村土地制度变迁与乡村规划趋势

张媛媛　王国恩　黄经南

Rural Land System Changes and Rural Planning Trends Since the Founding of New China

ZHANG Yuanyuan, WANG Guo'en, HUANG Jingnan

(School of Urban Design, Wuhan University, Wuhan 430072, China)

Abstract Since the founding of new China, rural land system in China has experienced three reforms, from the communal collective land ownership system, to the household contract responsibility system, then to the three separated rights, i.e., rural land ownership rights, contract rights, and management rights at present. Meanwhile, the rural planning also underwent three transformations that are from the technical work of physical environment modification, to the policy instruments for shaping land property rights, and then to the governing measures of benefit distribution coordination. Under the premise of coupling between changes in the planning system and the land system, this paper proposes a development tendency of rural planning that is composed of "multiple participatory planning" that respects farmers' rights and interests, "intensive planning" that focuses on agricultural scale operations, "flexible planning" based on peasant household's rational choices, and "Living-Production-Ecology" planning based on ecological environment and resource characteristics.

Keywords land system reform; collective-owned land; rural planning

摘　要　新中国成立以来我国农村土地制度历经三次变革：从公社化的集体土地所有制，到家庭联产承包责任制，再到近年的"三权分置"。内嵌于农村土地制度变迁中乡村规划的发展，也经历了从物质环境改造的技术性工作，到形塑土地产权的政策工具，再向协调利益格局的治理手段的方向转变。文章从土地制度改革引发规划制度环境变化的角度，提出尊重农民权益的"多元参与规划"、注重规模经营的"集约规划"、基于家庭理性的"弹性规划"、立足生态环境基础和资源特色的"三生"规划的乡村规划发展趋势。

关键词　土地制度改革；集体土地；乡村规划

1　引言

　　我国现行的土地制度起源于 20 世纪前半叶的土地革命，经历了 20 世纪中期的公有化改造和 20 世纪 80 年代以后的改革开放，形成了延续至今的城乡土地二元制。与有价有市的城市国有土地相比，农村集体土地长期存在所有权地位不对等、产权不明晰、权能不完整等问题，导致农村土地资源难以通过有效的整合重组使农业经营模式向现代化的经营方式转变（周其仁，2017）。农村土地制度成为横亘在城乡之间要素流动的壁垒，农民权益、农业效率和农村发展等问题也因之不断显化（王静，2013）。

　　城乡规划作为土地资源配置的一种政策工具，毫无意外地会涉及有关土地的权利分割、分配和交易。尤其自 2007 年《物权法》颁布实施后，城乡规划更避不开各种围绕

作者简介

张媛媛、王国恩、黄经南，武汉大学城市设计学院。

土地的合法权益诉求和社会利益关系。因此，土地制度及其衍生的一系列权利关系直接影响城乡规划的制度环境和实施管理（赵民、吴志城，2005；赵之枫，2013）。尽管 2008 年颁布实施的《城乡规划法》将乡村规划纳入法定规划范畴，破除了城乡规划和管理的二元体制，但直到如今，面向城市国有土地的城市规划的编制与实施体系已日趋完善，而面向集体土地的乡村规划仍处于探索阶段（顾力，2014）。因此，顺应农村土地制度改革的步伐，研究乡村规划的制度逻辑与发展方向显得十分必要。

目前，学界对乡村规划的概念并没有明确的定义，实践中与之相关的规划类型与内容则庞杂繁多，既有土地利用规划、土地整治规划、乡规划和村庄规划（或村镇规划[①]）等法定规划，也有因配合某一时期乡村发展运动而产生的各种非法定规划，如新农村建设规划、美丽乡村规划、农村新型社区规划、乡村旅游规划等。不少学者认为，乡村规划应是一个涉及农村全域土地利用、经济发展、公共服务保障、乡土文化复兴等多内容、落实城乡整体发展策略的综合性发展规划（谢霏雾等，2016）。乡村规划的本质是一项指导和规范乡村地区综合发展、建设及治理的公共政策，应重点解决乡村经济生产、公共设施供给以及政府、市场和村民等不同主体之间的互动关系（葛丹东、华晨，2010；许世光等，2012；申明锐，2015）。基于这样的认识，相关研究还包括：基于城乡关系的演变和乡村未来的可能图景，探究乡村规划的价值理念和实现途径（陈昭、王红扬，2014；范凌云，2015）；从乡村发展、村镇规划的发展历程、现行规划体系的问题及转型诉求等角度探讨如何建构乡村规划体系（张尚武，2013；邹艳丽、刘海燕，2010）；针对某一规划类型或内容探索乡村规划的具体编制办法、公共设施配置、村庄分类定级、农村居民点布局或重构等（周轶男、刘纲，2013；杨细平、张小金，2007；胡畔等，2010；宋小冬、吕迪，2010；王德、刘律，2012）；针对现行"乡村政治"模式存在的问题与发展趋势，探索贴近我国乡村实际且能落地实施的治理与规划协同推进的新路径（文剑钢、文瀚梓，2015；唐燕等，2015）；以及从"城乡统筹"和"多规合一"的角度讨论各类乡村规划在不同空间尺度或规划层次的衔接与统筹问题（李晨，2013；汪燕衍等，2011）。

如上所述，目前有关乡村规划的研究多偏重于规划的技术性探讨，涉及规划制度环境的研究则相对较少。尽管也有学者研究土地制度与规划制度的关系，但多是讨论土地制度变迁下城市规划的应对（赵民、吴志城，2005；夏南凯、王岱霞，2009；赵新平，2014），以及产权理论下城市规划制度的发展（桑劲，2013；贺欢欢、张衔春，2014；彭雪辉，2015）。与以国有土地为基础的城市规划的此类研究相比，系统研究集体土地制度变迁下乡村规划的发展与应对的实属匮乏。这与当前国土空间规划背景下，乡村地区正在发生的土地制度变革及其引起的乡村规划价值理念、方法与内容等的改变不相匹配。

鉴于此，本文尝试从时代背景、权利构成和利弊关系等方面，解读我国农村土地制度自新中国成立以来的演变历程及各时期乡村规划[②]的发展特点，总结农村土地制度环境下乡村规划的制度逻辑，进而思考当前农村土地制度改革趋势下乡村规划的发展方向，以期为乡村规划的变革提供参考。

2 我国农村土地制度变迁与乡村规划演化

新中国成立后，我国农村土地制度经历了集体土地所有制、家庭联产承包责任制、"三权分置"改革三个阶段。相应地，乡村规划也呈现出同步的阶段特征。

2.1 集体土地所有制阶段

新中国成立之初，为实现历史上长久期盼的"耕者有其田"的目标，1950年国家颁布《中华人民共和国土地改革法》，实行农民土地所有制。农民因此拥有了土地使用的绝对权力，包括所有权和经营权。但随后不久，1953年基于社会主义经济发展的需要，国家开始了农业公有化改造，并在"统购统销"的流通体制和"人民公社"经营体制的支撑下，最终确立了集体土地所有制。

人民公社化的集体土地所有制，既不是一种共有的、合作的私人产权，也不是一种纯粹的国家所有权，而是由国家控制但由集体来承受其控制结果的一种中国农村特有的制度安排（周其仁，1995）。它对土地实行集体所有、集体经营、集中劳动、按需分配的基本模式。同时，由于生产队（农业基层经营组织）必须严格按照国家计划确立播种农作物的种类和面积，故其对土地又表现为不完全所有和经营。农民只是劳动主体，其劳动报酬按劳动工分分配且仅能维持基本生存。农民对土地既无经营权，更无所有权。

这种资源控制和组织管理高度集权化的制度安排尽管在新中国成立初期支撑了国家在"一穷二白"的情况下实现工业化的资本积累，但从长期的实践来看，畸高的组织成本和缺漏的激励机制，不仅加剧了公社的管理难度，还极大地束缚了农村生产力的发展，农产品、农村劳动力的进城路线皆不通畅，使得占总人口绝大多数的农民被死死地捆缚于土地，不断繁衍的人口又加剧对土地的压力，人地关系不断恶化，农业生产率低，农民生活日渐困顿（王立胜，2007）。

这阶段，乡村规划的主要形式有土地利用规划和公社规划。土地利用规划源自新中国成立初期至农业合作化时期的国营农场建设，其理论和实践完全借鉴苏联的集体农庄建设和配套的土地整理理论及工程技术。国营农场建设标志着我国第一次有组织地开展土地规划工作，其主要内容为选定场址、划分生产区和生活区，布置道路网，确定农用地结构，拟定轮作计划和轮作地规划；主要任务是为国家开荒复垦、大规模机械化农业生产和先进农业技术应用服务。此后，土地规划工作在全国普遍开展并推广。截至1956年，全国已有280多个农业生产合作社进行了土地规划试点工作。进入人民公社时期，土地利用规划③以全国土壤调查为基础，从建设国营农场逐步扩展到广大农村地区。其内容为确定农林牧副渔各项用地，提出机耕区、新灌区和丘陵山区的具体规划要求，以适应农业生产的机械化、水利化和田园化。随着农村建设高潮的兴起，1958年农业部要求在全国开展公社规划。公社规划的内容由人民公社依据经营、管理计划统一部署，表现为生产领域的开垦荒地以补充耕地、改良土壤以建设高产农用地、水利建设以促进规模化和机械化的农业生产；生活领域则围绕集体生产和集体活动的需要建设村庄，布置文教、居住、公共活动等服务设施（Zhang et al.，2019）。

显然，这阶段乡村规划的任务和内容服从于国家大力发展农业生产的需要，即动用一切可利用的资源，挖掘土地生产潜力，促进农业生产的机械化、规模化和现代化。乡村规划的工作尽管不涉及土地的权利分割、分配和交易，只是在土地和空间上落实公社的经营管理计划而被约束在工程性、技术性的物质环境改造事业中，但其价值理念和技术逻辑与土地制度供给保持高度一致（图 1），即统一于国家工业化建设的宏观目标中，围绕"为农业规模化、机械化和现代化生产服务"的政治化任务，统一部署与集体生产、生活活动相适应的各类设施和场所。

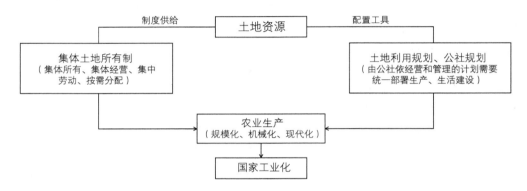

图 1　集体土地所有制阶段土地制度供给与乡村规划的关系

2.2　家庭联产承包责任制阶段

为改变集体化生产的低效率，20 世纪 80 年代，国家实施"家庭联产承包责任制"——废除公社化的集体生产模式，重新恢复以家庭为主的农业生产方式。家庭联产承包责任制的确立，从本质上改变了农村集体土地的权利构成，即在所有制锁定的前提下分离所有权和使用权——所有权归集体，经营权归农民，以扩大使用权的权能、发挥产权的激励功能。此举极大地调动了农业生产者的积极性，提高了土地利用效率，农村经济得到迅速恢复和发展。随着改革全面转入农业产业结构调整和农产品、农业生产资料的流通领域，农产品和农村剩余劳动力的进城通道逐渐顺畅。接踵而至的是乡镇企业的爆炸式兴起，并引发了地方政府第一轮"以地兴企"的土地征占高峰（杨帅、温铁军，2010）。为遏制农村建设占用耕地的不良趋势，国务院和国家建委、国家农委分别于 1982 年发布《村镇建房用地管理条例》《村镇规划原则》，将村镇规划分为总体规划和建设规划两个阶段，用以指导农村建设的合理布局、不占耕地、节约用地。80 年代后期，国家又建立了土地利用规划体系[①]以严格管控耕地转为非耕地，并设立国家土地管理局（1988 年），实施对土地非农用途的全权管制。

进入 20 世纪 90 年代，国有土地和集体土地在改革方向上有了不同的逻辑。1990 年国务院以 55 号令发布了《城镇国有土地使用权出让和转让暂行条例》。城镇国有土地因而有了合法出让和转让的地位，可运用市场机制进行配置。而 1998 年修订的《土地管理法》却明令"农民集体所有的土地使用权不得出让、转让或者出租用于非农业建设"。从此，城市与农村土地分属不同的法律约束，形成不同的市场和权利体系。再加上我国征地制⑤的架构，所有农村集体土地要想转为国有土地合法进入市场，只能通过政府征地这唯一的途径。由此，我国的土地供应市场完全由政府垄断。这表明，国家通过各种途径对集体土地所有权进行渗透，使其失去"主体"地位，并在征地过程中丧失了自主谈判机会，过低的征地补偿和收益分配不公即是佐证（蔡锦云，2005）。这种制度安排直接造成城乡土地权利不对等，城镇化进程产生人为偏离，表现出"要地不要人"的畸形路径（刘守英、熊雪锋，2018）。

随着国有土地市场化推广和集体土地非农使用权力上收，"房地产热、开发区热"甚嚣尘上，遂引发了地方政府第二轮"以地生财"的征占高峰（杨帅、温铁军，2010）。为遏制这轮"圈地运动"，国家密集出台了一系列加强土地管理和耕地保护的法规及规章，实行更严格的土地用途管制和土地使用年度计划。土地利用总体规划（包括国家、省、市、县、乡五级）成为国家实行土地用途管制的前提和法定依据⑥。同时，为保护耕地、确保粮食安全，国家以计划指令的形式要求各地依据土地利用总体规划组织土地整理，通过各种措施对农村的田、水、路、林、村进行综合整治。2003年国土资源部又发布《全国土地开发整理规划（2001~2010）》，要求各地整理农业区的田埂和零碎土地、复垦原来矿山占用的土地、开发宜耕后备土地资源来增加耕地面积、提高耕地质量，保证全国耕地总量的动态平衡。村镇建设方面，国家也出台了完善村镇规划体系的法规及规章⑦，通过确定村镇建设用地性质、规模、布局等内容来指导乡村地区的开发建设（Zhang et al.，2019）。

这个阶段，土地制度供给旨在扩大土地产权的权能，将土地所有权与使用权分离，促使农民在承包经营权范围内自主决策和自主激励，提高了土地利用效率，刺激了社会生产。同时，为实现土地资源的合理配置，通过宪法、土地管理法和城乡规划法等法律及相关法规，不断完善规制土地规划权的法规体系，由此建构了我国土地产权与规划权的互动关系（图2）：规划权不仅对土地产权具有限制作用，而且还参与了土地产权的形塑过程（吴胜利，2017）。其一，国家通过土地利用总体规划实行土地用途管制，就是对个人或团体依法取得的土地使用权的限制。所谓"用途管制"，就是把土地产权的一部分从产权人那里转入政府部门。土地不论属于国有、集体，还是集体长久承包给农户经营，举凡涉及用途变化，产权人都无权自行决定，一律法定归政府处理。我国土地资源配置也就从市场范畴归入高度行政管制的领域，隐含的则是土地发展权公有的赋权逻辑。其二，农村集体土地所有权是一种集体成员共有的所有权形式，其既承担着农民生存、粮食安全的社会保障功能，还承担着国家农业现代化的经济功能。基于集体土地所有权的功能，乡村规划对集体土地所有权的客体范围进行形塑。土地利用总体规划划定农用地、建设用地和未利用地范围，严控建设用地总量。土地开发整理规划对集体土地进行开发整理，增加耕地范围。二者的实质是规制国有土地所有权客体范围的扩张造成集体土地所有权客体范围的收缩。其三，乡村规划形塑了集体土地使用权的实现方式。其将抽象的集体土地使用权权能具化到不同地块的用途、规模及期限上，集体土地的使用者必须在规划预先设定的界线内发挥集体土地所有权的功能。例如，村镇规划将集体建设用地划为保障农民居住权的宅基地、实现社会公平的集体公益性建设用地、满足经济发展需要的集体经营性建设用地，并规定了各类用地的规模和内容。乡级土地利用总体规划划定耕地、草地、林地及"四荒地",从而形塑出具体地块上不同的承包方式和承包期限。

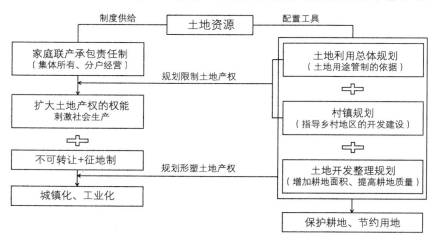

图 2　家庭联产承包责任制阶段土地制度供给与乡村规划的关系

2.3　"三权分置"改革阶段

　　进入 21 世纪,以家庭为主的土地经营模式难以适应现代化农业生产要求,城乡土地二元制所导致的"三农"问题也愈加显著。农村土地制度迫切需要改革。2008 年,十七届三中全会通过了《中共中央关于推进农村改革发展若干重大问题的决定》,允许农民依法自愿有偿地流转土地承包经营权,鼓励专业大户、家庭农场、农民专业合作社等多种形式的适度规模经营,开启了以农村土地流转为核心的新一轮土地制度改革。2013 年,十八届三中全会首次提出建立城乡统一的建设用地市场,在符合规划和用途管制的前提下,允许农村集体经营性建设用地出让、租赁、入股,实行与国有土地同等入市、同权同价,规范推进农村土地制度改革。随后,国家相继发布政策文件[⑧]推动农村土地"三权分置"[⑨]和"三块地改革"[⑩]。"新土改"肯定了农民的财产权利,相应地也扩大了农民从事经济活动的自由,进而扩大其改变社会身份的自由;更削弱了行政权力对市场的干预,避免政权对农民权益的制度性掠夺,为建立完善的现代化市场体系破除障碍。

　　这阶段,土地制度供给不仅要扩大土地产权的权能,更要实现城乡土地的权利平等和土地资源市场化。土地市场化要求公权力逐渐退出对集体土地产权的控制,集体土地所有权、农民土地承包权和经营权都逐渐还原为比较完整和纯粹的私权。为适应农村土地以集约利用、土地流转、规模经营为主要趋势的使用、交易和生产方式,乡村规划也渐走向城乡资源统一筹划与配置、不同类型规划的融合及空间规划体系建构的方向,并将用途管制从农用地扩展至城乡建设用地及至其他自然资源,既承担保护耕地红线的责任,又兼具保护生态环境的重任。例如,土地利用规划开始强调城乡用地一体化管理和调控以及土地管理、土地执法、土地督察等相关制度和政策的完善,并提出建设用地分区管制制度，补充土地用途管制、指标控制及年度计划，切实管控建设用地、保护耕地、节约和集约利用土地，且考虑基于资源环境承载能力优化农村生产、生活、生态空间。土地开发整理规划转变为土地整治规划，强调农用地和城乡建设用地的统一整理。其结合农村、城镇和工矿用地的整治、土地复垦和宜耕未利用地开发等活动进行集中连片的综合整治，在保证耕地红线和耕地质量的前提下，提高土地利用效率、改善生态环境。乡规划和村庄规划替代村镇规划成为乡村地区建设管理的主要机制，与城市规划并驾齐驱，共同构成我国城乡规划体系。其核心任务仍是明确乡村建设用地的性质、规模、布局等内容，以优化乡村生产生活空间、指导乡村开发建设（Zhang et al.，2019）。

规划的本质是对土地使用活动中隐喻的利益进行再分配。再分配过程中，生成了规划中的"权利"。此"权利"以土地用途、区位、规模等物质空间要素为载体。规划的编制过程就是运用技术规范和标准赋予这些权利载体不同的权利内涵，表达权利结构。规划的实施过程就是以规划政策法规或编制的法定文件与图则保障发展权转化为利益。因此，随着集体土地确权、流转、"三权分置"及宅基地整理等措施的推广，乡村规划面临着变革技术逻辑和实施管理方法的迫切需求。如何利用乡村规划在集体土地产权分配中扮演的核心角色，发挥其调控利益格局的制度性作用；如何通过规范化、标准化、法制化的技术手段在规划过程中清晰界定土地权利，保障多元利益主体的合法权益；如何通过多元参与、规划控制、发展引导等方式公平配置土地发展权、提高土地利用效率、保护乡村特色，是当前乡村规划急需回答的问题（图3）。而目前这一问题尚没有明确答案，仍处于探索中。

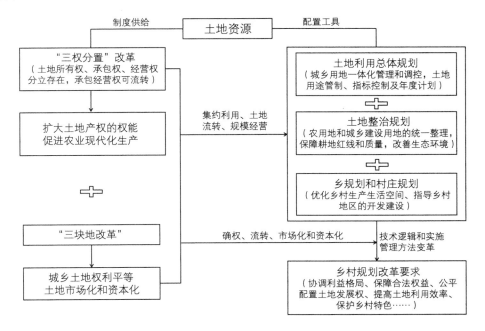

图3 "三权分置"阶段土地制度供给与乡村规划的关系

3　乡村规划的思考

回顾我国农村土地制度自新中国成立以来的变革历程，不难发现，农村土地制度的选择一直受到两方面的制约：一是制度制约，即土地制度公有制是最基本的经济制度，城市土地国有制和农村土地集体所有制是公有制的主要实现形式；二是目标制约，即农业国变工业国，实现现代化。因此，土地制度改革就是探索土地公有制的实现形式和土地利益分配服务于现代化目标的方式（刘守英，2014）。由于土地所有制的锁定，改革的深意就在于不断重新定义产权的权利构成，显现出来的就是农村土地产权的不断细分（从所有权和经营权统归集体到所有权归集体、承包经营权归农民，再到所有权、承包权、经营权分离行使）。这意味着，不同的权利主体可按照各自的方式在拥有的产权范围内实施自己的权能，比如通过权利交易将产权配置给或转移给能最有效使用它的主体，共同促进生产发展。换言之，产权细分的过程既是产权的交易过程，也是产权的优化配置过程。同时，作为农村土地资源有效整合与配置的重要手段，乡村规划的发展内嵌于农村土地制度变迁中，经历了从集体土地所有制阶段国家工业化目标下的物质环境改造的技术性工作，到家庭联产承包责任制阶段耕地保护目标下的形塑土地产权的政策工具，再到当前城乡土地权利平等和生态环境保护目标下的协调利益格局的治理手段的演变过程。整体来看，在农村土地制度变革的历程中，土地的财产权利、土地资源的市场化和资本化、耕地保护制度和节约集约用地制度以及规划配置土地资源的作用都在不断被强化，这在新通过的《土地管理法》修正案中也得到印证①。

因此，顺应当前土地制度改革明确的发展方向和目标——清晰界定农村土地产权、有效保护土地合法权益，建立合理的土地流转机制、充分发挥市场配置土地资源的作用，实现土地的现代化经营；回应乡村的现实发展诉求——农民权利意识觉醒追求财产权利、农业现代化发展要求土地规模化和集约化利用、农民自由从事经济活动和改变社会身份、乡村的可持续发展和特色保护；本文将从权益保障、土地规模经营、家庭理性选择、底线保障四个方面探讨乡村规划的发展方向。

3.1　尊重农民权益的"多元参与规划"

在集体内部，随着权益的市场化和农民权利意识的觉醒，首要任务是还权赋能，明确土地发展权益，即明确土地的权利主体、空间边界和用途，相应地，也需明确规划的编制与实施主体。

乡村特有的"人""地"关系和复杂的"个体""集体"关系又决定了乡村规划的编制与实施需要社会的多元参与。因为，集体土地制度中，集体拥有土地所有权，农民拥有土地使用权，农民依附于集体使用土地。当土地发生流转，必然涉及附着其上的人的流动和社会关系、社会利益的变动。集体包含了诸多个体又代表所有个体，个体以集体的名义享有土地所有权，又以个体的身份拥有土地使用权；村集体组织代表集体行使所有权实现集体利益，且有义务维护村民的合法权益，其运作既要体现集体成员的意志、代表集体行为，又要协助乡镇政府工作，扮演政府代理人的角色。如此依附性强的"人""地"关系、多元化的利益主体，主导利益分配的乡村规划，其编制和实施必然是政府、村集体组织、村民个体三方协同参与的过程，任何一方的意愿都应得到尊重和回应。

因此，基于市场化要求和乡村特性，乡村规划需在价值理念和制度上有所突破。首先，在确权的基础上，整合资源，探索既关注"地"，又关注"人"，地随人走的发展机制，促进土地流动；其次，建立围绕土地的利益共同体，通过对话、谈判、协商的方式动员公众参与，发展协调利益、凝聚共识的"沟通性规划"和"参与式规划"，给予利益各方在土地发展权配置和增值收益分配中自主的谈判机会；最后，理解乡村的权力结构和治理结构，立足多元的规划编制和实施主体，通过制定协议或行动纲领、立法、建立乡村公共财政体制等方式，建构法制化的规划内容框架、程序设计和制度保障，平衡产权保护与公共利益的关系。

3.2　注重规模经营的"集约规划"

土地的现代化经营要求农业生产需转变小农经济分散的资源配置方式，向土地集约化利用、规模化经营的方向发展。这意味着，农业生产在生产技术、工具及方式上的现代化和劳动生产力水平的提高；农业产业组织形式多元、产业链延长；经营主体向少数核心农户、专业大户、合作经济组织、公司和企业等多种类型共存的方向发展；农业生产的区域联系和专业分工因现代交通运输、信息技术和信息媒体的运用而加强，单一的农业产业结构转变为复合型的产业结构。

农业规模经营伴随着乡村的产业集聚、居住集中，将导致小规模零散分布的村庄逐步走向衰落乃至消亡。居住空间集中和多样生活方式要求基础设施服务和社会公共服务也向集中化、多样化的方向发展，既节约设施投入、运作和管理成本，又能形成较大规模、完善的服务体系。

伴随农业生产的现代化，乡村与城镇的互动也愈加频繁，因而，乡村规划应跳出"就乡村论乡村"的局限。基于城镇反哺乡村，乡村服务城镇的思路，规划的空间范围可拓展至乡村全地域，规划内容在宏观和微观两个层面上都应有明确表达。宏观层面的规划关注城镇与乡村的区域关系，对城镇规划区以外的地域空间中的村庄在发展方向和目标、等级结构、职能规模、公共服务设施和基础设施的延伸与共享、村庄"拆、迁、并、留"的整治工作等方面提出控制要求和指导建议，突出系统性；微观层面的规划关注村庄内部的社会经济发展、空间布局和用地功能组织，落实生产与生活设施、历史文化遗产保护、环境保护、防灾减灾、村庄整治项目等的具体安排，突出个体性；从而构建与区域城乡协调发展相匹配的乡村规划体系，实现在市、县、乡镇全域范围内的统筹指导。其中，涉及空间布局时，基于农业生产方式决定一定人口规模下的用地规模、公共服务半径决定最小门槛人口规模的定律，规划应结合农业适度经营规模划定生产区范围、根据农业适宜生产半径确定村域农业生产用地规模和村庄数量、基于生活圈公共服务半径界定村庄规模。

3.3　基于家庭理性的"弹性规划"

农户家庭是中国乡村最基本的社会经济组织，与一切经济主体总是从诸种可能的经济行为中选择预期会带来效益最大化的行为的价值理念一致，其经济行为也总是追求家庭整体经济效益的最大化，包括坚守生存底线以保持抗风险能力、优化配置家庭劳动力以提高经济收入、争取最优的公共服务以提高生活品质。

当前的土地制度改革推动乡村土地的市场化和资本化，农民对土地的依附将由传统单一的生存保障延伸出更多的财产权利和财产收入。结合农户家庭的经济理性逻辑，农民从事经济活动和改变社会身份的自由也将得到极大提升。但由于不同地区，经济发展基础和环境、乡镇和村庄的发展路径、农民意愿存在差异，农户家庭进行劳动再生产的选择类型和实现城镇化的途径也会不同，进而对空间载体产生不同的影响。

例如，在发达地区，如我国的"苏南模式"，本地的乡镇企业普遍拥有较好的工农业基础，能提供充足的非农就业机会。农户家庭更倾向于选择以乡村为载体进行"离土不离乡""进厂不进城"的双就地的劳动再生产模式。伴随乡村工业的发展，乡村空间由围绕农业生产而形成的单一功能空间演变为非农业与农业混合、非农人口与农业人口混居的多功能复合空间；区位和发展条件较好的村庄成为中心村或新型社区甚至城镇，发展较弱的村庄则逐渐衰落直至消失，村庄的等级结构和职能规模分化明显，容易形成"城镇—中心村/社区"的镇村体系，且彼此间联系紧密。

在次发达地区，如我国的"温州模式"，临近乡村的小城镇发展较好，能提供充足的非农就业机会。农户家庭倾向于选择以此类小城镇为载体的就地再生产模式。此类小城镇成为当地农村剩余劳动力转移的目的地而逐渐发展为"特大镇""强势镇"，兼并周边乡镇并加速后者的衰落和消亡。在"特大镇"的影响范围内，容易形成"城镇—社区—中心村/行政村"的镇村体系，层级明显，且在一定程度上仍保留有传统村庄同质同构的特征。

在欠发达地区，如我国的中西部，城市较之城镇在就业选择、收入水平、公共服务质量等方面拥有不可比拟的优势。农户家庭倾向于选择以大中城市为载体的异地再生产模式。这种模式下，对于人口流出地区，乡村老龄化、空心化及耕地抛荒的问题显著，乡镇发展动力减退。在这些不断"缩量"的乡村地区，仍延续着小规模分散布局的空间特征。对于人口流入地区，城市边缘用地扩张，近郊的乡村渐被纳入城市，在城乡融合地带，形成非农业与农业混合、非农人口与农业人口混居、城市用地与农村用地犬牙交错的复杂空间形态。

因此，面对不同地区差异的现实情况和发展诉求，乡村规划面临着诸多的不确定性，很难在发展目标、等级结构、职能规模、产业选择、空间布局等内容上有统一的范式，应施行因地制宜的弹性控制：在发达地区，可按"产业向园区集中、人口向城镇集中、居住向社区集中"的"三集中"原则，集约利用土地，强化规模经济；在次发达地区，按照"贴近城市、贴近镇区、贴近产业区"的"三贴近"原则，划定城镇发展区、新型社区集聚区、中心村等，引导村民自主迁移和集聚；在欠发达地区，划定"有条件建设区"，即在乡村发展规模总量控制的前提下，根据具体的发展情况选择性地利用空间资源，设定"局部集中、适当分散"的空间组织模式，兼顾发展引导和空间管制。

3.4 立足生态环境基础和资源特色的"三生"规划

乡村，作为一个有机整体，包括经济生产、居住生活和自然生态三部分，生产空间是根本、生活空间是目的、生态空间是保障，三者相互依存，彼此影响，共同造就了乡村地区景观的特殊性（黄经南等，2017）。保持乡村的生态景观特色、实现乡村的可持续发展是乡村现代化的重要方向。

因此，乡村规划应对乡村空间做出明确的控制和引导，主要体现在两方面。一是评估特色资源。通过梳理乡村生态、人文、人工等各类优势资源要素，结合乡村的发展条件和发展前景，甄选发展优势地区、发展一般地区和控制发展区，给予相应的政策支持或管治，提高资源利用率。二是平衡"底线"控制。乡村规划既要划定耕地红线，保障粮食安全，又要划定生态红线，确保生态安全，但是，18 亿亩耕地红线和生态红线将有重合。这就需要规划根据不同区域的实际情况有的放矢地协调和取舍，综合评估彼此之间的相互影响，尽量避免因死守耕地红线造成对生态红线的冲击，因生态保护而威胁粮食安全的做法。例如，在发达地区，城镇化水平较高，土地使用多功能化，如果死守耕地红线就容易破坏土地使用的多样性，损害综合效益。故规划应从整体效益出发更多地关注人居空间和生态空间，强化对生态红线的控制。但对于一些高产粮地区，粮食安全是首要任务，规划就必须强化对耕地红线的控制，严格限制土地的非农化，并建立相应的发展补偿机制，如政策倾斜、土地资金支持等方式平衡发展。

4 结语

新中国成立以来，我国农村土地制度历经三次变革，每一次变革都在重新定义土地产权、改变土地资源的配置方式。在此过程中，土地产权不断细分，以促进产权的交易和优化配置；改革的方向和目标不断明确：确权、流转、市场化。鉴于规划的本质是对土地使用活动中隐喻的利益进行再分配，以集体土地使用为作用对象的乡村规划，伴随新一轮土地制度改革，面临着变革技术逻辑和实施管理方法的迫切需求。结合乡村的特性，乡村规划的发展方向：①基于确权、土地利益共同体、乡村的权利结构和治理结构，鼓励多元参与，发展协调利益、凝聚共识的"沟通性规划"和"参与式规划"；②针对土地集约利用和农业规模化经营的要求，拓展规划范围、完善规划体系、延伸规划内容；③结合农户家庭的经济理性逻辑，面对不同地区差异的现实情况和发展诉求，施行因地制宜的弹性控制；④从评估特色资源以划定政策分区、平衡耕地红线和生态红线控制两方面来实施空间管制。从土地制度改革对规划产生影响的角度，探索乡村规划的发展方向，对建构完善的乡村规划体系、发挥乡村规划作为治理工具辅助解决"三农"问题具有重要的现实意义。

注释

① 村镇规划缘于 1982 年的《村镇规划原则》；乡规划和村庄规划始于 2008 年《城乡规划法》的颁布，替代了村镇规划。

② 考虑乡村规划具有技术和政策的双重属性以及法定规划是乡村规划的核心，本文讨论的乡村规划主要指土地利用规划、土地整治规划、乡规划和村庄规划（或村镇规划）。

③ 1959 年颁发的《关于加强人民公社土地利用规划工作的通知》首次以中央文件的形式提出土地利用规划的概念——土地利用规划工作是合理利用土地挖掘土地生产潜力，提高劳动生产率，促进增产增收的一项重要措施。

④ 1982 年国家首次颁发《县级土地利用总体规划要点（修订稿）》，开始建立以各级土地利用总体规划为主体、详细规划和专项规划为辅的土地利用规划体系。1986 年颁布《中华人民共和国土地管理法》，规定了土地利用总体规划的编制主体、审批程序。1987 年国家土地管理局首次编制《全国土地利用总体规划纲要》。

⑤ 1982 年国务院颁布《国家建设征收土地条例》；1986 年通过《土地管理法》；1999 年施行《土地管理法实施条例》；2004 年宪法修正案明文规定"国家为了公共利益需要，可以依照法律规定对土地实行征收或者征收并给予补偿"。2004 年《土地管理法》作了相应的修改；2007 年实施的《物权法》也明文规定"为了公共利益的需要，依照法律规定的权限和程序可以征收集体所有的土地和单位、个人的房屋及其他不动产"。

⑥ 1998 年修订的《土地管理法》规定："国家编制土地利用总体规划，规定土地用途，将土地分为农用地、建设用地和未利用地。严格限制农用地转为建设用地，控制建设用地总量，对耕地实行特殊保护。使用土地的单位和个人必须严格按照土地利用总体规划确定的用途使用土地。"

⑦ 《村庄与集镇规划建设管理条例》，1993 年；《村镇规划标准（GB50188—93）》，1993 年；《关于加强小城镇建设的若干意见》，1994 年；《建制镇规划建设管理办法》，1995 年；《村镇规划编制办法（试行）》，2000 年；《小城镇建设技术政策》，2006 年。

⑧ 《关于引导农村土地经营权有序流转发展农业适度规模经营的意见》，2014 年；《关于农村土地征收、集体经营性建设用地入市、宅基地制度改革试点工作的意见》，2015 年；《关于完善农村土地所有权承包权经营权分置办法的意见》，2016 年。

⑨ "三权分置"：农村集体土地所有权、承包权、经营权可分别存在，可归属不同的经济主体，即在保持集体所有权的前提下，农户基于成员权获得承包权，再将经营权转移给农业经营主体，既满足农村劳动力转移后的土地流转需求，又满足现代农业、规模农业、新型农业等多元经营主体的生产用地需求，实现土地资源再配置。

⑩ "三块地改革"：土地征收制度改革、集体经营性建设用地入市改革、宅基地制度改革。土地征收制度改革是从制度约束上严格限制政府征地权，堵住政府对土地市场的垄断，将政府征地权力和增值收益分配、农民保障都纳入规范化的政策体系中。农村集体经营性建设用地入市改革在限制政府征地权的同时，通过对农村集体土地赋权和集体土地市场机制的建立，疏通集体经营性建设用地供给，形成多元的土地供给模式，实行与国有土地同地同权同价，平等进入统一的土地市场。宅基地制度改革探索农村住房交易合法化的途径，盘活农民住房的资产属性，完善农村宅基地和住房权能，增加和保障农民的财产性收入，使农民具有向城市迁移的资本和经济条件，有利于推动农业转移人口的市民化和新型城镇化建设。全国范围内有 33 个"三块地改革"试点县（市、区），包括 3 个土地征收改革试点、15 个集体经营性建设用地入市改革试点、15 个宅基地试点。

⑪ 2019 年 8 月通过了《土地管理法》修正案，从法律层面破除集体经营性建设用地入市的障碍，改革土地征收制度（明确对土地征收的公共利益的边界、征收补偿及程序），完善农村宅基地制度，锚定永久基本农田，划分中央—地方的土地审批权限，稳固土地督察制度以及强调国土空间规划、土地利用总体规划和城乡规划指导开发建设的作用。

参考文献

[1] ZHANG Y Y, HUANG J N, WANG G E, et al. From directive to legislation, from separation to integration: rural planning evolution since the founding of new China[J]. China City Planning Review, 2019, 28(1): 6-16.

[2] 蔡锦云. 土地非农化过程中集体土地所有权的界定[J]. 上海经济研究, 2005(6): 74-80＋30.

[3] 陈昭, 王红扬. "城乡一元"猜想与乡村规划新思路: 2个案例[J]. 现代城市研究, 2014(8): 94-99.

[4] 范凌云. 城乡关系视角下城镇密集地区乡村规划演进及反思——以苏州地区为例[J]. 城市规划学刊, 2015(6): 106-113.

[5] 葛丹东, 华晨. 城乡统筹发展中的乡村规划新方向[J]. 浙江大学学报(人文社会科学版), 2010, 40(3): 148-155.

[6] 顾力. "同权同价"土地制度对城乡一体化规划的影响与问题[J]. 规划师, 2014, 30(11): 71-75.

[7] 贺欢欢, 张衔春. 土地产权视角下的城乡规划改进思考[J]. 规划师, 2014, 30(2): 18-24.

[8] 胡畔, 谢晖, 王兴平. 乡村基本公共服务设施均等化内涵与方法——以南京市江宁区江宁街道为例[J]. 城市规划, 2010, 34(7): 28-33.

[9] 黄经南, 敖宁谦, 张嫒嫒. 基于"三生空间"的乡村多规协调探索——以武汉邾城街村庄体系实施规划为例[J]. 城市与区域规划研究, 2017, 9(4): 72-84.

[10] 郐艳丽, 刘海燕. 我国村镇规划编制现状、存在问题及完善措施探讨[J]. 规划师, 2010, 26(6): 69-74.

[11] 李晨. 土地整治规划尺度差异及统筹协调研究——以浙江省为例[D]. 北京: 中国地质大学(北京), 2013.

[12] 刘守英. 直面中国土地问题[M]. 北京: 中国发展出版社, 2014.

[13] 刘守英, 熊雪锋. 二元土地制度与双轨城市化[J]. 城市规划学刊, 2018(1): 31-40.

[14] 彭雪辉. 论城市土地使用规划制度的产权规则本质[J]. 城市发展研究, 2015, 22(7): 37-44.

[15] 桑劲. 转型期我国土地发展权特征与城市规划制度困境[J]. 现代城市研究, 2013, 28(4): 38-43＋89.

[16] 申明锐. 乡村项目与规划驱动下的乡村治理——基于南京江宁的实证[J]. 城市规划, 2015, 39(10): 83-90.

[17] 宋小冬, 吕迪. 村庄布点规划方法探讨[J]. 城市规划学刊, 2010(5): 65-71.

[18] 唐燕, 赵文宁, 顾朝林. 我国乡村治理体系的形成及其对乡村规划的启示[J]. 现代城市研究, 2015(4): 2-7.

[19] 汪燕衍, 常帅, 徐玉婷, 等. 乡(镇)级土地利用规划与村镇规划的协调研究[J]. 中国集体经济, 2011(10): 7-8.

[20] 王德, 刘律. 基于农户视角的农村居民点整理政策效果研究[J]. 城市规划, 2012, 36(6): 47-54＋83.

[21] 王静. 城镇化中土地制度改革的未来走向——中国近 10 年研究成果综述[J]. 甘肃行政学院学报, 2013(4): 102-124.

[22] 王立胜. 人民公社化运动与中国农村社会基础再造[J]. 中共党史研究, 2007(3): 28-33.

[23] 文剑钢, 文瀚梓. 我国乡村治理与规划落地问题研究[J]. 现代城市研究, 2015(4): 16-26.

[24] 吴胜利. 财产权形成中的公权力规制研究——以土地规划权对土地财产权的规制为核心[J]. 学习与探索, 2017(11): 99-106.

[25] 夏南凯, 王岱霞. 我国农村土地流转制度改革及城乡规划的思考[J]. 城市规划学刊, 2009(3): 82-88.

[26] 谢霏雯, 吴蓉, 李志刚. "十三五"时期乡村规划的发展与变革[J]. 规划师, 2016, 32(3): 24-28.

[27] 许世光, 魏建平, 曹轶, 等. 珠江三角洲村庄规划公众参与的形式选择与实践[J]. 城市规划, 2012, 36(2): 58-65.

[28] 杨帅, 温铁军. 经济波动、财税体制变迁与土地资源资本化——对中国改革开放以来"三次圈地"相关问题的实证分析[J]. 管理世界, 2010(4): 32-41＋187.

[29] 杨细平, 张小金. 村庄整治过程中公共设施配置的标准与途径[J]. 规划师, 2007(10): 74-78.

[30] 张尚武. 城镇化与规划体系转型——基于乡村视角的认识[J]. 城市规划学刊, 2013(6): 19-25.

[31] 赵民, 吴志城. 关于物权法与土地制度及城市规划的若干讨论[J]. 城市规划学刊, 2005(3): 52-58.

[32] 赵新平. 城市规划制度改革的主线: 土地制度现代化[J]. 规划师, 2014, 30(2): 5-11.

[33] 赵之枫. 城市化加速时期集体土地制度下的乡村规划研究[J]. 规划师, 2013, 29(4): 99-104.

[34] 周其仁. 中国农村改革: 国家和土地所有权关系的变化(上)——一个经济制度变迁史的回顾[J]. 管理世界, 1995(3): 178-189+220.

[35] 周其仁. 城乡中国[M]. 修订版. 北京: 中信出版集团, 2017.

[36] 周轶男, 刘纲. 美丽乡村建设背景下分区层面村庄规划编制探索——以慈溪市南部沿山精品线规划为例[J]. 规划师, 2013, 29(11): 33-38.

[欢迎引用]

张媛媛, 王国恩, 黄经南. 新中国成立以来我国农村土地制度变迁与乡村规划趋势[J]. 城市与区域规划研究, 2022, 14(1): 89-102.

ZHANG Y Y, WANG G E, HUANG J N. Rural land system changes and rural planning trends since the founding of new China [J]. Journal of Urban and Regional Planning, 2022, 14(1): 89-102.

博弈视角下广州市城中村改造过程中的表决困局辨析

梁小薇　袁奇峰　黎羽龙　蔡楚忠

Analysis of the Voting Dilemma of Urban Village Transformation in Guangzhou from the Perspective of Gaming Behavior

LIANG Xiaowei[1], YUAN Qifeng[2,5], LI Yulong[3], CAI Chuzhong[4]

(1. School of Culture Tourism and Geography, Guangdong University of Finance & Economics, Guangzhou 510320, China; 2. School of Architecture, South China University of Technology, Guangzhou 510641, China; 3. Guangzhou Urban Planning and Design Survey Research Institute, Guangzhou 510000, China; 4. CCCC City Investment Holding Co., Ltd., Guangzhou 510000, China; 5. State Key Laboratory of Subtropical Building Science, Guangzhou 510640, China)

Abstract This paper attempts to explain the reasons why urban village transformation in Guangzhou still faces a voting dilemma despite strong policy support. Currently, research on the game of urban village transformation mainly focuses on the whole process, while little attention is paid to the gaming behaviors in different voting stages. Through the analysis of the dilemma encountered in different stages of urban village transformation in Guangzhou, this paper finds that changes in voting subjects in different stages result in the emergence of new gaming relations, leading to the voting dilemma. This paper aims at the gaming behaviors in different voting stages, which is a beneficial attempt in terms of the research object and has a positive significance for guiding the transform-ation of urban villages in Guangzhou.

Keywords urban villages; voting; dilemma; game

作者简介
梁小薇，广东财经大学文化旅游与地理学院；
袁奇峰（通讯作者），华南理工大学建筑学院、亚热带建筑科学国家重点实验室；
黎羽龙，广州市城市规划勘测设计研究院；
蔡楚忠，中交城市投资控股有限公司。

摘　要　文章尝试对广州市城中村改造在政策大力推动的背景下仍然出现表决困局的原因进行解释。现时的城中村改造博弈研究主要关注改造的全过程，缺乏对不同表决阶段的博弈关系进行剖析。文章通过对广州市城中村不同阶段的表决困局进行梳理，发现不同改造阶段的表决主体转换导致了新的博弈关系出现，最终导致了表决困局。文章关注不同表决阶段的博弈关系，是研究对象的有益尝试，对指导广州市城中村改造具有积极意义。

关键词　城中村；表决；困局；博弈

1　引言

在经历了 2012～2015 年的"三旧"改造政策调整阶段和 2016～2017 年的常态化更新阶段后（姚之浩、田莉，2017），2018 年广州市城市更新开始提速。2018 年 4 月，省国土资源厅印发《关于深入推进"三旧"改造工作的实施意见》（粤国土资规资字〔2018〕3 号），明确指出深入推进"三旧"改造工作是保障高质量发展的必然选择。广州市政府随后制定了《广州市"城中村"改造三年（2018～2020 年）行动计划》以加快城中村改造项目审批和已批城中村项目的实施进度，并且发布了《关于深入推进城市更新工作的实施细则（征求意见稿）》以优化完善现行的城市更新政策。在此背景下，广州市城中村改造在 2018 年有了较大的进展。2018 年，全市共有 17 条城中村纳入全面改造，8 条城中村明确了合作企业（表 1）。除此以外，众多城中村均在和意向合作企业进行商讨，期望在两年内纳入年度计划，优先实施改造。

表 1　2018 年广州市明确引入合作企业的 8 条城中村

村名	所在区域	引入合作企业	项目公告时间
金洲冲尾村	南沙区南沙街道	升龙地产	2018 年 5 月 21 日
南浦村	番禺区石碁镇	碧桂园	2018 年 6 月 14 日
南坐村	增城区石滩镇	合汇集团	2018 年 8 月 22 日
罗边村	番禺区南村镇	星河地产	2018 年 9 月 3 日
小坪村	白云区新市街	佳兆业	2018 年 11 月 1 日
金星村	增城区荔城街	融创+中鼎	2018 年 11 月 12 日
新市头村	海珠区凤阳街	方圆	2018 年 11 月 27 日
蔡边一村	番禺区东环街	升龙地产	2018 年 11 月 29 日

　　然而，尽管城中村改造进程得到了一定程度的提速，众多城中村在改造需要表决时都遇到了较大的困难，陷入表决困局。这引起了我们的思考：在政策大力推动的背景下，广州市的城中村改造为何仍然出现表决困局？在表决过程中是否存在更复杂的博弈，从而导致城中村改造的推进困难？纵观现时关于城中村改造中博弈关系的研究，更多关注改造的全过程，缺乏对不同表决阶段的博弈关系进行剖析。因此，本文对广州市城中村改造各表决阶段的博弈关系进行探索，试图解释广州市城中村改造在政策大力推动的背景下仍然出现表决困局的原因。

2　博弈视角下的广州市城中村改造

　　博弈论研究决策主体的行为发生直接相互作用时的决策以及这种决策的均衡问题（张维迎，2012）。作为基于行为主体互动决策的研究范式，博弈论经常成为解释城市问题、城市发展、城市规划决策等的认知工具和分析视角（王颖、孙斌栋，1999）。实际上，城市的空间演化和用地更新就是"博弈"的过程，涉及对传统的利益格局、权利关系的重新建构（聂家荣等，2015）。在市场经济条件下，土地及其附属权力被作为商品在不同的使用者之间流通，围绕着土地的权力和权益关系日趋复杂化，当面临城市土地再开发、再利用的时候，相关的利益主体就会围绕空间的变化而展开利益博弈。在这个过程中，不同主体间的决策相互影响，不同主体间的竞争与合作、冲突与统一并存（姜克芳、张京祥，2016）。最终，通过主体间的协商和谈判并达成契约而建立博弈均衡，从而实现用地更新的现实效应（黄瑛等，2013）。由于城中村改造实际上是通过规划再一次做土地增值收益的"蛋糕"，并建立一套利益分享机制对增值收益进行重新分配，重构原有的利益关系（刘芳、张宇，2015），因此城中村改造是一个博弈主体以一定的规则通过不同的作用方式达到博弈均衡的过程（吴智刚、周素红，2005；Hao et al.，2011；Tian，2008；赵艳莉，2012）。

　　一般来说，城中村改造主要涉及城市政府、村集体和原村民以及开发商三个基本利益主体（谢戈力，2011；袁奇峰等，2016）。作为"理性经济人"，他们均从自身利益最大化出发，展开对土地增值收益、城市功能等方面的多元博弈和无序争夺（项振海等，2018；吴智刚、周素红，2005）。博弈的焦点包括出让地块的大小、容积率、集体土地的发展权属收益等方面（何元斌、林泉，2012；袁奇峰等，2015），包含多策略选择、多效用和多均衡结果的不完全信息利益博弈（左为等，2015）。通过博弈，最终形成"政府—村民—开发商"的利益均衡机制（闫小培等，2004）：政府获得了包括优质的城市环境、公共服务设施的完善、城市运营的经济支撑等多个经济、社会目标的实现（李志刚，2011；赵艳莉，2012；Wu et al.，2013；郭友良等，2017），开发商获得改造利润，村民获得资产的升值（谢戈力，2011）。三方"利益共赢"，博弈达成均衡，促成最终改造的实现（Liu et al.，2010；贾生华等，2011）。

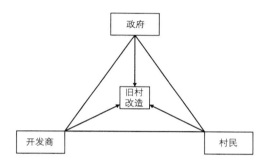

图 1　城中村改造中的博弈关系

现时，我国的城中村改造方式从单一化走向了多样化，参与主体也向多元化发展（谢涤湘、李华聪，2013）。在村庄内部，涉及的主体包括经联社（行政村）、经济社（自然村）、精英和普通村民等，他们之间也存在博弈关系（袁奇峰等，2016；谭肖红等，2012）。其他参与博弈的主体包括被拆迁户、钉子户、外来暂住人群、外来从业人员、经营户、周边地区市民等利益相关者（王瑞民，2016；梁小薇、袁奇峰，2018；袁奇峰等，2016；贾生华等，2011；陈凯仁等，2017）。各个主体的地位不同，权益性质各异，在城中村改造中的利益诉求也存在较大差异，其对于城中村改造的意愿及影响也不相同（陈凯仁等，2017；敖文文、徐彬，2015）。在众多主体中，政府被认为是城中村改造的关键主体，能强有力地主导和控制城中村改造的全过程（叶裕民，2015）。这是由于政府掌握着土地的管理权以及发展规划、更新改造和实施政策的制定权（郭友良等，2017；萧俊瑶等，2019）。因此，政府的策略选择对博弈的均衡走向有重要的引导作用，城中村改造中的博弈会直接受到更新改造政策等政府行为的影响，继而影响整体城中村改造的实施。

由于不同城市有着不同的城中村问题，因此，城中村的更新改造政策和实施细则由各城市政府自行制定，这也导致不同城市的城中村改造存在不同的实施路径和实施情况。许多城市的城中村改造流程存在多个表决阶段，涉及多个实施环节。纵观现时关于城中村改造中博弈关系的研究，城中村改造被看作一个整体项目，缺乏对不同阶段、不同环节的博弈关系的关注。然而，在不同的阶段和环节中，

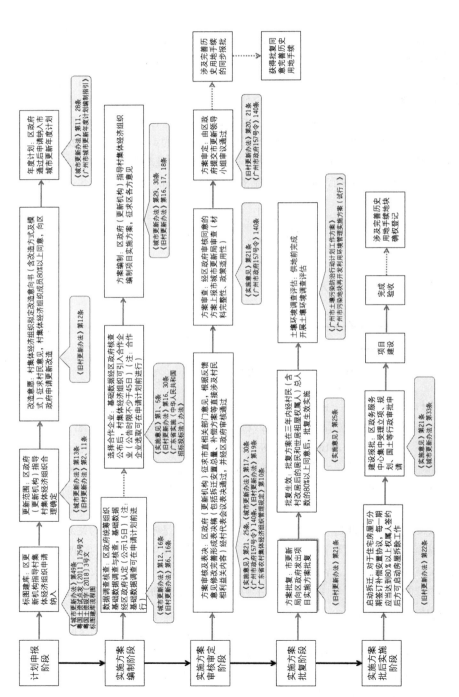

图 2　广州市旧村庄全面改造更新项目报批程序流程图（试行）

注：依据广州市城市更新局的旧村庄全面改造更新项目报批指引，该流程图适用于广州市旧村庄全面改造更新项目报批程序，但黄埔区、南沙区、增城区按区政府规定办理，广州空港经济区按市空港委规定办理。

资料来源：广州市城市更新局。

博弈主体、模式、机制等都存在变化，直接影响到城中村改造项目的整体运行。因此，对城中村改造不同阶段的博弈关系进行研究，是在研究对象方面的有益尝试，对城中村改造的实现具有积极意义。

作为拥有 272 条城中村的城市，广州的城中村改造涉及多个阶段，需要相关主体进行多次表决，不同阶段的表决所衍生的博弈关系都不尽相同，直接影响最终城中村改造的实现。根据广州市城市更新局发布的《广州市旧村庄全面改造更新项目报批程序流程图（试行）》，广州城中村的全面改造报批程序主要分为五个阶段，分别是计划申报阶段、实施方案编制阶段、实施方案审核审定阶段、实施方案批复阶段以及实施方案批后实施阶段（图 2）。

在此流程中，一共涉及四次表决[①]。在计划申报阶段，村民需要进行改造意愿的表决，需超过 80%的村集体经济组织成员同意推进旧村改造才能向区政府申请启动旧村改造工作[②]。在实施方案审核审定阶段，村民代表需要对实施方案表决稿进行表决。表决稿需要经过村代表会议进行表决，需 80%以上的村民代表同意后才能上报市更新领导小组进行审批[③]。而在实施方案批复阶段，批复方案需在三年内经村民（含村改后居民和世居祖屋权属人）总人数的 80%以上同意后，才能生效实施。最后，在实施方案批后实施阶段，启动拆迁需要进行实施改造的表决。对于住宅房屋可分期签订补偿安置协议，每一期应当达到 80%以上权属人签约后方可启动房屋拆除工作。

这四次表决，就是城中村改造表决困局产生的具体节点。博弈主体通过投票、签约等手段表达自身的诉求，导致城中村改造的推进困难。以下结合对广州市城中村在改造过程不同阶段的表决困局进行梳理，对这一理解进一步展开详述（图 3）。

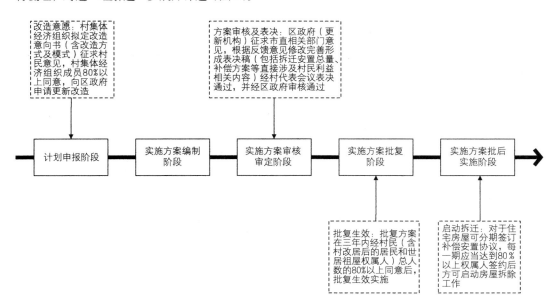

图 3　广州市旧村庄全面改造更新项目表决程序

3 广州市城中村改造的表决困局探析

在旧村改造的五个阶段中，计划申报阶段的主要目标是该村的旧村改造纳入市城市更新的年度计划。此处涉及改造意愿的表决。一般来说，大部分村民都期待自己的村庄纳入城市更新年度计划并启动改造，因此此次表决较易获得通过。故本次研究只针对后续的三次表决进行梳理和研究。

3.1 实施方案审核审定阶段的表决困局

在实施方案审核审定阶段，村民代表对实施方案表决稿进行表决。此次表决需要超 80% 以上的村民代表同意后方能上报市更新领导小组进行审批。难以轻易地获得超过 80% 的村民代表通过成为此阶段改造停滞的主要因素。

南沙区 C 村在进入实施方案审核审定阶段后，一直未能获得超过 80% 以上的村民代表同意，更新改造陷入停滞。根据片区策划方案，C 村改造后的总建设量为 35.99 万平方米，其中复建安置总量为 19.19 万平方米，融资总量为 16.80 万平方米。根据片区策划方案和控规调整[④]，C 村的实施方案开始编制。然而，该村的村民代表对该实施方案提出的复建总量并不满意。根据访谈，C 村村民认为，根据《广州南沙集体土地和集体土地上房屋征收补偿安置办法》（穗南开管办〔2018〕2 号），在对广州南沙农民集体所有土地和集体土地上房屋进行征收时，若选择置换为高层住宅（带电梯）及被征收房屋为混合结构时，按确定的应补偿房屋面积的 1.6 倍置换安置房。而实施方案的复建安置总量为 19.19 万平方米，仅为按确定的应补偿房屋面积的 1.33 倍，比采用征收补偿安置方法中的 1.6 倍要少了许多。

由于实施方案的复建总量是沿用片区策划方案的复建总量的，因此村民实质上是对片区策划方案所确定的总量不满意。而片区策划方案是没有村的表决程序的，也就是说村民被排除于片区策划方案的确定之外[⑤]。因此，村民认为片区策划方案仅为政府和开发商博弈后的结果，不能代表村民的意见和诉求。故到了实施方案审核审定阶段，村民代表以手中的投票权来表达自身对片区策划方案的不认可，并提出更大的诉求，逼迫开发商增加赔偿量。村民对于赔偿的建筑量的计算口径和计得的赔偿总量，往往是与政府颁布的方案不一致的，导致开发商需要付出额外补偿。

换句话说，村集体以表决为手段，要求开发商"割肉"让利，以获得更大的赔偿总量。由于片区策划确定的建设总量不能突破，因此村集体要求开发商的"割肉"即是要求开发商让渡部分融资建设量。在此情况下，开发商就要进行内部的测算，计算是否能满足村集体的要求。这种要求会造成利润率的下降，往往在开发商的内部审核流程中难以通过。因此，开发商会和村集体对可能让渡的建设量进行协商，企图寻找一个双方均满意的平衡点。往往这种协商会形成长时间的拉锯，导致城中村改造的停摆。

在实施方案审核审定阶段，博弈的主体主要是村民代表和开发商。村民代表代表的是村集体以及全体村民的利益。作为掌握着实际的土地产权的主体，村集体和村民是城中村改造过程中受影响最大、与自身利益关系最直接的主体，土地是他们的博弈筹码。因此，村民代表利用手中的表决权，要求获得更多的复建建筑量。开发商作为市场化主体，其追求的是在城中村改造过程中获得土地开发权与开发利润，因此融资总量是其最关注的部分。因为这代表着以后能供给到市场的货量，直接关乎项目的收益。

显而易见，博弈的中心是实施方案表决稿中的复建总量。然而，实施方案的改造总成本和建筑总量是不能超过片区策划所确定的改造总成本和建筑总量的，片区策划确定的改造总成本和建筑总量在实施方案审核审定阶段是不会被调整的。因此，若最终实际发生的改造成本超出片区策划确定的改造成本，此部分费用由开发商自身承担；若村集体和村民所获得的复建总量增加，则开发商的融资总量需要减少。因此，村民代表和开发商围绕着复建总量展开博弈，双方的利益是此消彼长的。

在此博弈过程中，作为城中村改造的关键主体以及更新政策的制定者的城市政府是缺位的。其仅仅对实施方案的表决稿进行审议，确定其没有超过片区策划确定的总成本和总建筑量。如何使村民代表理解甚至同意实施方案表决稿并不在城市政府关注的范畴。然而，作为博弈中心，实施方案表决稿中的复建总量却是片区策划阶段政府和开发商博弈后所产生的结果[⑥]，村民代表是并未参与此阶段的博弈的。在片区策划后，政府就退出了博弈，而村民代表就作为新的博弈主体，与开发商展开了新一轮的博弈。博弈主体的转换，导致了新一轮的博弈关系的产生，导致了后续长时间的协商与拉锯。

3.2　实施方案批复阶段的表决困局

在实施方案批复阶段，批复方案是需在三年内经村民（含村改后居民和世居祖屋权属人）总人数的80%同意的。尽管在实施方案审核审定阶段已有超过80%的村民代表通过实施方案，但村民代表并不能完全代表所有村民。因此，难以保证80%的全体村民都同意实施方案，成为此阶段旧村改造停滞的主要原因。

尽管不同的村庄可能情况各有不同，但在旧村改造中，不同宗族、不同派系的诉求差异往往较大。南沙区 T 村就是这样的一个案例。根据调查，该村常住人口 1 848 人，其中村户籍人口 1 245 人，非村民人口 600 人。按照股权关系划分，股民[⑦]共有 972 人，非股民共 876 人，包括村户籍人口 276 人和非村籍户口的世居居民 600 人。这些世居居民是在 20 世纪 90 年代被村东侧国有工厂招为工人后才转为城镇户口的 T 村村民，在村内长期居住并在村内拥有房产。由于该村旧村范围无土规、无图斑、无城规，改造后难以实现原址安置，因此股民和世居居民在房屋拆迁后均在南侧的留用地进行安置。

此方案的争议点主要在于世居居民的安置问题。由于按规定留用地是农村集体经济组织用于发展生产的建设用地，其所有权、使用权、收益权、占有权和处分权均归集体所有（刘芳等，2011），因此股民认为世居居民不应该安置在留用地上，他们并不具有留有地的使用权。股民认为若世居居民也安置在留用地上，会导致留用地上的安置总量过高，导致居住环境下降，因此他们要求政府给出另外的用地异地安置世居居民或开发商改用现金补偿的形式补偿世居居民。然而世居居民也不同意异地安置或现金补偿的方案，他们认为自己本身就属于本村村民且房产位于本村，异地安置或现金补偿都是利益受损的方案。由于批复方案需 80%的全体村民同意，而 T 村世居居民总数占总村民数的 47.97%，因此如果方案改为异地安置或现金补偿，世居居民会拒绝签约，从而导致批复方案需要重新修订报批。村民和世居居民之间的拉锯，导致旧村改造的停摆。

在实施方案批复阶段，开发商与全体村民的博弈仅为此阶段的次要博弈，主要的博弈关键为村庄内部不同利益集团间的博弈。不同宗族、不同派系、不同群体的诉求具有差异。通常在实施方案批复阶段前，大宗族、大派系的诉求容易得到关注和满足，小宗族、小派系容易被忽略。若利益集团占比很低，在改造过程中难以产生影响。但若一些利益集团的规模较大，当其诉求和收益互斥时，其就会和村里主要的利益集团展开博弈。

本阶段的博弈中心是不同群体、不同利益集团在改造中的权利和复建总量。由于权利和复建总量是确定的，因此各利益集团的利益是此消彼长的，不同群体之间存在排斥性。利益集团之间通过自身的权利互相制衡。若主体间产生不可调节的矛盾，将会致使改造陷入困境。白云区小坪村、天河区冼村在此阶段中都遭遇了不同利益集团的角力和争夺，导致改造方案的表决通过率难以满足政策要求，最终导致了项目的长时间停滞。为了解开博弈困局，外部主体需要介入并进行调解和协调。这些外部主体可能是城市政府，也可能是开发商。通常来说，作为最关注城中村改造进度和效率的主体，开发商会付出一定的额外成本或额外补偿以解开村庄内部的博弈困境。

在实施方案审核审定阶段后，实施方案批复阶段又产生了新一轮的博弈，博弈主体转变成为村内的不同利益集团。由于上一阶段中拥有表决权的仅仅是村民代表而非全体村民，在实施方案批复阶段当全体村民均可进行投票表决时，相对较小的利益集团和群体就可以运用自身的权利表达诉求。这些相对较小的利益集团和群体作为新的博弈主体出现，就上阶段的博弈主体确定的方案展开新的博弈。新的博弈主体的出现，导致了新一轮博弈关系的产生，导致了改造的难以推进。

3.3　实施方案批后实施阶段的表决困局

在实施方案批后实施阶段，每一期应当达到 80% 以上权属人签约后方可启动房屋拆除工作。补偿安置协议在项目实施方案批复后三年内仍未达到 80% 以上权属人签约比例的，项目实施方案需重新报批。因此，在此阶段，开发商要和每一个权属人进行谈判和确认，必须要每一个权属人签约，才能启动后续的拆除工作。然而，权属人和开发商往往在一些具体的改造的细节上难以达成一致，导致旧村改造的停滞。

海珠区 L 村在 2018 年进入了实施方案批后实施阶段。L 村经联社开始向政府申请立项，立项后开始申报规划方案。根据此前市批复的 L 村改造方案，其规划总用地 151.42 万平方米，建设总量 436 万平方米。持有产权证明的补偿对象可选择货币补偿，按房屋合法面积以 15 000 元/平方米的标准给予一次性货币补偿。如不选择货币补偿，也可选择复建补偿安置，按照房屋合法面积按"拆一补一"复建[⑧]。尽管实施方案已经获得超过 80% 的全体村民的同意，但开发商在和具体权属人进行谈判时，却再一次难以推进。一些权属人对个人赔偿方案不满意，不愿意签约。根据访谈，权属人一般认为个人赔偿方案对一些细节考虑不足，例如未将房子的区位、产业、经营情况等考虑在内，仅仅是按照房子的总量进行"一刀切"，导致方案不够合理，尚有调整的空间。

"……我家的房子都租给人做餐厅了，租金是做住宅的好几倍呢，怎么可能一样的赔法……"——摘自笔者与 L 村某村民的谈话

"……我家的房子就在 L 村大道上，离地铁站又近，不可能和村里头的房子一样的赔偿价格啊……"——摘自笔者与 L 村某村民的谈话

在实施方案批后实施阶段，博弈的主体为村民个体与开发商，其主要围绕着具体权属人的赔偿方案展开博弈。对于受改造直接影响的村民个体来说，其诉求是个人的赔偿总量最大化。他们认为区位、产业等均是"合理"的诉求，需要考虑到赔偿方案中。然而，对于开发商来说，任何的调整都是对项目成本的增加。如果满足了个别村民的诉求，还有可能会引起其他村民的反弹，继而提出更多的"合理"诉求。因此，双方针对具体的个人赔偿方案展开博弈。为了获取更多的赔偿总量，村民个体通过拒绝签约来影响拆除方案的实施。此时开发商通常会派遣专人与个别村民进行长时间的谈判。同时，开发商内部也会在满足个别村民诉求和项目推进进度之间进行测算，权衡不同选择方案的利弊。除了开发商自身派员和个别村民进行谈判外。开发商也会动员村干部、村小组成员以及该村民的亲戚朋友对这些村民进行游说，以期能提升其改造的意愿或降低其额外诉求。

在实施方案批后实施阶段，与开发商进行博弈的主体转变成了具体的权属人。在实施方案审核审定阶段以及实施方案批复阶段，博弈中心均是建筑总量。而在本阶段，博弈中心是个人的赔偿方案。因此，原来投票赞成总量的村民个体，在此阶段有可能会对个人的赔偿总量产生不满，继而用自身的权利影响改造的实施。这些个体的权属人，作为新的博弈主体出现，和开发商展开新一轮的博弈，导致了改造的难以推进。现时的三旧改造政策缺乏对旧村改造的具体赔偿作出详细的指导，也是本次博弈产生的重要原因。

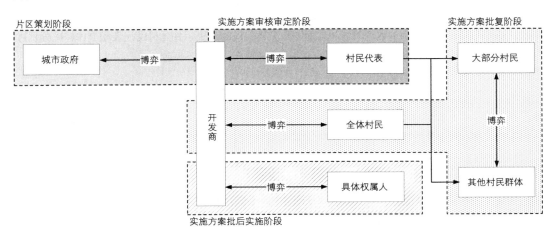

图 4　不同阶段表决程序所涉及的博弈关系

综上所述，在实施方案审核审定阶段、实施方案批复阶段以及实施方案批后实施阶段表决程序中所涉及的博弈主体均不一致。尽管在三个阶段中，开发商都参与了博弈，但与开发商进行博弈的主体是一直在变换的。除了与开发商的博弈，村庄内还存在内部博弈。因此，多元的博弈主体，频繁的博弈主体转换，导致了多种博弈关系的出现，最终导致了表决困局（图 4）。

4　结论与建议

在广州市城中村改造进程提速的背景下，众多城中村在改造需要表决时仍遇到较大的困难。这是由于在不同的表决阶段会出现新的博弈主体，博弈主体的频繁变换导致博弈关系的不断产生，从而导致了城中村改造表决的困局。在片区策划阶段，博弈双方是政府和开发商；在实施方案审核审定阶段的实施方案表决阶段，博弈双方转变为村民代表与开发商。到了实施方案批复的签约阶段，除了全体村民和开发商的博弈，村内不同的利益集团也展开博弈。最后，在实施方案批后实施的签约阶段，村民个体与开发商进行博弈。因此，在不同阶段中的博弈主体的转换，导致了不同的博弈关系的出现，上一阶段的博弈均衡被下一阶段新加入的博弈主体所打破，每个阶段都要对已协调过的利益格局进行再一次协调，最终导致了表决困局。另外，政府在控规调整后退出博弈也给了其他博弈主体更多的谈判空间。大多表决都发生在控规调整以后，核心规划指标例如总建筑量等均已不能修改，使得后面的博弈主体缺少协调余地。现时的城中村改造博弈研究主要关注于改造的全过程，本文对广州市城中村改造各表决阶段的博弈关系进行探索，对广州城中村改造在政策大力推动的背景下仍然出现表决困局的原因进行解释，是在研究对象方面的有益尝试，对于指导广州市城中村改造具有积极意义。

实际上，在珠三角地区的一些城市的城中村改造政策中，都通过沿用一套整体改造方案、减少表决次数等手段来规避可能出现的博弈。深圳市、佛山市的城中村改造并没有严格划分片区策划方案和实施方案，此两个部分均是统一在同一个改造方案内，这样就避免了在方案衔接时出现新的博弈主体和衍生其他的问题。在佛山，改造的表决只有一次全体村民的表决，并无村民代表和全体村民分别进行两次表决的做法，这样就可以避免在多次表决中出现博弈主体的不一致。

基于此，本文提出如下建议：

第一，简化旧村庄全面改造更新项目的程序，减少流程中的表决次数，或将几次表决进行合并，规避表决过程中不必要的博弈关系的出现；

第二，对不同阶段的表决主体进行统一，减少表决过程中的博弈主体的转换，以降低沟通成本，缩短改造进程；

第三，政府应该在城中村改造实施方案阶段继续保持主导地位和发挥监管的角色，对现时的三旧改造政策进行梳理、修正和补充，对旧村改造的具体赔偿作出更详细的指导，使在具体改造操作时有理据可依。

致谢

本文受国家社科基金重大项目（20&ZD107，21&ZD175）、2019 年度广东省哲学社会科学规划项目（GD19YYS07）、2020 年度广州市哲学社会科学规划项目（2020GZYB54）、2022 年度佛山市社科规划项目（2022-QN11）、2022 年度广州市哲学社会科学发展"十四五"规划羊城青年学人课题（2022GZQN36）资助。

注释

① 依据广州市旧村庄全面改造更新项目报批程序流程图，广州市旧村全面改造更新项目报批程序中会涉及四次表决，但不同区的要求可能会有不同。

② 其中，番禺、增城、从化、花都四区的申报启动的条件是有投票权的村民改造意愿表决超 80%。

③ 此阶段，黄埔要求所有有投票权的村民进行表决。

④ 在实施方案编制阶段，涉及控规调整的村庄需由区政府统筹编制片区策划方案，在征求权属业主并通过市更新部门的审查和审定后进行控规调整并落实到实施方案中。不需要进行控规调整的、控规稳定的村庄可不进行片区策划方案编制的步骤。但实际情况是基本上每一个广州市城中村在进行三旧改造时都必须经过控规调整。这主要有两个方面的原因，一方面是广州的控规在过去并未实现全覆盖，另一方面是在现行控规中大多数旧村地块仍作为旧村进行保留，不符合改造后的情况。因此，在进行三旧改造时控规就必须进行调整。故广州市的城中村在三旧改造时基本上都必须经过片区策划方案和控规调整的步骤。

⑤ 在片区策划方案编制后，区政府需要征求权属业主、市、区相关部门的意见，修改后才可以将片区策划方案报送城市更新局进行审核。然而此阶段被征询意见的权属业主，仅为城中村的若干个领导，并非村民代表，更非全体村民。

⑥ 尽管依据旧村庄全面改造更新项目报批程序流程图，选择合作企业是在实施方案编制阶段才进行，但实际上是意向合作企业在旧村改造的开始阶段就介入该村的报批流程。因此在片区策划方案编制阶段，区政府在征求权属业主时，村集体一同征询合作企业的意见并反馈到政府，因此在片区策划阶段，博弈的主体包含合作企业，即房地产开发商。

⑦ 村庄完成农村集体经济股份制改革后，村集体资产折股量化，持股的村民则称之为股民。

⑧ 资料来源为 2014 年的《沥滘城中村改造房屋补偿安置方案》。

参考文献

[1] HAO P, SLIUZAS R, GEERTMAN S. The development and redevelopment of urban villages in Shenzhen[J]. Habitat International, 2011, 35(2): 214-224.

[2] LIU Y, HE S, WU F, et al. Urban villages under China's rapid urbanization: unregulated assets and transitional neighbourhoods[J]. Habitat International, 2010, 34(2): 135-144.

[3] TIAN L. The Chengzhongcun land market in China: boon or bane – a perspective on property rights[J]. International Journal of Urban and Regional Research, 2008, 32(2): 282-304.

[4] WU F, ZHANG F, WEBSTER C. Informality and the development and demolition of urban villages in the Chinese peri-urban area[J]. Urban Studies, 2013, 50(10): 1919-1934.

[5]　敖文文, 徐彬. "城中村"改造中多主体博弈与冲突演进机制研究——以武汉市为例[J]. 湖北工业大学学报, 2015, 30(6): 5-9.

[6]　陈凯仁, 龙茂乾, 李贵才. 城中村利益相关者改造意愿影响因素——以深圳市上步村为例[J]. 城市问题, 2017(8): 96-103.

[7]　郭友良, 李郇, 张丞国. 广州"城中村"改造之谜: 基于增长机器理论视角的案例分析[J]. 现代城市研究, 2017(5): 44-50.

[8]　何元斌, 林泉. 城中村改造中的主体利益分析与应对措施——基于土地发展权视角[J]. 地域研究与开发, 2012, 31(4): 124-127+133.

[9]　黄瑛, 徐建刚, 张伟. 传统民居型历史地段保护更新中的博弈研究[J]. 城市规划, 2013, 37(9): 46-50.

[10] 贾生华, 郑文娟, 田传浩. 城中村改造中利益相关者治理的理论与对策[J]. 城市规划, 2011, 35(5): 62-68.

[11] 姜克芳, 张京祥. 城市工业园区存量更新中的利益博弈与治理创新——深圳、常州高新区两种模式的比较[J]. 上海城市规划, 2016(2): 8-14.

[12] 李志刚. 中国城市"新移民"聚居区居住满意度研究——以北京、上海、广州为例[J]. 城市规划, 2011, 35(12): 75-82.

[13] 梁小薇, 袁奇峰. 珠三角商贸型城中村的领域政治——基于广州市中大布匹市场区的案例研究[J]. 城市规划, 2018, 42(5): 39-46.

[14] 刘芳, 张宇. 深圳市城市更新制度解析——基于产权重构和利益共享视角[J]. 城市发展研究, 2015, 22(2): 25-30.

[15] 刘芳, 赵新平, 岳隽. 快速城市化背景下原农村集体留用地的产权经济学分析——以深圳为例[J]. 广东土地科学, 2011, 10(4): 4-9.

[16] 聂家荣, 李贵才, 刘青. 基于夏普里值法的城市更新单元规划空间增量分配方法探析——以深圳市岗厦河园片区为例[J]. 人文地理, 2015, 30(2): 72-77.

[17] 谭肖红, 袁奇峰, 吕斌. 城中村改造村民参与机制分析——以广州市猎德村为例[J]. 热带地理, 2012, 32(6): 618-625.

[18] 王瑞民. 整村统筹, 破解城市更新中的"钉子户"困局——来自深圳坪山土地整备实践的启示[J]. 团结, 2016(5): 59-63.

[19] 王颖, 孙斌栋. 运用博弈论分析和思考城市规划中的若干问题[J]. 城市规划汇刊, 1999(3): 61-63+80.

[20] 吴智刚, 周素红. 城中村改造: 政府、城市与村民利益的统一——以广州市文冲城中村为例[J]. 城市发展研究, 2005, 12(2): 48-53.

[21] 项振海, 郭炎, 袁奇峰, 等. 广东省"三旧"改造研究进展[J]. 上海城市规划, 2018(4): 68-73.

[22] 萧俊瑶, 张晓宇, 李志刚. "行政吸纳"视角下深圳市城中村改造模式及演化机制研究[J]. 城市与环境研究, 2019(3): 72-82.

[23] 谢涤湘, 李华聪. 我国城市更新中的权益博弈研究述评[J]. 热带地理, 2013, 33(2): 231-236.

[24] 谢戈力. 如何实现"三旧"改造中的"共赢"——"三旧"改造参与者利益平衡的博弈分析[J]. 中国土地, 2011(2): 44-46.

[25] 闫小培, 魏立华, 周锐波. 快速城市化地区城乡关系协调研究——以广州市"城中村"改造为例[J]. 城市规划, 2004(3): 30-38.

[26] 姚之浩, 田莉. 21 世纪以来广州城市更新模式的变迁及管治转型研究[J]. 上海城市规划, 2017(5): 29-34.

[27] 叶裕民. 特大城市包容性城中村改造理论架构与机制创新——来自北京和广州的考察与思考[J]. 城市规划, 2015, 39(8): 9-23.

[28] 袁奇峰, 钱天乐, 郭炎. 重建"社会资本"推动城市更新——联滘地区"三旧"改造中协商型发展联盟的构建[J]. 城市规划, 2015, 39(9): 64-73.

[29] 袁奇峰, 钱天乐, 杨廉. "内卷化"约束视角下的珠江三角洲地区旧村改造——以佛山市南海区 XB 村为例[J]. 现代城市研究, 2016(10): 46-52.

[30] 张维迎. 博弈论与信息经济学[M]. 上海: 格致出版社, 2012.

[31] 赵艳莉. 公共选择理论视角下的广州市"三旧"改造解析[J]. 城市规划, 2012 (6): 61-65.

[32] 左为, 吴晓, 汤林浩. 博弈与方向: 面向城中村改造的规划决策刍议——以经济平衡为核心驱动的理论梳理与实践操作[J]. 城市规划, 2015, 39(8): 29-38.

[欢迎引用]

梁小薇, 袁奇峰, 黎羽龙, 等. 博弈视角下广州市城中村改造过程中的表决困局辨析[J]. 城市与区域规划研究, 2022, 14(1): 103-115.

LIANG X W, YUAN Q F, LI Y L, et al. Analysis of the voting dilemma of urban village transformation in Guangzhou from the perspective of gaming behavior [J]. Journal of Urban and Regional Planning, 2022, 14(1): 103-115.

互动式治理下的城市更新

——基于顺德旧村改造的实证分析

白　锐　翁镇豪

Urban Renewal Under Interactive Governance – An Empirical Analysis on Old Village Reconstruction in Shunde District, Foshan City

BAI Rui, WENG Zhenhao
(School of Public Administration and Emergency Management, Jinan University, Guangzhou 510000, China)

Abstract Shunde district in Foshan city has seen steady urban renewal under interactive governance, which has enabled the government departments, urban residents and investors to establish a stable network-based collaborative relationship. Relying on this relationship to coordinate the actions of all parties, Shunde forms a new governance pattern: the government strengthens macro guidance and exerts the "meta-governance" effect; urban residents have more say and initiative; and investors change their business philosophies and establish enterprise alliances. The reasons lie in the double constraints of changes in the high-level macro context and the struggle of the low-level residents, as well as lie in the fact that interactive governance has effectively promoted the same-frequency evolution of the state, market and social actors. Therefore, with the community mechanism as the core, supplemented by the administrative and market mechanisms to play a complementary role, interactive governance can clarify the action logic of the government, residents and investors in urban renewal, and truly achieve the vision of community leadership, government guidance and market assistance.
Keywords urban renewal; interactive governance; old village reconstruction; community governance

作者简介
白锐、翁镇豪，暨南大学公共管理学院/应急管理学院。

摘　要　顺德城市更新在互动式治理下稳步推进，政府、居民与投资商建立起稳定的网络型协作关系，并有赖于这种关系以协调各方行动，进而形成新的治理格局：政府加强宏观指导并发挥"元治理"效应；城市居民掌握更多话语权与主动权；投资商转变经营理念并建立企业联盟。分析其原因，一方面受制于高层宏观语境变化与低层居民抗争的双重约束；另一方面，互动式治理有力推动了国家、市场与社会行动者的同频演进。因此，以社群机制为核心，辅以行政与市场机制来发挥互补作用，互动式治理才能厘清城市更新中政府、居民与投资商的行动逻辑，真正达成社群主导、政府指引、市场助力的愿景目标。

关键词　城市更新；互动式治理；旧村改造；社群治理

1　引言：新时代城市更新改造新难题

自改革开放后，我国城市就进入了快速城镇化进程，这不仅驱动农村人口走向城市，而且还促使大量农村土地转化为城市用地。国家统计局数据显示，我国城镇化率从1990年的26%攀升到2018年的59%，并预估在2025年达到72%。因而在地理范围上，众多城市处于扩大趋势，且该趋势正迅速消耗大量建设用地储备，逼近生态环境保护的红线。然而，在可利用土地存量日益减少与大量人口集聚城市的"双重倒逼"下，越来越多城市开始转变发展理念，放弃以往的粗放型发展道路，走"城市良性发展与生态环境保护相平衡"的可持续之路（邹兵，2013）。因此，近年来许多城市打破过往的外延式扩张模式，转向一种"激活已有土地的存量增效、提升存量土地的使用价值"的内涵式发展。以佛山市顺德区为例，根据顺德区国土资源局公布数据，2017年顺德区存量用地供应比例从2013年的53%逐步上升到2017年的65%，首次实现存量用地超越新增用地规模。

在这样的趋势下，城市更新升级已然成为城市空间扩张的新途径，如何更好地谋求城市更新成为未来城市治理规划的关键命题。由于城市是一个综合性的复杂有机体，城市更新更是一项具有全面性、战略性、系统性的"流程再造工程"（高见等，2020）。作为一个时间周期长、涉及主体多的经济活动，城市更新活动的本质是政府、投资商与居民三者以地域空间为依托进行城市资源与公共利益再分配的博弈过程，三者间的互动关系形成了分析当前我国城市更新的主要范式（陈浩等，2010）。然而，在实际活动中三者呈现出不对等的关系，即过多倚重政府与投资商而忽视居民力量，致使众多城市更新出现公共价值缺失、私人集团寻租、政府规范欠妥等问题。比如一些城市只以拆迁重建与投资效应为导向，漠视公共空间分配与城市功能提升，使城市居民利益难以保障；一些城市片面满足某个区域的改造需求，背离城市更新的总体性战略目标，反而进一步加剧城市系统性问题，最终引发更多"城市病"。

实际上，在中国早期城市更新中，三种行为主体就已经呈现出力量不对等的博弈结构。由于缺乏政治经济层面的话语权与影响力，居民容易在城市升级过程中丧失主动权，造成博弈过程中居民力量薄弱的悬殊格局，其经济利益也慢慢受到政府与投资商组成的"寻租集团"所蚕食（王桢桢，2011）。与此同时，因某些政府官员盲目追求个人任期政绩，往往会选择与投资商"合谋互利开发"，罔顾城市居民的公共利益，单方面决定城市更新的核心事项，致使博弈主体间关系严重失衡（刘京、邹爱华，2018）。此外，居民群体也因为缺少理性、合宜的利益表达渠道而纷纷选择"缠闹维权"的非正式手段以维护自身经济利益（施从美、宋虎，2014）。所以，城市更新才会不断出现因产权交易不合理、利益补偿不公平导致的社会冲突事件，大大破坏了基层社会的稳定性。

故而，出于调和社会矛盾与维护各主体利益的考虑，众多城市在中央政策指导下大力探索一种全新的城市更新模式。顺德作为第一批受益于城镇化红利而发展起来的珠三角城市，由于土地存量与空间规模都面临巨大的发展瓶颈，因而也走上了自主探索新型城市更新之路。本文基于互动式治理这一理论范式，以顺德区旧村改造为研究对象，全面探讨顺德区城市更新治理格局变化以解析其演进路径，寄希于对其他地区的城市更新具有借鉴性意义。

2　分析框架：互动式治理下的城市更新

互动式治理（interactive governance）是指具有不同利益诉求的行动者，通过集体行动以形成、促成与实现共同愿景目标的系统性活动，并强调多方行动者不断在该过程中动员自身力量与分享治理理念（Torfing et al.，2012）。与自上而下的传统化治理相比，互动式治理的特点在于其不以行政国家为中心展开治理，更不单独围绕市场企业或社会公民，而是基于三者间的同频行动与关系网络。因此，互动式治理有三大核心要素：①意愿（intention），国家、市场与社会的行动者愿意为共同目标做出相应的互动行为以凝聚价值共识；②工具（tool），国家、市场与社会的行动者拥有独特资源或行动策略以保障愿景目标的实现，以及由此形成的共同制度规范；③行动（action），国家、市场与社会的行动者充分运用各自的资源优势以将理想目标变为现实结果的过程（Kooiman et al.，2005）。

互动式治理的精髓还在于社群治理在其中发挥核心性作用。社群治理指具有相互熟悉关系的个体联合起来形成共同体，并以价值认同作为依托来对公共事务进行协调治理的集体性活动。社群治理作为处理人类日常事务的三大治理机制之一，也被称为社群机制；其余两个是行政治理与市场治理，分别强调行政命令与自由竞争（奥斯特罗姆，2012）。在早期传统化治理模式中，行政机制主导着绝大多数公共事务的治理，市场机制与社群机制则处于边缘化、模糊化境地。在日益兴起的互动式治理范式中，社群治理逐渐占据中枢位置，行政治理与市场治理反而扮演"润滑剂"或"元治理"的角色（Sørensen and Torfing，2007）。此外，面对当今复杂多变的社会事务，三种治理机制都难以独自发挥作用以实现善治，而是需要通过相互嵌入、借鉴、影响的方式来形成互动式治理以实现治理效果的最优化。具体来说，互动式治理有以下三个特点：

（1）强调行动者间动态关系的建构与维护。关系建构是指某一社群为谋求多方行动者的良性合作所采取的一系列做法，包括培育信任关系、达成价值共识、协调集体行动、分享各自资源等；关系维护是指及时应对那些会破坏合作关系的潜在风险，并维持社群的价值认同（Mitchell，2010）。互动式治理正是围绕这种多方行动者间的动态关系实施横向与纵向治理：横向治理上，政府不再通过行政命令或科层控制等方式来链接其他行动者，而是转向形成一种平等沟通、协同合作的伙伴关系，并在其中起"元治理"的指导性作用；纵向治理上，当公共事务牵涉到不同层级的部门或行动者时，上层部门也并非仅采用上传下达的线性控制手段，更多地运用利益诱导、权力下放等助推方法以达成最终的善治。

（2）社群机制与市场机制的耦合发挥着促成多方协作的积极影响。互动式治理下的多方协作之所以成为可能，需要寻找出不同主体间的"利益最大公约数"，而关键在于各行动者要在特定政策所形成的公共空间中，发挥相应策略优势以实现共同利益最大化（江华等，2011）。这种行为具体到现实活动中，便呈现为某个社群组织或企业联盟的成立。换言之，市场治理中的竞争机制对于调动各方行动者的参与动力起着激励作用，社群治理中的价值认同功能则能降低各方行动者在社群组织或企业联盟中开展合作的交易成本（Baker et al.，1998）。其中，最能体现二者耦合的产物就是"关系型契约"的诞生。与纯粹市场机制下自由竞争所产生的"经典性契约"不同，"关系型契约"是将社群机制中的价值认同嵌入到市场机制中，并通过族群关系强化契约关系，进而促成行动者之间的相互协作（Williamson，1985）。因此，社群机制与市场机制的耦合互通所孕育的信任资本，是推动互动式治理向前发展的一大动力。

（3）重新定义了国家行动者扮演的角色。相较于传统化治理而言，互动式治理强调国家行动者在宏观层面上发挥"治理的治理"的作用，即承担"元治理"角色（Torfing et al.，2012）。这是一种超脱传统意义上行政治理，凸显出政府在多方协作中的主导性与规范性作用。同时，"元治理"又不会过多地干涉各方行动者的互动过程，且能够起到指导共同协作、防止治理偏差的效果。此外，国家行动者还通过将行政治理内嵌于互动式治理当中行使一个关键职能，即将市场与社会行动者的行为合法化，赋予它们相应的正当性意义，尤其是由社会行动者所发起的社群治理。尽管行政机制不在互动式治理中起核心主导作用，且取而代之的是社群机制与市场机制，但国家行动者仍然充当着将社群与市场治理行为合法化的关键角色。

概言之，互动式治理与传统化治理相比，前者将社群治理机制引入国家、市场与社会行动者间关系网络的建构与维护中，且有机串联起三者关系以运用在社会事务的治理之中。若将城市更新置于互动式治理场域，那么城市更新治理则从过往国家行动者的单一主导演变为多方行动者（国家政府—市场投资商—社会居民）的互动共治，并且由居民所构成的社群组织在其中起核心作用。图 1 展示出传统化治理与互动式治理下城市更新之间的差异。

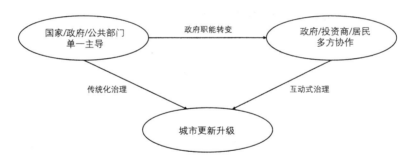

图 1 传统化治理与互动式治理下城市更新的比较

3 个案研究：顺德旧村改造的演变图景

广东省佛山市顺德区是得益于早期城镇化红利所形成的第一批珠三角城市，同时也是众多城市更新升级的"排头兵"。自改革开放以来，顺德不仅从以往具有江南特色的"鱼米之乡"摇身一变成为"高楼林立"的大城市，而且还在城镇化过程伊始就同步启动了一系列城市更新活动。其中包括从 20 世纪 90 年代的村民自建房改造到 21 世纪初政府推动的廉租房建设，再到新时代下城中村的更新迭代。至今，顺德城市更新活动正在如火如荼地开展，且紧紧围绕顺德旧村改造这一核心对象，形成以下四种改造模式（表 1）。此外，伴随着城市更新不断往纵深方向发展，当中的行动者也在随之发生相应的演变。

表 1　顺德旧村改造模式

更新模式	适用范围	具体介绍	经典案例
多方共同合作改造模式	目前最为主流的模式,适用于多元协商过程	政府引导规划,村集体出让土地,投资商投入资金,共同协商改造与利益分配	龙江镇仙塘村
投资商长租自管模式	村集体出让土地并放权给投资商介入	政府引导产业定位,经村集体表决后,公开引入社会资本,进行土地整改、开发建设,解决集体土地融资难问题	乐从镇上华村
居民自主改造模式	村集体经济实力雄厚,或村土地价值不高,难以吸引投资商介入	政府统一规划,确定产业准入条件,倾斜改造资金,引导业权人自主开发改造	杏坛镇马岗村
政府生态修复模式	一般为生态脆弱村,且亟须环境修复	政府主导土地征收,不再用于工商业用途,开展生态修复、复垦复绿	伦教镇北海村

3.1　居民意识日益觉醒,主动性不断提升

无论是哪一种改造模式,政府、投资商与居民在旧村改造过程中的地位与作用都在不断变化。2014年之前,顺德区政府仅在改造过程中充当协助管理者,很少介入到具体的更新活动中。换言之,政府既不会插手干涉旧村改造项目,也没有对投资商或村民行为进行特别监督或管控,因而呈现出"投资商出钱、原村民出力"的治理格局。但在 2015 年以后,顺德区政府陆续出台《顺德区城市更新("三旧"改造)实施办法的通知》(顺府发〔2015〕19 号)、《顺德区提升工业用地利用效率管理办法的通知》(顺府发〔2017〕16 号),标志着顺德区城市更新工作进入制度化建设的探索阶段。2018 年,顺德发布《顺德村级工业园升级改造实施意见的通知》(顺府发〔2018〕24 号),并围绕旧村改造再次修订《顺德区深入推进城市更新("三旧"改造)工作实施细则的通知》(顺府发〔2019〕47 号),建立起一套以旧村改造为核心的城市更新政策体系,以此规范与指导旧村改造中各方行为,发挥好政府行动者在城市更新中的宏观监控作用,充分履行"元治理"责任。

同时,居民(原村民)也在该过程中日益打破话语权丧失、博弈力量薄弱的悬殊局面,由过往的被动参与者转变为主动的助推者,逐渐在旧村改造中发挥出更积极的主观能动性(营立成、尹德挺,2018)。在这种村民群体的利益诉求驱动之下,村集体也会在正式启动村改之前就征得绝大多数村民的统一意见,甚至商定好具体数额的拆赔比,再主动邀约与筛选投资商,最终通过村民表决大会来决定投资商的改造方案。这流程不仅能够让每一位村民参与到旧村规划建设中,而且可以适当地保留村民乡愁、留住历史记忆。因而,与以往相比,居民能动性与自主性在该过程中得到充分的体现。无论是利益赔偿方案抑或是项目建设形式,村民的话语权与主动权都得以巨大提升。如此一来,原本在城市更新中做惯"甲方"的投资商也慢慢地在村民面前做起了"乙方"。投资商往往在协商改造事宜上自称"弱势群体",甚至开起了"不认识区委书记也没关系,但不能不认识村主任"的玩笑。因为当顺德某

一旧村发起改造申请后，多家投资商都会主动表达意向并争取改造项目，并且通过游说村民或村委会以获取支持。换言之，如果该旧村的改造形成了强大的示范效应，那么其余有改造意愿的村落也会把该投资商的改造绩效纳入考虑范围之内，致使投资开发商们在顺德城市更新市场中"不遗余力"地当起了"乙方"，不断增强业绩亮点。

以运用范围最广的多方共同合作改造模式为例，主体行动者角色已然发生"翻天覆地"的变化（表2）。在以原村民为主体的社群组织掌握越来越大的主动权后，一些具备经济条件的村集体就会放弃这种多方共同合作改造模式，转为自主开发改造模式。顺德区容桂镇马岗村就是该模式的典型代表，村集体股份合作公司在村改中占据核心地位，下设开发公司与技术团队，完全取代多方共同合作模式下的投资商角色，并通过自有厂房、村集体用地来实现巨额融资，而村民则以宅基地入股的方式参与旧村改造来获取红利分配。在马岗村成功改造后，辖区范围内的办公楼、商铺、物业归集体股份合作公司所有，而村民则按照参股比例永续性地获取经营收益。

表2　多方共同合作改造模式中行动者角色演变

	政府	投资商	居民
早期	协助者	主导者、推动者、实施者	被动参与者
现在	监控者、指导者、"元治理"者	"弱势群体"、参与者	推动者、决策者

3.2　政府成立专业机构，推动更新体制变革

顺德区政府通过完善城市更新政策体系，从原本在更新过程中充当协助者转变为监控者，并在宏观层面上不断加强政策指导。除此之外，顺德还创造性地提出深化改革城市更新体制机制，不断适应时代发展的实践需求。2013年，顺德区在学习深圳市创新城市重建机制的成功经验后，在此基础上成立城市更新发展中心。该中心是由顺德区第十五届人大常委会第十七次会议通过《佛山市顺德区城市更新发展中心管理规定》依法设立，归顺德区人民政府直属管理，并且以区国土城建和水利局作为政策拟定部门，给予其独立的法人运营资格。城市更新发展中心严格遵照"政府主导、市场运作"原则，负责承接、推动和执行顺德区城市更新（含"三旧"改造）的相关工作，是顺德区推动城市体制变革的一大创新性产物。

2018年，政府为了加快推进顺德区村改工作的实施，在城市更新发展中心的领导下成立顺德区旧村改造领导小组办公室。该领导小组办公室下设项目招商组、政策审批组、联合执法组、综合协调组四大部门，直接统筹落实旧村升级改造，开创村改工作新治理局面。具体而言，领导小组通过充分整合政府与市场资源，为旧村改造提供"一条龙"指导方案，并且与顺德各镇街政府联合成立专责团队，"群策群力"解决村改难题以顺利推进城市更新。自政府成立专业机构统筹城市更新工作后，顺德已

完成村改项目（含"三旧"改造）共 84 个，面积 2 861 多亩；正在改造项目 77 个，面积 4 635 亩。总之，政府通过推动城市更新机制变革，不仅能够充分行使政府专业化职能，而且还能加强对城市更新工作的总体性指导。

3.3　投资商组建企业联盟，增强自身博弈力量

一部分房地产投资商在如此变局之下，对于博弈角色从"主导一切"到"弱势地位"的翻转而无所适从，并产生了"改不动、赔不起"的消极想法，致使在面临城市更新难题时无法有效应对而退出旧改市场。反观另外一部分投资商则努力改变博弈策略，积极把握时代机遇迎难而上，不断加强自身参与城市更新的能力建设。顺德美的置业集团就是一个典型例子，该投资商对于旧村改造曾提出"依法改造、依情旧改、和谐拆迁、合理赔偿"的十六字指导方针，作为其参与顺德区城市更新工作的行动纲领。此外，为了破解多方利益分裂的困境，美的置业集团号召广大同行企业将各方博弈变为联合共同体，将城市改造中的阻力变为动力，以此增强自身行业整体博弈力量。

因而，在美的置业集团的领头呼吁下，顺德各大房地产投资商联合组建城市更新与旧改协会，搭建"政府—投资商—居民"的多元对话平台，主动为顺德区城市更新政策制定、审批程序优化等献言献策。正如顺德德胜河北岸片区改造工程，美的置业集团、万达集团、顺控城投置业有限公司与中国建设银行顺德分行多方主体共同签订《顺德区产业战略合作协议》，以及在大良街道办事处与顺德区城市更新发展中心牵头下和广州美术学院等高校达成《顺德区德胜河北岸片区文旅产业发展战略合作协议》，成功促成多方行动者携手共进，共同夯实北岸片区未来发展的基础。美的置业集团招商部主任曾表示，此次大良街道办政府、国资企业、大型投资商共同签订的战略合作协议，很好地体现了企业联盟在城市更新工作开展过程中的作用，为顺德区的旧村改造提供了产业转型重塑的新方向。

4　多方博弈：顺德旧村改造的演进路径

4.1　高层语境与底层诉求的双重约束

顺德区城市更新治理主体之所以发生演变，一来受到中央层面上宏观语境变化的影响，二来遭遇到根植于当地社会的地区性压力。当今中国步入新时代特色社会主义建设时期，同时也进入了攻坚改革的"深水区"（宋德孝，2018）。伴随中共十九届四中全会提出"推进国家治理体系和治理能力现代化"的战略要求，我国城市更新治理所处的宏观语境也发生了相应的变化。

身处珠三角地区的广东顺德历来是中国改革开放的"先锋部队"，屡次为全省乃至全国提供顺德方案，目前正肩负探索全新城市更新升级模式的重大使命，不断为中国的高质量城市发展所探路与赋能。自中共十九大后，中央政府就在顶层设计层面提出"推进国家治理体系和治理能力现代化"，积极转变

政府职能，充分尊重社会公民意见，形成和谐友好的政民关系。因此，在城市更新议题上，中央政府通过协调好政治协商制度建设与扩大群众参政比例二者之间的相互关系，努力达成二者同频共振的愿景目标。这不仅满足了公民利益的表达需求，而且还能对城市公共空间进行合理规划，进而实现社会财富的再分配。总之，在这种具有中央集权色彩的政治体系下，中央层面的语境变化与政治导向对于各地区的城市更新工作有着强烈的规制意义。

高层宏观语境的变化，使城市底层居民的诉求行动获得了来自于国家层面的"背书"（郑雯睿、汪仕凯，2015）。在 2007 年顺德尚未形成全面的城市更新政策体系之时，顺德罗水村就率先走上了"自主改造、自行贷款、自获收益"的旧村改造之路。此外，面对城中村大量"握手楼""贴面楼"等违法乱建情况，若完全根据法律追究违法行为必然招致巨大的社会风险与经济成本，地方政府因而不得不承认这一既定事实。同时，自城市更新进入大众关注视野后，"钉子户"现象层出不穷。尽管当中的确存在索要高额赔偿或提出不合理诉求的居民，但更多的是底层群众对于自身处于弱势地位时所作出的反抗，不断逼问着城市更新制度的合理性与正当性。正如德肖维茨（2014）所言，"民主制度之下，人民权利可以给政府施加压力，使其改变航向、谨慎航行并避免废除那些恒久的价值，让政府吸取过去教训并避免前人的过错。"

因此，受制于高层语境变化与低层居民诉求的双重约束下，城市政府由此产生了一种巨大的压力，逼使其不得不主动求变，促使城市更新治理迈向转型之路。具体而言，受到复杂多变的政治背景、底层居民的诉求行动、长期实践的经验探索等多因素综合影响，旧村土地改造的权力发生了变化。鉴于土地改造的权力表征为政府与居民之间的关系，从早期"强政府—弱社会"的格局转变为如今的"小政府—大社会"格局，土地开发权力慢慢转移到居民社群身上（梁印龙等，2018）。这种变化也随之产生一系列"蝴蝶效应"，牵连城市更新中各方行动者调整自身行动策略以参与到这场多方博弈之中。

4.2 互动式治理下的多方演进路径

受制于国家层面的话语变革与底层社会的居民诉求这双重约束，政府行动者率先采取行动，主动调整角色定位，从而引发了互动式治理下多方行动者的同频共进（图 2）。

4.2.1 政府行动者加强指导，履行好"元治理"的角色担当

在早期的城市更新过程中，政府仅发挥了协助管理的次要作用，既没有对更新项目进行宏观性指导，也没有对具体改造过程进行特别的监控。政府在意识到城市更新对于提升公共空间质量与树立活力城市形象有巨大作用后，就尝试以政府主导一切的方式来推动城市更新，并且把改造土地获取的增值收益由政府与投资商共同瓜分，反而使原居民无法享受城市更新所带来的红利。然而，大量实践证明这种方式只会招致更大程度的居民反抗，使城市更新进程无法持续下去。在这一背景下，顺德区政府率先调整姿态，积极走市场化道路，推动"小政府—大市场"格局的形成。因此，顺德政府在旧村

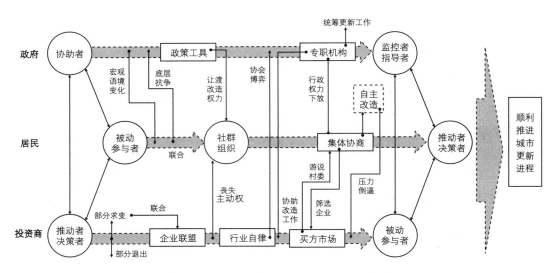

图 2　互动式治理下城市更新多方行动者的同频演进路径

改造中甘于"退居幕后"，做好"后勤工作"，制定完善政策法规体系；将土地开发权转让给居民或投资商，鼓励二者在充分协商达成共识后自主改造；采取政府引导的方式激活社会资本的参与，提供给市场主体以明确的参与途径；不断调整政府、投资商、居民三者的利益分配，调动起各方参与村改的积极性。如此一来，顺德政府就在城市更新中真正起到政策指导、总体规划、监控协调的"元治理"作用。

此外，面对城市更新这一场纷繁复杂的多方利益博弈，政府还通过成立城市更新发展中心乃至村改领导小组办公室来统筹协调城市更新工作，进一步构建完备严密的专业职能体系与动态化政策网络。一方面，政府作为指导者，运用多元的政策工具或先进的管理技术，提供高效便民的公共行政服务，为市场与社会行动者的行为提供合法化的政治保障；另一方面，政府随时监控城市更新的具体进展，灵活采用权力下放或简化流程等方式推动纵深发展。比如针对投资商"赔不起"难题，顺德政府规定不能高于 1∶1.5 的拆赔比以保障投资商合法权益；派遣专责团队协助投资商与村民顺利签约、简化不必要的审批流程以助力企业完成旧村改造；将部分原属于政府的行政权力下放给村委会，由村民社群自行决定改造与否。

4.2.2　社会行动者影响力增强，转变经济行为意识

公众的财产权利受到我国宪法的保护。同时，居民的财产保护意识在经过与投资商的"抗争"后也得到加强，加上政府会出于维稳要求会满足公众保护自身财产的合理诉求。因此，以居民为首的社会行动者已从政府行动者手上攫取越来越多的制度供给，拥有了更加多元的利益表达渠道，打破了过往被边缘化的处境，逐渐成为推动城市更新的主要驱动力。更为关键的是，在土地存量有限的时代下，居民社群所拥有的土地资源就成为资本市场中更为紧俏的资源，从而形成"卖方市场"（洪世键、胡洲

伟，2019）。

换言之，只有经过一定比例的村民同意后才能决定是否要进行旧村改造，而全体村民是否一致同意更是决定了旧村改造的动工日期，因而村民在城市更新的利益分配上掌握了更多话语权与影响力。此外，为更好地应对政府与投资商组成的"寻租集团"，村民放弃了"单兵作战"的方式，而在村委会或者"乡村能人"的领导下形成一定规模的社群组织，以利益联盟的角色参与到这场多方博弈当中，打破了过往以投资开发商为核心的"一言堂"，甚至部分村民可以利用自己的实力，以集体的形式融资后自主更新，将收益彻底内化。因此，投资商在从主动者转为被动者的角色转变过程中，不得不感叹自身所处的"弱势地位"。

4.2.3　市场行动者主动作为，积极应对治理挑战

伴随居民主动权的不断增强，城市更新改造所需的时间周期与谈判成本都有所延长与上升。在该背景下，鉴于市场资本的逐利性与机遇环境的瞬时性，大量投资商都热衷于以可接受的赔偿价格迅速地完成协商过程，即倾向于"一次性"地完成利益博弈以免"夜长梦多"。投资商经营理念的转变促进了分散化的居民作为一个社群组织来提出利益诉求，村委会也需要尽量在旧村改造启动前就征得全部村民的统一意见。所以，投资商在城市更新中遭遇到前所未有的阻力，面临着更为复杂的利益牵扯问题，因而不得不改革城市更新运营理念，纷纷打出"亲情牌、乡愁牌"来促成社群机制与市场机制的耦合互通，寄希于形成"关系型契约"以推动多方共赢。

此外，投资商也试图通过"城市更新与旧改协会"这类由同行联合成立的企业联盟来提高自身博弈力量，从而更好地形成亲清新型政企关系与和谐良好企民关系。此外，这类企业联盟还可以规范约束个别投资商在"买方市场"中的恶意竞争行为，降低投资商在自利动机驱动下的非理性行为，进一步加强房地产开发商的行业自律。唯有这样，方能保障全体投资商的整体行业利益，促进城市更新行业的良性发展。

5　讨论：互动治理下城市更新的再思考

通过对顺德旧村改造这一案例作深入研究后发现，城市更新升级这一过程涉及多方行动者，包括国家行动者（中央政府、区级城市政府、基层街道办、国有银行）、市场行动者（各大房地产投资商）以及社会行动者（居民组成的社群组织），且三者均有各自的利益诉求。在顺德旧村改造的不同阶段中，尽管国家、市场与社会行动者在不断发生演变，但其仍然离不开建构信任、凝聚愿景、分享资源、协调行动以达成最终共同目标的实现。在城市更新过程中，这些行动者既不会单独出现在某一阶段中，也不会脱离其他主体来单独行动，三方行动者总是会相互交织渗透以产生互动效应。这种互动效应不仅影响着单个行动者的行为策略，而且还会对城市更新的进程乃至结果产生影响。

由于互动网络中的行动者拥有各自的资源优势与行动策略，所以在城市更新的不同阶段也凸显出不同的作用。但在动态关系建构与维护中，基于社群机制的横向治理则始终发挥着核心性作用。因为

社群治理具有一定的行政嵌入性，即它能借助国家行动者以权力下放或权利让渡的方式来增强自身的话语权。在顺德旧村改造后期，政府行动者就扮演了社群行动合法化者的角色，运用特有的行政手段以赋予社群组织推动村改项目这一行为的正当性与合法性，并且将关键性决策（启动村改）等权力下放给村集体，有力地推动双方互动关系的发展。此外，政府行动者也不断推动城市更新往纵深方向发展，在纵向治理上也发挥着必不可少的助推作用。因此，社群机制的有效性在于政府能够加强社会行动者的能力建设，并以行政嵌入的方式强化社群机制的运作。

同时，互动式治理下的城市更新进程得以顺利推进也离不开市场机制在其中发挥强有力的积极作用，且离不开纯市场化组织的资本优势。在顺德旧村改造中，尽管存在个别经济条件雄厚的村集体，但大部分旧村改造还是需要拥有更多经济资源的纯市场行动者。因此，房地产投资商不仅在互动网络中传播有效的市场信息（改造规划提案、利益分配方案），而且还承担起具体更新改造的实践活动。此外，在当地拥有更多信任资本的村民社群组织，仍然在互动网络的建构中起核心性作用。但如果没有村民社群组织与纯市场行动者二者耦合所形成的"准市场性关系型契约"，那么旧村改造项目也难以具备有效持续的源动力。

在当代国家治理能力现代化的宏观语境和底层话语诉求的双重约束下，并伴随着不同行动者在寻求主体博弈过程中的同频演进，城市更新治理新格局也在逐步形成。在这种新的时代背景下，城市更新治理格局从无序走向有序，形成了新的治理逻辑：政府转型为服务型和导控型政府，回归到政策和制度的供给者身份，为村民业主们提供了多元和包容性的制度氛围；以社群组织为代表的社会行动者获得了话语权和主导权，在城市更新实践中占据了主导地位，在一定程度上影响了更新利益的分配；市场行动者既谋求在变化中主动适应，又积极维护"资金"这一生产要素所有者的态度来对城市更新施加影响，进而以更务实和担当的形象来参与城市更新。故而，这种治理逻辑推动形成了包括社会行动者在内的"小政府—大市场"格局。

然而，虽然互动式治理下的城市更新格局成功解决了社会行动者的弱势地位，同时将政府行动者置于制度供给与宏观指导的"元治理"地位，也使市场行动者的作用发生变化，但依然存在若干问题。①市场行动者力量薄弱的中西部城市该如何有效嵌入当地社群机制。虽然投资商地位相较于以往有所削弱，但对于拥有充足的产权市场的中西部城市而言，土地价值不高还是难以吸引投资商。那么不具备经济条件的社群组织又无法自行改造，最后不得不借助政府行动者力量而被动参与更新，致使互动式治理格局"重回原点"。②新的城市更新治理未能从根本上改变某些增值收益不明显、公益性较强的更新改造项目，由于以村民或社群组织为代表的社会行动者拥有了强烈市场议价能力的集体，并且在整体上倾向于自我利益的最大化的改造方式，解决收益低、公益性项目难以推进的困局仍需进一步研究。例如顺德北海生态村改造项目，更多还是政府以"元治理"角色站在宏观角度上呼吁社会行动者和市场行动者以人文关怀和理性价值相结合的态度来推动共同治理，其需要更为包容开放的政策、更因地制宜的实施形式和更深入多元的多方合作关系。③国家行动者该如何平衡好不同社群组织间的利益总和。由于旧村改造只涉及某一个村民社群的公共利益，但要是将旧村改造置于整个城市的更新实践中来看的话，国家行动者就不能出于满足某一区域的社群利益而伤害了另一社群组织的公共利益，甚至背离城市总体性规划目标。所以，国家行动者怎么在两者间维持利益平衡，以保障更广范围的公共利益，需要其更灵活的博弈策略。

无论如何，多方行动者在互动式治理之下能够形成良性互动，关键在于以社群机制为核心，辅以必不可少的行政机制与市场机制，方能真正理顺当今城市更新实践中的政治、经济与社会行动逻辑。而城市更新成功与否，关键在于多方协作下的互动式治理能否持续运作。总的来说，社群治理要在互动式治理下发挥核心性作用，离不开与行政治理、市场治理的有效嵌入，三者互通融合强化了互动式治理的最终效果。唯有这样，才能解析出互动式治理下多方协作的演进路径，真正推动城市更新的持续发展。

参考文献

[1] BAKER W E, FAULKNER R R, FISHER G A. Hazards of the market: the continuity and dissolution of interorganizational market relationships[J]. American Sociological Review, 1998: 147-177.

[2] KOOIMAN J, JENTOFT S, PULLIN R, et al. Fish for life: interactive governance for fisheries[M]. Amsterdam: Amsterdam University Press, 2005.

[3] MITCHELL D. Governmentality: power and rule in modern society[M]. London: Sage Publications, 2010.

[4] OSTROM E. Governing the commons: the evolution of institutions of collective action[M]. New York: Cambridge University Press, 1990.

[5] SØRENSEN E, TORFING J. Theories of democratic network governance[M]. Basingstoke, UK: Palgrave Macmillan, 2007.

[6] TORFING J, PETERS B G, PIERRE J, et al. Interactive governance: advancing the paradigm[M]. Oxford University Press, 2012.

[7] WILLIAMSON O. The economic institutions of capitalism: firms, markets, relational contracting[M]. New York: The Free Press, 1985.

[8] 奥斯特罗姆. 公共事务的治理之道[M]. 余逊达, 译. 上海: 上海译文出版社, 2012: 15-28.

[9] 陈浩, 张京祥, 吴启焰. 转型期城市空间再开发中非均衡博弈的透视——政治经济学的视角[J]. 城市规划学刊, 2010(5): 33-40.

[10] 德肖维茨. 你的权利从哪里来?[M]. 黄煜文, 译. 北京: 北京大学出版社, 2014: 67-79.

[11] 佛山市顺德区人民政府网. 佛山市顺德区土地利用总体规划调整完善方案[EB/OL]. (2017-08-02) [2020-12-01]. https://data.shunde.gov.cn/kfdata/.

[12] 高见, 邹晓霞, 张琰. 系统性城市更新与实施路径研究——基于复杂适应系统理论[J]. 城市发展研究, 2020, 27(2): 62-68.

[13] 国家统计局. 2019 年国民经济和社会发展统计公报 [EB/OL]. (2020-02-28) [2020-12-01]. http://www.tjcn.org/tjgb/00zg/36162_4.html.

[14] 洪世键, 胡洲伟. 资本转移的时空差异:租差理论视野下城市空间不平衡发展逻辑探讨[J]. 城市发展研究, 2019, 26(6): 114-121.

[15] 江华, 张建民, 周莹. 利益契合: 转型期中国国家与社会关系的一个分析框架——以行业组织政策参与为案例[J]. 社会学研究, 2011, 26(3): 136-152+245.

[16] 梁印龙, 孙中亚, 蒋维科. "市场诱导"与"政府失灵": 存量工业用地更新的困境与规划初探——以苏州工业园区为例[J]. 城市规划学刊, 2018(6): 94-102.

[17] 刘京, 邹爱华. 吸纳性治理: 城市更新中风险治理的中国范式[J]. 广西大学学报(哲学社会科学版), 2018, 40(6): 105-111.

[18] 施从美, 宋虎. "缠闹政治": 征地拆迁中官民互动与博弈的现实图景——兼论枢纽型乡村治理结构的构建[J]. 江汉论坛, 2014(4): 39-44.

[19] 宋德孝. 改革攻坚期"试错法"的新内涵与适用限度——兼评当前对改革"试错法"的一些错误理解[J]. 马克思主义研究, 2018(2): 137-144+160.

[20] 王桢桢. 城市更新: 权力失衡与能力赋予[J]. 中共中央党校学报, 2011, 15(5): 85-88.

[21] 营立成, 尹德挺. 迈向美好生活之城:城市更新的权利维度与实践机制[J]. 新视野, 2018(6): 122-128.

[22] 郑雯睿, 汪仕凯. 组织创新、公共事务管理与城市居民自治——上海市 H 居民区自治个案研究[J]. 广东社会科学, 2015(1): 215-222.

[23] 邹兵. 由"增量扩张"转向"存量优化"——深圳市城市总体规划转型的动因与路径[J]. 规划师, 2013, 29(5): 5-10.

[欢迎引用]

白锐, 翁镇豪. 互动式治理下的城市更新——基于顺德旧村改造的实证分析[J]. 城市与区域规划研究, 2022, 14(1):116-128.

BAI R, WENG Z H. Urban renewal under interactive governance – an empirical analysis on old village reconstruction in Shunde district, Foshan city[J]. Journal of Urban and Regional Planning, 2022, 14(1): 116-128.

公共空间反转与再设计

——对后疫情时代城市设计的思考

刘 宛

Inversion and Redesign of Urban Public Space–A Reflection on Urban Space Design in the Post-COVID-19 Pandemic Era

LIU Wan

(School of Architecture, Tsinghua University, Beijing 100084, China)

Abstract From closed-end community management upon the outbreak of the COVID-19 pandemic to routine pandemic prevention and control strategies today, all aspects across the city are actually experiencing a special social experiment. Based on observations since the epidemic, this paper believes that, under the pandemic, an inversion of urban public space is taking place. The demand for pandemic prevention and control has given rise to a very special and unprecedented urban space management environment, which includes relying on the "city-district-street" administrative management system and, further, carrying out unit-based management at the community and residential community levels, thus promoting the deep segmentation of urban space. The centrality of each level of the pyramid-shaped urban public space system has been weakened, residents' public activities are actually relying on community-based and unit-based spaces, and even the public spaces within the residential area are experiencing center-margin inversion. Based on those observations, this paper puts forward several suggestions for the redesign of public space. First, pay attention to the medium-and-micro-structure of urban public space, and strengthen the construction of district and community public spaces. Second, attach great importance to the repair and improvement of district and community public space systems, so as to provide more

摘 要 从新冠肺炎疫情暴发、社区全面封闭管理到疫情防控常态化，城市的各个领域其实都在经历一场特殊条件下的社会实验。基于疫情以来的诸多观察，文章认为，疫情之下城市公共空间悄然发生反转。疫情防控构造了极为特殊、前所未有的城市空间管理环境，依托于城市—区—街道行政管理体系，进一步在社区、居住小区层级上进行单元化管控，由此促进了城市空间的深度分割。金字塔式的城市公共空间体系各层级的中心性被削弱，居民公共活动实际依托的是社区化和更微小单元化的空间，甚至居住小区内部的公共空间也发生着中心—边缘的互换重置。基于这些现象的观察，文章提出公共空间再设计的建议，首先，重视城市公共空间的中微观结构，加强地区级和社区级公共空间的营造；其次，重视地区级和社区级公共空间系统的修补和完善，以提供数量更加充足、布局更加均衡的公共活动场所和绿色开放空间；最后，重视疫情期间居民日常活动行为规律的调查研究，研究制定公共空间修补和改进的方案。

关键词 公共空间；反转；再设计；社区化；单元化

1 前言

新冠肺炎疫情的蔓延不仅给全球的经济增长踩了刹车，而且经过两年多的变化起伏，深深影响到了人们生活生产的各个角落。当全球一半人口被限制活动（lockdown）时，人们的日常生活发生着戏剧性改变，其中有些变化是

作者简介
刘宛，清华大学建筑学院。

sufficient and balanced public activity places and green open spaces. Third, value the investigation and survey of residents' daily activities and behavior during the pandemic, and accordingly develop plans to repair and improve public spaces.

Keywords public space; inversion; redesign; community-based; unit-based

短暂的，但有些变化将是长期的，可能导致人们从未想象过的后果。经历这场众多人口参与的"社会实验"，我们可以通过疫情之前与之后的对比，来反思过去我们习以为常的道理，由此来弥补过去我们认识中轻视或者忽略的东西。

在城市规划设计领域，新冠肺炎疫情感染的重点地区，往往是城市人口和经济活动高度集中的地区，因此，疫情暴发初期专业的研究首先关注城市地区的疫情动态，观察新冠肺炎疫情对城市的影响，主要涉及环境质量、社会经济影响、管理和治理以及交通和城市设计等四个主题，整体上认为新冠肺炎疫情危机为规划工作和决策者提供了极好的机会来采取变革性措施（谢里夫、卡瓦里安-格姆西尔，2021）。当疫情在全球范围对城市生活影响逐步显现出来后，对城市功能、空间、结构方面的研究也在各个层面开展起来。首先，关注城市经济社会地位的可能变化，认为城市在解决资本主义经济危机中的中心作用在改变，应有新的网络和配置来满足人们的需要（Ersoy，2021）。针对新冠肺炎疫情大规模暴发的武汉市开展空间分析，认为武汉都市区内新冠肺炎患者人数主要聚集在主城区，且与就业中心高度重合，在防疫进入常态化的当下和未来，在武汉等大都市对其就业中心进行布局优化和建构可防疫的韧性空间体系显得十分必要，并提出城市"可防疫空间体系"由城市宏观整体的"韧性空间结构"、中观尺度的"防疫分区"、微观尺度的"防疫单元+布控节点"组成（黄亚平等，2020）。有研究从一般意义上提出从疫情扩散和城市脆弱性两个方面，探讨城市重大疫情与脆弱性的空间相互作用关系，运用城市规划、预防医学等知识开展交叉学科研究，描述其耦合机理、揭示其耦合规律，据此制定规划应对疫情的技术调控策略（邱建等，2020）。在城市内部，有研究提出要建构"公共健康单元"为核心的健康城市治理系统来应对新冠肺炎疫情一类的公共卫生事件，基于 15 分钟生活圈设置"公共健康单元"，为在突发公共卫生事件中能有效即时进行防控隔离（王兰等，2020）。可以说，这些有代表性的研究关注了新冠肺炎疫情发生后优化城市结构、完善社区服务设施功能的意义，往往都认识到在城市功能和空间结构方面存在很大的缺陷，建立更有韧性、更可持续的城市是基本共识。

对于城市设计的理论和实践来说，这些研究具有启发性，然而目前显得还不足：一是从城市功能结构和防疫防灾体系的角度有很好的研究，但是对于包括城市公共空间在内的城市内部中微观结构的研究仍显薄弱；二是尽管认识到 2020 年的新冠肺炎疫情暴露出许多社区在应对疫情时存在一些不足之处，其设施与组织无法满足特殊情况下产生的各类新需求（王行健等，2021），但是这些不足是什么，需求又是什么，如何规划和管理这些空间，有没有一些新的角度开展较为系统和深入的分析；三是通过手机信令等大数据的采集分析，目前多是用来分析城市空间大的结构关系，在疫情影响下的市民活动行为研究虽然有了进展（孙帆等，2022），但针对城市空间实际使用的影响评估不够，还可以有更多的研究。在这些认识基础上，本文从城市设计工作角度，对疫情发生后城市公共空间和公共生活的变化做初步讨论，抛砖引玉。

一般而言，城市公共空间的构成要素种类多，形态异，分布广，包括街道、广场、公园、绿地、运动场等，各类公共空间承载着诸如交通、交往、休憩、散步、观赏、健身、娱乐、餐饮、展示、教化、节庆等多种功能（郭恩章，2010）。本文涉及的公共空间，除了上述城市层级的公共空间，还延伸到社区层级，甚至包括封闭居住小区内的公共空间，我们基于疫情期间的观察和思考，来讨论疫情发生后城市公共空间的组织方式和使用方式发生的变化。

2 城市空间的分割与单元化管控

社会变化创造新的社会需求（盖尔、吉姆松，2003），我们通常会多从积极的方面理解这句话，即随着社会发展，产生公共空间使用需求的多样性，城市公共空间的规划设计也随之适应，不断演化出多样化的功能和多元化的形态，为使用者提供多种选择的机会。新冠肺炎疫情发生后，社会变化也同样在"创造"新的需求，只不过在很多情况下，身在其中的我们体会到的是严峻的疫情给人们带来的紧张和压抑。新冠肺炎疫情的变化，造成城市内部人的日常活动行为有了新的时间分配、空间布局和空间使用强度，人们对城市公共空间提出了新的社会需求，这些现象背后是活动行为的时空结构关系的塑造过程，有必要从规划设计角度加以认识。毫无疑问，认识这些时空结构关系对完善城市公共空间的规划设计是有帮助的。

面临严峻的疫情，特别是疫苗和针对性药物尚未问世的条件下，物理隔离和社会距离（social distancing）是最关键的控制疫情的要求。回顾我国现代防疫历史，1910 年我国第一次全面应用现代公共卫生理论和方式扑灭东北鼠疫，作为北京人民医院前身（位于白塔寺的中央医院）的创办人医学博士伍连德先生，他在感染者集中的哈尔滨傅家甸（现在的道外），采用了"分区防疫"的方法，把傅家甸"分为四个区，每区派一位医药大员主持，并聘请足够的助理员，挨户检查。一发现患者，立即送往防疫医院，并隔离其亲属和其他接触者"。他们调用了一些火车车厢作为隔离之用（让我们联想起今天的方舱医院）。"每个区的居民，根据所在的区，分别佩戴白、红、黄、蓝的证章。而且只能在本区内活动，如欲前往他区和离开本市，必须申请特别通行证。城内外的警察与士兵亦不得随意出入。每天有名士兵和名警察值班，所以不可能逃脱检查"（王银，2005）。从 1911 年人口资料粗略估计，整个傅家甸地区总共 5 600 余户，当今人口密集地区也不过这个数量。当时技术条件下所采取的分区和隔离措施、应急公共卫生管理的原理到今天也并无变化，其实质是通过分区和隔离，从源头上阻断人口在跨区流动时可能对病毒的携带和传播，在隔离的基础上，在更小规模的空间单元中采取更细致的防疫管控措施。这一防疫措施对解决东北鼠疫是非常有效的，成为当时国际上的成功范例。此次新冠肺炎疫情的控制也再次证明，空间上的隔离加上单元化的管控，确实成为精准防疫、精准救治的有效措施。

同时，疫情期间的空间分割和单元化管控也是现代城市的管理架构与机制所致。回顾 2020 年，武汉采取"封城"措施与外界隔离后，8 900 平方千米的武汉市域和大约 570 平方千米的中心城区的分区管控是按照区县行政范围进行划分，市政府明确区县政府的防疫主体责任，而区县政府则进一步界定各街道乡镇的防疫责任。对于一个超大城市来讲，有序的疫情防控只能是依托行政管理的系统不断细分管理单元，直至居委会、家委会这样的"细胞"单元。

依托行政管理的层级，防疫的隔离措施层层细分，具体落实到对每一个个体日常活动的可控，居民的公共活动空间最终局限于社区甚至更微小的空间单元，这个基于公共卫生原理和行政管理体制机制形成的公共活动的空间结构，同基于城市规划设计原理构造的公共空间结构，往往是不相耦合的。在空间分割和单元化管控背景下，带来城市公共空间的实际使用方式和使用效率的改变，由此引发对城市公共空间规划设计原理的再思考。

3　公共空间的去中心化现象

在城市的规划设计中，安排城市各级中心是构造城市功能布局和空间结构的关键步骤。无论是公共服务设施、市政基础设施还是道路交通系统的安排，市级—地区级—社区级中心的空间布局直接决定了它们内在的结构关系，同时承载了不同类型的城市人口不同的活动目的和选择偏好，这些活动规律是优化和完善城市服务功能体系的重要依循。然而，在新冠肺炎疫情严峻的条件下，原来金字塔式的中心结构布局与实际生活中市民日常行为是脱钩的。

疫情发生以来，市民响应政府号召开展居家隔离，尽量减少集聚，加上学生线上课程的推行（有调查显示，学而思网校 2020 年春节期间在线教育 App 环比涨幅达到 216.8%），使得城市居民出行频率和强度大幅度降低。根据艾瑞咨询调研数据，在疫情期间 33.8% 的居民 2～3 天出门一次，30.2% 的居民 4～5 天出门一次，15.8% 的居民家庭几乎无人外出。对外出原因进行多选择调查后发现，排在前四位的分别是买菜及生活必需品、丢垃圾、买口罩或消毒用品、取快递外卖，分别占比 77.1%、54.7%、34.7%、28.0%，上班外出的只占到 21.3%，排在第五位（庄帅，2020）。这些活动规律表明，在疫情期间长时间居家隔离，市民活动范围更多分布于社区层面，使城市级中心和地区级中心的服务功能难以发挥。根据 2020 年 2 月 10 日国务院联防联控机制新闻发布会发布的情况，我国大型百货商场、购物中心开业率仅在 35% 左右，这类商业服务设施大多分布于市级中心和地区级中心。罗兰贝格的调查也显示，正常营业的购物中心和超市也存在客流的断崖式下跌。疫情发生后，电商企业得到新的发展，一定程度上更暴露了大型超市与顾客的"弱连接"，与电商企业相比，大型超市和超市在与顾客的连接中仍处于被动地位（罗兰贝格管理咨询，2020）。由此人们日常活动对市级中心和地区级中心的服务选择大幅度下降，服务需求的变化趋势更多转向居家隔离依托的社区一级的中心，甚至空间更邻近、更低层级的服务网点。这种"去中心化"的现象或许是短暂的，但随着疫情后电商服务网络的扩张和服务形式的多样化，逐步削弱人们日常对市级中心和地区级中心服务的依赖，恐怕会成为一种不可逆的长期趋势。

我们观察到，在疫情期间街道除去运输通道的功能外，往往成为隔离单元的分界线，街道的生活功能大大降低。往日里摩肩接踵的市级商业中心疫情严重时门可罗雀，建筑外部的街道步行空间近乎"空置"（华夏时报，2020）（图 1）。疫情防控特殊时期，广场、公园、绿地的使用率也都大为降低，北京市属公园采取不超过瞬时承载量 30% 的动态限流管控措施；即使近郊按景区管理的绿色开敞空间，也只开放室外区域，室内场所暂不开放，接待游客量不得超过核定最大承载量的 30%（文化和旅游部、国家卫生健康委，2020）。疫情期间笔者在圆明园观察到，两个小时内只遇到三两游人，相互看到时，都立刻戴上口罩，避之唯恐不及。

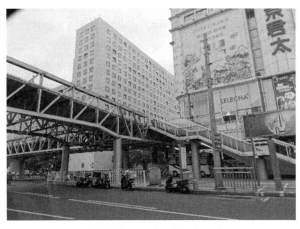

图 1 疫情期间的北京西单市级商业中心

注：拍摄时间 2020 年 7 月 10 日星期五 14:09，原本热闹拥挤的步行空间空无一人。

武汉这个以繁华市井生活著称的城市，疫情暴发以来，人们的活动大幅收缩，在那段时间，最负盛名的公共空间——滨江公园、东湖绿道、中山公园、楚河汉街，一个个寂寞冷落，空间活力的各项准则忽然失灵——"今天又是大晴天。简直晴好得不得了。能想象得到所有温暖阳光全落在空寂的街上，还有空寂的中山公园、解放公园和东湖绿道，感觉好浪费。" 这种"浪费"实际上在于城市高等级的公共空间都是在常态下强调中心性和等级配置，疫情期间市民日常活动的范围明显缩小，因为居家隔离，居民公共活动的范围主要以所在社区（街道或者居委）甚至所居住的更小规模的住宅小区为主。在疫情一类的特殊情况下，尽管城市高等级的公共空间在物理意义上的可达性并无变化，但实际上已经处于大部分居民日常生活范围之外。在供给侧，尽管市级中心和地区级中心有容量很大的服务功能，但是在需求侧，居民对高等级的中心区服务没有实际需求，其公共活动从规模到空间分布收缩为居所周边很小的空间范围。这也说明，公共空间所重点强调的可达性，"包括可达空间以及参与其中的活动两个部分"（Madanipour，2003），只有空间的可达，而缺少参与其中的活动，这种公共空间的存在是不完整的。认识城市公共空间常态和疫情两种条件下的使用过程，对完善规划设计是有启发的。

4 公共活动社区化后的现象

随着疫情期间居民日常生活空间范围的收缩，居民的公共活动大部分限于所在社区，因此，居民对于城市公共空间质量的获得感，一是取决于城市公共空间体系与社区空间关系的紧密度，上一节已经讨论到这一点，城市公共空间的可达性是其关键；二是取决于居民所在社区内部公共空间的品质，即居民一些基础性的公共空间需求是否能够得到满足。疫情发生以来，已经有研究关注疫情对弱势人群对公共空间基础性需求所带来影响的突发性、不平等性以及多样性，关注这种情况对公共空间使用和管理的潜在影响（Mawani，2020；赵蔚，2021）。这种关怀是城市设计理论中公共空间所具有的社会性所决定的。本文结合我国城市的实际情况，讨论两个现象。

一是社区环境品质的差异性在疫情后更加突显。当居民对公共活动的基本需求更加依赖于所在社区时，社区本身的物质环境基础条件便成为影响居民满意度和获得感的重要因素。以北京城市为例，疫情暴发后，2020年2月北京市政府要求对所有小区进行封闭管理，减少人员流动以加强社区疫情防控。在实施这项政令中，对于有物业管理的小区来讲，较好管理。但同时针对几千处没有物业和保安的小区，政府通过下派四万多名干部到社区，加入防控体系，补充社区工作力量，建立街道办—居委会—志愿者—其他行政部门群防群治的网络[①]（图2）。这样的社区防控网络无疑是有效的，而从另一侧面，新闻反映出北京城市社区物质环境的一些基本状况。事实上，早在2013年北京市住房和城乡建设委员会在一项解决老旧小区无物业问题的计划中指出，全市约有4 000个小区，老旧小区占到1/3（达1 582个），没有"物业"的老旧小区普遍存在无小区绿化、配套设施不全、停车难、安全隐患多等问题，给居民正常生活带来了诸多不便[②]。胡同平房区就是被归入这类缺乏物业管理的小区，其内部公共空间的规模和品质往往与有完整物业管理的小区是无法相比的。疫情之前居民可以"借用"周边城市道路和小广场甚至是串胡同"遛弯儿"，而当疫情期间封闭管理时，胡同内部的公共活动空间则显得极度匮乏，往往只剩下胡同一条道，而这些通道两侧大量停放的机动车更降低了公共空间的舒适度。这种典型问题在其他一些城市的老城区同样存在，因此，在社区疫情防控的背景条件下，城市社区公共空间不充分、不平衡的问题更清晰地显现出来，应成为城市规划设计工作者和城市决策者重视的问题。要完善城市空间规划设计的管理政策，细化和深化对城市公共空间体系的认识，需要制订着眼长远的完善计划，并一步一步付诸实施。

二是社区内部公共空间功能关系的重置现象突出。对于一个完整社区而言，规划设计有一套通常的做法，超市、学校等外向型的基本公共服务设施会被安排在临街位置，便于人流和物流的组织；对公共绿地，基于均衡服务的要求，通常会布局在社区的中心；社区出入口如果没有特殊规划设计条件要求，通常会紧贴社区的用地边界，出入通道直接与城市道路联通，很少退后用地边界。在疫情严重、社区封闭管理期间，笔者观察了几个居住小区，发现在小区中心位置上的公共绿地和活动场地利用效率很低，平时热闹的活动场地只剩三三两两居民聊天解闷（图2）；孩子们上网课的阶段，下午课后多了很多邻家孩子的结伴活动，但游戏多发生在邻近自家楼门的宅间道路上（图3、图4）。与这些空间位置上的居民活动强度相比，小区最为活跃的公共空间则是小区的出入口，从早到晚，出入口是最热闹的，隔着出入口的闸门，外侧是街道居委为便民统一安排的新鲜蔬菜补给点，各家快递网购食品和日常用品的集散点，内侧是来自各个住宅楼的居民，他们接到快递小哥的电话通知后汇聚于此，从辛苦的快递小哥手里接过快递，查验核实后道谢取走，一段时间下来，居民和快递小哥之间成了熟人，亲切感也产生了，还会聊上几句。在小区出入口，不仅所有物资的补给通过界面进行交换，而且居民同邻里、同社区工作人员和志愿者、同快递小哥的交流沟通也是通过这个界面进行。其结果是，假设用热力图的方法来描绘这种特殊条件下的空间关系，就会发现疫情前和疫情封闭管理期间的活动热度分布是一个倒置的关系：处于小区中心位置的公共绿地和活动场地，疫情前是居民公共活动的重心所在，而封闭管理期间，处于小区边缘的出入口反转成为居民公共活动的重心。这个倒置的现象其背后的原因，根本上是因为在不同条件下居民活动规律发生变化，对社区内部公共空间产生不同的需求，

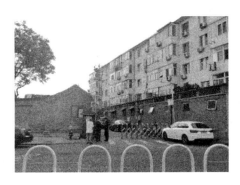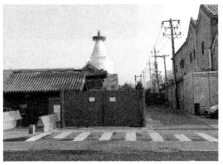

图2 疫情期间封闭管理的胡同：北京白塔寺地区

注：拍摄时间2020年5月14日18:35。

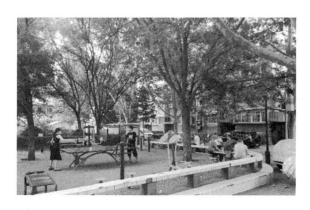

图 3　位于小区中心位置的公共绿地和活动场地

注：北京海淀区一个普通居住小区，拍摄时间 2020 年 6 月 13 日 18:35。本活动场地疫情期间利用效率很低。

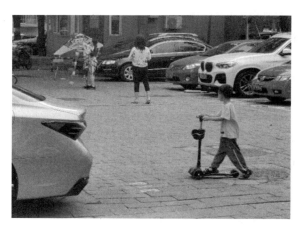

图 4　位于小区宅间通道的疫情期间儿童活动

注：北京海淀区的一个普通居住小区。拍摄时间 2020 年 6 月 15 日 17:19。

社区内部各种公共空间相互之间的功能关系发生变化。这就意味着，社区内部公共空间的处理也应得到重视，社区内部各种公共空间所具有的新意义可能会对规划设计带来影响，过去城市规划设计在小区规划中的手法看来不应该是一成不变的，社区公共空间的规划应该更有弹性，应足以承载各类公共空间功能关系的潜在变化。

5 进一步思考：公共空间反转与再设计

疫情之下，城市公共空间悄然发生反转。疫情防控构造了极为特殊、前所未有的城市空间管理环境，依托于城市一区一街道行政管理体系，进一步在社区、居住小区层级上进行单元化管控，促进了城市空间的深度分割，金字塔式的城市公共空间体系各层级的中心性被削弱，居民公共活动实际依托的是社区化和更微小单元化的空间，这些诸如居住小区的空间单元内部公共空间的中心—边缘关系也在发生有趣的变化。诸如此类，疫情条件下城市公共空间使用产生了新需求，要借此机会认识城市公共空间体系存在的不足，开展再设计，不断完善城市设计理论与技术，基于此，本文分析提出后疫情时代改善公共空间规划设计的几点建议：

一是疫情之后，同行发表了诸多完善城市功能结构和防疫防灾体系的好建议，在此基础上，建议能够更多关注如何重点加强城市内部公共空间的中微观结构，完善地区级和社区级公共空间的营造。当出于疫情防控需要不断限制居民流动时，常规的金字塔结构的公共空间体系被削弱，位于顶层的市级公共空间的主导性和重要性下降，居民对金字塔底层的地区级和社区级公共空间的需求会更加迫切，社区层级公共空间的重要性更加现实。

二是对于地区级和社区级公共空间系统的修补和完善，应当避免概念化的倾向。最近几年基于邻里单位的规划理论，营造十五分钟生活圈、构建完整社区成为许多城市非常重视的规划工作，这反映出新时代规划设计工作下沉到社区的趋势。与此同时，围绕提供数量更加充足、布局更均衡的公共活动场所和绿色开放空间，仅仅停留在 15 分钟生活圈的层面是远远不够的。疫情防控要实现更加精致和细密的封闭管理，在空间尺度上远远小于 15 分钟生活圈的尺度，因此应在更小的空间单元上研究公共空间的形式和规划设计方法，以满足居民日常生活的真实需要。在城市老城区那些缺乏广场绿地的地区，应想方设法增加小微公共空间（刘宛，2019），符合居民的实际需要，同时对"小微公共空间"的系统性营造，也应成为城市规划管理决策的重要内容。

三是重视疫情期间居民日常活动行为规律的调查研究。应当注意，大数据采集分析尽管可以一定程度揭示大尺度的城市空间结构关系，但是并不能真正解释深层次居民行为与空间形态的因果关系，对指导公共空间规划设计的作用是有限的。过去我们强调的社区内部公共空间的使用强度下降，而最为活跃的是社区与外界的联系和过渡空间。疫情发生后，在社区及以下更小空间单元内就居民行为规律、使用公共空间的实际状况和存在问题，需要及时组织调查分析总结，研究制定公共空间修补和改进的方案。

人们感慨，疫情终将过去，世界从此不同。在疫情肆虐全球的当下，"我们更应思考，我们想要生活在什么样的世界里。"［诺姆·乔姆斯基（Noam Chomsky）语］从疫情暴发、社区全面封闭管理到疫情防控常态化，城市的各个领域其实都在经历一场特殊条件下的社会实验。要贯彻以人民为中心的发展思想，在城市规划设计领域，这场社会实验无疑提供了一次检验规划设计理论和技术方法的重大历史性机会。让我们认真对待这样一个付出沉重代价的机会。

注释

① 北京卫视对北京市委社会工委、市民政局基层政权和社区建设处杨宝山处长的电视访谈. 疫情期间,胡同怎样做到严防?发动群防群治,大家帮大家!. 好看视频. (2020-02-15)[2021-11-14]. https://haokan.baidu.com/v?pd=wisenatural&vid=11314833534057933514.

② 北京住建委: 将尽解决老旧小区无物业状况. (2013-10-28)[2021-11-14]. http://roll.sohu.com/20131028/n389078505.shtml.

参考文献

[1] ERSOY A. One year after the COVID-19 pandemic: reframing future cities in the awaking of crises[J]. 2021, 57(1): 4-5.

[2] MADANIPOUR A. Public and private spaces of the city [M]. London and New York: Routledge, 2003: 96.

[3] MAWANI V. Vulnerability and public space governance in the post-COVID city [J/OL]. (2020-05-17)[2021-05-10]. https://www.researchgate.net/publication/341449172.

[4] 盖尔, 吉姆松. 公共空间·公共生活[M]. 汤羽扬, 王兵, 成军, 译. 北京: 中国建筑工业出版社, 2003.

[5] 郭恩章. 再议城市公共空间[J]. 北京规划建设, 2010(3): 52-54.

[6] 华夏时报. 疫情下走访西单商圈: 餐饮店放空门影院封楼, 大悦城日客流量不足千人[EB/OL]. (2020-02-06)[2021-05-10]. https://baijiahao.baidu.com/s?id=1657790626222736085&wfr=spider&for=pc.

[7] 黄亚平, 郑加伟, 仲早莺. 武汉都市区就业中心空间特征及后疫情时代规划思考[J]. 西部人居环境学刊, 2020, 35(5): 31-38.

[8] 刘宛. 精微公共空间与活力城市生活——关于老城区精治的思考[J]. 北京规划建设, 2019(S2): 155-160.

[9] 罗兰贝格管理咨询. "新冠"疫情对零售商超行业的影响与思考[EB/OL]. (2020-02-26)[2021-11-14]. https:// www. longsok.com/dt/2020/0226/55466.html.

[10] 邱建, 李婧, 毛素玲, 等. 重大疫情下城市脆弱性及规划应对研究框架[J]. 城市规划, 2020, 44(9): 13-21.

[11] 孙帆, 晋民杰, 张涛, 等. 新冠疫情前后老年人公交出行满意度研究[J]. 北京交通大学学报, 2022(1): 51-60+78.

[12] 王兰, 李潇天, 杨晓明. 健康融入 15 分钟社区生活圈: 突发公共卫生事件下的社区应对[J]. 规划师, 2020, 36(6): 102-106+120.

[13] 王行健, 蔡莹莹, 孙世界. 后疫情时代背景下社区生活圈规划研究——以南京成贤街社区为例[C]//面向高质量发展的空间治理——2021 中国城市规划年会论文集(19 住房与社区规划), 2021: 221-234.

[14] 王银. 1910—1911 年东北鼠疫及防治研究[D]. 苏州: 苏州大学, 2005.

[15] 文化和旅游部、国家卫生健康委. 关于做好旅游景区疫情防控和安全有序开放工作的通知[N]. 中国文化报. 2020-04-14.

[16] 谢里夫, 卡瓦里安–格姆西尔. 新冠肺炎疫情对城市的影响及对城市规划、设计和管理的主要教训[J]. 城市与区域规划研究, 2021, 13(1): 187-213.

[17] 赵蔚. 城乡规划管理与政策[J]. 城市规划学刊, 2021(1): 123-125.

[18] 庄帅. 疫情催生"宅经济", 未来零售行业或现新转机? [EB/OL]. (2020-05-13)[2021-11-14]. https://www. jiemian.com/article/4372793.html.

[欢迎引用]

刘宛. 公共空间反转与再设计——对后疫情时代城市设计的思考[J]. 城市与区域规划研究, 2022, 14(1): 129-139.

LIU W. Inversion and redesign of urban public space – a reflection on urban space design in the Post-COVID-19 Pandemic Era[J]. Journal of Urban and Regional Planning, 2022, 14(1): 129-139.

日常生活与城市历史街区生活性街道更新范式

李 昊 高 晗 赵苑辰

Daily Life and Regeneration Paradigm of Living Streets in Old City Historical Blocks

LI Hao[1], GAO Han[2], ZHAO Yuanchen[1]
(1. School of Architecture, Xi'an University of Architecture and Technology, Xi'an 710055, China; 2. Northwest Branch, Beijing Tsinghua Tongheng Urban Planning & Design Institute, Xi'an 710077, China)

Abstract The renewal and reconstruction characterized by the capitalization of space ignores the cultural core of the historical districts and the dominant position of their local residents; the local life and the emotional memory associated with the historical blocks almost disappears during the process. Starting from a research on the transformation of daily life, this paper, taking Anju Lane, Sanxue Street, Xi'an, as an example, explores the mechanism of space production and daily life and reveals the internal reasons and external representations of the alienation of living streets in historical districts so as to construct a regeneration paradigm of living streets in historical districts from four aspects: coexistence of subjects, return to life, inheritance of customs and cultures, and mechanism remodeling.

Keywords daily life; production of space; living streets of historical blocks; regeneration paradigm; Anju Lane

摘 要 以空间资本化生产为特征的更新改造忽视了历史街区生活性街道的文化内核和所在地居民的主体地位，与历史街区伴生的地方生活和情感记忆在改造中几乎消失殆尽。文章从日常生活的转型研究入手，以西安三学街安居巷为例，探究空间生产与日常生活作用机制，揭示历史街区生活性街道异化的内在原因和外在表征，从主体共存、生活回归、风土传续与机制重塑四个方面构建历史街区生活性街道的更新范式。

关键词 日常生活；空间生产；历史街区生活性街道；更新范式；安居巷

1 引言

"生活世界是被自然科学遗忘了的意义基础，科学同人的分离直接导致现代科学的危机"（张廷国，2002）。胡塞尔以现象学为基点，辨析现代科学的症结所在，开启哲学回归"生活世界"的思想转型（Husser，1970）。此后，西方哲学家开始关注现实社会中人的生存、交往和价值，维特根斯坦的日常语言学（Wittgenstein and Ludwig，1953）、海德格尔的存在主义（Heidegger，1962）、哈贝马斯的交往行动理论（Habermas，1990）、赫勒的日常生活（Helle，2015）、阿尔弗雷德·舒茨的社会意义建构（Schutz，1976）、德里达和福柯的后现代主义（Derrida，1973；Foucault，2012）等理论研究纷纷从抽象的理性世界转向日常的生活世界。列斐伏尔关注当代消费社会对日常生活的影响，他认为，日常生活的异化是通过大众文化、大众传播媒介对消费的

作者简介
李昊、赵苑辰，西安建筑科技大学建筑学院；
高晗，北京清华同衡规划设计研究院西北分院。

控制实现的，消除这种异化，首先要回归日常生活（Lefebvre，1991）。作为各种社会活动与社会制度结构的最深层次链接，日常生活既是一切文化现象的共同基础，也是导致总体性革命的策源地，其价值在存量更新时代更加凸显。本文以西安三学街安居巷为例，通过对历史街区改造中日常生活异化现象的反思，从街道空间生产的内在机理入手，探究以日常生活为价值站点的历史地段生活性街道更新范式。

2 消费时代的空间生产、日常生活与旧城改造

进入消费社会以来，资本作用下的空间实践引发日常生活异化，导致人与人之间的疏离以及地方风土的消散。列斐伏尔的日常生活批判理论揭示了空间生产对日常生活的控制和规训（Lefebvre，1991），逐利的空间行为将既有城市空间纳入消费逻辑，裹挟于旧城改造中的历史街区生活性街道映射空间生产的内在机理与现实问题。

2.1 消费语境下的空间生产

在"空间中的生产"到"空间本身的生产"的过程中（季松，2010），"空间"作为资本追求剩余价值的媒介和手段，既是城市空间扩张的集中体现，又是存量时代城市更新的主要途径。空间生产在消费时代的运作逻辑直接影响城市空间的更新和再创造，它控制并创造了各种消费需求，使得城市成为消费型符码的汇集地（张京祥、邓化媛，2009）。城市在资本和利益的驱动下，满足发展竞争、形象营造的需求，土地和空间成为稀缺资源，使用价值转向交换价值。空间消费作为空间生产的动力和源泉，决定了空间将逐渐由生活场所变成交换商品。历史街区因其独特的文化符号特征迅速被纳入消费语境，与休闲生活融合，以现代文化消费空间的面目复兴。资本借以文化复兴的形式使新的消费模式占据了日常生活的中心，历史街区作为居民日常生活的场所价值逐渐迷失。

2.2 空间生产对日常生活的干预

从"回归生活世界"到"日常生活批判理论"（刘怀玉，2003），日常生活被认为是人类世界最真实、最基础的存在领域，是消除异化现象与体制的重要途径，而消费则具有日常的矛盾性及与日常相抗衡的特质。随着消费文化与城市空间生产对日常生活的侵蚀，资本的意识形态悄然地渗入日常生活，消费符号的泛滥改变了人们的思想及生活方式，使日常生活的丰富性与异质性被同化为标准模式，造就了媚俗性的网红式营销，日常生活开始被规训并失去个性。

资本利用商品化和官僚化的宰制手段将空间变为具有交换价值的物品，通过对日常行为的压制与生活空间的吞噬，生产出一种均质化、制度化、拟像化（Baudrillard，1993）的空间秩序，使得居住空间变成一个逐渐被压抑的空间，最终造成生活空间破碎化、日常消费符号化以及社会主体的边缘化

（叶丹、邓化媛，2015）。日常生活受到经济利益与消费符号的控制，不再是个人选择性的，而是受到商品和技术支配的。在历史街区空间生产的过程中，消费符号在消解生活空间的同时创造了新型的消费空间，日常生活在意识形态的规训和消费活动的催化下，出现人际关系断裂、日常生活旁落、场所记忆消失等问题。

2.3 旧城改造与建成遗产观念的演进

资本力量与城市建设在快速城镇化阶段相向而行，追求大规模和高速度的增量时代，城市更新以"旧城改造"为特征，"旧"成为城市追求发展和风貌改观的最大障碍，城市更新不可避免地陷入"大拆大建"的恶性循环，城市历史街区无法得以价值确认，在追求利润最大化的背景下几乎被改造殆尽。同时期逐渐形成的"历史文化名城保护"观念在保护历史街区方面发挥了一定的作用，但落位于历史建筑风貌保护的传统保护观念终究无法抗衡资本的力量，"建设性破坏"至今仍然是名城保护的头号敌人（张松，2019）。随着《世界遗产公约实施指南》（2005年）、《瓦莱塔原则》（2011年）、《关于历史性城镇景观的建议书》（2011年）、《新城市议程基多行动纲领》（2016年）等重要文献的相继发布，文化遗产作为"人类长期的生产、生活与大自然所达成的一种和谐与平衡，与以往的单纯层面的遗产相比，它更强调人与环境共荣共存、可持续发展的理念"，其概念内涵和外延得到进一步拓展，建成遗产的概念逐渐确立，包括了建筑遗产、城市遗产和景观遗产三大部分，这些遗产既有已列入保护清单的，也有那些有待评估和认定的潜在保护对象（常青，2017）。以历史街区为代表的文化遗产不只是宏大的历史叙事，而是与日常生活紧密关联的活态现实，面临更新永续的急迫问题。

3 空间生产进程中的历史街区生活性街道

城市历史街区是当地居民日常生活工作的主要场所，进入消费时代以来，潜在的文化价值和消费功能被"文化复兴"政策激活，迅速变成地方政府和投资商眼中的香饽饽。权力与资本力量大规模介入带来历史地段社会结构重组，"形象"和"利润"主导的空间再生产使得日常生活在市场的掠夺中支离破碎。作为生活场所的历史空间变成符号化的消费目的地，"风貌化""绅士化""同质化"现象频发，在地记忆与文化情感逐渐消失，历史街区生活性街道失去了原有的价值，成为"夹缝"中的城市地段。

3.1 历史街区生活性街道的空间生产逻辑

被消费文化裹挟的历史街区逐渐成为打造城市名片、宣扬传统文化的重要手段，权利的控制与资本的垄断使空间开始分化，社会主体的迁移及其对城市发展的让渡助长了资本的空间生产，最终由于消费主义兴起及后工业化建设，历史街区逐渐沦为消费和市场的中心，生活性街道逐渐异化，日常生活也逐渐瓦解（图1）。

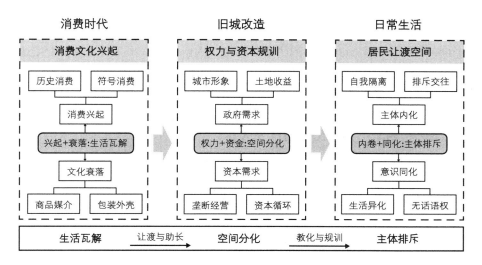

图 1　历史街区生活性街道的空间生产及内在逻辑

3.1.1　生活瓦解：消费文化兴起

随着消费文化在城市空间发展中的逐渐扩大，历史街区利用本土文化的外壳进行包装，使文化成为消费的媒介用以创造充满消费符号的新型空间。虽然它给予物质空间一定的文化内涵，使得历史特征在一定的空间范围内以形式化的内容得以显现，但文化自身的本体价值已经被异化，逐渐沦为营造消费和符号的牺牲品，历史街区中日常生活的多元性、异质性逐渐被商业空间挤压成乏味的鸡零狗碎（孙全胜，2014）。消费行为会代替原本多元的生活方式，成为主导日常生活的文化逻辑，使生活性街道被同化、公共交往和在地记忆被挤压，传统文化和市井生活都将淹没在物欲横流的消费文化中，日常生活在此彻底瓦解。

3.1.2　空间分化：权力与资本规训

政府为了凸显文化、推销城市，用符号化的历史形象重塑历史街区，场所文化价值与在地日常生活的缺位使得历史街区沦为资本的工具，成为风貌化的文化秀场。城市空间作为商品出现在日常生活中，使得生活性街道丧失了作为生活场所的性质，逐渐变成了具有消费特征的物品。资本借助政府力量攫取土地经营权，而政府通过商业性开发获取城市的形象与符号价值（Baudrillard，1998），政府与资本的合谋使得城市空间开始分化。同时，政府通过话语权引导居民思想的转变，在权力与资本的教化下，意识形态得以灌输，居民开始让渡生活空间。

3.1.3　主体排斥：居民让渡空间

居民对空间的让渡体现在两个方面：主体的内化以及意识的同化。首先，阶层的分化使得原住居民产生"自愿性隔离"，造成心理认同逐渐弱化并形成一定模式的自我凝聚。他们排斥社会关系、拒绝公共交往，逐渐内化并变得麻木，由此加剧了社会空间的隔离（李建华，2014）。其次，城市空间存在一定的刚性，权利和资本总是将城市空间形象化、固定化并无形中操控了城市面貌。城市更新、社会发展成为其谋利的话语背景，这些口号通过各种方式进入人们的生活，居民被这些意识形态规训并同化，逐渐失去了话语权。微薄的力量难以打破二者的垄断，只能让渡具有商业价值的生活空间，由此助长了权力与资本对城市空间的控制。

3.2　典型案例：西安三学街历史街区安居巷

西安三学街片区为《西安历史文化名城保护规划（2020～2035 年）》确定的西安市三片历史街区之一，是西安历史文化名城的重要组成部分。片区以居住用地为主，兼有文物古迹、商业、行政办公、文化及文物建筑等用地；现存全国重点文物保护单位 2 处，分别为源于唐代、始建于宋代的西安碑林及明代的西安城墙；陕西省文物保护单位 4 处，西安市文物保护单位 2 处，历史建筑 2 处。街区总体上保持明清街巷格局并保存有众多传统风貌建筑以及现当代不同时期的房屋，是延续西安城市文脉的重要区域（图 2）。整个片区经过历次旧城改造运动和 2019 年开始的碑林博物馆扩建工程，地段的历史原真性遭到较为严重的破坏（图 3）。安居巷位于西安三学街历史文化街区核心保护区的西侧，是片

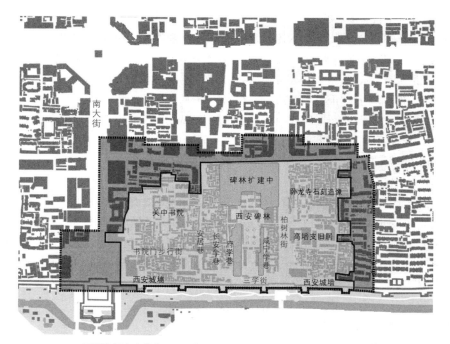

┅┅┅┅ 三学街历史文化街区建设控制区　──── 三学街历史文化街区核心保护区

图 2　西安三学街历史街区

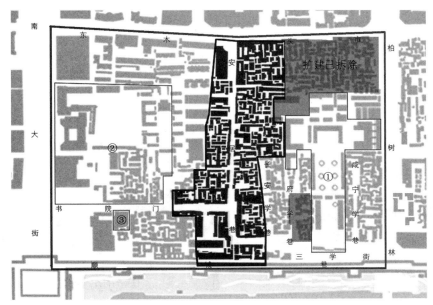

① 碑林博物馆 ② 关中书院 ③ 于右任故居

图3 安居巷区位及研究范围

区现存典型的生活性街道，地段的保护更新一直以来未得到足够的重视，居民的日常生活受到衰败的物质环境与商业消费环境的双重剥夺，地方性逐渐消失，社会、生活、空间异化现象明显，矛盾表现突出（图4）。

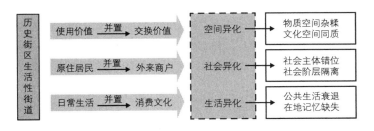

图4 安居巷的异化表征

3.2.1 地方生活空间侵占

三学街片区的更新改造一直强调对街道空间的更新、修缮、维护，打造书院文化作为独特的文化象征，充斥大量的商业空间与文创产业，符号化、形象化、名片化变成了这里的标签。重物质空间轻日常生活、重符号制造轻在地文化的"无地方性"的空间生产及过度的符号制造使得空间异化严重，同质化的仿古空间形式、雷同的笔墨纸砚、拙劣手工艺品充斥整个街巷（图5）。为了迎合市场的发展及消费者的体验需求，安居巷的部分居民和商户在消费文化的影响下也开始转型，原本满足日常生活需求的居住和生活服务功能纷纷转变为书画装裱、笔墨买卖的商业空间，文化符号的侵蚀不断扩大化，挤压真实的在地文化并将传统的日常生活抛弃。空间生产不仅使历史文化资源同化，还使得生活空间成为符号化的消费空间，街道的人文性和生活性缺失。

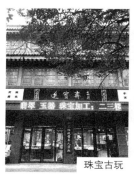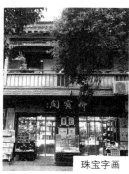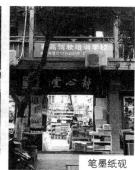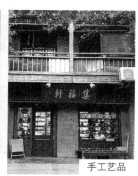

珠宝古玩　　珠宝字画　　笔墨纸砚　　手工艺品

图5　安居巷的同质化商业空间

3.2.2　主体活动人群隔离

历史街区一旦失去了长期生活的在地居民，也就失去了最为重要的原真性特质。随着三学街历史街区消费空间的扩张，安居巷的社会主体发生了变化，渐渐形成不同人群的领域圈。文房消费类设施的介入打破了传统的生活模式，加之居住环境的更新停滞，原住民大量离开，附近打工的低收入租客进入，逐渐显现出主体错位、阶层隔离的特征（图6）。这不仅拉大了居民的贫富差距，还因此形成了社会空间分异，相同择居能力的居民、外来务工者等低收入人群开始在安居巷聚居，引起了居住的层级化及外部隔离现象（吴启焰，2001）。安居巷的社会群体内部差异显著，囿于生存条件的自我隔离与生活竞争，形成群体间的排斥，进而产生内部隔离。"同质聚居、异质隔离"（张永青，1999）加剧了内部阶层分化，内外的双重隔离使得原住居民处于畸形的生活环境中，边缘化与无权感明显。

3.2.3　日常街道生活衰退

主体隔离造成街道公共生活衰退，日常生活失去个性，人的心理从以往的相对平等对话演变为阶层分化下的自卑与冷漠。人与人之间的社会关系被竞争、分异所取代，导致公共疏离感的产生，作为公共空间的生活性街道逐渐变成商业性和私人化的空间。调研发现，安居巷的居民和商户之间没有充分的交流和共同活动，相反，他们的行为（诸如住户在门口贴警示牌、商户无限制地增加外摆等）还体现出相互之间的戒备与隔离。意识形态和心理因素的改变加剧了生活的异化，日常生活与非日常生活开始交叠，安居巷的居民失去了在地记忆和作为情感寄托的生活空间，归属感和地方感开始消失，并逐渐在权利语境中丧失自我，使得社区共同体趋于瓦解，原有的熟人社会演变为无缘社会。

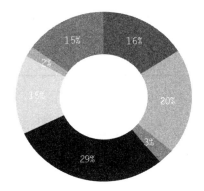

■本地居民　■外地游客　■流动摊贩　■固定商人　■务工者　■拾荒者　■租客

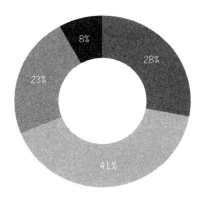

■60岁以上　■40~59岁　■20~39岁　■18岁以下

图6　安居巷人群结构

4　日常的回归：历史街区生活性街道更新范式构建

城市更新不应盲目追求"宏大叙事"，而应关注地方化的、真实的日常生活，体现人文关怀和公平正义的价值导向，实现日常生活的回归，而非空间的再生产（谢涤湘等，2017）。异化的历史街区生活性街道应实现物性向人性的转变，由日常生活异化转向公平正义主导下的价值融合、地方认同和多元交往，形成广泛参与的持续更新机制，实现街道的主体共存、生活回归及风土传续（图7）。

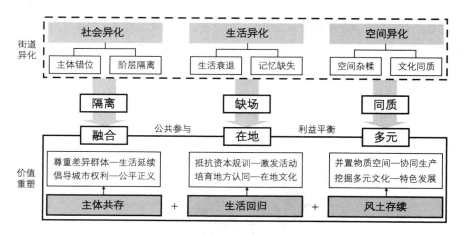

图 7　历史地段生活性街道的价值范式

4.1　主体共存：从隔离到融合

科斯托夫曾明确提出："街道，与其他公共空间一样，最本质的特点是政治性。如果街道是一项发明，那么发明它的最初目的是创造一个高于个人权利的公共领域"（Kostof，1992）。街道具有强烈的公共属性，应为一系列主动或被动的行为提供场所，给人们充分的交往自由并消除各个阶层之间的隔离，使人们获得公平感与存在感。

第一，尊重差异群体，延续社区生活。尊重城市中各个群体的差异性，关注弱势群体的需求，避免空间歧视和空间齐一化（Adorno and Horkheimer，1972）。确定适当的同质性居住规模，通过控制迁出率和回迁率来确保具有一定比例原住居民的人口结构，同时为他们保留并创造合适的交往空间；另外，延续并呈现不同主体的生活习惯和生活空间，保留生活性街道原本的空间意象，如街区肌理、街道形态、公共空间以及具有场所性的物件等，使居民的日常交往行为得以维系；并对空间环境、绿化景观、标识系统等进行完善，保障居民日常生活的基本条件，最大化地保护和维持日常生活现场的内在场域（张宇星、韩晶，2020）。

第二，倡导城市权利，回归公平正义。列斐伏尔曾针对资本主义城市空间中的压迫和异化批判性地提出城市权利的概念。城市权利代表着在此地居住与生活的权利，以及能够进入非正义或正义的空间生产过程的权利。生活性街道不仅作为市民、游客娱乐消费的场所，更应作为各类社会主体生活的场所，街道更新应保障公平正义的社会空间生产，通过自下而上的更新策略唤醒居民的公共意识，形成其对于城市空间使用及改造的约束与监督，尽可能真实地参与并融入城市，避免被驱离或过度的"绅士化"，重视城市整体公共利益，保住公平正义的底线（伍江，2021）。

4.2 生活回归：从缺场到在地

"生活"是历史街区更新中需要关注的核心内容，居民、社会空间及其交往环境是应对生活异化的主要媒介。哈贝马斯提到，人与人的交往是在"生活世界"中产生的，购物、休闲、逗留、漫步等很多平凡又琐碎的活动构成了街道上的日常生活，充实着街道作为公共空间的内涵。

第一，抵抗资本规训，激发公共活动。空间生产需要回归公共性，人们应通过自下而上的力量反对模式化的商业空间，对空间生产进行抵抗，形成具有差异性的生活空间与生活氛围。空间应由交换价值回归使用价值，从"工具理性"走向"交往理性"，将日常生活的无聊循环彻底打破。应通过自主改造与利用社区内的公共空间开展各类文化和娱乐活动，生发多样化的日常生活，使居民在参与公共活动过程中构建和谐的互动机制，加强不同社会主体的情感交流，使各个阶层回归公共、激发交往，使生活性街道成为包容、有温度的城市公共场所。

第二，培育地方认同，重塑在地文化。城市更新应更好地发挥复兴社区文化、培育社会网络、推进公民教育等职能，重视在地居民的精神生活，将租住、暂住等人口纳入邻里服务，使其通过公共交往融入社会网络，增进自我身份的认同。鼓励居民共同参与街道空间营造，提升其主人翁意识并以此促进社会交往与团结，如通过共同延续民俗文化、振兴生活性业态来重塑具有地方特色的在地文化，将空间、民俗与在地记忆进行融合，使不同社会群体逐渐形成具有凝聚力、归属感和认同感的社区共同体。

4.3 风土存续：从同质到多元

面对生活性街道的价值本体，不能为了高效的空间生产而侵蚀生活，其生产性与生活性应达到一定程度的平衡。应反对空间生产的同质化，并拒斥其僵化模式，而在维持经济效益的同时将日常生活作为体现街区特色的重要媒介，延续生活性街道丰富的日常特征，强化差异化的空间状态。

第一，并置物质空间，增加街道活力。矛盾空间的并置是历史街区的固有特质，自下而上的建设代表了一定的生活特征与文化价值，是对抗同质化商业街道的关键要素。在城市空间生产的过程中，需要平衡精英与大众的不同需求，更加重视那些传统的、适合生活的城市街道空间，适当保留并利用商贩与居民侵占街道的"天性"，通过多方协作的帮助其对街道空间进行自发改建，植入差异化的空间功能。利用具有自身特色的差异空间营造多元化的街道环境，以此激发具有在地性的街道活力，传续风土。

第二，挖掘多元文化，延续异质空间。历史地段生活性街道的历史脉络绵长、文化信息丰厚，拥有大量体现传统特质的空间场所，其天然的消费属性与价值同样需要关照。在更新过程中应平衡经济发展与社会复苏，激活一部分传统"文化基因"，并使之融入现代生活（常青，2014）。由地方居民自主地参与文化发展与街道空间改造，以日常生活、地方特色、现有资源为基础，因地制宜对地方文化产业进行改造与提升，充分发扬具有真实性的市井文化，如特色节庆、人文风俗等，并由此生发出异质的、特色的文化空间，以内涵式发展实现"以文兴商"的目的。

4.4　机制重塑：从规训到参与

社会主体是多元的，他们有权利参与、解读、营造空间。坚持民众的主体性并保障居民的权益是城市更新中的重点，应建立以居民为主体的多方参与更新机制，注重公众的需求和邻里的交融。改造过程应保证居民的街道主体地位，以对抗消费文化及空间生产对日常生活的侵蚀，保护传统的在地活态文化，形成良好的更新机制。

第一，呼吁公众参与，完善参与机制。街道更新必须坚持从公共利益出发的理念，对所有利益相关主体的权利进行保护，赋予居民在城市中开展活动、参与城市事物的合法性，建立完善的公众参与制度及公众参与平台，鼓励共商共建的自主更新（韩冬青，2022），以规范的程序和方式来表达利益相关者的诉求，实现更新中的全过程参与及决策，形成空间生产的"程序正义"（图 8）。通过社区规划师的驻地服务指导居民参与各个阶段的更新改造，在过程中时刻反馈居民的建议，尊重其对日常生活差异化的需求，形成陪伴式设计，不断修正空间生产中的异化现象。

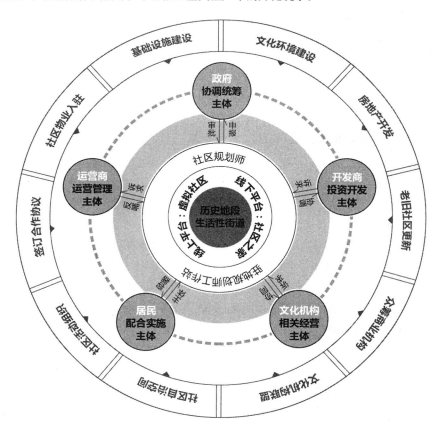

图 8　历史地段生活性街道多方参与机制构建

第二，平衡各方利益，资金多元机制。政府应实现从操作者到组织管理者的角色转换，在提供一定资金支持和管理模式的前提下进行社区赋权，鼓励居民自主改建或适当实施开发权转移，有效地缓解单方财政压力。同时主动规范开发商的投资行为，使其尝试政企合作和社企合作的模式，利用 PPP 实现多元化的资金支持；另外，引入众筹商业机构、NGO 与联盟等第三方力量，依靠银行、信托等非营利机构，设立基金会吸引私人投资，建立政府公共部门与非公共机构之间的合作关系，使更新开发更具灵活性（图 9）。

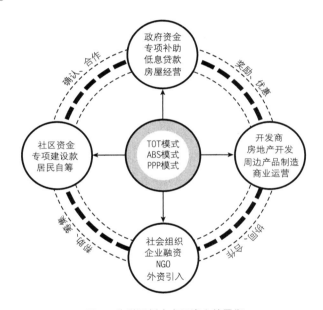

图 9　街道更新中多元资金的平衡

第三，持续监督管理，建立反馈机制。持续的监督管理是保障更新实施的必要途径，应加强责任监督机制，建立相关的管理组织监督各利益群体在更新过程中的行为与效益，保障街道更新的持续性及透明化。另外，鼓励社会自治组织的积极参与，充分发挥其在居民、开发商等各利益群体之间的连接作用，提升普通民众对自身利益的协调能力，使其自主规范街道经营活动，建立一个真正有效的街道监督机制，形成相互约束、相互照拂、相互督促的道德共同体，实现经济增长与社区保育的可持续发展。

5　结语

回顾我国城市街区的更新历程，空间环境的变化反映了消费社会影响下的空间重组，如上海新天地、上海思南路街区等。这些集消费、休闲、娱乐为一体的符号化空间，既是城市的"消费名片"，也是城市的"文化遗憾"，浓厚的商业氛围让历史街区成为文化消费的附庸，而非地方风土的载体。历史街区的生活性街道沉积丰厚的地方文化和日常生活，联系着城市的社会生活和空间系统，促进城市居民公共交往、实现城市精神和文化价值，是体现包容、正义、人本、风土的核心区域。在更新过程中应该将街道的公共性、生活性作为历史街区的文化纽带，回归其作为生活家园的本意，在日常生活与公共场所中延续真实的文化内涵，使阶层更加融合、生活更加真实、空间更加多元。

参考文献

[1] ADORNO T, HORKHEIMER M. Dialectic of enlightenment[M]. New York: Seaburg Press, 1972.

[2] BAUDRILLARD J. Symbolic exchange and death[M]. Sage, 1993.

[3] BAUDRILLARD J. The consumer society: myths and structures[M]. Sage, 1998.

[4] DERRIDA J. Speech and phenomena, and other essays on Husserl's theory of signs[M]. Northwestern University Press, 1973.

[5] FOUCAULT M. Discipline and punish: the birth of the prison[M]. Vintage, 2012.

[6] HABERMAS J. Moral consciousness and communicative action[M]. MIT Press, 1990.

[7] HEIDEGGER M. Being and time[M]. Translated by John Macquarrie & Edward Robinson. London: SCM Press, 1962.

[8] HELLER A. Everyday life[M]. Routledge, 2015.

[9] HUSSERL E. The crisis of European sciences and transcendental phenomenology: an introduction to phenomenological philosophy[M]. Northwestern University Press, 1970.

[10] KOSTOF, S. The City Assembled: the elements of urban form through history[M]. London: Thames and Hudson, 1992.

[11] LEFEBVRE H. Critique of everyday life [M]. London: Verso, 1991.

[12] SCHUTZ A. Equality and the meaning structure of the social world[M]//Collected papers II. Springer, Dordrecht, 1976.

[13] WITTGENSTEIN L. Philosophical investigations[M]. Blackwell Publishing, 1953.

[14] 常青. 思考与探索——旧城改造中的历史空间存续方式[J]. 建筑师, 2014(4): 27-34.

[15] 常青. 论现代建筑学语境中的建成遗产传承方式——基于原型分析的理论与实践[J]. 中国科学院院刊, 2017, 32(7): 667-680.

[16] 韩冬青. 显隐互鉴, 包容共进——南京小西湖街区保护与再生实践[J]. 建筑学报, 2022(1): 1-8.

[17] 季松. 消费时代城市空间的生产与消费[J]. 城市规划, 2010, 34(7): 17-22.

[18] 李昊, 刘珈毓. 厚度+活态: 从历史静物走向共生遗产——西安明城区保护规划策略[J]. 科技导报, 2019, 37(8): 61-67.

[19] 李建华, 袁超. 论城市空间正义[J]. 中州学刊, 2014(1): 106-111.

[20] 刘怀玉. 列斐伏尔与 20 世纪西方的几种日常生活批判倾向[J]. 求是学刊, 2003(5): 44-50.

[21] 孙全胜. 城市空间生产: 性质、逻辑和意义[J]. 城市发展研究, 2014, 21(5): 39-48.

[22] 吴启焰. 大城市居住空间分异研究的理论与实践[M]. 北京: 科学出版社, 2001.

[23] 伍江. 城市有机更新与精细化管理[J]. 时代建筑, 2021(4): 6-11.

[24] 谢涤湘, 范建红, 常江. 从空间再生产到地方营造: 中国城市更新的新趋势[J]. 城市发展研究, 2017, 24(12): 110-115.

[25] 叶丹, 张京祥. 日常生活实践视角下的非正规空间生产研究——以宁波市孔浦街区为例[J]. 人文地理, 2015, 30(5): 57-64.

[26] 张京祥, 邓化媛. 解读城市近现代风貌型消费空间的塑造——基于空间生产理论的分析视角[J]. 国际城市规划, 2009, 23(1): 43-47.

[27] 张松. 从历史文化名城保护到建成遗产保护[J]. 中国名城, 2019(5): 4-11.

[28] 张廷国. 胡塞尔的"生活世界"理论及其意义[J]. 华中科技大学学报(人文社会科学版), 2002(5): 15-19.

[29] 张永青. "同质聚居、异质隔离"居住现象的反思与研究[J]. 中外建筑, 1999(6): 49-51.

[30] 张宇星, 韩晶. 沙井古墟新生——基于日常生活现场原真性价值的城市微更新[J]. 建筑学报, 2020(10): 49-57.

[欢迎引用]

李昊, 高晗, 赵苑辰. 日常生活与城市历史街区生活性街道更新范式[J]. 城市与区域规划研究, 2022, 14(1): 140-153.

LI H, GAO H, ZHAO Y C. Daily life and paradigm of living streets in old city historical blocks [J]. Journal of Urban and Regional Planning, 2022, 14(1): 140-153.

台湾社区营造的经验与启示

——以台南市银同社区为例

苏清木　朱苑薇　陈世明

Experience and Enlightenment of Community Building in Taiwan – A Case Study of Yintong Community in Tainan City

SU Qingmu[1], ZHU Yuanwei[2], CHEN Shiming[3]
(1. School of Architecture and Planning, Fujian University of Technology, Fuzhou 350118, China; 2. School of Design and Environment, National University of Singapore, Singapore 117566 , Singapore ; 3. College of Planning and Design, National Cheng Kung University, Tainan 70101, China)

Abstract With the advancement of urbanization, the problems of development have become increasingly prominent. How to achieve better community development has become a major challenge. Since community building was promoted in Taiwan in 1994, the concepts of localized action, bottom-up, community training, learning in operation, environmental justice, and public participation have facilitated the improvement of overall community strength. Therefore, by analyzing the policy planning and implementation experience of Taiwan, and taking Yintong Community in Tainan City as an example, this paper explores the ways to promote the endogenous "training" and "vitalization" of communities from the five perspectives of "people", "culture", "land", "production", and "landscape".

Keywords community building; Taiwan; community consensus; experience and enlightenment

作者简介
苏清木，福建工程学院建筑与城乡规划学院；
朱苑薇，新加坡国立大学环境与设计学院；
陈世明，台湾成功大学设计与规划学院。

摘　要　随着城市化的推进，发展的难题也日益凸显，如何实现社区更好的发展，已成为一大挑战。我国台湾地区自 1994 年推动社区营造以来，"在地行动""由下而上""社区培力""在操作中学习""环境正义"和"民众参与"等理念助力社区整体实力的全面提升。因此，文章借镜我国台湾地区社区营造的政策规划与实施经验，从"人""文""地""产""景"五个面向，并以台南市银同社区为例，探讨社区的内生"培力"与"造人"方面的推动。

关键词　社区营造；台湾；社区共识；经验与启示

1　前言

随着城市化的快速发展，地方性特色的消失已成为一个全球性问题（Liu and Li，2017）。都市极化一方面迫使主要城市必须面对全球城市的挑战，城市迅速改变传统的结构，从而加速了地方城镇与社区发展可能被边陲化的更大风险（李永展，2009）。千篇一律的城乡改造，使地方的特色被淹没在同质化地景中，原有的产业和社区认同感被彻底割裂。同时，太注重现代化的改造，也导致了农村衰落、社区破坏、"垂死"农村社区、农地被侵占、城中村特色不再、边缘社区和农村"空洞化"等问题的出现（Carr and Kefalas，2009；Li et al.，2019；Li et al.，2016）。再者，随着中国经济增长放缓和工业结构继续升级，越来越多在城市的农民工返回家乡，导致现在农村同时面临人才流失和重新获得农村剩余劳动力的双重挑战（Chen and Wang，2019；Liu et al.，2010）。对于人均 GDP 超 1 万美元的国家和地区，靠劳动力增值来创造财富，显然越来越有限；靠基础建设来拉动经济，显得越来越不可持续；靠大拆大建社区来提升人们的品质，显然越来越得不到认同；社区营造必须强调"地方"，发挥文化特色，才能具体回应全球化挑战，才能振兴地方经济、再造活力社区、发挥乡村特色、增加人们的收入。但如何发挥社区的特色，挖掘"人""文""地""产""景"五个面向的价值，实现更加合理科学的规划，仍是一个发展的难题。

在社区营造方面，我国台湾的社区营造已成为海峡两岸社区改造与乡村发展的范例。台湾的社区营造自 1994 年文化建设事务主管部门推行的《社区总体营造》以来，即呈蓬勃发展态势，陆续推出了地区环境改造计划、社区规划师制度、创造城乡新风貌计划、新故乡计划和农村再生计划等，引导着社区与乡村的规划方向。其中，"在地行动""由下而上""社区培力""在操作中学习""环境正义"和"民众参与"等理念，为社区营造运作提供了全面性的理论基础，并深深影响着社区的发展，促进了产业发展、社福医疗、社区治安、人文教育、环保生态和环境景观等六个面向的全面提升（陈性惠，2014；方雅慧、何青蓉，2011；刘立伟，2008；商丽玲，2017）。相比于台湾，大陆的社区和乡村面临的问题更加复杂多变。但是在社区改造与乡村发展的过程中，无论是文化传统、经济形势、乡村衰败、人多地少和小农经济方面都有着相似的背景，因此，台湾在不同时期的社区营造方式和面临的问题，可以给大陆不同地区、不同发展条件的社区与乡村提供规划和建设方面的借鉴。

本文希望通过对台湾社区营造的深入研究，梳理台湾社区营造的发展脉络，关注台湾社区营造不同时期的面向，整理台湾社区营造的整体架构，并用具体的案例去诠释在该整体架构下，台湾社区营造具体的推行方式和细则，以便为大陆在推行社区活力再生和乡村振兴方面的研究与实践提供一个更易于理解和参照的对象。

2　台湾社区营造的总体策略

所谓的社区营造是以社区共同体的存在和意识作为出发点，并由在地社区为主导，来凝聚社区居民共识和提高社区的自主能力，从而营造他们自己的地方和社区，使社区活动永续经营（杨敏芝，2002）。

2.1　台湾社区营造的推动脉络

梳理台湾社区营造的发展脉络，本文将社区营造分为社区发展萌芽期、社区发展建设期和社区发展成熟期三部分（图 1）。

（1）社区发展萌芽期（1955～1993 年）

1955 年推动的"基层民生建设运动"主要还是以生产建设为主，提高农业产量，增产增收的主要手段，提倡以农业培养工业、以工业培养农业的方式。1965 年后的《社区发展工作纲要》《台湾省社区发展十年计划》，主要是完成基础工程建设，消灭脏乱，美化环境；实施生产福利建设，消减贫穷，

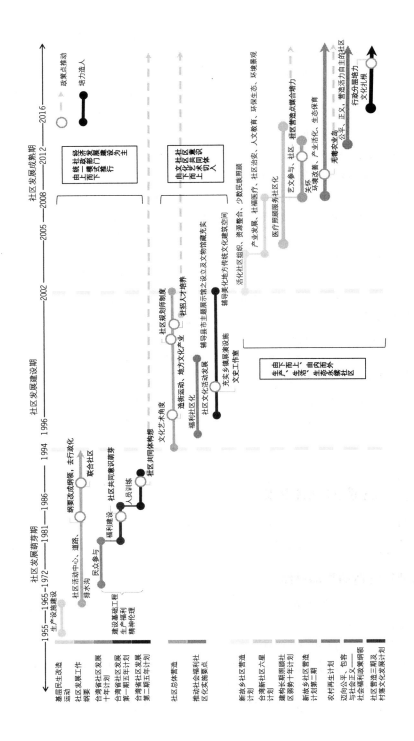

图 1　台湾社区营造相关推动脉络

改善民生；推动精神伦理建设，端正风气，重建道德的三大建设项目（黄源协等，2009）。1981 年后《台湾省社区发展第一期五年计划》和《台湾省社区发展第二期五年计划》，这个时期的基础工程建设如社区活动中心、道路、排水沟等已基本完成，但生产性事务效果仍不佳，并且由于过度追求经济发展，使环境付出的代价超出了社区所能容忍的限度，进而导致"社区的共同意识"开始萌芽，社区的建设面向也开始以伦理建设和福利建设为主，如民众参与和人员训练等社区培力的工作，并且纳入联合社区的概念，着重社区民众的共同诉求，朝着建立社区福利服务体系为目标。因此，在社区发展萌芽期，社区以地缘为基础来划分社区、重硬件轻软件的建设方式、缺乏事实为依据的社区计划、社区服务化不足的发展特色，形成了以社政部门为主体，采取由上而下、统一推行的模式，虽然推动了经济的发展，但也导致了各社区缺乏专责的工作人员领导推动，社区社会资本过度消耗，精神伦理建设相对疏忽的现象（高振发，2008）。不可否认的是，这个时期逐渐走向了民众参与、共同体意识、社区自主、局部服务与治理模式的微观工作路线的行政体系，社区营造进入了相对理性的发展阶段（徐震，2004）。

（2）社区发展建设期（1994～2001 年）

1994 年台湾文化建设事务主管部门推动社区营造，提出《社区总体营造》概念，从文化艺术的角度切入，以形塑社区共同体活化空间和提升社区文化产业经济为目的；之后，"造街运动""地方文化产业"的想法被引入，来凝聚民间自主力量和环境塑造。1996 年加入了"福利社区化"的概念，将社会福利体系和社区发展体系相结合，推动社区福利服务网络的建立。1999 年，"社区规划师制度"被引入，先后有大量的专业人员参与其中，社区营造建构了社区、政府部门和专业者相互联系的市民社会。之后先后推出了"社区文化活动发展""充实乡镇展演设施""辅导县市主题展示馆之设立及文物馆藏充实"以及"辅导美化地方传统文化建筑空间"四项核心计划，其最重要的是建立社区共同意识和发掘地方文化特色，来提升社区居民对生活环境的美学层次，促使公民社会的形成。这个时期从多元的政策思考和由下而上的文化艺术切入，推进社会意识和伦理的重建工作，强调文化重于物质，发掘社区参与的主体性社区价值，增进社区的活力。同时，这个时期台湾地区相关事务主管部门相继推出相关计划，造成社区营造的零碎化和片段化，并且共识的达成是否落实与带动地方活力，仍缺乏客观的评估（刘新圆，2005），有待进一步理清。

（3）社区发展成熟期（2002 年至今）

2002 年提出的《新故乡社区营造计划》，首次将各部门的社区营造统合至单一的平台，重点在活化社区组织、资源整合、少数民族照顾上。2005 年《台湾新社区六星计划》进一步整合，并将产业发展、社福医疗、社区治安等纳入，旨在建立永续成长、成果共享、责任分担的社区。之后的《新故乡社区营造计划第二期》《农村再生计划》《迈向公平、包容与社会正义——社会福利政策纲领》《社区营造三期及村落文化发展计划》都将社会正义、参与、公平、合作等价值纳入其中，特别在照顾老人、弱势群体、无毒农业岛、社区营造点媒合培力和环境正义上，形成由下而上、由内而外的"社区培力"和"造人"共同发力的生产、生活、生态全面发展的永续社区（黄一中等，2018）。

2.2　社区营造的整体架构

　　社区营造的发展脉络，虽然便于我们对台湾社区营造推进方式的理解，但却不能一蹴而就地了解社区营造的整体策略，为了便于政策的理解和操作，本文采取日本社造专家宫崎清的主张（宫崎清，1996），将其分为"人""文""地""产""景"五个面向来建构社造的整体架构（图 2）。"人"指的是社区营造的团队、生活福祉的创造、医疗服务的发展、人际关系的经营和人民生活及教育的需求等；"文"指的是在地文化的特色和延续，民俗、历史故事和符号等的挖掘与发展，艺术的创造，艺文活动的经营与终身学习等；"地"指的是地理环境和自然生态的保育与特色的发扬，污染、灾害等方面的防治；"产"指的是地方产业的活化，文化产业的发展，地方产业的创生和行销等；"景"指的是社区风貌营造、社区设施及空间活化、社区居民自力营造、环境永续经营等。这五个面向并不能相互分开，而是相辅相成的，社区居民的讨论、组织、行动，才能促进文化的再生，人文也同时促进文化产业的发展，进而形塑了自然景观和社区风貌，最后激发社区成员对社区事务的参与意识，从而达到良性的循环。

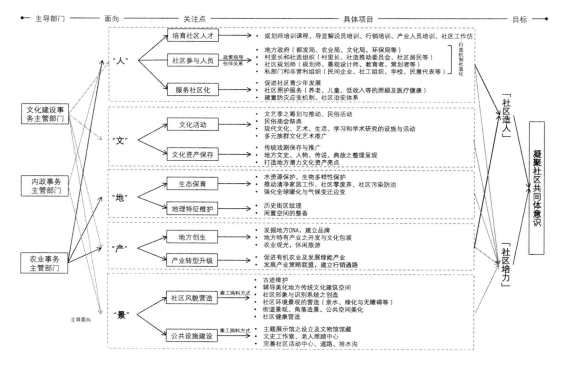

图 2　社区营造的整体架构

3 案例分析——银同社区的社区营造

3.1 银同社区的基本概况

银同社区位于台南市中西区，总人数 1 349 人（2015 年），是台湾地区第一批社区营造的社区，因此有其代表性和研究价值。表 1 主要呈现了银同社区具体的内部环境和外部环境的资源调查分析及 SWOT 分析。其目的在于呈现社区的区位、人口、社会、经济、环境等条件和发展中的主要问题，从而凸显后文"人""文""地""产""景"策略的针对性和效果（本文银同社区案例的研究资料均由陈世明研究室提供，本文并对其进行了整理）。

表 1　银同社区内部环境和外部环境的资源调查分析及 SWOT 分析

类别		优势/机会		劣势/威胁	
	项目	说明	项目	说明	
内部环境	人	特色人物	有擅长竹雕、书法、木屐制作等人才	人口	老年人口比例约占 20%，比例高且缺乏照护
				组织	社区发展协会组织由一人指挥，缺乏其他重要干部
		领袖人物	由里长带动社区居民参与	社区参与	社区有许多人物资产及公寓居民，社区活动参与度偏低
				志工	社区志工多由老年人担当，年轻人与中年人参与度低
	地	地理环境	社区沿街商业、巷弄，生活设施丰富、环境清幽	街道设施	都市计划开辟街道，打破旧有巷道
				公共空间	社区多为私有地，公共空间缺乏，活动中心开放少
				新建物	旧建物容积使用率低，而新建物兴建破坏原天际线，整体空间意象混乱
		交通	社区邻近圆环，位在重要道路周边，有多处公交车站，交通便利	闲置空间	多处空地空屋，未妥善管理易形成脏乱点
				停车空间	停车空间缺乏
				巷道纹理	历史巷道横跨社区，整体维护不易，且巷道曲折不易辨识
	文	历史资产	历史老屋比例高。巷弄依旧保有传统清朝时期巷道纹理	社区特色	社区特色没有说明，旅客到此少能感受历史氛围与社区特点

续表

类别		优势/机会		劣势/威胁	
		项目	说明	项目	说明
内部环境	文	社区活动	有举办社区厨房、下午茶分享会、园游会等活动之经验	社区环境	社区巷弄缺乏自明性，辨识度不高。重要资源片段不连续，缺乏入口意象形塑
		生活据点	居民自行形成生活据点，常至清水寺谈天	精神场所	社区缺乏开放空间供居民运动、休憩及聚集
	景	自然资源	除大树外，居民自发种植许多绿色植栽	景观植栽	社区缺乏自然景观，且居民居家盆栽形式不一而显杂乱
		环境改造	有许多居民环境改造点，且维护良好		
	产	组织	店家会议建立新店家与居民的共生机制	环境	店家与客人对居民带来生活环境困扰
		店家	传统店家保留旧时代的产物及技术。新店家进行老屋改造带来商机	组织	传统店家与新店家无联合组织，自立自强
				店家	新兴店家参与组织动力不足。传统店家单打独斗，面临传承瓶颈
外部环境		经费补助	可向多部门申请补助。台南市政府各局处提供社造计划政策补助	计划道路开辟	都市计划道路开辟破坏历史巷道纹理
				年轻人外流	社区缺乏产业资源，外地产业资源多，年轻人多至外地就业
		人力资源	劳动事务主管部门提供多元就业开发方案申请。学校系所陪伴协助社区	交通安全	社区周边车流量大，汽、机车驾驶者遵守交通规则意识偏低
		专业辅导	区公所社造小组、社区营造协会可为社区做问题咨询	登革热疫情	易暴发登革热疫情
		社区结盟	可整合周边社区，将银同社区、万昌社区、青年社区、永华社区联合结盟	游客问题	游客至社区旅游或短期住宿，常带来垃圾与随意停车
				其他社区竞争	周边社区同质性相近，争取资源补助有竞争效应

下文将在社区营造的整体架构下，结合台南市的推动，探讨银同社区的社区营造的具体推行方式和细则，以利于我们对社区营造的整体把握。

3.2 "人"——社区营造的主体

社区营造在社区人员和组织上的瓶颈，主要通过社区组织链接资源和构建共生机制平台来促成社会网络联结及社区增能。公私部门及学校资源等给予社区组织外部资源协助，包括政策、资金、人才培育和专业支持，同时整合内部资源搭建由不同群体及议题所组成的互动共生平台机制，以此建立良好的沟通机制，促成彼此相互合作的机会。以银同社区为例，为解决社区居民认同度不高、社区活动参与度较低及老年人缺乏照顾等问题，其通过店家与周边居民的经营共生机制，借由店家会议让店家了解社区大小事，对于自身所处的"社区公共议题"共同参与及关怀，加深店家与居民之间的了解；以短期工作营分主题集结各年龄层之居民，调查居民需求并共同脑力激荡实作学习，使居民开始关怀社区；而医院则长期配合社区，外派医师和志工定期与老人互动，社区提供园艺与动物疗愈之场所，促使老人外出并和社区居民互动。通过这些方式来凝聚居民向心力，对社区产生归属感，打造住商互助的宜居社区（图3）。

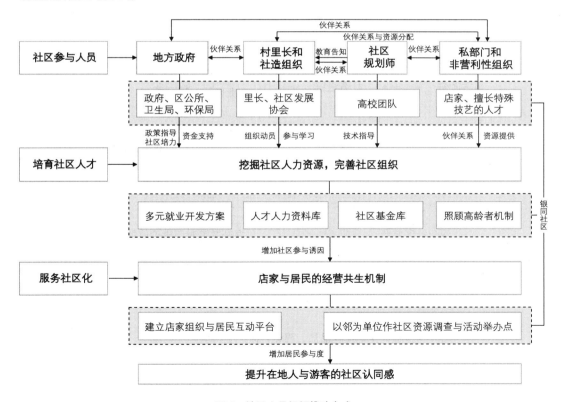

图3 社区人员组织推动方式

3.3 "文"——社区营造的灵魂

为了提升社区生活文化与历史，需要从文化活动和文化资产保存方面入手。在文化活动上通过民俗、信仰、节庆活动的举办，来唤起社区的记忆，促进生活文化再生和肥沃文化发展的土壤；文化资产保存方面，需要长期关注地方文化，打造地方潜力文化资产亮点，促成文化遗产的保存与教育推广。以银同社区为例，由于其自身缺乏社区自明性，社区特色缺乏解说，人文资源尚未整合完整，文化活动吸引力薄弱，游客到此少能感受历史氛围等的问题，因此社区通过深化社区特色和提升游客对历史价值的重视两方面进行建设。在深化社区特色方面，通过形塑重要开放空间和节点的历史风貌意象，提升社区巷弄的自明性和辨识度，营造社区居民的精神场所，如社区通过发展银同特色地图和达人地图，邀请耆老分享老故事和老照片搜集，并与南艺大结合行动剧表演来强化社区特色。另外，则是店家与居民共生共荣，共同维护环境与历史资产，让游客能感受历史氛围与社区特点，提升游客对历史价值的重视，如通过增加历史解说牌，使观光客思考历史性的今昔景致；透过店家参与社区组织的活动，以了解社区的历史价值并认同社区，进而向观光客宣导历史价值的重要性；制作美食地图，结合智慧手机 App 下载，结合学校发展文创产品（图4）。

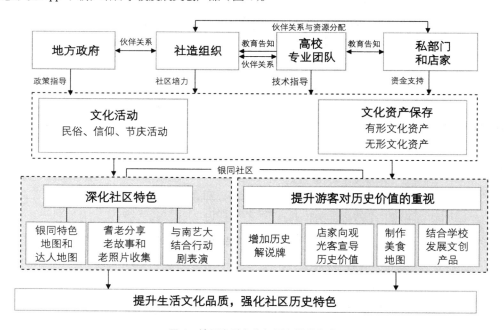

图4 社区生活文化与历史提升方式

3.4 "地"——社区营造的基础

社区的环境形式特质体现在生态保育和地理特征维护两方面，主要通过推动清净家园工作、社区污染防治、历史街区纹理和闲置空间整备等，来加强闲置空间与公共空间的维护，以解决公共空间与设施的困境，并希望借由环境的整治来进行社区环境教育扎根工作，使社区唤起环境保护的意识。银同社区在开展社区营造之前，面临着社区环境的种种问题，如都市计划道路开辟破坏历史巷道纹理；社区多为私有地，公共空间缺乏；建物兴建破坏原天际线，整体空间意象混乱；缺乏停车空间和巷道其方向及形态不易辨识等。社区营造中，通过跨社区整合历史巷弄，举办相关活动拉拢各社区对环境的关怀；透过都市计划变更手法保留旧城区历史街廓；申请环境改善计划补助，认养社区闲置空地以满足公共生活空间与停车空间的需求（图5）。

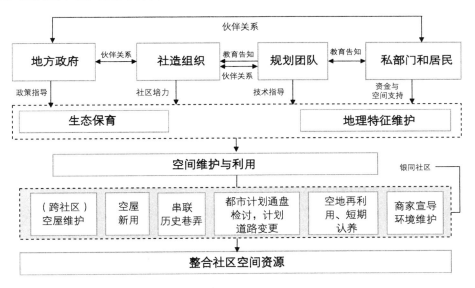

图 5　社区环境形式提升方式

3.5　"景"——社区营造的基础

　　社区"景"方面的打造，在于人文景观的呈现，其中包含社区风貌营造和公共设施建设两方面。在社区风貌营造方面，通过建立"社区空间营造制度"来实施计划，进而促成由下而上的社区营造参与机制，并培育社区自力营造的能力，比如，通过打造社区形象与识别系统，营造社区环境景观。在推动社区公共设施的建设方面，则是更强调社区以顾工购料方式来进行公共设施和公共景观的建设，从而提升社区的向心力，并为社区增加收入和就业机会，增强社区的归属感。以银同社区为例，社区缺乏自然景观，且居民居家盆栽形式不一而显杂乱。为了改善景观环境，通过活动导入、景观及空间改善，由专业者协助居民改造空地与巷道景观，使用铺面、花草类别对巷弄进行区分，结合通用设计打造道路安全标示，并配合转角绿美化增加巷口自明性（图6）。

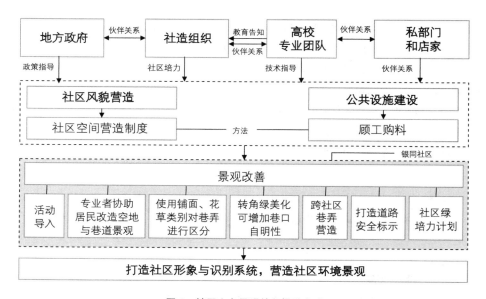

图 6　社区人文景观特色提升方式

3.6　"产"——社区营造的重点

社区产业是否能够发展与提升，关键在于是否能够挖掘资源和特殊能力，因此需要地方创生和产业转型升级同时发力。资源盘点与优劣势分析是其成功的第一步，通过盘点与 SWOT 分析，了解实质资源、人力资源、组织资源和市场资源，从而便于社区 DNA 的发现、科技的导入和品牌的建立，进而催生出新产业（如产业文化化、农业观光旅游、有机农业），当然这个过程也需要进行产业策略联盟、建立行销通路和发展多元化整合人才，其最终目的是形成产业与社区居民共生机制。以银同社区为例，银同社区面临着在地产业的振兴、新兴店家参与组织动力不足、传统店家传承的瓶颈和游客对历史价值的重视不够等产业问题。其采取了结合智慧手机 App 制作美食地图；结合学校发展文创产品；恢复传统店家旧时代的产物及技术；透过店家参与社区组织的活动，以了解社区的历史价值并认同社区，进而向观光客倡导历史价值；透过改造老屋给新店家带来商机；透过店家会议性建立新店家与居民的共生机制和跨区域的组织商业结盟；透过争取台南历史街区指定来奖励补助在地产业等措施，使社区资源转化成产业，同时弱化公部门的角色，让社区可以独立运行（图 7）。

3.7　社区认同方案

"人""文""地""产""景"的社区培力和造人，增强了成员之间的连接程度和对环境相互关系的认知，利于培养社区参与、学习和合作的意识及解决问题之能力。以银同社区为例，社区以居民发展为主体，透过挖掘文化、重建社区伦理、转型地方产业来促进观光客和在地人的社区认同，透过改善环境品质和维护空间，促进区域共识的培养。

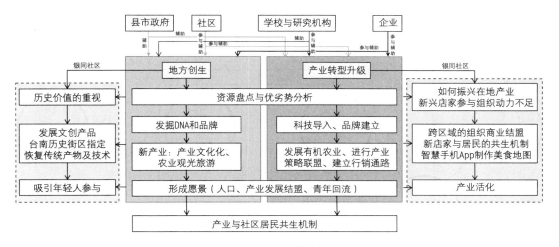

图 7 社区产业推动方式

首先，观光客和在地人的社区认同方案。以短期工作营、医疗长照、宗教遶境，促进社区居民互动；通过店家展览、讲座与店家平台配合，来形成消费拉力，如：社区发展协会藉由店家平台倡导社区特色与价值，店家举办讲座或展览宣传价值给观光客，让客人了解社区并尊重社区，也提高对社区之兴趣（图8）。

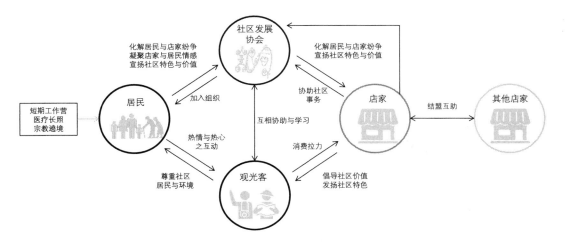

图 8 观光客和在地人的社区认同方案

其次，空间维护的区域共识方案。加强与居民协调闲置空间之认养机制，争取历史老屋维护修缮补助，营造邻里生活圈，提供适宜的街道家具并改善铺面以利行人徒步空间，来强化区域共识的培养和推进社区命运共同体的目标（图9）。

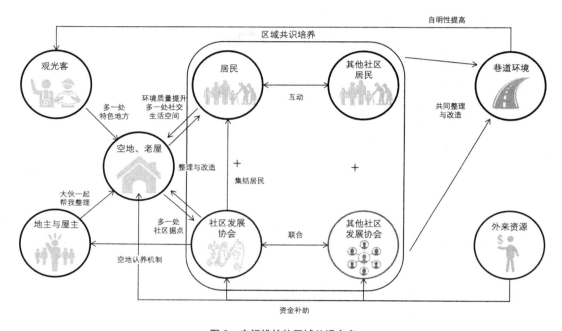

图9　空间维护的区域共识方案

社区认同的形成，使银同社区成为具有历史故事、生活质量、社区共识的宜居社区。银同社区的社区营造的推动，透过克服种种发展难题，逐渐形成了由下而上、民众参与、社区自主、永续发展的运作方式，是台湾社区营造的一个缩影。

4　对社区营造的启示

我国大陆地区，社区主要以大拆大建的形式进行，这使得社区的功能较为单一，除了居住和外围商圈的功能外，其他功能几乎不存在。这使得地块创造的可持续的价值有限，也不利于经济的进一步提升。同时，一些老旧的社区、城乡郊区和广大农村社区，都面临着农业发展质量不高、文化挖掘程度不够、农民生活环境不友善、发展活力激活不充分等问题。对于这些问题，要仰赖政府做硬件的规划建设并不困难，但建构市民社会的认同社区、让社区有序发展并不是一件容易的事。本文总结我国台湾社区营造的经验，可以给社区营造和乡村振兴的实施部门、社区建设与辅助团队一些启示。

4.1　政府部门——形成短中长期的政策推动计划

对政府部门来说，应建构一套各自努力的政策，政府应以"为民众规划"和"为民众共同来规划"为准绳，促成社区居民自己来规划的目标（王靖淇，2012）。短期内建构完善的资料供民众知识转让、信息行动和咨询服务，并建立社区建设基金统一筹划各社区的资源。中期则应该推动联合社区并建构社区交流分享的平台，让社区产生内生的智慧；政府应奖励社区的创新方案，按照社区的需求去发展，并建立网络建置和行销组织，提高食物链安全和风险管理。长期则应建立社区或乡村地区工作人员的认证制度，让社区根据自己的要求，寻找辅导人员的帮忙；同时政府应推动民众参与的规划制度化，可以避免政府部门过于主观主导整个结果的产生；再者，推进农业和林业等从事人员的终身学习与职业培训；最后应加强战略规划的进程，推动社区福利化，促进社会包容、消除贫困和农村地区的经济发展。通过政府部门职能的下放，让民众有更多空间和时间思考自己社区的发展问题。

4.2　社区建设——社区的"培力"产生内生的动力

对于社区建设，首先，产业化是必走之路，妥善利用本身特点和整合内部资源，通过地方创生和产业转型升级，推动农业产业化、文化产业化，并建立生产者团体和生产组织，提高竞争力；其次，社区环境建设，除了政府的公共性基础设施建设外，社区或乡村地区自己可以推动居住环境美化绿化，让民众自己参与社区的活动，形成独特的风貌，同时落实环境保护，加强环境清洁维护和乡村景观带的保护；再次，福利网络的建设，社区建设不单单只对环境进行建设，同时社区也要帮助民众建立社会服务网络和人脉网络，比如乡村养老中心和留守儿童的营运，为老人和儿童提供餐点和照顾服务，建立起社区居民之间互助的关系；最后，与其他社区联合发展，创建跨组织联结，以达到资源的整合，弥补单位规模和能力的不足，更好发挥各自的优势。通过对社区的"培力"，让居民培养起社区共同体意识，产生内生的动力。

4.3　辅导团队——社区"造人"激发社区的共同意识

首先，将社会爱心人士和退休人员组织起来，建立志工服务团队，因为他们往往自愿参与，对获得报酬的动机不高，而是更愿意奉献自己的时间和精力，来提供各种服务。其次，注重社区规划师的培养，推动社区规划师驻地辅导工作，并对一般民众、文史工作者、村干部、公部门行政人员和其他团队进行规划师的培养，使有更多专业者进入社区提供服务；再次，建议社区与就近大专院校相关的科系进行产学合作，透过学校持续对乡村民众教育服务课程，同时大专院校特别是专科院校，应注重社区建设方面的人才培养，为社区营造和乡村振兴等提供源源不断的动力；最后，政府应做好中间媒介的角色，辅助更多团队进入社区，使社区能有更多社会资源的运用。社区"造人"是社区可持续发展的重要基础，辅导团队的加入，便于调动民众参与的热情，激发社区的共同意识。

5 结语

城市化与全球化是一个不可避免的趋势，让越来越多的人住进了城市化社区或城市郊区，这使得社区营造得到了更多的关注。透过对地方的重新强调，塑造社区共同意识，是面对全球化大潮流下的一种可行的出路。

本文通过对台湾社区营造的历程进行梳理，建构了"人""文""地""产""景"五个面向的社区营造整体框架。在人文方面，应从文化建设出发，挖掘在地的文化特色，并组建自己的社区营造团队，激发社区成员对社区事务的参与意识；在产业方面，应采取地方创生和产业转型升级的措施，形成产业与社区居民共生机制；在地景方面，要注重地理环境和自然生态的保育与特色的发扬，以及社区风貌营造，社区空间活化的营造。其最终在于建构居民社会的认同，并根据台湾社区营造的经验提出大陆在社区营造方面，政府部门应形成短中期的计划，社区应注重内生培力的建设，社区也应加强"造人"辅导团队方面的建设。

总之，社区营造应是一个有人参与的地区，将不具意义的空间地区，形塑成以各种方式跟这个地区有关联的"地方"。同时，这个"地方"应从更广的视野着手，并以与城市体系相联结，才能推进可持续发展，避免过于窄化的社区议题（刘立伟，2008）。

致谢

感谢陈世明老师研究室提供的台南市中西区银同社区总体营造的研究案例，并感谢两位匿名审稿人对本文提出的宝贵建议。此外，本文受福建工程学院科研启动基金项目（GY-Z22039）资助。

参考文献

[1] CARR P J, KEFALAS M J. Hollowing out the middle: the rural brain drain and what it means for America[J]. Journal of Rural Social Sciences, 2010, 291(14): 30-34.

[2] CHEN H, WANG X. Exploring the relationship between rural village characteristics and Chinese return migrants' participation in farming: path dependence in rural employment[J]. Cities, 2019, 88: 136-143.

[3] LI Y, WESTLUND H, LIU Y. Why some rural areas decline while some others not: an overview of rural evolution in the world[J]. Journal of Rural Studies, 2019, 68: 135-143.

[4] LI Y, WESTLUND H, ZHENG X, et al. Bottom-up initiatives and revival in the face of rural decline: case studies from China and Sweden[J]. Journal of Rural Studies, 2016, 47: 506-513.

[5] LIU Y, LIU Y, CHEN Y, et al. The process and driving forces of rural hollowing in China under rapid urbanization[J]. Journal of Geographical Sciences, 2010, 20: 876-888.

[6] LIU Y, LI Y. Revitalize the world's countryside[J]. Nature, 2017, 548: 275-277.

[7] 陈性惠. 地方特色产业发展策略与社区营造关连性之探讨——以社头乡为例[D]. 彰化: 明道大学, 2014.

[8] 方雅慧, 何青蓉. 屏东县社区组织推动社区营造之现况研究[J]. 社区研究学刊, 2011: 1-44.

[9] 高振发. 社区总体营造: 政策的想象与实践的差异[D]. 嘉义: 南华大学, 2008.

[10] 宫崎清. 展开崭新风貌的社区总体营造[J]. 人心之华, 1996.

[11] 黄一中, 陈世明, 卢纪邦, 等. 支援旧市中心区高龄者在地生活发展之空间供给研究——以台南市中西区银同社区为例[J]. 建筑学报, 2018: 1-22.

[12] 黄源协, 萧文高, 刘素珍. 从"社区发展"到"永续社区"——台湾社区工作的检视与省思[J]. 台大社会工作学刊, 2009: 87-131.

[13] 李永展. 全球时代下的台湾社区营造[J]. 国家与社会, 2009: 1-27.

[14] 刘立伟. 社区营造的反思: 城乡差异的考量、都市发展的观点以及由下而上的理念探讨[J]. 都市与计划, 2008, 35: 313-338.

[15] 刘新圆. 政府应积极振兴文化产业[J]. 台湾政策论坛, 2005, 1(3): 121-122.

[16] 商丽玲. 社区营造经营策略之研究——以嘉义市福民社区为例[D]. 嘉义: 南华大学, 2017.

[17] 王靖淇. 台南市社区营造实务研究——以仕安社区与复兴社区为例[D]. 台中: 逢甲大学, 2012.

[18] 徐震. 台湾社区发展与社区营造的异同——论社区工作中微视与巨式的两条路线[J]. 社区发展季刊, 2004, 7: 22-32.

[19] 杨敏芝. 地方文化产业与地域活化互动模式研究——以埔里酒文化产业为例[D] 台北: 台北大学, 2002.

[欢迎引用]

苏清木, 朱苑薇, 陈世明. 台湾社区营造的经验与启示——以台南市银同社区为例[J]. 城市与区域规划研究, 2022, 14(1): 154-169.

SU Q M, ZHU Y W, CHEN S M. Experience and enlightenment of community building in Taiwan–a case study of Yintong community in Tainan city[J]. Journal of Urban and Regional Planning, 2022, 14(1): 154-169.

社区责任规划师工作机制研究

——以北京东城建国门街道为例

张晓为　彭　斯　许任飞

Research on the Working Mechanism of Delegated Community Planners – Taking Jianguomen Sub-District, Dongcheng District, Beijing as an Example

ZHANG Xiaowei[1], PENG Si[1], XU Renfei[2]
(1. Homedale Urban Planning & Architectural Co., Ltd. of BICP，Beijing 100045, China; 2. Beijing Institute of Architectural Design，Beijing 100045, China)

Abstract Currently, urban development in China is facing transformation, and the urban work conference held by the Central Government has proposed new ways for urban governance. In this context, urban planning, as an effective way to coordinate the various elements of a city, needs to adapt to the requirements of urban development in the new era, and the previous planning ideas require innovation. In recent years, the system of delegated planners has been established in China and the planning and management methods have been innovated, which have an important research significance for the urban transformation and development. Based on relevant cases and experience of many countries and regions, and combined with the development of delegated planners in Beijing, this paper analyzes and summarizes the work of delegated planners in the Jianguomen Sub-District, and puts forward some suggestions for the development of delegated planners in community planning.

Keywords community planning; delegated planner; dual role; Jianguomen Sub-District; working mechanism

摘　要　我国现阶段城市的发展正面临着转型，中央城市工作会议提出了创新城市治理方式，城市规划作为统筹城市各个要素的重要手段，需要适应时代的城市发展要求，以往的规划思路需要创新。文章结合北京责任规划师的发展，以北京市东城区建国门街道责任规划师的实际工作情况为例，提出对责任规划师在社区规划中保障机制的发展建议。

关键词　社区规划；责任规划师；双重身份；建国门街道；工作机制

作者简介

张晓为、彭斯，北规院弘都规划建筑设计研究院有限公司；

许任飞，北京市建筑设计研究院有限公司。

1　引言

近年来，城乡规划的理念正在从"自上而下"的空间管控向"自下而上"的协商治理转变。2015 年的中央城市工作会议提出"转变城市发展方式，完善城市治理体系"的重要思路，以及"城市发展需要依靠改革、科技和文化的驱动，深化城市管理体制改革"的指示精神。同一时间，围绕健全城市管理体制、创新城市治理方式，《北京市城市总体规划（2016～2035 年）》提出了"坚持人民城市人民建，人民观，依靠群众、发动群众参与城市治理"，以及"完善社区治理机制，推广参与型社区协商模式"的发展思路。

针对中央城市工作会议的指示精神以及北京城市总体规划所提出的发展思路，为充分落实规划管理思路的转型，顺应新时代的发展要求，北京市东城区于 2017 年以"百街千巷环境整治整治工作"为抓手,首次建立并试行责任规划师工作制度。制度设计之初旨在充分发挥规划建筑专业技术团队的专业力量,全程参与协助管理城市规划工作,并力争建立长期有效的工作机制(吴晨等,2018)。责任规划师制度的提出是对城市规划管理工作的机制创新,同时也是深入落实北京旧城管理体制机制改革的一种尝试。因此,我们有必要对新时代下责任规划师的工作机制展开讨论。

2 概念界定与研究范围

北京市责任规划师工作从 2007 年开始进行试点探索以来,至今已十余年。责任规划师的身份也在发生变化,从最初的规划设计团队转变成而今的技术咨询顾问。近日,在北京市颁布的责任规划师实施办法中,明确了责任规划师的身份,即为责任范围内的规划、建设、管理提出专业指导和技术服务的独立第三方人员。紧接着,北京市多个区县相继明确了责任规划师以街道或者乡镇为工作范围提供专业技术咨询的"第三方"身份。

东城区责任规划师制度在北京市作为试点启动最早,责任规划师的身份被确定为技术顾问,协助属地街道开展规划落地工作。经历了 2 年的持续工作,就责任规划师如何保障街道社区层面规划落地,尤其是在以渐进式更新为导向的北京旧城街道社区工作中发挥作用已成为热议。笔者认为,责任规划师是能在社区规划中发挥技术专长,向上服务于政府管理,指导规划落地,向下沟通于民众,提升居民规划意识的规划师。

目前,针对国内外城市街道及社区建设中规划师的研究主要集中在工作形式的比较和阶段性差异的总结上,未能将责任规划师如何在街道及社区建设中充分保障规划实施落地纳入研究范围,责任规划师工作组织关系的完善及职责义务的相互关系并未被深入剖析。本文将总结各地区规划师在街道及社区建设中发挥的职责,结合北京责任规划师的发展历程,以建国门街道责任规划师的实际工作情况为例,提出责任规划师在街道及社区发展建设中保障机制的建议。

3 社区规划与规划师的协调关系

从现代城市规划理论的发展来看,城市规划师的社会属性及工作身份随城市的发展在不断地变化。回顾历史,从《马丘比丘宪章》中提及的"人们必须参与设计的全过程",到达维杜夫所推崇的"规划师应作为不同社会团体的代表"的倡导性规划,再到著名的"公共参与阶梯理论",可以看出,协商式、参与式的规划受到广泛关注。从 20 世纪中期,城市规划的思路从以往的"蓝图式规划"向"渐进式规划"转变,规划的落脚点更加面向基层组织,面向公众,更多地要注重规划的参与,利益的协调,这些转变带来的是城市规划师逐渐向社区规划师的角色转变。

国内外多个国家和地区对社区层面的规划进行了实践。欧美多个城市基于街道及社区层面的规划实践研究了社区治理模式、组织架构以及协调机制等,从多个视角对社区问题进行了综合性考虑(边防、吕斌，2018），对深入从事社区规划的规划师角色进行了不同角度的分析；日本的社区规划经历了从单一实施到多元参与的过程，并最终孕育出了社区"实践规划师"的角色（吕斌，1998）。我们不难发现，偏微观的街道及社区规划着眼于多元、综合性的规划协调，这些对社区发展的实践探索对规划思维的转变具有重要意义，而社区规划师的重要意义不言而喻。目前，我国微观层面的街区及社区规划正处于起步阶段，体制机制尚不成熟。因此，我们有必要追本溯源，从其他国家或地区的经验中分析规划师在社区规划中的角色分工和工作机制。

3.1　美国：从行动计划到社区实践，社区经纪人协调综合事务

兴起于 20 世纪 60 年代的社区行动计划，由美国联邦政府支持，地方政府资助市民参与社区组织（赵蔚，2013），1970～1990 年，成立社区发展公司，在资金和法律方面提供了强大的保障。1990 年至今，美国的新社区项目在每个社区都建立了一个专门机构协调社区各个组织间的关系，当地政府、社区和规划师形成了"横向"合作伙伴组织（边防、吕斌，2018）。政府从规划引导逐渐向规划参与的角色转变，与此同时，社区规划师在社区实践中，工作范畴也从技术指导变成综合事务处理，向规划组织者的身份转变，逐渐充当起"社区经纪人"的角色（赵蔚，2013）。美国的社区规划经历了从宏观规划把控到微观实践落地的变革。

3.2　英国：从社区发展到城市挑战，社区参与官搭建沟通桥梁

英国的社区规划起初从问题导向着手，以具体项目来解决社区发展中所遇到的问题，但在几十年的尝试中，由于缺乏明确的规划目标，各层面的组织和机构具有不同的发展诉求，难以协调统一，由政府主导、企业运作、居民参与的纵向组织构架未能形成良好的沟通机制。自 2000 年以来，英国很多地区发起了城市挑战计划，实现了政府、企业、社会人员和在地居民合作关系的桥梁作用，即在每个地区的地方委员会设立"社区参与官员"的职位，深入社区规划中，形成地方议员和社区民众之间的桥梁，针对具体发展开展实际工作（赵蔚，2013）。不同于美国的社区治理经验，英国从社区规划项目发展到城市挑战项目，始终从问题导向入手，具有极强的针对性和实践性。

3.3　法国：从地区开发到协调管理，协调建筑师进行自由裁量

法国的社区规划从地区开发等项目导向逐渐向精细化管理的思路转变。在具体街区的规划设计中，法国政府确定了由开发公司和当地政府牵头，联合"协调建筑师"制定具体的规划导则确定每个地块的详细规划，从技术方面来看，"协调建筑师"类似于我国的规划院设计人员的角色。不同的是，法国的"协调建筑师"最重要的是建立与建筑师、规划师和开发管理机构之间的对话机制（陈婷婷、赵守谅，2014）。法国的"协调建筑师"即社区规划师从宏观层面直接参与区域规划的编制工作，从中观层面维系了地区发展中各利益相关方的沟通协调关系，在微观层面，由于得到政府授权，具备自由裁量

权，因此，法国社区规划具有很强的政策性和灵活性。

3.4 日本：从社区治理到社区培育，实践规划师培育社区发展

日本的社区规划从以项目为导向的形式上社区参与演变到今天的有组织、工作复合化的社区培育，经历了 50 年的发展历程。20 世纪 60 年代，日本的社区规划以一系列社区环境治理项目为主，随后转变为各地不断推行自发式地方活化运动（于海漪，2011），分权给在地居民，让居民拥有话语权。这种从事社区工作的规划师在日本被称为民间规划师，后来演变成为实践规划师（吕斌，1998）。到现在，市场和社会力量开始承担提供公共服务的责任，发展社区培育的支援体系，形成了以 NPO 为主体的支援组织，社区规划从社区营造项目向更深层次的社区复兴培育发展转变，而实践规划更多的工作在于组织规划公众参与活动，提高公民的规划意识，促进社区自身实现造血功能。

表 1　各国和地区社区规划与规划师的协调关系

	美国	英国	法国	日本
角色承担	规划组织管理者	双重身份，规划参与引导者	双重角色，规划与管理结合	规划参与引导者
核心工作	高度参与协调综合事务	参与解决社区发展问题	制订计划并通过管理落实	组织活动，提升在地居民规划意识
体制机制	组建社区专门机构，三位一体，横向合作	上级政府建立服务机构，纵向管理	政府委托，地方选拔，纵向横向结合管理	市民组织，政府监管
规划参与	组织管理，不直接参与	发起活动，直接参与规划	参与规划编制和管理	发起活动，直接参与规划
实践效果	顺利地从宏观规划调控过渡到微观规划落地	以问题为导向入手，落实实际社区发展需求	以实际项目为导向，根据实际情况，相对独立	以目标为导向，逐步实现社区自治

从上述实践中，可以看出社区规划与规划师之间的关系会因社区发展阶段的不同而改变，由于身份的变化，工作内容也随之变化。如美国、日本和我国台湾地区的社区规划中，社区规划师的角色从规划参与者向规划组织者过渡，以求实现从一种身份向另一种身份的转型。

当然，我们也能够看到，社区规划师的身份存在多样性。在英国和法国的经验中，社区规划从以问题导向的编制规划到以目标导向的协调管理的工作过渡中，孕育出了社区规划师的"双重角色"，即规划编制人员和综合事务管理人员。社区规划师既通过参与社区规划，实现对社区的了解，同时，社区规划师作为地区的事务协调人员又能在一定程度上实现对上位规划的有效反馈，最终形成了规划落地的沟通—反馈的正向循环，由于规划师的双重身份，在工作机制上也形成了属地政府—规划师—在地居民三方的纵向管理和横向联系。

4　北京市责任规划师工作实践

4.1　整体工作开展情况

近年来，北京市责任规划师制度从 2017 年东城区的初探到 2019 年出台的《北京市责任规划师制度实施办法（试行）》（以下简称《办法》），责任规划师的工作制度日渐成熟。从工作内容来看，《办法》涵盖两个层面，一方面是自上而下地指导规划实施，参与项目的专家评审并提供审查意见，另一方面是自下而上地推进公众参与，收集并反馈属地居民意见，使规划更接地气，更具实施操作性。此外，《办法》还明确了责任规划师的聘用选拔，义务责任等方面内容。对于责任规划师来讲，《办法》的出台对实际工作的开展具有很强的指导意义。

目前，北京市 8 个区签约了近 200 名责任规划师，覆盖了多个街镇和片区。多个地区的责任规划师团队在积极地进行着各种尝试。朝阳区劲松街道责任规划师以规划落地为导向，深入到社区当中，落实居民需求，作为规划咨询专家，指导参与如地下通道节点设计和社区管理用房改造等项目的顺利实施；东城区责任规划师团队则作为规划的宣传者，开展了如"我们的城市""我是小小社区规划师"等活动，充分向社会普及规划知识；海淀区紫竹院街道规划师团队作为规划的协调者，组织了关于海淀实验小学的公众参与活动，实现了学校、设计院、街道办事处等多个部门的互动，使城市规划更具针对性。可以看到，责任规划师无论从工作内容还是角色分工上来说，较之以往更加丰富更具针对性。

4.2　北京市建国门地区责任规划师工作实践

笔者在上文讨论了责任规划师的工作角色和工作内容，虽然责任规划师的角色呈现出多样化的特征，但在实际工作中，责任规划师承担的角色相对单一固定，即规划协调者或规划宣传者，或是规划执行者。而在笔者工作团队参与的实际工作当中，由于街区控规的编制以及责任规划师工作实践，有幸承担了双重角色，即街道责任规划师和控规编制规划师。下面，笔者将以责任规划师的双重身份就推动社区规划落地进行探讨（图 1）。

2017 年受规划和自然资源委员会东城分局委任，笔者以责任规划师的身份参与到建国门街道的规划工作当中。工作内容围绕百街千巷环境整治提升工作为街道提供规划技术咨询，指导规划落地，对设计方案进行技术把关。在这个过程中，责任规划师与街道和项目规划设计团队形成了周例会的工作制度，强化了横向的沟通联系。责任规划师充分加深了对街道规划诉求、工作管理机制等方面的了解。紧接着，在 2018 年开展的建国门街道控制性详细规划工作中，笔者作为规划编制团队的一员，参与了包括街区发展策略制定、落实民生设施等工作，形成了自上而下的规划指导街道发展的工作机制。从宏观规划到微观设计的两项重点工作，由于责任规划师身份的特殊性，在工作中形成了上位宏观层面规划设计与下位微观层面环境整治指导规划—反馈矫正的互动关系。

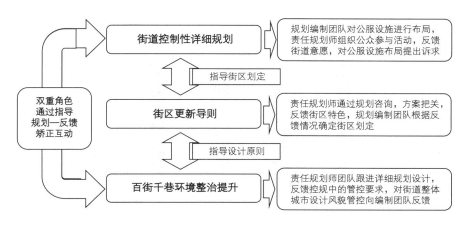

图 1　双重身份的规划师关系

　　从宏观控规指导街道发展方面，为合理确定公服设施的布局，充分了解属地居民的诉求，秉承开门编规划的理念，责任规划师团队经与街道和编制团队沟通，组织开展"规划我们的家园"意见征求活动。主要通过向在地各社区组织线上和线下两种方式的问卷调研意见征求（图 2），对属地居民关于未来街道公服设施发展布局的民意进行收集。通过收集在地居民的意见，如多数居民关注的养老设施（图 3），确定合理服务对象，增设老年人照料中心，意见由责任规划师团队反馈给控规编制团队，对控规方案进行调整，进而实现自下而上的规划反馈（图 4）。

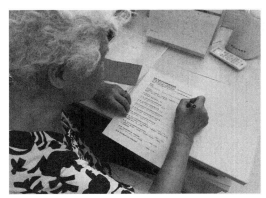
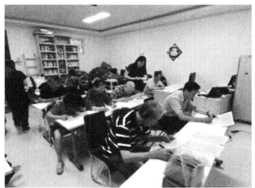

图 2　在地居民填写调研问卷照片

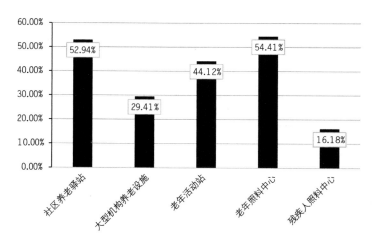

图 3 养老设施调查问卷统计

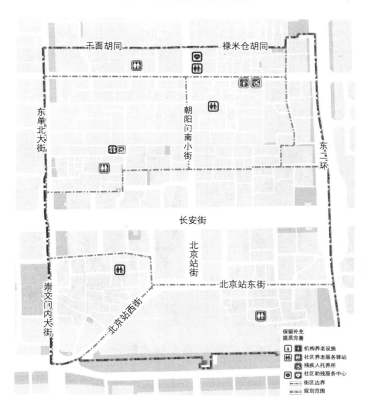

图 4 建国门街道街区控规养老设施规划

从中观层面确定不同功能的街区定位上，责任规划师团队通过在属地对微观层面环境整治提升规划方案的把关，对方案中的重点内容进行吸纳，如赵家楼街道的"双新文廊"的规划设计，即贡院地区的历史新思想和社科院周边的未来新发展进行融合，重点强调赵家楼地区的文化特征，着力塑造文化街区（图5）。在控规的街区分类中，责任规划师团队代表属地街道向控规团队反馈了街区划分的建议，控规团队根据各个街区的整体发展情况，同时，考虑详细设计中对各个社区的发展建议（图6），在成果中确定了赵家楼社区的作为文化街区的定位，并重点强调北总布胡同、东总布胡同周边的文化传承。中观层面的规划良好互动反馈，为上位规划的指导要求，下位规划的实施落地提供了重要支撑。

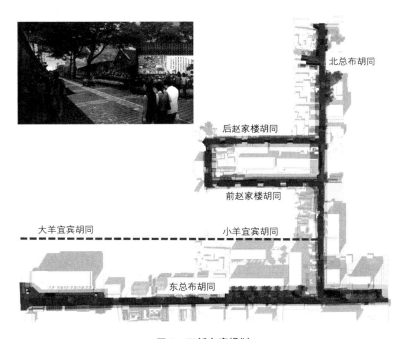

图5　双新文廊规划
资料来源：北京市勘察设计研究院。

微观层面的街巷整治提升是规划落地的重要抓手。在百街千巷环境整治提升项目中，规划设计团队对西总布胡同、外交部街和东堂子胡同等精品胡同提出了重要的规划方案，以西总布胡同为例，责任规划师与街道和设计团队经过多轮的讨论和沟通，确定了西总布胡同的发展定位和发展理念，明确了其在西总布社区的重要引领地位（图7）。在街区控规编制过程中，规划编制团队通过与责任规划师的沟通，立足于街道的发展特征，在城市设计管控内容中（图8），提出了地区景观视廊，即西总布胡同景观视廊，与微观层面街道环境整治提升设计意向形成呼应。

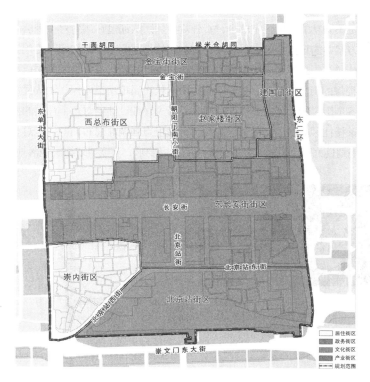

图 6　街区划分

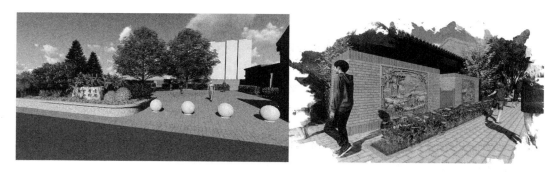

图 7　建国门街道西总布胡同规划设计

资料来源：北京市勘察设计研究院。

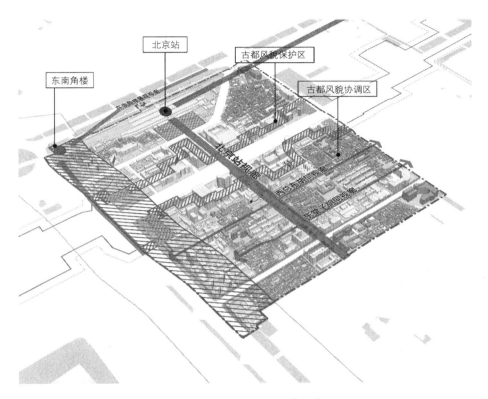

图 8　建国门街道城市设计指引

5　责任规划师制度发展建议

5.1　优化沟通渠道，健全体制机制

　　我国行政体制与西方国家存在差异，以政府主导、街区协同、社区参与的自上而下式的社区规划体制在短时期内不会发生根本性改变，而创新责任规划师制度意味着对现行制度的补充完善，使原有线性纵向的管理体制得到优化。根据笔者总结的案例，英国社区规划的"社区参与官员"的角色，与社区居民、社区规划师形成了良好的工作平台，建立了长期有效的沟通机制，我国多个地区也在尝试不同类型的政府派出人员或第三方机构共同参与社区规划，如北京顺义的社区民意调查员、江苏句容的协同工作机制（杨槿、陈雯，2017）等，责任规划师的工作机制在不断完善。

　　从长远角度来看，未来的工作方式会逐步从扁平化走向网络化。因此，在社区规划中，社区规划体制机制的完善在于"网络化工作平台"的建立，政府明确"社区特派员"，可以从管理角度更好地保障规划的实施，同时，对责任规划师、社区居民等形成更快捷、更直接的沟通反馈渠道。最终，形成以责任规划师提供技术服务，社区特派员负责沟通协调反馈，街道为社区规划主体的网络化工作平台（图 9）。

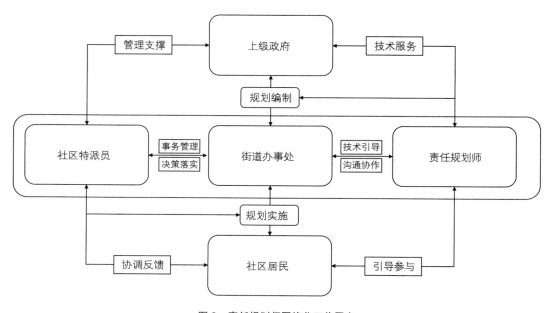

图 9　责任规划师网络化工作平台

5.2　量化工作内容，参与规划决策

　　目前，我国各地区对责任规划师工作内容的界定存在不确定性。江西赣州的社区规划师制度提出了规划师要参与规划设计、收集意见、宣传规划、监督实施等多个方面的工作内容；北京市顺义区的"一师两员"制度建议责任规划师工作重点要落实在所有工程项目的规划编制、审批到实施的全过程之中；北京市东城区责任规划师的制度建立同样是围绕规划审查、审批跟踪和实施监督等方面明确了工作内容。

　　在笔者看来，现行制度确定的北京市东城区责任规划师工作范畴比较"大而全"，包括了较多的内容，为使责任规划师的工作更具针对性，实现"精准打击"，实现规划师的工作前置，即在项目策划阶段就应提前介入，与街道一起制定规则，与居民一起了解需求。在参与街区更新的工作之中，从街区控规的动态维护，到具体广告牌匾设计，与街道充分对接，确定工作基础。通过建立沟通平台和规划设计导则等指导街道规划设计工作的开展，形成工作抓手。此外，责任规划师与街道一起制定年度规划工作计划，让其主动参与到街道决策的过程中，实现信息共享，最终实现规划师的工作前置，形成更有前瞻性的技术支撑保障。

5.3 明确角色定位，完善权责机制

现行的北京市东城区的责任规划师制度对其责权关系需要深入研究。随着工作的深入，责权关系的不明确将会成为责任规划师与街道沟通中的桎梏，需要明确规划师应承担的责任和其具有的权力。就责任来说，责任边界诚然很难界定，是个弹性的边界，可根据实际工作将责任规划师的相关性划分成了解、悉知、参与、决策等不同层级。欧美国家社区规划师经过了多年的制度摸索，根据不同的项目类型，确定了规划师所承担的责任，建立了良好的责任监督保障机制。对权力而言，主要针对应明确责任规划师的话语权，而非决策权。作为社区发展的技术支撑，责任规划师应协助属地政府优化决策，其技术权威性应得到保障。在这之中，街道社区政府应保障责任规划师的话语权，上级政府应维护责任规划师的权威性，同时，责任规划师在行使权力的同时也需要有管理部门进行进度反馈，最终形成责权一体的组织关系。

6 结语

目前城乡规划面临转型，社会整体的发展越来越受到关注，规划手段和规划方式也不同于以往，更需要一种内生动力促进城市的微更新，以便实现城市复兴。责任规划师作为规划转型路上的探索，在社区发展中起到关键的作用。我国的责任规划师制度正处在快速发展阶段，在积极探索如何最大化地发挥责任规划师作用的同时，也遇到如责任规划师角色融入不够、不能完全了解社区需求，责任规划师团队若不承担属地规划项目，就无法深入了解社区发展实际等问题。这些问题与挑战需要我们责任规划师团队在实际工作中充分思考，同时，也需要进一步完善责任规划师的工作框架。

笔者仅限于从各地责任规划师的发展进程和建国门地区实践案例等内容，从工作机制的方向为未来责任规划师在社区规划中发挥作用提供一些理论支撑。就本文内容来看，存在着局限，即我国的责任规划师工作各地区进展不同、方式不同、角色不同，笔者以自身实际工作为出发点，以双重身份的责任规划师工作机制角度提出了发展建议，但在针对性方面和行政体制可行性方面分析不够全面，在实际工作中，还需要从多个角度对责任规划师的工作机制进行综合考量和制度设计，形成更具针对性的工作机制。

参考文献

[1] 边防, 吕斌. 基于比较视角的美国、英国及日本城市社区治理模式研究[J]. 国际城市规划, 2018, 33(4): 93-102.

[2] 陈婷婷, 赵守谅. 制度设计下的法国协调建筑师的权力与规划责任[J]. 规划师, 2014, 30(9): 16-20.

[3] 吕斌. 日本城市规划体系的变迁与规划师的职责和作用[J]. 规划师, 1998, 14(1): 36-38.

[4] 王雨, 张京祥. 台湾的社区规划研究与实践及其启示[J]. 现代城市研究, 2013, 28(5): 92-97.

[5] 吴晨, 赵新越, 吕玥. 北京东城区: 城市复兴理论下创造性的导则体系研究、编制与实践例[J]. 北京规划建设, 2018(3): 173-180.

[6] 杨槿, 陈雯. 我国乡村社区营造的规划师等第三方主体的行为策略——以江苏省句容市茅山陈庄为例[J]. 现代城市研究, 2017(1): 18-22.

[7] 于海漪. 日本公众参与社区规划研究之一: 社区培育的概念、年表与启示[J]. 华中建筑, 2011, 29(2): 16-23.

[8] 袁媛, 杨贵庆, 张京祥, 等. 社区规划师——技术员 or 协调员[J]. 城市规划, 2014, 38(11): 30-36.

[9] 赵蔚. 社区规划的制度基础及社区规划师角色探讨[J]. 规划师, 2013, 29(9): 17-21.

[欢迎引用]

张晓为, 彭斯, 许任飞. 社区责任规划师工作机制研究——以北京东城建国门街道为例[J]. 城市与区域规划研究, 2022, 14(1): 170-182.

ZHANG X W, PENG S, XU R F. Research on the working mechanism of delegated community planners–taking Jianguomen Sub-District, Dongcheng District, Beijing as an example[J]. Journal of Urban and Regional Planning, 2022, 14(1): 170-182.

疏解视角下北京医疗功能更新政策与市场响应

王吉力

Beijing's Medical Function Renewal Policy and Its Market Response from the Perspective of Non-Capital-Function-Redistribution

WANG Jili

(Beijing Municipal Institute of City Planning and Design, Beijing 100045, China)

Abstract China's "14th Five-Year-Plan" proposes the execution of renewal and function redistribution of megacities. Based on the experience of various places, this paper holds that the two aspects are complementary. Against the background of non-capital-function redistribution in Beijing, this paper reviews the policy context of the construction and renewal of medical functions, analyzes the characteristics of new addition, shutdown and spatial migration of medical functions, and discusses the related influencing factors considering the difference in response from for-profit and non-profit medical institutions. This paper finds that the renewal of non-profit medical institutions in Beijing is consistent with the policy orientation, while the response of for-profit medical institutions toward the policy leaves much to be desired. This paper holds that, compared with such spatial attributes as location, surrounding population and passenger flow, policy control strategy is a far more important factor affecting the response of the two types of medical institutions. Policies earlier mainly involve municipal and public hospitals, but market factors also need to be further introduced into the process of function redistribution.

Keywords function-redistribution; medical institution; spatial migration; planning policy; influencing factor; Beijing

作者简介

王吉力,北京市城市规划设计研究院。

摘要 国家"十四五"规划明确提出实施城市更新行动与开展超大特大城市功能疏解。结合各地已有经验,城市更新与功能疏解相辅相成。文章以北京"非首都功能疏解"为背景,回顾了医疗功能建设与更新的政策脉络,并实证分析了医疗功能的新增、关停与空间迁移特征;同时,结合营利性、非营利性医疗机构在其中的响应情况差异,讨论了医疗功能增减、迁移相关的影响因素。结果发现,北京的非营利性医疗机构的更新与"非首都功能疏解"政策导向一致性较好,而营利性医疗机构的更新对"非首都功能疏解"的响应有待提升。文章认为,与区位、周边人口、客流等空间属性相比,政策调控策略是影响两类医疗机构表现的更重要的因素;北京在前一阶段的相关政策主要聚焦市属、公立医院,还需要持续引导市场要素更加深入地参与到功能疏解工作中来。

关键词 功能疏解;医疗机构;空间迁移;规划政策;影响要素;北京

1 研究背景

实施城市更新行动对提升城市品质、满足人民群众美好生活需要、推动城市高质量发展具有重要意义(北京市人民政府,2021),也是国家"十四五"规划明确提出的要求。同时,"十四五"规划还提出了超大特大城市产业转移和功能疏解、大中城市主动承接的要求。从各地已有的经验看,城市更新与功能疏解相辅相成,例如,北京明确提出"城市副中心和平原地区的新城结合城市更新承接中心城区功能疏解"，广州将专业批发市场转型疏解纳入城市更新的重要内容（广州市人民政府，2020）。特定地区内的功能疏解和提升是城市更新成效的重要体现，特定功能的跨区域疏解和承接也为城市更新引入了空间联动的观察视角（图 1）。由此，特定地区的更新进程，通过相关要素的新增、减少与迁移，与城市空间圈层的其他部分产生联动，反映了城市更新的外部效应，也体现了城市更新对城市整体的空间形态、功能结构优化的重要作用。

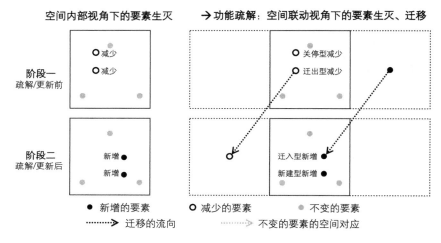

图 1　结合功能疏解的城市更新分析视角

　　这个视角下，更新进程中"减少"的功能去往何方？"新增"的功能从何处来？从已有研究看，一部分是功能的直接关停或新注册（Wu et al.，2021），另一部分则是人口产业发生了空间上的迁移（姜冬冬，2015；党云晓等，2021）。其中，教育、医疗等公共服务功能的更新有着特殊的多重属性——从公共服务功能与城市发展的互动影响方面，他们既是被疏解的对象，用以缓解中心城区资源过度集聚带来的压力，也是有效增强承接地吸引力的前置要素，可以带动人口和其他功能持续疏解；从公共服务功能更新的驱动力方面，公立的、非营利性的医疗机构与市场化的、营利性的医疗机构也有着不同的更新机制（表 1）。

表 1　公共服务功能更新在两方面的双重属性

方面	属性
公共服务功能与城市发展的二元互动影响	（1）被疏解的对象，用以缓解中心城区资源过度集聚带来的压力；
	（2）有效增强承接地吸引力的前置要素，带动人口和其他功能持续疏解
公共服务功能更新的两类驱动机制	（1）公立的、非营利性的医疗/教育机构；
	（2）市场化的、营利性的医疗/教育机构

本文以北京为例，在"非首都功能疏解"工作背景下，聚焦医疗功能随城市更新进程产生的新增、关停与空间迁移现象。一方面，对照政策思路演变，从城市整体视角观察其增减与迁移的模式；另一方面，结合营利、非营利机构在其中的响应情况对比，讨论了与医疗功能增减与迁移相关的影响因素。研究认为，北京当前的医疗机构疏解政策对非营利机构的更新引导取得了较好效果，对市场要素的引导则还需围绕增量审批、布局调整等方面增强政策针对性，以更好地促进市场行为与政策导向形成合力。

2 相关研究

2.1 更新过程中医疗功能的作用

医疗功能的布局需与城乡人口分布相适应，但优质、具备一定规模的医疗机构通常设置较早，位置相对稳定，随着城市建成区迅速扩张，逐渐形成优质医疗机构过度集聚在中心城区的空间不均衡现象，带来可达性不足等问题，也造成医疗机构周边的拥堵，并制约中心城区进一步发展。由此，已有的研究指出，医疗功能在更新和疏解过程中具备多元的作用：第一，通过医疗功能更加合理的空间布局，不断与新的人口分布相适应，提升全域公共服务供给的公平性；第二，为中心城区功能体系的持续优化创造空间；第三，通过优质医疗功能的迁入，为承接地的进一步发展提升吸引力（陶希东、刘君德，2003；姜冬冬，2015；张权，2018；杨明等，2020）。

2.2 医疗功能更新的策略与有效性

不涉及功能转换或空间迁移的医疗功能更新，以建筑尺度的修整、扩建居多。城市和区域尺度方面，已有的研究普遍指出应提升医疗资源的均衡布局。例如，在京津冀区域引导北京中心城区内一般性的医疗资源以搬迁、建设分院的方式向北京郊区或者河北、天津搬迁，同时，北京中心城区的医院发挥技术优势聚焦科研创新与高端突破。部分研究细化提出了实现的具体策略，如优化区域间医疗卫生相关人力资源的流动机制，持续推进医保异地结算（辛怡等，2015；董香书，2016），或通过政策性金融工具对居民和医疗两端开展支持（韦潇等，2017）等。对政策实施的有效性评价，则尚待开展。

3 北京医疗功能建设与更新的政策脉络

元代至民国时期，北京的各类医院主要分布在现二环内，形成了医疗机构聚集在核心区的空间基础（北京市地方志编纂委员会，2009）。新中国成立后，北京进入快速发展建设时期，但初期以重建和恢复生产、改善各类城市设施为重点（赵峰等，2009），总体规划并未对医疗设施建设做专门表述，而是按照"大中小相结合、均匀分布"的原则（北京市人民政府，1973），与城乡居住区建设相协调。设施补充成效显著，但随着城市人口的快速增长，相对供给仍然呈现出一定不足[①]。

　　1973 版北京总规指出"商业服务业网点和文体卫生设施数量不够，分布又不合理……市区有百分之八十的商业服务业、医院和影剧院集中在城里，看病、买东西要走远道、排长队"的问题。自此，如何扭转医疗功能布局过度集中在市中心的问题，成为后续历版城市总体规划编制和实施中延续的主题。1982 版北京总规明确提出要"逐步扭转城区医院过分集中，近郊地区欠缺医疗设施的状况，要在市区各地区和远郊城镇增建综合医院与某些专科医院，以及必要的防疫、急救机构"，采用了在"补齐欠账"的同时，对增量设施布局开展引导的策略，逐步向外围新城、近郊布置，以促进医疗设施网络建设更加均衡。但在市场经济背景下，仍存在卫生投资主要流向城区和大中型医疗机构，中心城区三级医院密集、外围地区设施相对不足等问题（北京市人民政府，2005）。

　　2004 版北京总规首次提出通过"调整迁出"的方式，引导存量资源重新布局的策略[②]。针对医疗卫生设施，明确了"根据城市空间结构的调整，引导中心城医疗资源向新城扩展和转移，提高新城的医疗水平"的要求。2017 版北京总规落实"非首都功能疏解"的战略要求，进一步综合各方面策略，形成了"严控增量""压缩存量""调整迁出"结合的政策，从规模、布局两方面入手开展综合调控（表 2）。

表 2　2017 版北京总规对医疗机构建设与更新的政策

策略	具体要求
严控增量	严禁在核心区新设综合性医疗机构和增加床位数量； 严禁在五环路内增加综合性医疗机构
压缩存量	压缩核心区内门诊量与床位数
调整迁出	引导鼓励大型医院在外围地区建设新院区； 鼓励支持五环路内现有综合性医疗机构向外迁建或疏解； 整体或部分外迁北京天坛医院、北京口腔医院、积水潭医院等； 全力支持央属高校、医院向河北雄安新区疏解

资料来源：北京市人民政府，2017a。

4　"非首都功能疏解"相关政策对医疗机构的引导

　　2015 年《京津冀协同发展规划纲要》提出对四类非首都功能开展疏解的要求，其中包括了疏解部分教育、医疗、培训机构等社会公共服务功能，并指出应"坚持政府引导与市场机制相结合，既充分发挥政府规划、政策的引导作用，又发挥市场的主体作用"的原则。在实践中，北京围绕三个圈层、三个方面建立了对医疗机构规模结构调控的策略，包括"在中心城区、中心城区外和京津冀三个空间圈层强化均衡"以及"规模上控制增长，布局上向外疏解，制度上加强协同"（杨明等，2020）。

总体来看，既有的相关政策引导多侧重于公办医疗机构。例如，规模方面，"十三五"时期北京明确建立了对新建公办医院的规模限制、存量医院的床位压减要求[③]。布局方面，第一阶段"疏解整治促提升"专项行动（北京市人民政府，2017b）以市属医疗卫生机构为切入点，"推动市属医疗卫生资源优先向薄弱地区疏解，切实降低中心城区就诊数量"，并实现了天坛医院的整体搬迁、七个市属医院在核心区外的新院区建设（表3）。北京"十四五"规划的布局调整同样侧重对公办医院的引导，提出"持续引导优质医疗资源向城市西部和西南部地区布局，实现每区都有三级医院"。

表3　三类医疗机构疏解模式及典型医院案例

类型		医院	位置和规模变化
整体搬迁		首都医科大学附属北京天坛医院	新院建在丰台区花乡桥东北角，总建筑面积近27万平方米，是现有建筑总面积的3倍。共设床位1650张，将天坛医院现有床位量提升近一倍
		首都医科大学附属北京口腔医院	新址位于丰台区花乡樊家村地区，北至首经贸，东至张新路，南至康辛路，西至规划绿地。项目总用地面积6.5万平方米
新建扩建院区	新建	北京大学人民医院通州院区新建	通州区潞县镇潞县村西。一期工程占地面积12万平方米，开放床位800张。在通州院区登记开诊时，该院应同时将位于中心城区的院区床位数量缩减300张
		北京友谊医院顺义院区新建	顺义区后沙峪地区。总规模1500张床位，一期建设1000张床位。随着人口疏解，友谊医院位于城区的老院区也将逐步缩小规模，开放的床位数量将从目前的1500张逐渐减少到1000张
		北京安贞医院通州院区新建	通州区宋庄镇。建设规模约38.5万平方米，设置床位1500张
		北京中医医院垡头院区新建	王四营乡。建设规模约20万平方米，设置床位1000张
	扩建	北京同仁医院经济技术开发区院区扩建	开发区西环南路。对原有的同仁医院开发区院区进行扩建，建设规模约15.2万平方米
		北京中医药大学东直门医院东区二期	通州区翠屏西路。已有床位800张，将增至1200张。未来东直门医院将一院两区、主体迁到通州。东直门医院原院址将偏向科研、教学、保健、研究生部以及部分医疗功能
合作医院/医联体		北京天坛医院（张家口）脑科中心	
		北京积水潭医院张家口合作医院	
		张家口市中医院北京中医医院合作医院	
		北京同仁医院张家口合作医院	
		北京回龙观医院张家口合作医院	
		北京口腔医院张家口合作医院	

5　营利与非营利对比下的北京医疗机构更新响应

　　从医院等级、机构组织类别、兴办主体、经济类型等不同视角，医疗机构具有多种属性④。本文结合北京市卫生健康委员会提供的北京医院清单及相关属性信息，以经济类型属性为区分，重点比较营利性医疗机构与非营利性医疗机构两类的更新特征，并比照其与"非首都功能疏解"要求的响应情况。

5.1　新增、关停与迁移：北京医疗机构更新的三种主要方式

　　2016～2020 年，北京市医疗机构总数呈稳步上升趋势，总体来看，平均每年增长 10 家。其中，2016～2018 年涉及关停、新增与迁移的医疗机构共有 175 家，2018～2020 年有 76 家，更新率在 20% 左右。从类型占比看，新增、关停、迁移之间比例约为 51：34：15（2016～2018 年）和 46：33：21（2018～2020 年），占比相对均衡，体现出空间迁移与要素的新增、关停一同，是医疗机构更新的三种主要方式。趋势上则呈现出关停要素占比相对稳定、新增要素占比逐渐减少、迁移要素占比明显增多的特征（图 2）。

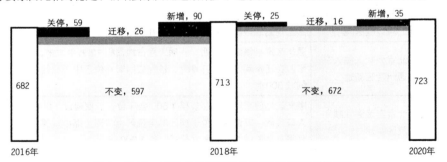

图 2　2016～2020 年北京医疗机构增减与迁移总体情况

　　从经济类型上看，当前北京市营利与非营利性医疗机构的整体比例约为 51：49，数量基本均衡，营利性医疗机构略多于非营利机构。2016～2018 年、2018～2020 年发生关停、迁移要素的类型比例与整体情况基本一致，而新增要素则为营利性医疗机构占据主要比重，新增营利与非营利性医疗机构比例达 80：20（图 3）。说明在相关政策推进社会办医疗机构、按照"非禁即入"原则优化审批流程后，对社会办非营利性医疗机构的鼓励仍有提升空间（北京市人民政府办公厅，2017）。

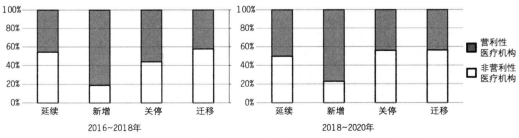

图 3　2016～2020 年北京医疗机构增减与迁移比例（按经济类型区分）

5.2　增减关系：非营利性机构规模减少与布局分散，营利性机构相对维持集聚型增长

规模变化方面，非营利性医疗机构的数量持续减少，从 2016 年的 366 家减至 2018 年的 358 家、2020 年的 352 家，而营利性医疗机构则逐渐增加，从 2016 年的 316 家增长至 2018 年的 355 家、2020 年的 372 家。

布局变化方面，新增的非营利性医疗机构在中心城区内、外较均衡，而关停的则集中在中心城区内，使总体变化呈现出中心城内相对减少、要素布局向外分散的特征。2016～2020 年，非营利性医疗机构的布局集中度⑤在 50% 左右，而营利性医疗机构则维持了相对集聚的布局特征，布局集中度在 76% 左右（图 4）。

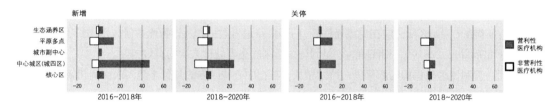

图 4　2016～2020 年北京医疗机构增减分圈层统计（按经济类型区分）

5.3　迁移指向：非营利性机构以离心型迁移为主，营利性机构有近 1/2 出现向心型迁移

2016～2018 年有 25 家左右的医疗机构发生了空间迁移，2018～2020 年则有 15 家左右⑥，典型的如天坛医院从东城区天坛西里外迁至丰台区花乡，某营利性医疗机构从中心城区西北部的海淀区西苑迁至中心城区北部的朝阳区来广营，大部分围绕中心城区内部及周边发生。总的来说，1 千米以内的短距离迁移大约占 1/4，其余的中长距离迁移则尚未呈现明显的方向性，向心、离心与横向型的迁移均存在。

若按经济类型对比，非营利性医疗机构以短距离和离心型的迁移为主，平均与市中心（天安门）的距离增加在 5 千米左右。营利性医疗机构的迁移情况则更加分散，向心型与离心型迁移大致各占一半（图 5）。

5.4　小结：营利与非营利性医疗机构更新的不同响应

总的来看，以政府推动为主导的非营利性医疗机构更新，在增减关系、迁移指向等方面，与"非首都功能疏解"关于医疗功能向外疏散、控制规模的政策导向呈现了较好的一致性。存量要素在中心城区过度集聚的现象正逐步缓解，部分机构已经发生了由内向外、由中心城区向外围新城的空间迁移。随着更新进程的深化，医疗机构的服务能力得到了有效提升，同时，就医人群过度集聚在中心城区的

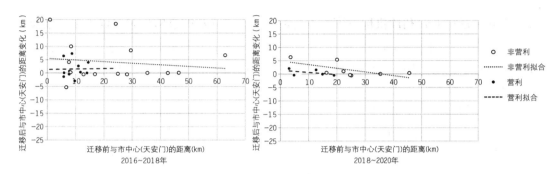

图 5　2016～2020 年北京医疗机构迁移的与区位变化（按经济类型区分）

现象也有所缓解。例如天坛医院在完成迁移后，门诊接待患者数量和急诊救治数量分别增长了 23.54%、50.79%（北京日报，2019）。相伴随的，是到访核心区的患者就诊人次的有效控制。

　　然而，营利性医疗机构的数量仍在持续增长，其在中心城区内的集聚态势尚未得到扭转，空间迁移也未呈现明显的向外疏解特征。其与"非首都功能疏解"的政策导向一致性尚不明显。这表明更新政策还应重视对市场中的医疗机构的引导，进一步分析制约营利性医疗机构响应"非首都功能疏解"政策导向的机制根源。

6　影响因素比较

　　是什么因素带来了营利性与非营利性医疗机构在更新中的特征差异，并使前者未能有效响应功能疏解的政策导向？本部分从空间区位、周边人口密度、客流密度三个方面进行初步对比。空间区位采用各医院原址与天安门的直线距离，周边的人口密度、客流密度均采用以医院为圆心的 1 千米半径圆内的人口、客流数量作为表征（图 6）。

6.1　在医疗机构的新增与关停中，区位和人口因素未呈现明显差别

　　区位因素在两类医疗机构的新增、关停中差别不明显，均值大多在 20 千米上下。人口因素则稍有差别，非营利性的医疗机构周边常住人口、客流较低，但亦非显著差异。初步判断，是由于相关医疗机构的服务范围大多是片区、全市级，部分机构甚至承接了大量的外地来京就诊需求，临近区域的常住人口、客流规模大小并非其开展经营的主要考虑因素。由此，政策因素对医疗机构新增与关停带来的影响应是更主要的方面。

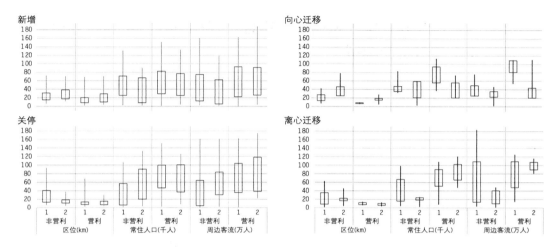

图 6　新增、关停与向心迁移、离心迁移的医疗机构周边因素特征

6.2　客流规模与两类医疗机构是否发生迁移有一定关系，但不影响迁移方向

　　区位因素对两类医疗机构的迁移方向影响同样不大。发生迁移的非营利性医疗机构与天安门距离的平均距离在 25 千米（向心）和 22 千米（离心）左右，营利性医疗机构则为 12 千米（向心）和 9 千米（离心），规模较接近。周边常住人口数据呈现的情况亦类似。

　　客流规模则呈现了较明显的差异。对非营利机构来说，发生空间迁移的要素平均客流规模为 29 万人（向心）、28 万人（离心），而营利机构则为 74 万人（向心）、89 万人（离心），一低一高特征明显。但不同迁移方向差异性仍不强。

6.3　公共政策仍然是最重要的影响因素

　　北京在"十三五"时期的相关公共政策聚焦市属、公立医院为主要的疏解调控对象，以行政手段为主，而对社会力量办医则多为引导鼓励兴办，是前述差异产生的最重要影响因素。例如，《北京市人民政府关于组织开展"疏解整治促提升"专项行动（2017～2020 年）的实施意见》提出重点推动"市属医疗卫生资源优先向薄弱地区疏解"；《北京市"十三五"时期卫生计生事业发展规划》亦聚焦调动公立医院参与疏解，提出"严格控制公立医院规模扩张""进一步明确不同等级类别公立医院功能定位。充分调动医疗机构和医务人员参与非首都功能疏解积极性"等要求，规划重点部署疏解的 10 家医院亦均为市属、非营利性质[⑦]。

7　展望：聚焦营利性医疗机构增量审批、迁移引导，更加有效调动市场要素参与功能疏解

回顾北京经验，"十三五"时期，"非首都功能疏解"对医疗功能的引导主要通过行政手段调动市属、公立要素参与，取得了较好成效。在新的阶段，落实国家"十四五"规划对城市更新和功能疏解的综合要求，强化政府、市场、社会协同治理、协同推进的需求更加突出，有序推进医疗卫生功能疏解转移、促进医疗卫生资源均衡布局还需要更加重视市场要素对更加深入参与功能疏解工作的需求，优化面向市场主体的政策工具。

第一，继续发挥包括市属、央属在内的公立医疗机构在非首都功能疏解中的关键作用，有序推进口腔医院、积水潭医院回龙观院区、清华长庚医院二期、友谊医院顺义院区、朝阳医院东院等重大疏解项目，压缩中心城区存量床位规模，促进优质资源均衡合理布局。

第二，重点关注营利性医疗机构的增量审批。研究发现，2016～2020 年，营利性医疗机构仍保持了规模增长和布局集中的态势，对功能疏解的响应度有待提升。考虑到营利性医疗机构数量多、但等级往往集中在一级、二级[⑧]，既有新增产业禁限目录主要控制五环内三级医院的新设和增加床位，对营利性医疗机构在中心城区的增量管理覆盖面还有提升空间，更好地推动医疗资源在市域空间的均衡布局。

第三，适当关注营利性医疗机构的迁移引导。研究发现，发生空间迁移的营利性医疗机构占比较少，且大致为向心型、离心型各占一半，即空间指向性不明显，说明其对空间区位的选择面较宽。可结合此特点，推动有迁移需求的营利性医疗机构向城市南部、西部、"回天"地区等市域内资源薄弱地区、向中心城区以外各区疏解转移，同时参照公立医院"适当压缩中心城区的编制床位数量"要求开展增减挂钩，避免营利性医疗机构"向心回流"。

公立和非公立医疗机构在医疗卫生服务体系中都发挥了重要地位和作用。但目前，北京的优质医疗资源仍然集中在公立医院，"社会资本举办的医疗机构虽然数量占比不低，但在规模和服务能力上均有待提升"（北京市卫生健康委员会，2021），民营医院医师日均担负诊疗 4.6 人次和住院 0.8 床日，低于公立医院水平（6.8 人次、1.1 床日）[⑨]。围绕医疗机构等公共服务功能优化的空间政策，亦要在行政手段调动公立要素的基础上，聚焦营利性医疗机构的增量审批、迁移引导等方面优化政策，推动市场要素的规模布局调整与城市规模布局优化方向相一致，使市场响应与城市更新政策导向相协调，在提高城市发展质量的进程中形成更大合力。

致谢

本文受国家自然科学基金项目（51878052）、首都区域空间规划研究北京市重点实验室开放课题"新中国成立以来北京功能疏解的脉络研究"（CLAB202001）资助。

注释

① "'解放'以来，全市共兴建住宅两千万平方米，生活服务设施四百七十多万平方米，广大人民的生活条件有了相当改善。但是，住宅、中小学、商业服务业、文体卫生设施等方面的建设跟不上人口的增长，仍感到严重不足"（北京市人民政府，1973）。

② 总体层面提出"调整迁出部分行政办公、教育、科研、医疗等设施。整合改善现有设施条件，提高水平，积极引导新增需求向新城转移"的策略。

③ 《北京市"十三五"时期卫生计生事业发展规划》提出"市办以上新建公立综合医院单体最大床位规模不超过1 500 张，区办公立综合医院最大床位规模不超过 900 张"。同时，在建设新院区的同时，中心城区内的原院区通常被要求缩减床位数，"如北京友谊医院在顺义区后沙峪地区建设顺义院区，位于城区的老院区开放床位数量将从 1 500 张逐渐减少到 1 000 张；北京大学人民医院在潞县镇新建通州院区，也要求在通州院区登记开诊时，应同时将位于中心城区的院区床位数量缩减 300 张"。

④ 按等级等次有三级十等，按机构组织类别有综合医院、中医医院、中西医结合医院、民族医院、专科医院等，按兴办主体可分为公立医疗机构与社会办医，按经济类型则可分为营利性医疗机构与非营利性医疗机构。

⑤ 指该类要素在中心城区内的数量与全市域数量的比例。

⑥ 根据同一医疗机构在不同年份的登记经营地址对照得出。

⑦ 包括天坛医院、朝阳医院、同仁医院、友谊医院、市中医医院、市口腔医院、北京儿童医院、北京妇产医院、北京市疾控中心、北京卫生职业学院等。

⑧ 2020 年全市营利性医疗机构中，一级医院占 70.2%，二级医院占 18.8%，三级医院仅占 4.3%，另有 6.7% 未评级。

⑨ 数据来自《北京市医疗卫生设施专项规划（2020～2035 年）》。

参考文献

[1] WU M, PEI T, WANG W L, et al. Roles of locational factors in the rise and fall of restaurants: a case study of Beijing with POI data[J]. Cities, 2021, 113(1): 103185.

[2] 北京日报. 天坛医院新院区已接诊近 60 万人次[EB/OL]. (2019-02-03)[2021-06-30]. http://www.beijing.gov.cn/fuwu/bmfw/wsfw/ggts/201902/t20190203_1845371. html.

[3] 北京市地方志编纂委员会. 北京志·城乡规划卷·规划志[M]. 北京: 北京出版社, 2009: 204-206.

[4] 北京市人民政府. 关于北京城市建设总体规划中几个问题的请示报告[Z]. 北京: 北京市人民政府, 1973.

[5] 北京市人民政府. 北京城市总体规划(2004～2020 年)[Z]. 北京: 北京市人民政府, 2005.

[6] 北京市人民政府. 北京城市总体规划(2016～2035 年)[Z]. 北京: 北京市人民政府, 2017a.

[8] 北京市人民政府. 北京市人民政府关于实施城市更新行动的指导意见(京政发〔2021〕10 号)[Z]. 北京: 北京市人民政府, 2021.

[7] 北京市人民政府. 北京市人民政府关于组织开展"疏解整治促提升"专项行动(2017～2020 年)的实施意见[Z]. 北京: 北京市人民政府, 2017b.

[9] 北京市人民政府办公厅. 北京市人民政府办公厅关于印发《北京市促进社会办医健康发展若干政策措施》的通知[Z]. 北京: 北京市人民政府, 2017.

[10] 北京市卫生健康委员会，北京市规划和自然资源委员会. 北京市医疗卫生设施专项规划(2020～2035 年)

[EB/OL]. (2019-09-10)[2022-02-28]. http://wjw.beijing.gov.cn/zwgk_20040/ghjh1/202109/t20210910_2490429. html.

[11] 党云晓, 湛东升, 谌丽, 等. 城市更新过程中流动人口居住—就业变动的协同机制研究——以北京为例[J]. 地理研究, 2021, 40(2): 513-527.

[12] 董香书. 京津冀医疗资源协同发展的实现路径[J]. 首都经济贸易大学学报, 2016, 18(4): 20-27.

[13] 广州市人民政府. 广州全面深化城市更新推动实现老城市焕发新活力[EB/OL]. (2020-12-17)[2021-06-30]. http://www.gz.gov.cn/zwgk/cssj/content/post_6977485.html.

[14] 姜冬冬. 城市更新与产业集聚研究[J]. 辽宁大学学报(哲学社会科学版), 2015, 43(1): 72-77.

[15] 陶希东, 刘君德. 国外大城市郊区化的演变及对我国的启示[J]. 城市问题, 2003(4): 69-73.

[16] 韦潇, 李璐, 王秀峰. 政策性金融参与京津冀医疗卫生协同发展研究[J]. 领导之友, 2017(21): 55-63.

[17] 辛怡, 何宁, 刘金华. 京津冀一体化背景下区域卫生资源配置分析[J]. 中国卫生事业管理, 2015, 32(6): 443-445.

[18] 杨明, 伍毅敏, 邱红, 等. 城市空间重构与职住变迁——北京观察与国际比较[M]. 北京: 中国建筑工业出版社, 2020: 169-187.

[19] 张权. 以公共服务均等化助推非首都功能疏解[J]. 国家治理, 2018(17): 44-48.

[20] 赵峰, 和朝东, 马良伟. 规划首都发展宏伟蓝图, 建设和谐社会首善之区——首都城乡规划建设 60 年简要回顾[J]. 北京规划建设, 2009(6): 20-22.

[欢迎引用]

王吉力. 疏解视角下北京医疗功能更新政策与市场响应[J]. 城市与区域规划研究, 2022, 14(1): 183-194.

WANG J L. Beijing's medical function renewal policy and its market response from the perspective of non-capital-function-redistribution[J]. Journal of Urban and Regional Planning, 2022, 14(1): 183-194.

人口流动背景下重庆城市公共服务供需匹配关系研究

岳文静　董继红

Research on the Supply-Demand Matching Relationship of Urban Public Services of Chongqing Under the Background of Population Mobility

YUE Wenjing, DONG Jihong
(Public Service Department, China International Engineering Consulting Corporation, Beijing 100048, China)

Abstract Clarifying the supply-demand matching relationship between urban public services and population distribution is the premise for the rational allocation, renewal and optimization of urban public services, and is closely related to social fairness and justice as well as the healthy development of cities. In the context of the mass migration movements, this paper systematically summarizes the characteristics of population migration and public service supply in Chongqing, calculates the matching degree between the population and the public service level of 38 districts and counties with the help of the discrete model, and obtains four match types: balanced adaptation type, low-value adaptation type, high-value mismatch type and lag mismatch type. On this basis, the paper analyzes the city-level supply-demand matching relationship in the central urban area of Chongqing, a typical population inflow area. It is found that the population distribution and the layout of public service facilities in the central urban area show "multi-center-and-group" characteristics, but there is a spatial imbalance between the two. The overall performance is that the supply of public service facilities in the core area of the central urban area and a small number of peripheral core groups exceeds the demand, and to varying degrees the supply in most areas around the core area is less than the demand.
Keywords population migration; urban public services; supply and demand matching; Chongqing

摘　要　明晰城市公共服务与人口分布的供需匹配关系，是城市公共服务合理配置与更新优化的前提，事关社会公平正义与城市健康发展。文章以大规模的人口流动为背景，系统总结重庆市域人口流动与公共服务供给特征，结合离散模型计算38个区县人口与公共服务水平之间的匹配度，得到均衡适配型、低值适配型、高值失配型、低值失配型四种匹配类型。在此基础上，选取典型人口流入地区重庆中心城区进行城市层面的供需匹配关系分析，研究发现，中心城区的人口分布与公共服务设施布局均呈现"多中心组团式"特征，但两者存在空间失衡，总体表现为中心城区核心区内大部分区域以及少量外围核心组团公共服务设施供大于需，核心区外围大部分区域呈现不同程度的供小于需。
关键词　人口流动；城市公共服务；供需匹配；重庆市

　　城市公共服务设施的合理配置是新时代促进社会公平正义、增进人民福祉的重要标志，对于增强人民在共建共享发展中的获得感和幸福感具有重要意义。改革开放以来的快速城镇化与经济发展引发了大规模的跨区域人口流动，造就了全新的人口分布格局，对城市公共服务设施的更新与配置提出了新的需求和挑战。人口分布与城市公共服务设施的供需匹配关系成为当下社会各界关注的焦点。

　　梳理城市公共服务设施配置的相关研究，大致可分为地域均等、空间公平和社会公平三个研究阶段（江海燕等，2011），地域均等更多关注空间单元（一般为行政区）之间

作者简介
岳文静、董继红，中国国际工程咨询有限公司。

的人均公共服务量是否均等（Rich and Richard，1979），空间公平强调服务设施配置的效率和经济性（汪来杰，2007），关注使用者所在单元与公共服务设施之间的距离关系（Talen and Anselin，1998；周亚杰、吴唯佳，2012；张莉等，2008），社会公平提倡从"地"的公平转向"人"的公平，关注不同阶层群体的多样化需求（唐子来、顾姝，2015；许婧雪等，2019；刘合林等，2020）。目前，国内关于公共服务设施配置相关文献汗牛充栋，但多集中在公共服务设施配置的空间格局（黎婧、冯长春，2017；王兴平等，2014）、布局优化（陶卓霖等，2019；陈旸，2010）、可达性（王法辉、戴特奇，2020；王侠等，2015）、需求与满意度（徐高峰、赵渺希，2017；邵磊等，2016；何芳、李晓丽，2010）、影响因素（郑文升等，2015）等方面，少有研究探讨人口分布与公共服务设施的匹配关系。既有探讨两者匹配关系的研究大多定性描述人口流动与公共服务设施配置之间的相互作用关系（刘敏，2019；孟兆敏、吴瑞君，2013），分析人口流出地或人口流出地的公共服务设施配置现状（邵琳，2020；姜莘，2021），或聚焦流动人口探讨基本公共服务的均等化问题（赵静等，2017）。多数研究仍基于更新较慢的统计数据进行分析，且城市社区、小区人口统计数据往往难以获取，导致无法在更精细的层面反映城市公共服务设施与人口分布之间的匹配全貌。

　　公共服务设施体系应该在某一空间单元内构建相对独立、稳定的供需匹配关系，否则可能因为某一空间单元的供需不匹配而导致"城市人"根据自身偏好流向其他空间单元，造成其他空间单元的供需不匹配，从而破坏整个区域的供需关系（魏伟等，2020）。但人口流动是一个连续系统、不可避免的动态过程，人口流出地区与人口流入地区公共服务与设施配置势必从"独立单元"逐步走向互相联系、相互影响，否则将会造成公共资源的浪费或者挤兑。因此，公共服务设施配置应兼顾区域统筹与独立适配，从宏、中观层面把握空间单元内的供需匹配关系显得尤为重要。重庆作为行政面积最大的直辖市，兼具"大城市""大农村"的特征，随着经济社会加速发展，跨城乡、跨行政区的人口流动不断加强，2019 年全市市内流动与市外流入共计 886.69 万人，与常住人口比值 0.28。"十四五"时期，重庆提出创造高品质生活，推动高质量发展的"两高"目标，城市公共服务设施的合理供给与均衡配置是创造高品质生活的重要保障。基于此，本文拟在人口流动的大背景下，从宏观层面探讨重庆市域公共服务的供给特征以及与人口分布之间的匹配关系，并聚焦中心城区这一人口流入地区，利用大样本 POI 数据、手机信令数据等从更精细层面测度城市公共服务设施与人口分布的供需匹配关系，以期为未来制定相关规划与政策提供参考依据。

1　研究范围与数据来源

1.1　研究范围与对象界定

　　本次研究范围包含重庆全域、重庆中心城区两个层面，重庆市全域涵盖 38 个区县（自治县），国土面积 8.24 万平方千米，2020 年常住人口 3 205.42 万人。重庆市中心城区包括渝中区、九龙坡区、沙坪坝区、大渡口区、江北区、南岸区、渝北区、北碚区、巴南区 9 个区，国土面积 5 467 平方千米，2020 年常住人口 1 034.35 万人。

《中华人民共和国城市公共服务设施规划标准》将城市公共服务设施划分为公共文化、教育、公共体育、医疗卫生和社会福利设施五类。《重庆市城乡规划公共服务规划设施导则》将公共服务设施划分为教育、医疗卫生、文化体育、社会福利与保障、行政管理与社区服务设施五类。基于公共服务设施的重要程度与数据的可获得性，本文主要针对教育、医疗卫生、社会保障与养老、文体四大类进行分析。

1.2 数据来源

本次研究采用数据主要包括统计数据、手机信令数据、POI 数据等。各项统计数据分别来自 2000～2020 年《重庆市统计年鉴》、2020 年《中国统计年鉴》、2020 年重庆市国民经济和社会发展统计公报、2020 年重庆市卫生健康事业发展统计公报、重庆市民政局 2020 年四季度公开数据、部分区县统计年鉴、部分区县国民经济和社会发展统计公报等。手机信令数据来源于某运营商，获取时间为 2020 年 11 月。POI 数据为 2020 年 12 月从高德地图平台获取的重庆中心城区范围内公共服务设施相关兴趣点，并经过进一步清洗、纠偏、筛选和重分类，以适应研究的需要，包括教育、医疗、养老、文体设施四大类共计 12 000 余条数据，其中，教育服务设施包括幼儿园、小学、中学、职业技术学校、成人教育学校、高等院校等；医疗服务设施包括综合医院、专科医院、疾病预防机构、社区卫生服务中心和乡镇卫生院等；养老服务设施包括养老院、敬老院、护养院、老年公寓、社区养老中心等；文体服务设施包括图书馆、博物馆、文化馆等和综合体育场馆、分类型场馆、健身中心、广场公园等

2 研究思路与方法

研究分为市域和中心城区两个层面。在市域层面，首先，系统总结重庆市人口流动与公共服务供给特征；其次，构建人口与公共服务发展水平的指标体系并确定权重；然后，通过综合指数方法分别计算两系统的综合水平；最后，基于离散系数构建区县单元匹配度模型测度各区县人口与公共服务之间的匹配情况。在中心城区层面，首先，采用手机信令数据识别居住人口分布；然后，基于 POI 大样本数据客观分析公共服务设施的分布特征；最后，构建网格单元匹配度模型测度中心城区人口分布与公共服务设施的匹配情况。

2.1 区县单元匹配度模型

采用极差法消除各指标量纲，将数据进行标准化处理，然后利用加权求和法集成，得到综合水平

指数 U_1、U_2。离散系数能够衡量不同单位资料数据间的变异程度或离散程度，其定义为标准差 σ 与平均值 μ 之比，可利用其反映市域层面人口发展与公共服务水平之间的匹配度（C），但匹配度仅能表示人口分布与公共服务水平之间的匹配强度，无法反映两者的协调程度，故引入匹配协调度（D）以反映匹配协调发展水平。公式如下：

$$U_1 = \sum_{i=1}^{n} w_i x'_{ij}, \quad U_2 = \sum_{i=1}^{m} w_i x'_{ij} \tag{1}$$

$$C = \left\{ \frac{U_1 \times U_2}{\left[(U_1 + U_2)/2 \right]^2} \right\}^k \tag{2}$$

$$T = \alpha U_1 + \beta U_2 \tag{3}$$

$$D = \sqrt{C \times T} \tag{4}$$

其中，D 为匹配协调度；C 为匹配度（$0 \le C \le 1$）；k 为调节系数，一般 $k \in [2,5]$，本文取 $k = 3$；T 为人口与公共服务水平综合评价指数；U_1、U_2 分别为人口发展、公共服务水平综合得分；x'_{ij} 为经标准化处理后的数值；w_i 为各项指标的权重；α、β 为待定权数，因为人口发展、公共服务发展同等重要，因此，均取值 0.5。

2.2 网格单元匹配度模型

首先，构建中心城区范围 250 米×250 米网格作为分析的基本空间单元；其次，采用核密度估计法分别对筛选后的四大类 POI 数据进行空间平滑处理，通过平均值法计算得到四类设施的网格密度值，同时计算各类设施的权重，采用加权求和法得到网格单元公共服务设施的综合指数（C_i）；然后，运用 SQL 语句对手机信令数据进行计算、扩样、归一，得到识别的居住人口；最后，采用网格中公共服务设施归一化综合指数与手机信令识别居住人口归一化值的差值表示公共服务设施的供需匹配度（D_i）。若该值为正数，表明该网格中公共服务设施的相对供给量大于相对人口数，可视为网格单元内处于公共服务设施供过于需的状态；反之，若该值为负数，表明网格单元内公共服务设施供给不足，处于失配状态；若该值接近 0（本文认为 D_i 绝对值小于 0.05 即为接近 0），表明网格单元内公共服务设施供需基本平衡。公式如下：

$$C_i = \sum_{i=1}^{m} w_j x_{ij} \tag{5}$$

$$D_i = C_i - L_i \tag{6}$$

其中，D_i 为网格 i 的公共服务设施供需匹配度；C_i 为网格 i 的公共服务设施归一化综合指数；L_i 为网格 i 的人口分布规模归一化指数；w_j 为第 j 类指标的权重；x_{ij} 为网格 i 的各类公共服务设施归一化指数。

3 全域人口分布与公共服务供给的匹配度分析

3.1 全域人口流动与公共服务供给特征

3.1.1 全域人口流动与分布特征

从整体层面来看，重庆市 2019 年外出流动人口总和为 1 178.66 万人。其中，外出到市外人口为 474.02 万人，占户籍人口的 13.9%；外出到市内人口为 704.64 万人，占户籍人口的 20.6%；市外外来人口为 182.05 万人。整体上呈现较严重的人口外流现象，且市内人口流动保持较高强度。从历时性视角来看，重庆外出人口总量逐年增加，但外出市外人口逐年下降，外出市内人口逐年增加，同时，市外外来人口逐年上升，人口流出整体情况有所好转（图 1）。从区县层面来看，2019 年人口净流入有 12 个区县，人口净流出有 26 个区县。其中，人口净流出区县主要集中在渝东地区，开州区排名第一，外流人口 50.45 万人；人口净流入区县主要集中在中心城区及其周边，流入人口超过 25 万人的有沙坪坝区、江北区、九龙坡区和渝北区。

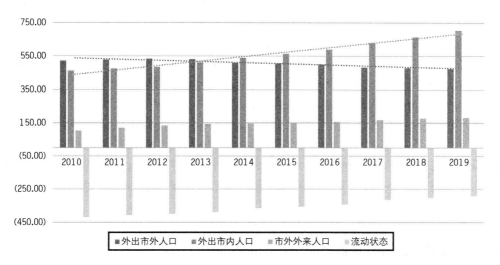

图 1 重庆市历年人口流动情况

从各区县之间的日常出行流动来看，无论工作日还是周末，人口出行流动最强的区域均集中在中心城区范围内，尤其是渝北区与江北区之间的流动。工作日的跨城出行流动大多集中在相邻区县，而周末各区县与中心城区（9 区）的人流联系明显加强，主城新区（12 区）、渝东北城镇群与渝东南城镇群的跨城周末出行联系与工作日相差不大、联系不强。说明中心城区的周末实际服务人口往往高于常住人口，增量主要来源于区县前往中心城区的短暂流动人口，这将对医疗设施、体育设施等公共服务设施的供给带来新的压力。

3.1.2　全域公共服务供给特征

（1）教育服务。从总量上来看，截至 2020 年末，重庆市共有普通高等教育学校 68 所、普通中学 1 132 所、普通小学 2 754 所、幼儿园 5 704 所。从分布上来看，幼儿园空间分布较为均衡，义务教育设施空间分布差异显著，每千人中小学数、每千人中小学专任教师数和每千人中小学学生数均呈现东高西低的空间特征。渝东南城镇群、渝东北城镇群区县人口流出，人均资源较高；主城都市区人口流入，人均资源减少，教育资源相对紧张。

（2）医疗卫生服务。从总量上来看，截至 2020 年末，重庆市医疗卫生机构总数 20 922 个，其中，医院 859 个，基层医疗卫生机构 19 838 个。与全国对比，重庆万人医院数、万人综合医院均排名全国第四，但基层医疗卫生机构数量排名第 21 位，低于全国平均水平 1.376 个百分点。重庆市卫生技术人员 237 726 人，其中执业（助理）医师 88 728 人，注册护士 109 428 人。与全国对比，千人卫生技术人员数量排名 14 位，略高于全国平均水平。从分布上来看，每千人医院数东部明显高于中心城区；对于每千人医院床位数，渝中区（22.7 张/千人）远高于其他区县，其次是江北区（10.4 张/千人），该指标较低的区县为渝北区（4.3 张/千人）、合川区（4.8 张/千人）。对于每千人医师数，渝中区（10.5 人/千人）仍远高于其他区县，其次是江北区（4.5 人/千人）。

（3）社会福利与养老服务。从总量上来看，截至 2020 年末，重庆市养老机构共 1 021 个，提供养老床位数 10.9 万张；重庆市社区服务机构与设施总数为 14 185 个，其中，社区养老机构和设施 911 个，社区互助型养老机构设施 1 781 个。从分布上来看，养老设施主要集中在中心城区，并零星分布在其他区县。且中心城区核心区养老设施密度远高于周边，"核心—边缘"分布特征明显。

（4）文体服务。从总量上来看，截至 2020 年末，重庆市共有图书馆 43 家、文化馆 41 家、美术馆 12 家，文图两馆一级馆率居西部地区第一；重庆市共有体育场地 126 189 个（块），人均体育场地面积为 1.89 平方米，低于全国平均水平（2.2 平方米）。从分布上来看，中心城区核心区文体设施密度远高于其他区域，"核心—边缘"分布特征明显，其中公益性文体设施比商业性文体设施的分布更为均衡。

3.2　指标体系构建与权重确定

基于人口与公共服务的相关内涵与研究成果（尹鹏等，2015；袁丹等，2017；曹现强、姜楠，2018；曾繁荣等，2019；傅利平等，2020），分别构建人口发展、公共服务两个维度的指标体系。其中，人口发展包括常住人口数、城镇人口数、城镇常住人口比重 3 个指标；公共服务主要包括教育服务、医疗卫生服务、社会保障与养老服务、文体服务 4 个维度，共计 20 个指标。采用熵权法计算权重，具体见表 1。

表 1　重庆人口与公共服务发展水平评价指标体系

目标层	准则层	指标层	指标效应	权重
公共服务	教育服务	财政教育支出（万元）	+	0.027 5
		中学校数（个）	+	0.048 8
		普通中学专任教师数（人）	+	0.028 5
		普通中学在校学生数（人）	+	0.035 4
		小学校数（个）	+	0.031 8
		普通小学专任教师数（人）	+	0.033 0
		普通小学在校学生数（人）	+	0.041 5
	医疗卫生服务	财政医疗支出（万元）	+	0.031 4
		医院数（个）	+	0.048 4
		医院床位数（张）	+	0.037 0
		执业医师数（人）	+	0.053 9
		注册护士（人）	+	0.068 3
	社会保障与养老服务	财政社会保障支出（万元）	+	0.024 5
		提供住宿的社会服务机构（个）	+	0.061 9
		提供住宿的社会服务机构床位数（个）	+	0.072 5
	文体服务	财政文体事业支出（万元）	+	0.067 4
		公共图书馆总藏书量（万册）	+	0.159 9
		剧场影院数（个）	+	0.105 0
		广播覆盖率（%）	+	0.011 3
		电视覆盖率（%）	+	0.012 0
人口发展	人口分布与构成	常住人口（万人）	+	0.233 9
		城镇人口（万人）	+	0.356 7
	城镇化水平	城镇常住人口比重（%）	+	0.409 4

3.3　人口与公共服务发展水平计算

利用综合水平指数公式计算 2019 年重庆市各区县人口与公共服务发展水平（图2）。可以发现渝北区（0.898 2）人口发展水平最高，城口县（0.007 9）人口发展水平最低，两者相差约110倍。大部分区县人口发展水平低于0.4，多位于渝东南城镇群和渝东北城镇群，中心城区及周边人口发展水平普遍较高。对于公共服务水平，万州区（0.742 1）最高，城口县（0.086 4）最低。值得注意的是，大渡口区作为主城九区之一，其公共服务水平低于0.2，排名靠后。2020年，大渡口区的地区生产总值266.46

亿元，排名全市第 30 位。大渡口区应加强对于公共服务的资金投入和空间供给。

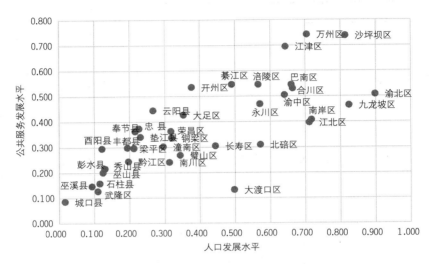

图 2　重庆市人口、公共服务发展综合水平测度

3.4　匹配度计算与特征分析

利用匹配离散模型计算重庆市各区县人口与公共服务水平之间匹配度与匹配协调度，可以发现，各区县的匹配度和匹配协调程度差异明显。就匹配度而言，潼南最高（C=0.999 5），城口县最低（C=0.145 4），涪陵区、万州区、铜梁区等 21 个区县匹配度处于 0.9～1.0。就匹配协调度而言，沙坪坝区（D=0.877 8）最高，城口县（D=0.086 2）最低。在匹配度较好的区县中，有 25 个区县匹配协调度超过 0.4，其中，沙坪坝区、万州区、江津区超过 0.8；在匹配度较差的区县中，大渡口区、城口县等匹配协调度处于 0～0.4，渝北区、九龙坡区、南岸区、江北区等匹配协调度处于 0.4～0.8。

根据匹配度计算结果，以 0.8 为分界线，可划分为适配型（匹配）和失配型（不匹配）；根据匹配协调度计算结果，以 0.4 为分界线，可划分为高水平协调和低水平协调。因此，根据计算结果可将重庆市 38 个区县划分为四种匹配类型（图 3），即均衡适配型（高水平匹配）、低值适配型（低水平匹配）、高值失配型（高水平不匹配）、低值失配型（低水平不匹配），且不同的匹配类型表现出不同的特征（表 2）。其中，低值失配型包括大渡口区、城口县、酉阳县，大渡口区公共服务设施水平落后于人口发展水平，城口县、酉阳县人口发展水平落后于公共服务设施水平，同时公共服务发展水平较低。高值失配型主要集中在中心城区，包括渝北区、九龙坡区、南岸区等，这些地区人口大量流入，对原有较为完善的公共服务设施体系造成冲击，形成了较高公共服务水平下的失配。

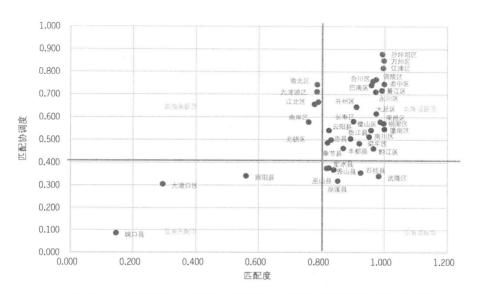

图 3 重庆市人口分布与公共服务发展水平匹配度、匹配协调度测度及匹配类型划分

表 2 重庆市各区县人口与公共服务水平匹配类型表现特征

匹配类型	表现特征
低值失配型	公共服务设施数量较少、质量较低，且不满足于常住人口的正常需求，一般出现于经济社会发展水平较为落后区域
高值失配型	公共服务设施数量较多、质量较高，但人口密度过大，居民享用公共服务的优势大幅下降
均衡适配型	公共服务设施数量较多、质量较高，且与人口分布情况匹配较好，居民可以公平享用公共服务
低值适配型	公共服务设施数量较少、质量较低，但人口规模较小和城镇化水平较低，基本满足居民享用公共服务的需求，但综合效益不高

4 中心城区公共服务匹配供需关系分析

4.1 中心城区人口与公共服务分布特征

4.1.1 中心城区人口分布特征

对手机信令数据进行计算、识别，各行政区单元常住人口和识别居住人口线性回归分析的相关系数 R^2 为 0.93，表明识别居住人口的分布与统计人口的分布高度契合。此外，重庆市居住人口呈现明显的组团化空间分布，以缙云山、中梁山、铜锣山、明月山为界线，划分为东、中、西三个大组团。中部组团人口最为集中，尤其是内环以内区域；东部组团人口主要集中在西永片区、北碚片区和西彭片区，西部组团人口主要集中在茶园片区、鱼嘴片区和龙兴片区。

4.1.2　中心城区公共服务设施分布特征

对中心城区四类公共服务设施进行核密度分析，可以发现，各类公共服务设施大体上呈现"多中心"的分布特征，但也有所差异。教育类和文体类公共服务设施的空间分布特征类似，除在中心城区内环内形成主中心外，均在西永、北碚组团形成次核心。在规划中，北碚片区定位为市级教育科研基地，西永片区为市级教育科研拓展区，两个组团在近年发展中集聚吸引了较多高等院校、职业技术学校校区及相关教育设施；医疗类公共服务设施基本集于中心城区内环以内范围；养老类公共服务设施主要分布在南山、歌乐山、渝中半岛区域，形成东西延伸的养老带。采用前述方法计算中心城区公共服务设施的综合指数，可以发现，中心城区范围内形成"一主五次"的公共服务设施分布格局，内环以内集聚大量公共服务设施，形成主核心，并于内环以外在北碚、西永、鱼洞、空港、茶园组团形成次核心。

4.2　人口与公共服务供需关系分析

利用网格单元匹配度模型计算得到重庆市中心城区 250 米网格精度的人口与公共服务设施匹配度。除去网格内人口和公共服务设施密度均为零的情况（12.87%），中心城区约 79.92% 的区域处于"基本平衡"状态，"失配"和"多配"的区域主要集中在内环以内和外围新兴组团，"多配"区域主要分布在内环线以内核心区，以及内环线外的北碚、西永、空港、鱼洞、茶园组团的核心区域；而"失配"区域分散分布在居住人口密度较大地区的外围以及蔡家岗、龙兴、鱼嘴、双凤桥等距离内环较远的新兴居住片区，说明围绕成熟公共服务中心以及重庆内环之外开始集聚较大规模人口，但公共服务设施配套却未跟上，形成了城市拓展过程中必然性的"失配"。此外，在内环以内核心区范围内仍存在一定规模的公共服务设施"空心区"，比如南坪、石马河、大石坝、观音桥等区域，该区域则属于典型的高值失配型，即早期城市发展中，各类公共服务设施配套完善，但随着人口大量流入，享有公共服务设施的优势大幅下降，出现"供小于需"的情况。需要注意的是，虽然大部分区域呈现"供需平衡"状态，但仍存在较多区域人口、公共服务设施分布密度均较低，处于一种"低值适配"状态。

单独对四类公共服务设施供需匹配度进行计算与分析。从空间上看，大部分区域的公共服务设施与人口呈现"基本平衡"状态，除去网格内人口和公共服务设施密度均为零的情况，医疗（77.37%）和教育设施（75.34%）匹配度较好，其次是文体设施（74.58%）和养老设施（73.67%），这与教育、医疗设施多由政府主导，而养老、文体设施市场化程度更高存在一定关系。对于失衡区域，不同类型公共服务设施呈现出不同的空间分布特征。养老设施由于市场化程度较高，除去街道、社区养老设施等外，民营养老机构布局逻辑并非基于常住人口分布，而是从养老人群看重的生态环境、空气质量等出发，因此在南山、歌乐山等风景区形成了养老设施群落，而大部分居住聚居区却出现"失配"的情况。教育设施除了在西永、北碚、南山、空港等区域出现"供大于需"的情况之外，在中心城区内环内较多地区均呈现"供小于需"的情况，说明随着大量人口流入，优质教育资源供给不足。文体和医疗设施的供需匹配关系与综合匹配关系类似，但文体设施"供大于需"的区域更多，主要集中在两江四岸沿线以及西永、北碚等片区，医疗设施在内环内的"失配"与"多配"的片区相互嵌套，而在内环外则出现较多"失配"的情况。此外，从公共服务设施缺口上看，中心城区范围内养老设施的缺口最大，其所有网格相加的供需匹配度总和最小，为–1 199.51，其次是教育设施（–975.64）、医疗设施（– 432.78）和文体设施（158.24）。

5 结论与讨论

5.1 结论

城市公共服务设施的优化配置与更新是当前宜居城市建设的重点任务，对于实现人民群众美好生活愿景具有重要作用。然而，配置公共服务设施前势必要需要摸清各类型、各地区公共服务设施的供需匹配情况。因此，本文从重庆市域和中心城区两个层面着手，利用传统统计数据和手机信令、POI 等高精度大样本数据，对人口分布、公共服务设施供给特征以及两者的供需匹配情况进行识别分析，得到以下结论：第一，重庆市各区县公共服务水平与人口匹配情况差异明显，超过半数区县属于均衡适配型，失配型区县主要集中在中心城区与周边，且多为高值失配型；第二，重庆市中心城区公共服务设施布局呈现"一主五次"多中心格局，人口空间分布呈现明显的组团化，与城市空间结构基本匹配，但人口与公共服务设施两者本身在空间上却存在一定的空间失衡现象，且不同类型设施的空间失衡特征有所差异，养老类和教育类设施在内环以内呈现不同程度的"失配"现象，文体设施"多配"片区集中于两江四岸沿线，医疗设施在内环内的"失配"与"多配"片区呈现相互嵌套格局。

5.2 讨论

在重庆全域层面，本文划分了四类匹配类型，包括低值失配型、高值失配型、低值适配型和均衡适配性。针对不同类型区县，需要因地制宜，分类引导。比如，低值失配型区县指人口或公共服务设施较大程度滞后于另一系统的区县，应注重补齐公共服务供给端短板，并在扩大供给的同时优化供给结构；高值失配型指公共服务资源水平或人口发展水平较高，但公共服务设施水平仍然滞后于人口发展的区县。该类型区县应该适应人口增长趋势补齐公共服务资源短板，适应人口集聚趋势优化公共服务资源空间布局与供给等级结构。比如，中心城区部分区域可引导人口、产业向东西槽谷新兴组团和郊区新城转移并相应增加公共服务设施配置，减轻核心区公共服务供给压力，提升整体发展能级。

在中心城区层面，可以结合山水分隔的山地城市特点，推动形成"分层级分类型+分组团"的公共服务布局模式，实现局部区域公共服务"三循环"。依托山、水等自然条件分隔形成的城市组团，在内部推动形成公共服务自我循环（中循环），基本实现组团内享有大部分公共服务的目标，在中心城区总体层面形成"大循环"，促进城市级公共服务设施或者组团内闲置的公共服务设施得到合理利用；其次，在社区内形成"小循环"，打造15分钟服务圈，推动公共服务资源充分延伸覆盖、下沉社区，让市民在家门口便可获取日常所需的公共服务。

此外，本文的研究可以在如下方面开展进一步的创新研究：首先，本文通过市域层面的匹配度计算得到各区县的供需匹配情况，并选取人口流入较多、失配较集中的中心城区进行城市层面的分析，相应地，后续可结合城市层面的供需匹配结论，将视角下沉到社区，结合实地调研、问卷访谈、微观出行数据等探讨社区内部的供需匹配关系，同时还可反向验证城市层面的供需匹配结论是否正确；其次，本文仅对四种大类公共服务设施进行供需匹配分析，但不同公共服务设施的特征不尽相同，且不同人群对不同公共服务设施的需求可能存在差异，后续可划分不同人群、不同时段等，细分公共服务设施类型进行供需匹配研究，使研究结论更有针对性；最后，本文考虑了公共服务设施的空间点位，但未考虑其实际服务能力以及目前的使用效率等，有待获取相关详细数据后进一步深入研究。

致谢

本文受中国工程科技发展战略重庆研究院2020年战略咨询研究重点项目（中国工程院院地合作项目）"重庆人口分布与公共服务资源配置研究"资助。

参考文献

[1] RICH, RICHARD C. Neglected issues in the study of urban service distributions: a research agenda[J]. Urban Studies, 1979, 16(2): 143-156.

[2] TALEN E, ANSELIN L. Assessing spatial equity: an evaluation of measures of accessibility to public playgrounds[J]. Environment and Planning A, 1998, 30(4): 595-613.

[3] 曹现强, 姜楠. 基本公共服务与城市化耦合协调度分析——以山东省为例[J]. 城市发展研究, 2018, 25(12): 147-153.

[4] 曾繁荣, 李玲蔚, 贺正楚, 等. 基本公共服务水平与新型城镇化动态关系研究[J]. 中国软科学, 2019(12): 150-160.

[5] 陈旸. 基于GIS的社区体育服务设施布局优化研究[J]. 经济地理, 2010, 30(8): 1254-1258.

[6] 傅利平, 刘凤, 孙雪松. 京津冀城市群公共服务与新型城镇化耦合发展研究[J]. 城市问题, 2020(8): 4-13.

[7] 何芳, 李晓丽. 保障性社区公共服务设施供需特征及满意度因子的实证研究——以上海市宝山区顾村镇"四高小区"为例[J]. 城市规划学刊, 2010(4): 83-90.

[8] 江海燕, 周春山, 高军波. 西方城市公共服务空间分布的公平性研究进展[J]. 城市规划, 2011, 35(7): 72-77.

[9] 姜莘. 基于人口流出地视角的乡镇公共服务设施需求研究——以肥西县M乡为例[J]. 安徽农业科学, 2021, 49(14): 246-249+253.

[10] 黎婕, 冯长春. 北京城市公共服务设施空间分布均衡性研究[J]. 地域研究与开发, 2017, 36(3): 71-77.

[11] 刘合林, 郑天铭, 王珺, 等. 多样性视角下城市基本公服设施空间配置特征研究: 以武汉市为例[J]. 城市与区域规划研究, 2020, 12(2): 102-117.

[12] 刘敏. 人口流动新形势下的公共服务问题识别与对策研究[J]. 宏观经济研究, 2019(5): 42-50.

[13] 孟兆敏, 吴瑞君. 人口变动与公共服务供给的适应性分析——以上海市为例[J]. 南京人口管理干部学院学报, 2013, 29(1): 17-21+33.

[14] 邵磊, 袁周, 詹浩. 保障性住区公共服务设施的不同人群需求特征与满意度分析[J]. 规划师, 2016, 32(8): 106-111.

[15] 邵琳. "人人享有"基本公共服务的现实悖论和未来之路——人口流动视角的实证研究及延伸探讨[J]. 规划师论丛, 2020(1): 231-240.

[16] 唐子来, 顾姝. 上海市中心城区公共绿地分布的社会绩效评价: 从地域公平到社会公平[J]. 城市规划学刊, 2015(2): 48-56.

[17] 陶卓霖, 程杨, 戴特奇, 等. 公共服务设施布局优化模型研究进展与展望[J]. 城市规划, 2019, 43(8): 60-68+88.

[18] 汪来杰. 西方国家公共服务的变化: 轨迹与特征[J]. 社会主义研究, 2007(6): 89-92.

[19] 王法辉, 戴特奇. 公共资源公平配置的规划方法与实践[J]. 城市与区域规划研究, 2020, 12(2): 28-40.

[20] 王侠, 陈晓键, 焦健. 基于家庭出行的城市小学可达性分析研究——以西安市为例[J]. 城市规划, 2015, 39(12): 64-72.

[21] 王兴平, 胡畔, 沈思思, 等. 基于社会分异的城市公共服务设施空间布局特征研究[J]. 规划师, 2014, 30(5): 17-24.

[22] 魏伟, 洪梦瑶, 周婕, 等. "城市人"视角下城市基本公共服务设施评估方法——以武汉市为例[J]. 城市规划, 2020, 44(10): 71-80.

[23] 许婧雪, 张文忠, 谌丽, 等. 基于弱势群体需求的北京服务设施可达性集成研究[J]. 人文地理, 2019, 34(2): 64-71.

[24] 尹鹏, 李诚固, 陈才, 等. 新型城镇化情境下人口城镇化与基本公共服务关系研究——以吉林省为例[J]. 经济地理, 2015, 35(1): 61-67.

[25] 袁丹, 欧向军, 唐兆琪. 东部沿海人口城镇化与公共服务协调发展的空间特征及影响因素[J]. 经济地理, 2017, 37(3): 32-39.

[26] 张莉, 陆玉麒, 赵元正. 医院可达性评价与规划——以江苏省仪征市为例[J]. 人文地理, 2008(2): 60-66.

[27] 赵静, 马晓亚, 朱莹. 外来人口聚居社区公共服务设施供需特征及影响因素——以南京殷巷社区为例[J]. 现代城市研究, 2017(3): 14-21.

[28] 郑文升, 蒋华雄, 艾红如, 等. 中国基础医疗卫生资源供给水平的区域差异[J]. 地理研究, 2015, 34(11): 2049-2060.

[29] 周亚杰, 吴唯佳. 北京居住与公共服务设施空间分布差异[J]. 北京规划建设, 2012(4): 58-63.

[欢迎引用]

岳文静, 董继红. 人口流动背景下重庆城市公共服务供需匹配关系研究[J]. 城市与区域规划研究, 2022, 14(1): 195-207.

YUE W J, DONG J H. Research on the supply-demand matching relationship of urban public services of Chongqing under the background of population mobility[J]. Journal of Urban and Regional Planning, 2022, 14(1): 195-207.

对国土空间规划构建的思考

——前提、基础、保障与支撑

左 为

Reflection on Territorial and Spatial Planning Construction – Precondition, Foundation, Guarantee, and Support

ZUO Wei

(School of Architecture, Tianjin University, Tianjin 300072, China)

Abstract The purpose of this paper is to figure out a rational framework of new territorial and spatial planning in the new era, and proposes suggestions and assumption for territorial and spatial planning construction from the four aspects of precondition, foundation, guarantee, and support. Based on reflection on the systematic perspective and the big scientific view, as well as the pilot practices of spatial planning reform, the paper summarizes existing research results, and proposes an innovative path of object definition, methodological path, implementation management, and technical support in new territorial and spatial planning. The study finds the following results. Firstly, the biggest premise of planning construction is that territorial space does not only refer to land or space, but refers to a whole system that uses territorial space as a carrier to carry the whole elements of human and nature and the evolution of time and space. Secondly, the primary method of new territorial and spatial plan making lies in the integration of methodologies belonging to all existed spatial-related planning based on the way of thinking systematically; more importantly, planning analysis components should include the relationship of spatial systems. Thirdly, in order to guarantee that the technical content of the plan can be effectively implemented, it is necessary to establish a closed "assessment-supervision-accountability-punish-

摘 要 文章对新时代我国新型国土空间规划的构建逻辑进行思考，从构建的前提、基础、保障与支撑四个方面提出国土空间规划构建的建议与设想。文章基于系统观和大科学观的思考，结合空间规划改革试点实践，梳理已有研究成果，提出未来新型国土空间规划的对象界定、方法路径、实施管理、技术支撑等方面的创新路径。结果发现：①规划构建的最大前提是，国土空间的内涵不是单纯的土地或空间，而是一个以国土空间作为载体，承载了人与自然的全要素、时空演化的整体系统；②新的国土空间规划的技术方法基础，在于树立整体性思维的基础上对原有各类规划原理、思路方法的有机整合，更需要将要素的系统关联重点纳入规划分析；③为保障规划的技术内容能够得到有效的实施，需要建立适应新空间规划的"评估—监管—问责—处罚"制度闭环，同时加强自然资源资产产权制度保障；④建立"全事实化"的信息平台全面赋能国土空间规划，彻底解决多规协同问题，并由此建立可靠有效的新型规划管理工具。文章认为：新国土空间规划的逻辑和思路将迎来一个新的转变，规划的原理、思维和方法应在系统整体观的角度进行深度整合，规划的制度同样需要一次重构和强化，规划对资源的配置将转变为对资源资产的配置，信息化工具将作为国土空间规划的全要素化管理的有力支撑。

关键词 国土空间；自然资源；国土空间规划；规划整合；制度创新

作者简介

左为，天津大学建筑学院。

ment" system that adapts to new spatial planning, and at the same time strengthen the protection of the property rights system of natural resource assets. Finally, an all-factor digitized information platform is suggested to be established as a technical support of territorial and spatial planning, to thoroughly solve the problem of multi-disciplinary coordination and to set up new plan making and management instruments. It is concluded that with changes in the logic and ideas of new territorial and spatial planning, the principles, thinking, and methods of planning should be deeply integrated based on a systematic thinking. In addition, the planning system also needs reconstruction and strengthening. The allocation of resources will be transformed into the allocation of resource assets, and the informationization tools will be a strong support for the full-element management of territorial and spatial planning.

Keywords(national)territorial space; natural resources; territorial and spatial planning; plans-integration; system innovation

规划一直是国家与社会最为核心的公共事务之一,我国素来重视规划在党和国家治国理政中的引领作用。1949年以来我国的空间规划经历了从无到有,从简单到复杂的多重的功能转型与角色变迁(顾朝林,2015a;董祚继等,2017;张京祥等,2018)。日益加深的市场化、全球化背景和发展转型带来的诸多复杂变化,使得空间规划的调控作用愈加受到重视,各部门相继推出了众多的空间性规划响应不同"条块"内的空间治理及政策调控事务(顾朝林,2018)。然而"多规"分立、部门分治、事权划分不清的空间治理模式弊端也因此凸显,造成了"多规"冲突为典型的空间规划体系乱象(王向东、刘卫东,2012;董祚继等,2017)。在迈向实现国家治理体系和治理能力现代化的新阶段①,空间规划本将发挥更为中心的作用(张京祥等,2018),然而"多规"冲突的局面却有违初衷,长期下去将难以胜任更高的空间治理任务,甚至面临规划失效的隐患。不久前学界和规划行业迎来了关于"多规合一"或"多规融合"的思潮(朱江等,2015;谢英挺、王伟,2015;顾朝林,2015b;孟鹏等,2015),进而涌现出重构规划秩序统一空间规划体系的呼声与设想(张衍毓、陈美景,2016;许景权等,2017;顾朝林,2018)。另外,《生态文明体制改革总体方案》着重提出"构建以空间规划为基础、以用途管制为主要手段的国土空间开发保护制度","构建以空间治理和空间结构优化为主要内容,全国统一、相互衔接、分级管理的空间规划体系",因此统一空间规划体系亦将是生态文明建设这一"根本大计"的重大战略部署之一(林坚等,2018),根本性地统一空间规划的顶层设计呼之欲出。

2018年3月的全国两会决定组建自然资源部以行使对自然资源开发利用和保护进行监管,建立空间规划体系并监督实施等一系列职责;同年9月至今,从国家(自然资源部)到省(区、市)、市的各级政府机构"三定方案"(定职能、定机构、顶编制)相继出台②,使得国土空间规划体系的构建有了组织运行的保障。2018年11月《中共中央 国务院关于统一规划体系更好发挥国家发展规划战略导向作用的意见》印发，在国家层面正式确立了国家发展规划和国家级专项规划、国土空间规划、区域规划的协同关系。2019 年 5 月《中共中央 国务院关于建立国土空间规划体系并监督实施的若干意见》印发，正式确立了新时代的国土空间规划体系，将彻底融合城乡规划、土地利用规划、主体功能区规划的功能与职责，形成统一的指导规划并监督实施。此外，许多关联的顶层设计改革也在相继推进，包括完善主体功能区战略和制度[③]、自然资源资产产权制度改革[④]和国家公园体制建设[⑤]等。由此看来，我国建立国土空间规划体系、实现"多规合一"已进入全面系统的推进阶段。

从规划的科学理性视角和规划的实施可行性视角看，仍然有两个重要问题需要深入探讨：其一，作为一个巨型系统工程和有组织的集体行动过程，新的国土空间规划体系应该按照什么样的科学逻辑建立？其二，如何让国土空间规划得到有力的运作支持并且服务于简政放权和治理体系现代化？前者的现实困难是，长期以来经、城、土、环、林、农、海、水等各类规划[⑥]各自发展出了一定理论框架和技术体系，彼此之间"只见树木不见森林"。而后者的现实困难在于规划的组织和实施还存在较大现实差距，如政出多门、条块分割、各管一摊、协同困难等问题。此外"政府一换届，规划就换届"[⑦]时有发生，地方政府主体和业主部门反复修编规划，进一步加大了统一国土空间规划的实施难度。

为此笔者结合现实情况，从系统整体性的角度出发，从国土空间的新内涵、空间规划思路方法整合、规划实施制度改革以及规划技术支撑体系建设这四个方面，提出了国土空间规划改革的一些设想，为新时代的国土空间规划改革提供点滴建议。

1　前提：国土空间内涵重塑

1.1　全要素的国土空间

国土（territory）是国家主权管辖下的全部疆域，包括领土、领海、领空及海上经济专属区，具有政治、行政、经济、自然、历史等多重涵义（黄宗理、张良弼，2005）。正是这种丰富性和完整性使得国土空间（territorial space）可视为国土疆域下的地域空间，既是国民生存的场所和环境，也是各类自然资源依存的载体（林坚等，2018）。因此作为规划对象的国土空间是空间地域与自然资源的统一体（图 1）。而自然资源部的组建，标志新时代的国土空间规划的任务将是在自然资源管理导向下，一方面合理利用并珍惜每一寸土地空间，另一方面加强国土空间载体下各类自然资源的优化开发与合理保护。

在此笔者理解，这将是国土空间作为新的"载体平台"统领各空间类规划的一个新阶段。国土空间将是全要素的综合国土空间。何为全要素？就是人地关系组成"生命共同体"：一方面是地球表层大气圈、水圈、生物圈、岩石圈组成的自然资源和环境巨系统，另一方面是人类圈的活动反映出来的利用自然改造自然并得到自然反馈作用（图 1）。国土空间规划必须将其作为一个整体来进行统筹配置和管控。因而规划思维不可只考虑地表空间，不可仅围绕某个要素，或者考虑问题仅限于某个圈域内。

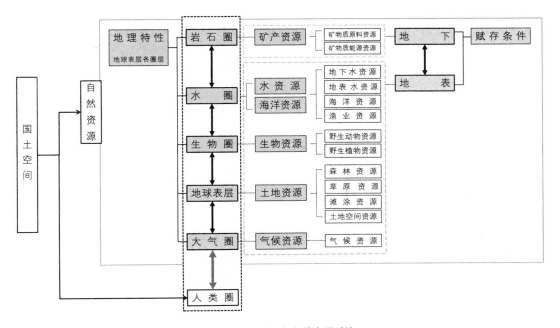

图 1　国土空间与自然资源系统

1.2　时空演化的国土空间

国土空间的全要素作为一个整体来进行统筹，其现实基础是国土空间承载的自然资源与环境本身就不是孤立的，而是由一系列要素在不同单元、范围和层面上构成的一个复杂的多维网络体，并按照一定规律不断变化——归纳为各种"物理性"的和"社会性"的时空演化规律："物理性"规律是广义性的，既包含客观的自然物理、化学、生态过程产生的有关气候、水文、地质、土地覆被与形态的演化规律；也包含人工的工程技术的运用对自然实体的客观状态造成改变进而在局部地域形成的半自然系统。"社会性"的规律指的是人类社会系统，包括其组织管理、社会关系及结构，尤其包括其创造的价值和财富及其分配，主要体现为经济发展、文化特质及价值观念体系，其近似于人居环境科学中五大系统的人类系统和社会系统（吴良镛，2001）。

演化必然是不断的变化过程，诸如动态均衡，集中与扩散，混沌与有序的转化，规模等级结构等规律。我们在认识不同国土空间系统中的不同子系统或要素的时候，都会找到许多重要的演化规律。例如齐夫定律所呈现的幂函数规律普遍揭示了信息、河流、地下资源、物种、城镇等非连续对象的规模和等级关系（朱连奇、赵秉栋，2004）；逻辑斯蒂函数曲线所反映出来的生物群体演化过程和城镇化的同构性；抑或宏观规律上自然生态系统与人类社会系统在受到震荡后体现出来的一定恢复弹性等等。因此可以说，国土空间载体下体现出的全要素时空演化规律，在自然系统与人类系统呈现的许多共通性，这启示我们国土空间规划思路和方法的导向必须是从整体出发，整合原有思路方法，纵横联通，将人与自然视为生命共同体的新模式。

2　基础：规划思路与方法整合

2.1　各类规划的原理、思路与方法整合

各类空间规划中，土地利用规划的优势抓手在于以耕地保护与建设指标管控统筹全域土地利用结构；城市规划的工作思路的优势在于建设空间的总体布局及其统筹协调，集中解决城市发展建设问题；交通规划从交通网络拓扑关系、交通流分配、成本效益权衡等思路模式考虑交通设施的战略布局与建设；我国的发展规划体系[③]重在对国家和地区的整体发展目标、行动纲领和项目作出安排；环境规划以环境改善状态为指针，对环境污染的"源"与"流"进行防控部署……。可以看出各规划均有各自的视角和切入点，并解决一个特定领域的问题。但是与宋毅、何国祥在《大科学观》（宋毅、何国祥，1991）中的思想类似，无论各空间类的规划或者相关性的规划所聚焦的对象是城市还是乡村，是土地还是环境，是水系统还是交通体系，这些对象本身始终存在于一个统一的空间上，只是为了便于深入的研究细化才彼此分开，各自形成理论和方法体系。而随着各规划理论与技术的不断进步，随着规划实践不断涌现复杂问题，也随着人地关系和城镇化的不断演进和复合，使得我们逐步认识到各个小体系、分问题之间是必然存在联系的，最终达到协同和整合。

整合的原则可以从两方面考虑：第一方面是"合并同类项"，在方法体系上对相通性的、类似性的方法进行归并、整合；第二方面是实现规划分析的"要素联合"，将原本割裂的国土空间要素作为一个整体进行分析。规划的方法体系建议从以下五个方面形成整合思路：

（1）整合规划的调查分析以及资料数据的基础，统一空间坐标系，集成各口径的数据，可基于测绘和地理信息中心建立数据中心和技术平台。

（2）整合构建有机融合的规划价值体系。我国"大政府、小社会"的制度特征下，政府为全社会、全领域管理的需要，将经济、社会、建设、土地、环境、交通、能源等事务划分为不同的部门（顾朝林，2018），各部门都为特定的任务目标编制规划，规划目标价值受到部门职责导向化影响愈渐明显，再加上各规划背后的理论技术体系的内核均各有侧重，使得"多规"各有自身的价值优先性。如土地利用总体规划秉持"一要吃饭，二要建设，三要保护环境"的价值原则；城乡规划秉持平衡效率与公平、实现高效便利、功能完善、城乡统筹、生态绿色、环境优美等较为常见的价值原则；环境规划中诸多的内容、工具与措施都服务于守住良好环境质量标准；而区域交通基础设施空间布局规划着重考虑运输经济的工程性、国民经济效益和设施管理运作的相对独立性。价值选择的不同从一开始就影响到规划矛盾的逻辑原点。因此在统一规划体系，整合规划思路之前，必须先整合价值序列。笔者建议

从我国特定的国情、资源本底和人口—资源—环境问题出发，以国民的生命线与安全线为基本价值优先考虑，保障基本的生活空间和基础设施，然后依次考虑环境的宜居性、社会生活的福利、高效、便利以及人的综合发展等（图2）。

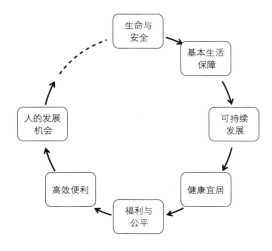

图2 可能的价值序列

（3）整合规划分析的内容体系。国土空间规划思路方法整合的主体内容建议包含：现实情况基础分析，社会经济发展需求综合分析，反馈与评估体系整合，阈值体系整合，空间布局和重要项目部署，综合与专项的费效比分析，总共七个方面（表1），做到"统一规划，互相融合"。其中阈值体系整合是关键之一，依据合理的发展价值观和对资源环境本底的分析，将各类空间性规划中涉及的管控阈值有机融合并集成到空间规划中，为国土资源利用和人居环境发展提供完整的政策底线和上限。表2提供了一个整合后的阈值体系的建议框架。

表1 规划分析的内容体系整合设想

	内容体系	内容简述
1	现实情况的基础分析	整合调查与数据基础，对自然资源、人地关系、产业经济和社会发展状况等作分析梳理，发现其中问题。这是规划开展的科学基础
2	社会经济发展需求分析的统合	大致确定在规划期内的总需求以及不同层次和结构的需求：生存和生活需求、基础资源需求、发展需求等
3	反馈与评估体系	统一的空间规划需要统一的评估工具。整合后分设技术性评估与实施效果评估两个板块。不同地区的空间规划应结合自身现实状况适当调整评估方案、指标和权重等

续表

	内容体系	内容简述
4	目标与任务安排	结合基础分析的问题和需求分析以及评估的内容，确定规划期内的行动目标和实现策略。目标与任务的安排宜同发展规划协同制定
5	阈值体系整合	根据安全性阈值，限制性阈值，适宜性阈值设定并整合（详见表 2）
6	空间布局和重要项目部署	空间布局以基础性、战略性、底线要素的布局为主（框架性布局），包括空间结构、主要功能的分区安排、分区开发政策、重要管控边界、重要设施和规划项目的布局。空间的总体布局应该设定多情景方案，且不能突破阈值体系中的设定范围
7	综合与专项的费效比分析	在评估工作的基础上，根据现实的资料情况和技术水平，对规划期内的费效比进行估算。费效比的分析结论将作为规划评估的重要依据

表 2　国土空间规划阈值体系设想

性质	领域	主要项目	指标	边界
安全性阈值	国土安全	人民防空区	●	●
		地震地质灾害区/风险区	●	●
		防洪防潮区	●	●
		气象灾害风险区	●	●
		地面沉降区	●	●
		城镇防灾疏散/避难区	●	
	粮食安全	永久基本农田	●	●
		耕地面积	●	
		耕地粮食生产能力	●	
		保护性耕作区	●	○
		地区粮食生产/储备/流通能力	○	
		人均基本摄入热量	○	
	资源安全	资源承载力（综合+短板）	●	
		能源自给能力	●	
		资源能源战略储备	●	
	自然生态安全	生态红线、自然岸线	●	
		重点生态要素生态功能指标[①]	●	
	环境安全	环境容量（综合+短板）	●	
		能耗环境影响	●	

续表

性质	领域	主要项目	指标	边界
限制性阈值	开发容量	城镇开发边界	●	●
		建设面积容量（容积率）	○	
	国民健康	空气质量达标	●	
		饮用水质量达标	●	
		土壤质量达标	●	
	资源永续性	资源利用结构、效率	●	
		能源利用结构、效率	●	
		水资源供需平衡	●	
	生态完整性	生物多样性指数	●	
		代表性大型物种保全	○	
		景观生态结构	○	
	历史文化	历史文化遗产保护	●	●
适宜性阈值	空间集约高效	产业集聚区	●	●
		土地利用效率	○	
	生活便利性	城镇多层级生活圈	○	○
		公共服务可达性	○	
	环境宜居性	公共绿地可达性	○	
		城市热岛效应程度	○	
		生活垃圾处理	○	○

注：（1）●代表必须制定，○代表根据现实需要和可行性制定。

（2）指标阈值分为标量类指标和分级分类指标两种。

（4）整合、归并各类规划技术标准、规程，以及统一部分技术标准和规程。比如整合土地、城镇、农业、林业、草原的空间和资源基础调查，有利于形成空间规划的土地地类信息现状一张图。当前十分迫切的是统一土地用途分类，以及相应的认定规程和管控条件，直接消除长期以来的"多规"用地和管制分区类型冲突的问题。

2.2 要素的系统关联与规划的系统思维

由于国土空间系统是全要素时空演化的，因此可以从以下几个方面优化规划思维方式，抓住规划方法的"牛鼻子"：

（1）聚焦于人地关系系统中人的规律。空间规划的基础是人地关系系统规律，而人地关系中人是核心，人口的总体特征以及人的个体特性均是剖析人地关系的基础和纽带：①通过人对资源需求规律测算资源开发规模与结构；②通过人口测算城乡发展的用地规模与结构，以及各类基础设施和公共服务的发展建设规模与结构；③通过人的生产生活消耗测算环境的影响；④通过人的地域流动把脉城镇或城市功能的网络结构；⑤通过人的行为模式画像可设定人们的地域生活圈的范围与结构……。因此，人的规律决定人地关系规律，这始终是空间规划技术方法基础中的基础。

（2）将要素的联系性作为分析的重点。正如前文所述，国土空间系统中的五大圈层的内部和彼此、地上地下是不断在互相作用、动态变化和流动着的。将这种系统的联系性作为规划分析的重点是新规划思维的重点。一方面，应当试图描述规划范围内外的人流、物质流、信息流等的特征或格局；另一方面，关注物种流动与分布、化学物质的流动与分布、流域水文系统过程的组合，有助于描述自然生态和环境的特征、格局和趋势。

（3）必要情况下突破固有的行政单元限制。规划所对应的空间发展权长期存在行政边界的壁垒，不同行政单元和层级的空间政策仍参差不齐，不利于区域资源协调配置。然而规划始终需要分清局部与整体，整体始终是大于局部的，在必要的情况下为了整体性的效益，要打破局部的行政区的壁垒，建立更大区域范围或尺度的空间政策协调框架，构成整体合力来配置空间资源。例如可以借鉴法国空间政策的特色经验，不同区域间通过缔结协议的方式，保障跨边界的空间政策的实施；或者借鉴日本广域地方计划，对于多个都市共享的区域重要设施的配置，统一由上一级府负责配置与协调；或者借鉴美国的部分经验，以一些重要流域（诸如田纳西河流域）为最大的空间政策单元协调区内各项开发和建设活动。鉴于此，不妨重新思考我国空间规划改革，其属性也许不仅是字面上的"一个市县一本规划"，也可能是"几个市县一本规划"作为基础下的"一个市县一本规划"，或者直接是"一个完整的区域一本规划"——如此或许才能真正形成科学的"一本规划、一张蓝图"（图3）。

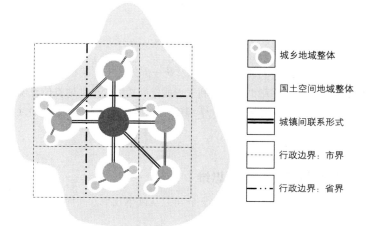

图3　必要情况下突破行政单元的空间规划模式

3 保障：规划实施制度创新

3.1 规划实施"评估—监管—问责"的制度闭环

新的国土空间规划体系必须予以好的实施和监管才能真正有效运行，建议探索空间规划编制后的实施评估、实施监管和相应的问责处罚或激励奖励制度，与规划编制和审批工作一同构成有效的制度"闭环"。

首先，构建整合立体的规划实施评估体系。目前的各类空间规划的评估整体存在问题，一是评估对规划检讨的作用效果不强，二是各个规划彼此重复交叉评估，评估结论互相打架，进一步造成多规冲突。因此，实施评估的改革方向是构建起整体性实施评估工作，各个实施部门保留内部规划实施评估的前提下，必须先经过一轮跨部门的整体性空间规划实施评估。评估分为五年评估与年度快检两个模式。五年评估侧重对规划实施的一致性和有效性两个主要维度进行评估，规划编制中的损益比分析是五年实施评估的一个重要依据。年度快检类似于空间规划的动态监测，可以充分基于整合后的国土空间规划阈值体系进行国土空间及自然资源的监测和预警。在此制度闭环中评估体系将作为规划监管体系的重要实施依据。

其次，构建全面有效的规划实施监管体系。一是将监管职责从规划责任主体中相对独立出来，防止出现规划体系内自我实施、自我监管的结构性问题，全面提高监管的力度和效果。例如监管主体可以直接对上一级政府负责而不对同级政府负责，同时监管主体内部实行垂直管理方式并设机构派驻到下级地区（图4）。二是健全监管的能力和范围，对涉及财经方面的工作要进行审计监督，对涉及规划技术和业务方面的内容要进行技术性督查，对涉及行政程序和行政行为方面的问题要有一定行政监察能力。在此制度闭环中监管体系将成为问责和处罚机制的有力基础。

最后，构建严明的规划行政问责与处罚机制。树立擅自修改规划和违反规划建设就是犯罪的思想意识，这就需要结合其他领域共同对我国行政法体系进行一定的修订。对国土空间规划的相关重要法律问题甚至可以考虑单独立法立规。对于规划相关的行政管理失职造成的包括重要自然资源资产损失在内的重大问题，应当设定相应的罪名和罚则，情节严重的与刑法挂钩。

3.2 国土空间为载体的自然资源资产核算与监管的制度保障

建立自然资源资产核算与监管制度作为国土空间规划体系的重要实施管理保障。首先正如前文所讲，新时代国土空间规划的对象是全要素的国土空间载体，也即空间地域与自然资源的统一体，在当前生态文明建设大背景下，规划在关注空间问题的同时需额外重点锁定自然资源的状况。其次，国土空间规划实施管理的基础制度是以国土空间用途管制为重心的国土空间开发保护制度，而开发保护的用途管制手段之所以成为可能，需要的正是土地空间与自然资源占有、使用等完整的基本产权体系。因此，以自然资源资产的核算与监管作为核心抓手促成基本产权体系的构建，是国土空间规划必不可少的基础保障。

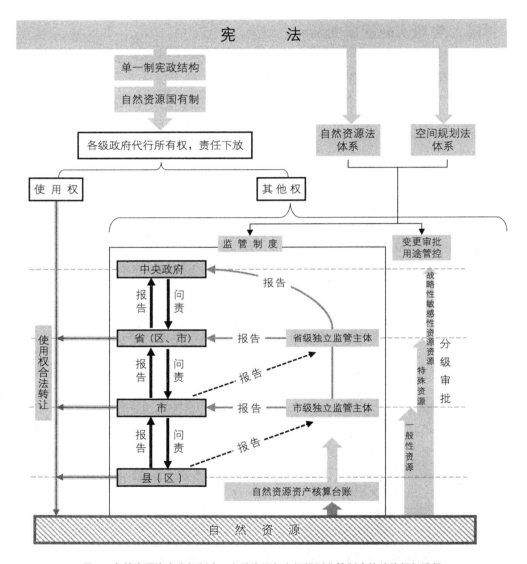

图 4　自然资源资产产权制度、自然资源与空间规划监管制度的总体框架设想

长期以来我国规划的主导功能是为工业化和经济增长、城镇化和开发建设服务（顾朝林，2018；Wu，2015），因而习惯将自然资源的经济价值看得比较重要，即初次社会产品（农产品、能源、原料等）的生产资料性质的价值，或者作为发展的增值资本（如城镇建设的土地空间资源）。然而在国土空间先天的脆弱性（白中科等，2019）以及我国资源与生态环境"欠账"不断累积的当下（郧文聚等，2018；高吉喜等，2001；刘国华等，2000），需充分认识到"绿水青山就是金山银山"的重要意义。一

言以蔽之，自然资源远不仅是单纯的经济资源，它还提供无法比拟的无形价值，如优美的山川环境所带来的愉悦的自然体验，如自然生态系统本身的健康性提供了人类社会珍存的发展条件和无可替代的生态服务（表3）。而反过来看，如果我们不顾及后果地开发利用自然资源，那么环境污染、自然灾害等问题给人类带来巨大的安全危机，其损失同样是灾难性的。因此，自然资源的综合价值将会越来越重要，将其作为资产加以维护和保全将是空间规划体系运作的保障。

表3 自然资源资产定义

研究方	自然资源资产与自然资本概念	本质属性
联合国环境规划署（1972）	人在自然环境中发现的各种成分，只要它能以任何方式为人类提供福利的都属于自然资源资产	为人类提供福利
姜文来（2000）	同时具有稀缺性和明确所有权并且具备一定使用用途的自然资源才是自然资源资产	稀缺性、权属、使用价值
经济合作与发展组织（2005）①	为经济生产提供自然资源投入和环境服务。一般具有三大种类：自然资源存量、土地和生态系统。它们对经济本身和经济范畴之外的人类本身以及其他生物提供必要的"功能"，因而对可持续长远发展至关重要	系统性、整体性、长远性、必要性
世界银行财富核算和生态系统服务评估（2010）①	自然资本不仅包括我们容易识别和测量的资源（如水、矿产和能源、森林木材、农业用地、渔业、动物资源等），还包括对于大多数往往是"无形"的生态系统服务，如净化空气和水、防洪、碳储存，为作物授粉以及为野生动物提供栖息地。上述无形价值尚不能市场化，因此很难指导其对人类社会经济带来的贡献规模，而我们常常对这些价值习以为常甚至不能充分明白失去它们的代价	有形+无形；显性测度+隐性测度；经济功能、生态服务功能
联合国环境规划署《自然资本宣言》（2012）	人类赖以生存的自然资产物（土壤、空气、水、动植物），以及它们带来的生态系统产品和服务。生态系统的产品和服务是全球经济和生产力的基础支撑，每年提供了数以万亿（美元）计的（食物、纤维、健康、能量、气候安全和其他基本功能服务）服务价值，这些都不是人工创造的事物及其资本能够简单等价的	生态系统产品和服务本身是一种资产，具有无可比拟的资本价值
国务院发展研究中心资源与环境政策研究所课题组（2016）	自然资源是指在一定的实践和技术条件下，能够为人类所利用，给人类带来经济价值或愉悦感受，并能在当前和未来提高人类福利水平的自然物质或自然条件。不是所有自然资源都可以称为自然资源资产，只有那些存在稀缺性、具有明确的所有权归属且具有一定使用用途的自然资源才能进入自然资源资产	稀缺性、权属；经济价值+文化心理价值

首先，应当建立全要素的自然资源资产的核算体系，摸清家底。根据资源类型和特性，测算其规模和不同方面的价值，然后核算出资产的价格。例如林草水等资源可以分为经济价值、生态价值、游憩价值、文化价值等多个方面进行核算，综上就建立了区域内林、水、草、田、矿、海、生物等等一

系列资源的资产核算的台账，动态更新记录每一次规划建设后的空间变动造成的自然资源结构变动。此后的规划"一张蓝图"上每一项建设对自然空间的改变，已经不再是简单的格局、形态、边界的改变，而直接关联到每一处自然资源资产的变动。而这也同时将带来以下转变：全域国土空间将明晰产权及其资产价值格局，空间规划"一张蓝图"与国土空间资源资产"一张图"相统一，开发建设的价值与自然资源的价值将在空间规划中统一。

其次，在制度层面明确每一笔自然资源资产权隶属、责任构成和监管机制，方能有效保障资源及空间的有效配置。主要的设想和建议如下（图 4）：

（1）在我国的宪法框架下，国土空间的自然资源实行公有制，也就是国家所有制，各级政府一方面受委托代行自然资源资产的所有权及其主要的管理权，有权依法将部分资源的使用权转让，另一方面各级政府对其所辖行政区内的自然资源的保护具有主要责任，各级政府的长官是其第一责任人，并且对上一级政府负责。

（2）设立相对独立的自然资源资产监管主体，对下一级政府的自然资源资产台账进行审计，对资源变更状况进行督查，监管主体对同级政府报告审计和督查状况。各级政府的自然资源资产的经营和保护状况同时接受全民监督。

（3）所谓权责统一、权责一体，各级政府在行使自然资源所有权的代行权的同时设定对等的责任，因此应尽快设计和实施对地方主责领导自然资源资产的离任审计和终身负责制。独立的自然资源资产监管主体负责自然资源资产离任审计和终身负责制的审计和考核工作。

（4）应强调对于十分重要和敏感的战略性资源，尤其是涉及国家资源安全的自然资源（沈镭等，2018；李维明、谷树忠，2014），应当实行分级审批制和地方长官目标责任制。

（5）上述思路结合现有自然资源类和规划类的法律法规进行一定程度的立废改释工作。

4　支撑：新平台与新工具

4.1　构建"全事实化"规管信息平台作为基础支撑

"工欲善其事，必先利其器"，对于新时代的国土空间规划构建这样一个纵横交织的巨型系统工程，没有信息平台的支撑是难以做到的。无论是整合规划的基础调查、价值序列、阈值体系、实施评估、监管督察还是自然资源资产核算，都需要尽可能详实的信息化赋能工具。

以往"多规"从编制到实施的一连串不协同最为直接的"痼疾"是信息化体系部门化、领域化、专业化的"分而治之"（郭仁忠，2018；裴雷，2013），不同部门的政务平台和数据系统之间未形成实质性信息互通和整合运用，且特定的信息保密制度造成更为严重的"信息壁垒"甚至"信息孤岛"，使得"多规"协同长期效率低下[⑫]。尽管近年来相继有"两规合一""多规合一"的信息平台搭建运行[⑬]，在要素数据库搭建（宋唯、刘利峰，2012）、差异图斑检测与处理、办公自动化（向发灿，2002）、线上协调会审（邓伟骥等，2018）、流程再造（并联审批）（王蒙徽，2015）、操作管理微应用化（苏乐平等，2018）等方面改革创新，但是其特点是集中面向用户和末端窗口性业务（也即面向行政相对人），并未真正实现信息壁垒的消除，也并未触及"多规"协同的诸多复杂政策过程，更不具备统一空间规划相关协调机制的关键支撑作用。

鉴于此，本文认为，规划管理信息平台支撑和赋能国土空间规划的核心目标定位如下：一是实现信息的统一集中和多源集成；二是实现信息的纵横互联互通；三是实现客观度和详实度的飞跃；四是实现信息"全痕化"记录，任何信息的变动都有迹可循。其本质意义在于：一是"提效"，即通过信息的快速收集和集成处理，大幅提升国土空间规划编制与管理效率；二是"守真"，即通过多源信息的校核和信息信度的提高以提升国土空间规划的科学性和客观性；三是"立信"，即提高规划的法定效力和实施管理的公信力，在信息化管理层面消除"多规打架"的问题死角（图5）。为实现上述意义，信息化平台建设须走向"全事实化"的新维度，能够使得对空间对象呈现出来的现实和变化以不断接近事实性的把握。"全事实化"可进一步解析为时空上信息的"全生命周期"和"全空间层次"，内容上信息的"全属类关联""全部门汇总"以及信息的"全性质/形式呈现"，使信息记录"全息化"和"立体化"，其内容的逻辑架构如图6所示，突出体现在以下方面：

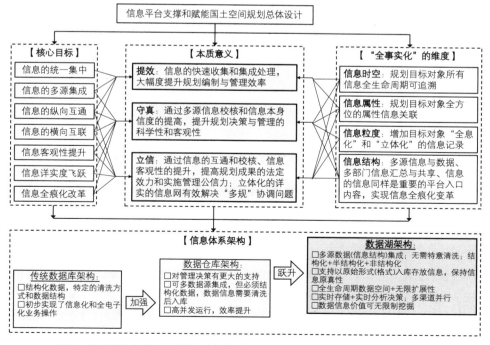

图5　信息平台支撑和赋能国土空间规划编制与实施管理的"全事实化"策略架构

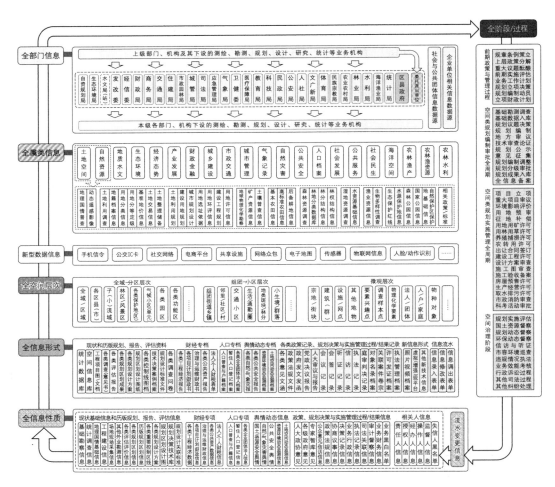

图6 "全事实化"信息平台数据湖的内容逻辑架构（远景理想模型）

（1）在信息时空维度，规划目标对象所有的信息是全生命周期可追溯的。例如针对每个地块对象，其从原始状态到规划设计、用地出让、建设审批、施工验收直到物业的运营（或生产经营）情况等都能够记录在案；针对各类可观测要素对象（资源要素、生态要素、环境要素、社会经济要素等），其在地域系统中的全时空变化与演化过程可追溯。

（2）在信息的属类上形成目标对象全方位关联。本文建议通过全部门、多渠道的信息汇总和整理，逐渐实现全属类信息的关联，如对于市县地域形成集土地空间、自然资源、地质水文、生态环境、经济态势、产业发展、财政金融、城乡建设、市政交通、城市管理、气象记录、自然灾害、公共安全、人口档案、公共服务、社会民生、农林渔产业与资源、农林水利建设等数据网络。对于每一个区域或要素，不仅关联空间所承载的各类物质性（physical）信息和社会经济信息，尤其还应充分关联相关管理信息和政策信息。

（3）通过不断提高信息的粒度逼近规划管理信息的"全事实化"。首先，理论上目标对象发生的一切都有可能形成可记录的信息痕迹。因此需对传统规划管理信息性质与信息形式加以超越和延拓，除了必备的地理空间信息，人口与社会经济统计调查信息，各类规划文件和各类工程设计文件之外，还需汇总：①重要的财经信息以作为国土空间规划综合/专项费效比分析的信息基础，如各项公共工程的经济报告，公共资产、地区治理的财政情况等；②重要的舆情动态信息以作为安全性阈值体系把控的基础，如各类资源环境动态监测、自然和气象灾害的舆情动态、各类公共安全事项动态等；③必不可少的政策管理信息记录。

其次，基于复合空间信息技术、数字通信和物联网技术、人工智能和大数据技术㉒等在空间规划与管理领域的不断应用和成长（党安荣等，2019），有利于不断完善"全息化"和"立体化"的信息记录，例如在关联空间对象的全属性信息基础上充分关联现场照片、视频等多媒体信息，在空间规划的决策或协调中起到直观认知、辅助说明的作用，实现"所见即所得"的拟真决策和管理效果。

（4）为使得国土空间规划统领下的"多规"能够真正消除"壁垒"，需要特别统一汇总全周期过程中所有相关的决策和实施管理信息并加以建档管理：①各类相关政策记录，各类规划事项决策的过程与结果记录，各类规划实施管理的过程与结果记录等；②上述记录信息所对应的相关人信息记录，包括各项决策和管理过程的责任人、参与人、监督人、记录人，平台中各类信息变更、运维过程的操作人、验核人等，以及规划全周期过程中因违规行为造成不良后果予以警告、通报、问责和处罚的失信人黑名单；③管理运维平台过程中各类信息要素的变更本身也是须加以归档和管理的重要"信息痕迹"，以作为信息变更流水专门建档管理。

那么，在信息平台的技术架构上，需要对数据库的技术与功能搭建作更高提升，即从简单的结构化数据库、数据仓库（data warehouse）架构跃升至数据湖（data lake）架构（图5），形成"一湖"多"库"，主次分明的体系结构。

4.2　将信息变更管理作为多规协同的关键环节

在"全事实化"的信息平台的基础支撑下，其重要延伸应用是将信息变更管理作为一个专门的管理体系，以作为彻底消除信息壁垒实现国土空间规划指导约束下的多规协同的关键工具。本文所界定的信息变更管理相当于设定一套机制，通过详实的信息变更记录和备案管理，让各规管相关部门对每一次变更信息的信度（真实性有效性）负责，并对信息的失信进行问责。只要各层级、各部门能够保证将信息及时更新到平台就能最大程度地发现问题，从而避免"多规"潜在冲突。信息变更管理设定如下：

（1）给予信息变更管理特定的法定地位。首先，按照"纵向到底，横向到边"的原则，规定政府所辖全域范围内的各层级、各部门机构，凡是工作中涉及空间规划或紧密相关的规划编制或实施管理信息的变更，都有义务统一接受入库变更和备案管理；其次，必须强调平台中的信息作为本级地区国土空间规划和各类相关规划编制的法定性依据，应予以的遵循。因此可探索基于国家和地方立法权限下将信息变更管理纳入法定性规则。

（2）对信息管理和使用设定应有的权责结构。各层级、各部门机构都有义务依据平台的信息内容架构（例如图 6 所框定）定期将相关信息向平台入库更新，并有责任参与到平台信息的信度检查与纠错工作中。各层级、各部门机构都有相应的权限合理调用平台信息作为规划编制、实施管理等工作的合法性依据。

（3）以"告知承诺"原则设立契约机制，即各部门及相关人员在"全事实化"信息平台进行信息变更和备案前，需签订信息的真实性有效性承诺书（见图 8 的示意），明确承诺内容和责任条款，一旦出现与事先承诺的信度不符情况则有依据作相应的责任处理。

（4）基于契约机制进一步设定信息变更及备案程序以及问题检查、纠错和问责规则。图 7 给出了一个信息变更及备案过程的示意，各部门先向信息平台管理机构提交变更信息主体及表单（见图 8 的示意），经过预检查合规后正式签订变更信息信度承诺书接受信息变更的正式检查，包括与平台已有信息的核对以及与其他部门同步提交的变更信息的核对，明确无误后则在"全事实化"信息平台正式录入变更信息并加以备案归档。与其他部门进行信息互相核对的过程十分关键，提供了信息真实性有效性的争议解决渠道，也使得平台信息趋近于真实有效，夯实了规划编制前置信息的效力。

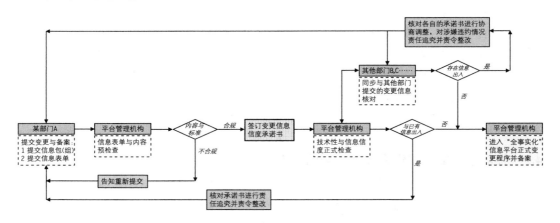

图 7　信息变更及备案的行政过程

（5）在变更信息记录归档中，尤其将变更"流水信息"也一同录入数据平台中。平台信息调用、写入（修改）、备案等操作需要的授权号和授权文件，以及涉及的授权人、经办人、操作人等的信息和流水号。

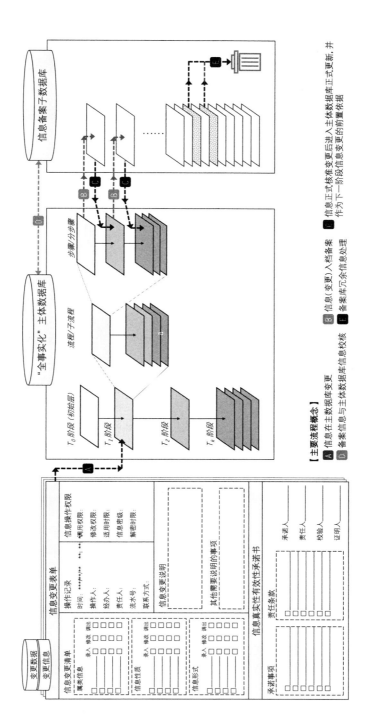

图 8 信息变更和备案的技术过程

（6）鉴于信息管理工作的日常性和复杂性，应设定专职的组织机构运维管理"全事实化"信息平台并负责信息变更和备案。除了保证工作的专业性外，同样重要的是保证职权的相对独立性。结合我国特有的行政管理体制规律，例如对市一级行政区域，机构可挂牌在自然资源与规划部门办公，但独立接受市委市政府的直接领导（最好是有副市长以上级别兼任机构常务负责人），使得必要时有更为权威的仲裁支持。

（7）需在"全事实化"主体数据库基础上进行特定的硬件建设，搭建信息备案的子数据库。"全事实化"主体数据库作为正式批准核实后的信息的变更入库载体，备案子数据库作为所有变更发生的信息的专门数据库，特别记录各类信息变更本身的流水信息，好比对重要"信息痕迹"以专门建档管理。其另一作用是一个信息信度的保障与备份，并与"全事实化"主体数据库的信息进行真实性有效性的校核（图 8）。

4.3　建立新型国土空间规划与实施管理工具箱

最后，对上述体系整合后的规划技术路线、内容结构、评估体系以及"全事实化"的信息平台进行集成，可以构建出新型规划编制和政策管理工具（图 9）。其中比较重要的政策管理的工具包括：①数据台账管理工具；②规划一张蓝图与管控边界管理工具；③基于阈值体系的国土空间政策工具；④重要名录管理工具；⑤自然资源资产核算台账与图则。数据台账管理工具基于"全事实化"信息平台的全属类、全部门信息数据库开发（图 6），可重点聚焦于人口资源、社会经济以及自然资源资产核算三个方面，是支持规划评估、监管等的重要依据。规划一张蓝图与管控边界管理工具是行使空间规划用途管制制度的重要抓手。重要名录管理工具登录了需要重点发展（例如重点产业集聚区）、管控（如限制开发区等）或保护（例如自然保护区或文化遗产等）的区域或要素的基本属性信息，是规划管理和空间政策施行的主要抓手。此外，还可以基于这个平台接入新的规管审批工具，服务于基层政府审批效能的提升。

5　结语

新的国土空间规划的建立和完善是长期履行的一个巨型系统性工程，如今自然资源部的组建和国土空间规划的正式确立，使得国土空间规划的逻辑将迎来一个新的转变：

首先，国土空间的内涵转变为一个"人与自然的全要素、时空演化的整体系统"的新范畴，这是国土空间规划展开的基本前提和逻辑起点，空间规划的原理、思维和方法应该站在人与自然系统整体观的角度进行发展。因此，在空间规划方法基础上建议一方面整合现有的各类规划方法中的可取之处，同时建立一个系统关联的思维路径。然后除了规划方法的转变外，在规划的评估、监管、问责制度方面，同样需要一次整合、创新甚至重构，需要经过后续一系列的涉及自然资源、生态环保、空间规划

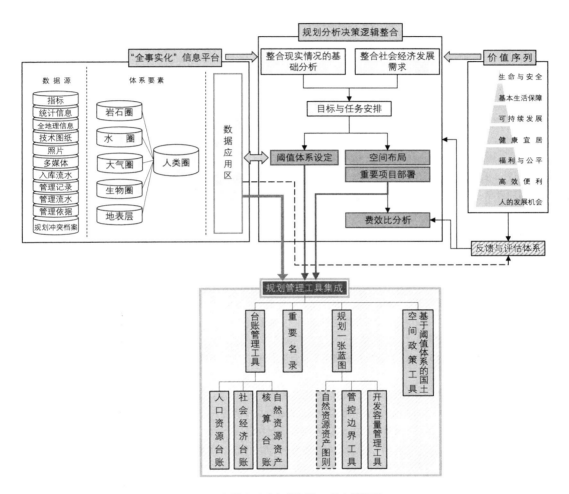

图 9 新的国土空间规划的工具支撑设想

类法律法规的立改废释工作奠定空间规划体系的制度基础。此外，基于"生命共同体"和"绿水青山就是金山银山"的生态文明理念，国土空间规划的制度价值观决定了空间规划对资源的配置转变为对全域的自然资源资产的配置。最后，规划信息化和大数据的技术进步，将极大地赋能国土空间规划的"全事实化"管理。

致谢

感谢清华大学建筑学院邓卫教授对本文撰写的指导与大力支持。另，本文受国家自然科学基金项目"多源数据融合的城市高温脆弱性空间识别与城市设计策略应对（51978363）"资助。

注释

① 2013 年十八届三中全会通过《中共中央关于全面深化改革若干重大问题的决定》，正式表明"全面深化改革的总目标是完善和发展中国特色社会主义制度，推进国家治理体系和治理能力现代化"。

② 省级政府组建自然资源厅，撤销原国土资源厅；市级政府一般将原规划局和国土资源局加以合并，重新组建规划和自然资源局（或自然资源和规划局）。

③ 2017 年 8 月印发《中共中央　国务院关于完善主体功能区战略和制度的若干意见》。

④ 2019 年 4 月中共中央办公厅、国务院办公厅印发《关于统筹推进自然资源资产产权制度改革的指导意见》，自然资源产权制度建设将有利于成为国土空间开发保护制度的重要支撑之一。

⑤ 2017 年 9 月 26 日中共中央办公厅、国务院办公厅印发《建立国家公园体制总体方案》，2019 年 6 月中共中央办公厅、国务院办公厅印发《关于建立以国家公园为主体的自然保护地体系的指导意见》，旨在系统性构建国家自然保护地体系，亦成为国土空间开发保护制度的重要支撑之一。

⑥ 经、城、土、交、环、林、农、海、水分别指的是机构改革前的发改委、住建部、国土部、交通部、环保部、林业局、农业部、海洋局和水利部等对应的经济发展规划、主体功能区划、区域发展规划、城乡规划，土地利用规划、交通规划、环境规划、林业规划、农业区划、海洋功能区划、水资源规划和水利水能规划等组成的相互并行为主的庞大的空间类规划体系。

⑦ 习近平总书记在 2013 年 11 月的中央城镇化工作会议上指出"城市规划要保持连续性，不能政府一换届，规划就换届"。

⑧ 虽然空间规划与社会经济规划分属不同范畴，但本文希望从更加广义范畴探讨所有与空间性因素密切相关的规划。根据《国务院关于加强国民经济和社会发展规划编制工作的若干意见》，我国的发展规划体系一般包括国民经济和社会发展总体规划及年度计划，还包括专项发展规划和区域发展规划。吴维海（2016）认为发展规划的组成体系还应包括主体功能区规划。发展规划作为一个规划体系不单单是社会经济的，也是紧密联系空间的：首先，国民经济和社会发展规划始终具有空间政策的属性，它包含的各类发展指标目标以及相关政策是各类空间性规划制定的重要依据之一；其次，一些专项发展规划也带有明确空间属性或空间政策属性，最典型的如综合交通运输规划；再次，发展规划也直接安排重要的政府投资项目及其相关空间战略方向；最后，区域发展规划事实上也是典型的空间规划。而顾朝林（2018，2015a，2015b）也系统梳理了我国空间规划的演化过程，将发展规划与城、土、环规一并算作我国的"类"空间规划家族。综上，可将发展规划定义为一种"类空间规划"，其空间性主要体现在区域性空间政策方面。

⑨ 诸如有林地、草原、湿地乃至农田等具有特定重要生态功能的要素。

⑩ 可于 OECD 官网查阅：https://stats.oecd.org/glossary/detail.asp?ID=1730。

⑪ 可于如下网址查阅：https://www.wavespartnership.org/en/natural-capital-accounting。

⑫ 如国家统计部门、基础勘测部门等。

⑬ 包括以上海数慧、广州城信所、武大吉奥、ESRI 中国、泰瑞数创等为代表的规划信息化技术支撑企业为全国

各层级和地方政府做的"多规合一"或国土规划业务协同平台、信息平台的技术服务等；也包括上海、广州、深圳、武汉等先行进行过规土合并大部制改革的地方政府，以及厦门市为代表的早期已试点"多规合一"系统性样板的地方政府。

⑭ 复合空间信息技术主要涵盖 RS、GIS、GNSS、VR/AR/MR、无人机等技术的集成应用，充分支撑空间信息认知、分析管理和空间规划决策，支持空间信息多维呈现及三维可视化；在数字通信和物联网技术充分调动各类智能卡、传感器和移动通信网络，实现信息的动态采集、实时通信和双向交互；人工智能和大数据在计算机图形技术方面取得长足进步，大幅度提升相关信息的解析粒度和准确程度，并大幅提升规划问题的分析判别效率和效能。

参考文献

[1] UNEP. Finance Initiative. The natural capital declaration[EB/OL]. UNEP FI, GCP, GVces, 2012.

[2] UNEP. United Nation conference on the human environment in Stockholm[C]. Stockholm, Switzerland, 1972.

[3] WU F L. Planning for growth: urban and regional planning in China[M]. Routledge, 2015.

[4] 白中科, 周伟, 王金满, 等. 试论国土空间整体保护、系统修复与综合治理[J]. 中国土地科学, 2019, 33(2): 1-11.

[5] 北京大学城市与环境学院课题组. 完善自然资源监管体制的若干问题探讨[J]. 中国机构改革与管理, 2016(5): 22-24.

[6] 戴慎志. 城市综合防灾规划[M]. 北京: 中国建筑工业出版社, 2011.

[7] 党安荣, 甄茂成, 许剑, 等. 面向新型空间规划的技术方法体系研究[J]. 城市与区域规划研究, 2019, 11(1): 124-137.

[8] 邓伟骥, 谢英挺, 蔡莉丽. 面向规划实施的空间规划体系构建——厦门市"多规合一"的实践与思考[J]. 城市规划学刊, 2018(S1): 32-36.

[9] 董祚继, 吴次芳, 叶艳妹, 等. "多规合一"的理论与实践[M]. 杭州: 浙江大学出版社, 2017.

[10] 高吉喜, 张林波, 潘英姿. 21 世纪生态发展战略[M]. 贵阳: 贵州科技出版社, 2001.

[11] 顾朝林. 论中国"多规"分立及其演化与融合问题[J]. 地理研究, 2015a, 34(4): 601-613.

[12] 顾朝林. 多规融合的空间规划[M]. 北京: 清华大学出版社, 2015b.

[13] 顾朝林. 论我国空间规划的过程和趋势[J]. 城市与区域规划研究, 2018, 10(1): 60-73.

[14] 郭仁忠. 空间规划"打架"要用大数据解决 [EB/OL]. https://mp.weixin.qq.com/s/tzg-frqsqaDYRKOnSaN3jA. 2018-08-10.

[15] 国家发展和改革委员会. "十二五"国家级专项规划汇编. 第二辑[M]. 北京: 人民出版社, 2012.

[16] 国务院发展研究中心资源与环境政策研究所课题组. 自然资源资产所有者的权利与义务研究[J]. 中国机构改革与管理, 2016(5): 19-22.

[17] 黄宗理, 张良弼. 地球科学大辞典应用学科卷[M]. 北京: 地质出版社. 2005: 550.

[18] 姜文来. 关于自然资源资产化管理的几个问题[J]. 资源科学, 2000, 22(1): 5-8.

[19] 李维明, 谷树忠. 资源安全: 国家安全的基点[N]. 中国国土资源报, 2014-06-06(003).

[20] 林坚, 吴宇翔, 吴佳雨, 等. 论空间规划体系的构建——兼析空间规划、国土空间用途管制与自然资源监管的关系[J]. 城市规划, 2018, 42(5): 9-17.

[21] 刘国华, 傅伯杰, 陈利顶, 等. 中国生态退化的主要类型、特征及分布[J]. 生态学报, 2000(1): 14-20.

[22] 孟鹏, 冯广京, 吴大放, 等. "多规冲突"根源与"多规融合"原则——基于"土地利用冲突与'多规融合'研讨会"的思考[J]. 中国土地科学, 2015, 29(8): 3-9+72.

[23] 孟庆瑜, 刘武朝. 自然资源法基本问题研究[M]. 北京: 中国法制出版社, 2006.

[24] 裴雷. 政府信息资源整体规划理论与方法[M]. 武汉: 武汉大学出版社, 2013: 1-2.

[25] 沈镭, 张红丽, 钟帅, 等. 新时代下中国自然资源安全的战略思考[J].自然资源学报, 2018, 33(5): 721-734.

[26] 宋唯, 刘利峰. 以信息化带动管理落地化、精细化、智慧化——上海规划和国土资源综合信息系统建设[J]. 上海土地, 2012 (5): 23-27.

[27] 宋毅, 何国祥. 大科学观 科学观念学引论[M]. 北京: 中国青年出版社, 1991: 56.

[28] 苏乐平, 杨堂堂, 邱琳. 国土规划一体化信息平台技术应用与工程实践[M]. 北京: 科学出版社, 2018: 3-4.

[29] 王蒙徽. 推动政府职能转变, 实现城乡区域资源环境统筹发展——厦门市开展"多规合一"改革的思考与实践[J]. 城市规划, 2015, 39 (6): 9-13+42.

[30] 王向东, 刘卫东. 中国空间规划体系: 现状、问题与重构[J]. 经济地理, 2012, 32(5): 7-15+29.

[31] 吴良镛. 人居环境科学导论[M]. 北京: 中国建筑工业出版社, 2001: 42-45.

[32] 吴维海. 全流程规划[M]. 北京: 中国计划出版社, 2016: 36.

[33] 向发灿. 深圳市规划国土资源管理信息化建设实践与认识[J]. 国土资源信息化, 2002 (1): 29-32.

[34] 谢英挺, 王伟. 从"多规合一"到空间规划体系重构[J]. 城市规划学刊, 2015(3): 15-21.

[35] 许景权, 沈迟, 胡天新, 等. 构建我国空间规划体系的总体思路和主要任务[J]. 规划师, 2017, 33(2): 5-11.

[36] 郧文聚, 高璐璐, 张超, 等. 从生态文明视角看我国土地利用的变化及影响[J]. 环境保护, 2018, 46(20): 31-35.

[37] 张京祥, 林怀策, 陈浩. 中国空间规划体系 40 年的变迁与改革[J]. 经济地理, 2018, 38(7): 1-6.

[38] 张衍毓, 陈美景. 国土空间系统认知与规划改革构想[J]. 中国土地科学, 2016, 30(2): 11-21.

[39] 朱江, 邓木林, 潘安. "三规合一": 探索空间规划的秩序和调控合力[J]. 城市规划, 2015, 39(1): 41-47+97.

[40] 朱连奇, 赵秉栋. 自然资源开发利用的理论与实践[M]. 北京: 科学出版社, 2004: 87-97.

[欢迎引用]

左为. 对国土空间规划构建的思考——前提、基础、保障与支撑[J]. 城市与区域规划研究, 2022, 14(1): 208-230.

ZUO W. Reflection on territorial and spatial planning construction–precondition, foundation, guarantee, and support [J]. Journal of Urban and Regional Planning, 2022, 14(1): 208-230.

《城市与区域规划研究》征稿简则

本刊栏目设置

本刊设有 7 个固定栏目，分别是：

1. **主编导读**。介绍本期主题、编辑思路、文章要点、下期主题安排。
2. **特约专稿**。发表由知名学者撰写的城市与区域规划理论论文，每期 1～2 篇，字数不限。
3. **学术文章**。城市与区域规划理论、方法、案例分析等研究成果。每期 6 篇左右，字数不限。
4. **国际快线（前沿）**。国外城市与区域规划最新成果、研究前沿综述。每期 1～2 篇，字数约 20 000 字。
5. **经典集萃**。介绍有长期影响、实用价值的古今中外经典城市与区域规划论著。每期 1～2 篇，字数不限，可连载。
6. **研究生论坛**。国内重点院校研究生研究成果、前沿综述。每期 3 篇左右，每篇字数 6 000～8 000 字。
7. **书评专栏**。国内外城市与区域规划著作书评。每期 3～6 篇，字数不限。

根据主题设置灵活栏目，如：**人物专访、学术随笔、规划争鸣、规划研究方法**等。

用稿制度

本刊收到稿件后，将对每份稿件登记、编号及组织专家匿名评审，刊登与否由编委会最后审定。如无特殊情况，本刊将会在 3 个月内告知录用结果。在此之前，请勿一稿多投。来稿文责自负，凡向本刊投稿者，即视为同意本刊将稿件以纸质图书版本以及包括但不限于光盘版、网络版等数字出版形式出版。稿件发表后，本刊会向作者支付一次性稿酬并赠样书 2 册。

投稿要求

本刊投稿以中文为主（海外学者可用英文投稿），但必须是未发表的稿件。英文稿件如果录用，本刊可以负责翻译，由作者审查定稿。除海外学者外，稿件一般使用中文。作者投稿用电子文件，通过采编系统在线投稿，采编系统网址：**http://cqgh. cbpt. cnki. net/**，或电子文件 **E-mail 至 urp@tsinghua. edu. cn**。

1. 文章应符合科学论文格式。主体包括：① 科学问题；② 国内外研究综述；③ 研究理论框架；④ 数据与资料采集；⑤ 分析与研究；⑥ 科学发现或发明；⑦ 结论与讨论。

2. 稿件的第一页应提供以下信息：① 文章标题、作者姓名、单位及通讯地址和电子邮件；② 英文标题、作者姓名的英文和作者单位的英文名称。稿件的第二页应提供以下信息：① 200 字以内的中文摘要；② 3～5 个中文关键词；③ 100 个单词以内的英文摘要；④ 3～5 个英文关键词。

3. 文章正文中的标题、插图、表格、符号、脚注等，必须分别连续编号。一级标题用"1""2""3"……编号；二级标题用"1.1""1.2""1.3"……编号；三级标题用"1.1.1""1.1.2""1.1.3"……编号，标题后不用标点符号。

4. 插图要求：500dpi，14cm×18cm，黑白位图或 EPS 矢量图，由于刊物为黑白印制，最好提供黑白线条图。图表一律通栏排（图：标题在下；表：标题在上）。

5. 参考文献格式要求如下：

（1）参考文献首先按文种集中，可分为英文、中文、西文等。然后按著者人名首字母排序，中文文献可按著者汉语拼音顺序排列。参考文献在文中需用括号表示著者和出版年信息，例如（王玲，1983），著录根据《信息与文献 参考文献著录规则》（GB/T 7714—2015）国家标准的规定执行。

（2）请标注文后参考文献类型标识码和文献载体代码。

- 文献类型/类型标识
  专著/M；论文集/C；报纸文章/N；期刊文章/J；学位论文/D；报告/R
- 电子参考文献类型标识
  数据库/DB；计算机程序/CP；电子公告/EP
- 文献载体/载体代码标识
  磁带/MT；磁盘/DK；光盘/CD；联机网/OL

（3）参考文献写法列举如下：

[1] 刘国钧，陈绍业，王凤翥. 图书馆目录[M]. 北京：高等教育出版社，1957: 15-18.
[2] 辛希孟. 信息技术与信息服务国际研讨会论文集：A 集[C]. 北京：中国社会科学出版社，1994.

　　[3] 张筑生. 微分半动力系统的不变集[D]. 北京: 北京大学数学系数学研究所, 1983.

　　[4] 冯西桥. 核反应堆压力管道与压力容器的 LBB 分析[R]. 北京: 清华大学核能技术设计研究院, 1997.

　　[5] 金显贺, 王昌长, 王忠东, 等. 一种用于在线检测局部放电的数字滤波技术[J]. 清华大学学报(自然科学版), 1993, 33(4): 62-67.

　　[6] 钟文发. 非线性规划在可燃毒物配置中的应用[C]//赵玮. 运筹学的理论与应用——中国运筹学会第五届大会论文集. 西安: 西安电子科技大学出版社, 1996: 468-471.

　　[7] 谢希德. 创造学习的新思路[N]. 人民日报, 1998-12-25(10).

　　[8] 王明亮. 关于中国学术期刊标准化数据库系统工程的进展[EB/OL]. (1998-08-16)/[1998-10-04]. http://www.cajcd.edu.cn/pub/wml.txt/980810-2.html.

　　[9] PEEBLES P Z, Jr. Probability, random variable, and random signal principles[M]. 4th ed. New York: McGraw Hill, 2001.

　　[10] KANAMORI H. Shaking without quaking[J]. Science, 1998, 279(5359): 2063-2064.

　　6. 所有英文人名、地名应有规范译名, 并在第一次出现时用括号标注原名。

编辑部联系方式

　　地址: 北京市海淀区清河嘉园东区甲 1 号楼东塔 22 层《城市与区域规划研究》编辑部

　　邮编: 100085

　　电话: 010-82819491

著作权使用声明

　　本书已许可中国知网以数字化方式复制、汇编、发行、信息网络传播本书全文。本书支付的稿酬已包含中国知网著作权使用费, 所有署名作者向本书提交文章发表之行为视为同意上述声明。如有异议, 请在投稿时说明, 本书将按作者说明处理。

《城市与区域规划研究》征订

《城市与区域规划研究》为小 16 开，每期 300 页左右。欢迎订阅。

订阅方式

1. 请填写"征订单"并电邮或邮寄至以下地址：

   联系人：单苓君

   电 话：（010）82819491

   电 邮：urp@tsinghua.edu.cn

   地 址：北京市海淀区清河嘉园东区甲 1 号楼东塔 22 层

      《城市与区域规划研究》编辑部

   邮 编：100085

2. 汇款

  ① 邮局汇款：地址同上

       收款人姓名：北京清华同衡规划设计研究院有限公司

  ② 银行转账：户 名：北京清华同衡规划设计研究院有限公司

       开户行：招商银行北京清华园支行

       账 号：866780350110001

《城市与区域规划研究》征订单

每期定价	人民币 86 元（含邮费）						
订户名称					联系人		
详细地址					邮 编		
电子邮箱			电 话		手 机		
订 阅	年 期至 年 期				份 数		
是否需要发票	□是 发票抬头						□否
汇款方式	□银行		□邮局		汇款日期		
合计金额	人民币（大写）						
注：订刊款汇出后请详细填写以上内容，并将征订单和汇款底单发邮件到 urp@tsinghua.edu.cn。							